中国康复医学会"康复医学指南"丛书

老年病康复指南

主　　编　郑洁皎　高　文
副主编　王玉龙　桑德春　孙强三　周明成
主　　审　邱卓英

人民卫生出版社
·北京·

版权所有，侵权必究！

图书在版编目（CIP）数据

老年病康复指南 / 郑洁皎，高文主编 . —北京：
人民卫生出版社，2020.11（2024.8重印）

ISBN 978-7-117-30662-1

Ⅰ.①老⋯　Ⅱ.①郑⋯②高⋯　Ⅲ.①老年病-康复
-指南　Ⅳ.①R592.09-62

中国版本图书馆 CIP 数据核字（2020）第 196786 号

人卫智网	**www.ipmph.com**	医学教育、学术、考试、健康，购书智慧智能综合服务平台
人卫官网	**www.pmph.com**	人卫官方资讯发布平台

老年病康复指南
Laonianbing Kangfu Zhinan

主　　编：郑洁皎　高　文
出版发行：人民卫生出版社（中继线 010-59780011）
地　　址：北京市朝阳区潘家园南里 19 号
邮　　编：100021
E - mail：pmph @ pmph.com
购书热线：010-59787592　010-59787584　010-65264830
印　　刷：北京盛通数码印刷有限公司
经　　销：新华书店
开　　本：787×1092　1/16　印张：25
字　　数：624 千字
版　　次：2020 年 11 月第 1 版
印　　次：2024 年 8 月第 2 次印刷
标准书号：ISBN 978-7-117-30662-1
定　　价：108.00 元
打击盗版举报电话：010-59787491　E-mail：WQ @ pmph.com
质量问题联系电话：010-59787234　E-mail：zhiliang @ pmph.com

编者（按姓氏笔画排序）

王　颖（上海交通大学医学院附属仁济医院）

王玉龙（深圳大学第一附属医院）

王雪强（上海体育学院）

卢利萍（首都医科大学康复医学院　中国康复研究中心）

叶　斌（云南圣约翰医院）

白姣姣（复旦大学附属华东医院）

朱图陵（中国康复研究中心）

任　蕾（上海市第四康复医院）

孙强三（山东大学第二医院）

李　勇（复旦大学附属华东医院）

沈玉芹（同济大学附属同济医院）

周明成（上海市第一康复医院）

郑洁皎（复旦大学附属华东医院）

党英杰（无锡市康复医院）

徐国会（复旦大学附属华东医院）

高　文（复旦大学附属华东医院）

桑德春（首都医科大学康复医学院　中国康复研究中心）

编写秘书

段林茹（复旦大学附属华东医院）

中国康复医学会"康复医学指南"丛书

序言

　　受国家卫生健康委员会委托,中国康复医学会组织编写了"康复医学指南"丛书(以下简称"指南")。

　　康复医学是卫生健康工作的重要组成部分,在维护人民群众健康工作中发挥着重要作用。康复医学以改善患者功能、提高生活质量、重塑生命尊严、覆盖生命全周期健康服务、体现社会公平为核心宗旨,康复医学水平直接体现了一个国家的民生事业发展水平和社会文明发达程度。国家高度重视康复医学工作,近年来相继制定出台了一系列政策文件,大大推动了我国康复医学工作发展,目前我国康复医学工作呈现出一派欣欣向荣的局面。康复医学快速发展迫切需要出台一套与工作相适应的"指南",为康复行业发展提供工作规范,为专业人员提供技术指导,为人民群众提供健康康复参考。

　　"指南"编写原则为,遵循大健康大康复理念,以服务人民群众健康为目的,以满足广大康复医学工作者需求为指向,以康复医学科技创新为主线,以康复医学技术方法为重点,以康复医学服务规范为准则,以康复循证医学为依据,坚持中西结合并重,既体现当今现代康复医学发展水平,又体现中国传统技术特色,是一套适合中国康复医学工作国情的"康复医学指南"丛书。

　　"指南"具有如下特点:一是科学性,以循证医学为依据,推荐内容均为公认的国内外最权威发展成果;二是先进性,全面系统检索文献,书中内容力求展现国内外最新研究进展;三是指导性,书中内容既有基础理论,又有技术方法,更有各位作者多年的实践经验和辩证思考;四是中西结合,推荐国外先进成果的同时,大量介绍国内开展且证明有效的治疗技术和方案,并吸纳中医传统康复技术和方法;五是涵盖全面,丛书内容涵盖康复医学各专科、各领域,首批计划推出66部指南,后续将继续推出,全面覆盖康复医学各方面工作。

　　"指南"丛书编写工作举学会全体之力。中国康复医学会设总编写委员会负总责,各专业委员会设专科编写委员会,各专业委员会主任委员为各专科指南主编,全面负责本专科指南编写工作。参与编写的作者均为我国当今康复医学领域的高水平专家、学者,作者数量达千余人之多。"指南"是全体参与编写的各位同仁辛勤劳动的成果。

　　"指南"的编写和出版是中国康复医学会各位同仁为广大康复界同道、

为人民群众健康奉献出的一份厚礼,我们真诚希望本书能够为大家提供工作中的实用指导和有益参考。由于"指南"涉及面广,信息量大,加之编撰时间较紧,书中的疏漏和不当之处在所难免,期望各位同仁积极参与探讨,敬请广大读者批评指正,以便再版时修正完善。

衷心感谢国家卫生健康委员会对中国康复医学会的高度信任并赋予如此重要任务,衷心感谢参与编写工作的各位专家、同仁的辛勤劳动和无私奉献,衷心感谢人民卫生出版社对于"指南"出版的高度重视和大力支持,衷心感谢广大读者对于"指南"的关心和厚爱!

百舸争流,奋楫者先。我们将与各位同道一起继续奋楫前行!

中国康复医学会会长

方国恩

2020 年 8 月 28 日

中国康复医学会"康复医学指南"丛书

编写委员会

中国康复医学会"康复医学指南"丛书
目录

30. 精神疾病康复指南	主编	贾福军		
31. 生殖健康指南	主编	匡延平		
32. 产后康复指南	主编	邹燕		
33. 疼痛康复指南	主编	毕胜		
34. 手功能康复指南	主编	贾杰		
35. 视觉康复指南	主编	卢奕		
36. 眩晕康复指南	主编	刘博		
37. 听力康复指南	主编	周慧芳		
38. 言语康复指南	主编	陈仁吉		
39. 吞咽障碍康复指南	主编	窦祖林		
40. 康复评定技术指南	主编	恽晓萍		
41. 康复电诊断指南	主编	郭铁成		
42. 康复影像学指南	主编	王振常	梁长虹	
43. 康复治疗指南	主编	燕铁斌	陈文华	
44. 物理治疗指南	主编	王于领	王雪强	
45. 运动疗法指南	主编	许光旭		
46. 作业治疗指南	主编	闫彦宁	李奎成	
47. 水治疗康复指南	主编	王俊		
48. 神经调控康复指南	主编	单春雷		
49. 高压氧康复指南	主编	潘树义		
50. 浓缩血小板再生康复应用指南	主编	程飚	袁霆	
51. 推拿技术康复指南	主编	赵焰		
52. 针灸康复技术指南	主编	高希言		
53. 康复器械临床应用指南	主编	喻洪流		
54. 康复辅助器具临床应用指南	主编	武继祥		
55. 社区康复指南	主编	余茜		
56. 居家康复指南	主编	黄东锋		
57. 心理康复指南	主编	朱霞		
58. 体育保健康复指南	主编	赵斌		
59. 疗养康复指南	主编	单守勤	于善良	
60. 医养结合康复指南	主编	陈作兵		
61. 营养食疗康复指南	主编	蔡美琴		
62. 中西医结合康复指南	主编	陈立典	陶静	
63. 康复护理指南	主编	李秀云	郑彩娥	
64. 康复机构管理指南	主编	席家宁	周明成	
65. 康复医学教育指南	主编	敖丽娟	陈健尔	黄国志
66. 康复质量控制工作指南	主编	周谋望		

序

我国是世界上老年人口最多的国家，也是人口老龄化发展速度最快的国家之一。截至 2019 年底，中国 60 岁及以上老人有 2.54 亿，占总人口的 18.1%。我国老年人患病比例高，慢性病超过 1.8 亿，失能、部分失能老年人约 4 000 万。带病时间长，生活质量低。

2019 年 7 月《国务院关于实施健康中国行动的意见》提出要实施老年健康促进行动，面向老年人普及膳食营养、体育锻炼、定期体检、健康管理、心理健康等知识，健全老年健康服务体系，完善居家和社区养老政策，推进医养结合，探索长期护理保险制度，打造老年宜居环境，推动实现健康老龄化。老年人健康快乐是社会文明进步的重要标志，生命不能无效地延续，生命需要有活力，要具有功能，这就需要康复医学融入生命全周期，需要大大推进康复医学工作。老年人因增龄老化、机体功能衰退产生了一系列疾病及功能障碍，要针对因衰老导致的一系列功能问题进行科学有效的干预，急需有适合中国老人康复医疗、护理、安养模式的老年病康复干预方案。

现代康复医学理念 20 世纪 80 年代引入我国，发展 30 余年，至今仍是一个比较年轻的学科。基于循证方法制定的康复医学指南数量甚少，更没有康复医学指南的质量评价研究。

《老年病康复指南》是在疾病与健康以及功能等多维度切入点的基础上，即身体结构与功能，个体能力与参与社会活动的能力，以及环境与心理等整体因素来考量，在循证的实证基础上，为老年病康复干预的实施和评价提供科学依据。近年来国家倡导开展康复标准化建设，制定中国康复方案，中国康复标准，提高中国康复品质。本书旨在帮助老年患者在生命周期最后阶段，提升生存的品质，获得最大的康复效益；制定的是适合中国医疗模式的康复方案，更有利于去指导开展老年病康复；实现康复终极目标，使患者生命具有活力，具有功能，而不是无效的延续。

本书将是规范化指导和引领老年病康复工作的好参谋，为建设健康中国，为实现活力老龄化、健康老龄化、成功老龄化奠定坚实基础。让我们携手共同迈入康复医学科学化、规范化发展的新起点、新征程！

戴尅戎

2020 年 6 月 5 日

前言

当前,我国人口处于老龄化快速发展阶段,老年康复医疗以及照护等需求日益上升,《健康中国行动(2019—2030年)》之"老年健康促进行动"提出,从个人、家庭、社会和政府三个层面采取措施和行动,提高老年人的健康水平,改善老年人的生活质量。老年人相关疾病和功能问题越来越引起国家重视,老年康复已成为康复医疗服务需求量最大的人群,如何科学规范开展老年康复诊疗工作,更高质量提高康复医疗服务能力,对老年医学康复提出了挑战。因此急需编制《老年病康复指南》,从而科学、规范地提升老年康复医疗服务质量,开展老年健康促进行动。

《老年病康复指南》是中国康复医学会"康复医学指南"丛书的重要组成部分,在整个编制指南过程中,我们加强方法学研究和指导,为《老年病康复指南》的编制奠定了科学化、规范化的基础,确保和提升了本次指南编制的质量。

《老年病康复指南》详述了老年病康复相关的内容,包括老年康复综合评估、老年常见疾病康复、老年康复健康管理及基于国际功能、残疾和健康分类(ICF)环境因素的老年康复措施,与此同时本书将基于ICF理念,将身体功能、身体结构、个体能力、活动和参与能力以及心理和环境因素等多维度融入全方位考量。本书中老年康复综合评估是从身体结构与个体能力评估、社会和环境评估、老年综合征的ICF活动和参与评价量表评估、基于ICF的不同系统疾病康复评价量表的构建和老年康复综合评估管理方面着手;老年常见病康复主要从老年神经系统疾病、老年骨骼肌肉系统疾病、老年脏器疾病、老年综合征的病因及病理生理、分型、诊断、临床治疗、康复评定及康复治疗等方面总结;老年康复健康管理结合循证依据及管理经验详述了老年康复机构设置与管理、老年医康养结合模式管理、老年营养支持、老年姑息治疗与临终关怀的内容;基于ICF环境因素的老年康复措施则是将ICF理念具体应用在生活环境、行动环境、交流环境、居家和社区环境的实例。本书是从事老年康复管理工作、医疗工作以及相关人员可以参考的工具书。

本书的全体编写委员具有丰富的临床、科研、教学和管理经验,以循证医学为基础,力争达到指南的科学性和权威性。但由于编制时间比较短,涉及面较广,需要查证内容多,完稿之际仍存在许多不完善之处,敬请读者不吝赐教,以使本书再版时能够进一步修正完善。本指南的编写得到了全国康复同仁的大力支持,谨致谢忱!

中国康复医学会老年康复专业委员会主任委员
郑洁皎
2020年6月5日

目录

▌第三章▐　**老年神经系统常见疾病康复**

第五章　老年脏器疾病康复

第一章 绪 论

一、概述

中国人口老龄化不断加速,最新统计显示,截至 2019 年底,中国 60 岁及以上老人有 2.54 亿,占总人口的 18.1%。世界卫生组织老龄化报告指出,目前中国 80 岁以上老年人达 1.2 亿,世界范围内 80 岁以上老年人达 4.34 亿。据全国老龄办公布的数据,预计到 2050 年前后,我国老年人口数将达到峰值 4.87 亿,占总人口的 34.9%,60 岁以上的老年人将占全世界人口的五分之一,80% 的老年人将生活在低收入和中等收入国家。更重要的是,中国人口老龄化速度远远高于如今的发达国家当年的速度。这也意味着,中国为应对老龄人口问题进行准备的时间更加短暂。

"活得长"和"活得健康"是衡量老年人口整体健康状况的重要指标,十八大以来,我国人均预期寿命从 2010 年的 74.83 岁提高到了 2018 年的 77 岁,寿命延长不仅给老年人及其家庭,而且给整个社会带来机会,让老年人为家庭和社区做出贡献,这些机会和贡献很大程度上取决于健康。但目前老年人的健康程度不容乐观,截至 2018 年底,我国有超过 1.8 亿的老年人患有慢性病,社会和经济变迁正改变着中国传统的养老模式,每对年轻夫妇未来将有 4 名甚至更多老年家庭成员需要照护和帮助。但老年人相关产品或服务还达不到适宜水平。老年人的康复服务需求分不同层次,应根据不同需求提高老年病康复服务水平,使老年病康复跟上老龄化市场需求。

生命衰老的共同特征表现为生物体适应能力、储备能力下降及大脑功能下降。衰老导致大脑认知功能减退、感觉系统功能下降、神经骨骼肌肉系统控制异常、内环境变化、步态异常。从而出现全身性的多系统的形态结构及生理功能的下降,在分子—细胞—组织—器官—系统—整体中出现速度不同的渐进退化过程。

十九大报告中指出,实施健康中国战略,积极应对人口老龄化,构建养老、孝老、敬老政策体系和社会环境,推进医养结合,加快老龄事业和产业发展。《"健康中国 2030"规划纲要》提出,最主要的是早期发现,从早治到康复,到长期照护,最后替代服务,这一系列工作需尽量把预防放到早期。老年人口已成为医疗保健服务需求量最大的人群,如何实施有效的康复措施去管理老年疾病对临床实践和研究者提出了挑战。同时,老年人群由于机体功能衰退,导致多系统多器官功能障碍,具有多病共存、多重用药、病程慢性化、症状不典型等高度异质性改变。通过系统应用临床实践和科学研究,制定基于循证医学证据(evidence-based medicine,EBM)的临床实践指南将为老年病康复治疗提供指导,帮助患者持续进行有效的干预,以降低危险因素,提高老年患者的生活质量。

二、术语与定义

(一)老年人

我国《老年人权益保障法》规定年满 60 周岁的中华人民共和国公民都属于老年人,而世界卫生组织重新定义了老年人,规定 60~74 岁为年轻老年人,75~89 岁为老年人,90 岁以上为长寿老年人。我国目前定义老年人多以 60 岁以上为标准。

（二）老年病

指人在老年期所患的与衰老有关的，并且有自身特点的疾病。

（三）康复

综合地、协调地应用医学的、教育的、社会的、职业的各种方法，使病、伤、残者已经丧失的功能尽快地、能尽最大可能地得到恢复和重建，使他们在体格上、精神上、社会上和经济上的能力得到尽可能的恢复，使他们重新走向生活、工作和社会。

三、老年人常见功能障碍原因

（一）老年慢性病

随着年龄的增长，健康状况是影响老年人活动和参与的主要因素。目前全球发病率和死亡率的负担已从感染性疾病变为慢性病，如心脏病、脑卒中、糖尿病、关节炎、呼吸系统疾病等。世界卫生组织报告到 2030 年，中国慢性非传染性疾病的患病率至少增加 40%，大约 80% 的 60 岁以上老年人将死于慢性非传染性疾病。慢性病是所有健康问题中最常见和经济负担最重的疾病之一。慢性病需多个部门协作，并贯穿于生命全周期。

（二）老年共病

老年共病是由 Feinstein 在 1970 年提出，指老年人同时存在 2 种或 2 种以上慢性疾病或老年问题。共病是目前住院和门诊临床实践模型持续关注的指标状况。老年人多病共存是指患有两种或两种以上的慢性疾病。多病共存是老年患者的常态，据报告，老年人多病共存患病率约 55%~98%。慢性神经精神疾病、较低的社会经济地位与身体疾病的增长和长期护理依赖密切相关，慢性疾病会加重抑郁的症状，而抑郁也会导致慢性疾病。多病共存与死亡率之间有一定的联系，证据表明，多病共存患者死亡较早，有较高功能衰退率和残疾率，生活质量较差，医疗费用较高。

（三）老年残疾

世界残疾报告指出，由于人口老龄化和全球慢性疾病增加，全世界超过 10 亿人带有某种残疾，其中近 2 亿人有相当严重的功能障碍。残疾通常是指身体活动受限，日常生活活动能力或工具性日常生活活动能力下降。残疾通常被用作衡量老年人口健康和功能的指标。年轻残疾人会自然老化为老年残疾人，老年人本身也会随年龄增长，退行性改变加重功能障碍，从而成为老年残疾人。目前的寿命积极增长趋势不仅影响老年人寿命，还会影响他们的生活质量。

四、制定老年病康复指南的宗旨

中国康复医学会老年康复专业委员会长期致力于推动我国老年康复事业发展，促进老年康复医学服务规范和能力提升。制定老年病康复指南对规范老年康复服务行为、提升老年康复医学质量、促进老年康复医学事业发展发挥重要作用。国家标准 GB/T 1.1—2009《标准化工作导则　第 1 部分：标准的结构和编写》中对指南的定义是"给出某主题的一般性、原则性、方向性的信息、指导或建议的文件"。而临床指南是人们根据特定的临床情况，系统制定出的帮助临床医生和患者做出最恰当处理的指导意见。临床指南是沟通临床实践和临床证据的桥梁。它把临床证据、患者意愿、临床医生的经验和医疗资源有效结合在一起，在科学临床证据的基础上提出具体的推荐意见。

制定老年病康复指南的宗旨是规范康复工作者的诊疗行为,为康复医师、治疗师、护士在特定的医疗条件下,制订和实施老年病康复诊疗方案提供依据,为老年患者提供安全有效的康复治疗。

五、老年病康复指南内容介绍

根据世界卫生组织发布的《世界残疾报告》对康复的新定义:康复是针对身体功能和结构、活动和参与、环境因素和个人因素采取的一系列措施。这些措施有助于个体在与环境相互作用过程中获得及维持最佳功能状态,并产生如下明显的结局:①预防功能的丧失;②减缓功能丧失的速度;③改善或恢复功能;④代偿丧失的功能;⑤维持现有的功能。因而《老年病康复指南》与以往老年康复相关书籍最大的不同除了基于循证医学证据基础之外,还将《国际功能、残疾和健康分类》(International Classification of Functioning, Disability and Health, ICF)理念融于整本书中。ICF 总目标是提供一种统一和标准的语言及框架来描述健康状况和与健康有关的状况。它定义了健康的成分和一些与良好健康情况有关的成分,与老年人的功能状态直接相关。并可记录老年疾病康复中个体功能、残疾和健康情况。对本书中老年康复综合评估、老年神经系统疾病的康复、老年骨骼肌肉系统疾病的康复、老年内科疾病的康复、老年综合征康复、老年康复健康管理等老年康复措施是极好的补充。

将 ICF 广泛应用于功能和残疾的数据分类、编码以及功能状态评估和康复服务数据领域,将极大地提升残疾和康复数据的标准化水平,并由此构建一个以人为本的完整的健康数据平台,为功能诊断、基于功能的干预、康复结局的评估以及康复过程的管理,不同环境下康复的转接,不同行业和部门的康复等提供全流程的数据支持。

六、编写流程

我们严格按照方法学制定工作,通过系统检索文献,收集证据进行证据分级和推荐意见分级,基于已获得的证据力度,结合研究设计、质量以及临床一致性和实用性评估,形成编制内容。

工作流程图如图 1-0-1 所示:

《老年病康复指南》需要科学严谨的制定,以循证医学证据为基础,按照循证医学的研究方法制定出临床指导意见,尊重循证医学依据,保证指南的科学性和权威性。此指南的制定有助于为老年病康复提供指导,为实施健康中国行动提供依据。

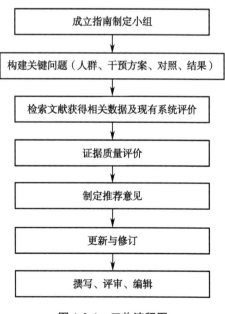

```
成立指南制定小组
    ↓
构建关键问题(人群、干预方案、对照、结果)
    ↓
检索文献获得相关数据及现有系统评价
    ↓
证据质量评价
    ↓
制定推荐意见
    ↓
更新与修订
    ↓
撰写、评审、编辑
```

图 1-0-1 工作流程图

(郑洁皎 段林茹)

参 考 文 献

1. 郑洁皎, 俞卓伟. 老年康复[M]. 北京: 人民卫生出版社, 2019.

2. 邱卓英, 郭键勋, 杨剑, 等. 康复2030: 促进实现《联合国2030年可持续发展议程》相关目标[J]. 中国康复理论与实践, 2017, 23(4): 373-378.

3. 王小钦, 王吉耀. 循证临床实践指南的制定与实施[M]. 北京: 人民卫生出版社, 2016.

4. 杨克虎. 世界卫生组织指南制定手册[M]. 兰州: 兰州大学出版社, 2013.

5. 健康中国行动(2019—2030年)[J]. 中国数字医学, 2019, 14(11): 17.

第二章

老年康复综合评估

第一节　身体结构与个体能力评定

一、概述

老年康复综合评估(rehabilitation of comprehensive geriatric assessment, RCGA)是在老年综合评估(comprehensive geriatric assessment, CGA)基础上,采用多学科方法从整体功能状态评定老年人的躯体情况、功能状态、心理健康和社会环境状况等,增加了基于 ICF 理念的相关评估方法,贯穿于康复评定—计划安排—干预治疗—结局评估整个循环过程。并据此制订以维持及改善老年人健康和功能状态为目的的治疗计划,最大限度地提高老年人的生活质量。

老年康复综合评估是筛查和诊疗老年综合征的有效手段,有助于发现老年人潜在的功能缺陷,有助于提高疾病诊断的准确率,明确其医疗需求,制订针对性的治疗策略,随访疗效和调整康复诊疗计划,改善日常生活活动能力、改善居住环境、无障碍设施等,最终目标是有效改善老年人身体功能、身体结构以及社会等方面问题,提高老年人活动与社会参与能力,从而提高老年人生命质量和生存质量,降低医疗需求和费用。老年康复综合评估具有良好的信度作为支撑,是老年康复医学实践必不可少的工具之一。

推荐在 60 岁及以上的人群开展基于 ICF 理念的老年康复综合评估,对提高我国老年病康复专科水平和提升老年人的生活质量具有重要的意义。

二、一般情况评定

评定内容包含姓名、性别、年龄、婚姻状况、身高、体重、吸烟、饮酒、文化程度、职业状况、业余爱好等。

三、躯体功能状态评定

(一)肌力评定

肌力是维持人体基本活动能力的保证,进入老年后,肌肉体积及肌力增龄性下降非常明显,这可导致跌倒、骨矿物质流失、骨折及身体残疾等。一般采用 1RM(repetition maximum)测试来评价个人的最大肌力,并且也将其作为制订肌力训练负荷的重要参考值。我国目前以实验室测量方法为基础的肌力测评技术包括 Contrex、Biodex、Cybex 等速肌力测试系统以及 Kistler 三维测力平台等。但迄今为止,国内外均未建立具体的评价标准值,并且缺乏更进一步的试验证据证实该方法的评价效度,因此,建立适用于中国老年人下肢肌力的评价方法还需进一步的研究。

(二)平衡和步态评定

国际上广泛使用的、信效度更高的评定受试者平衡功能的是 Tinetti 量表,该量表包括平衡与步态两部分,总分为 28 分。临床上也可以选用一些专门量表对老年人的平衡及步态功能进行评定,较常用的有计时站立-行走测试(Timed Up and Go Test,TUGT),TUGT 要求患者从一把适当高度的椅子起立、向前方行走 3m 后转身并返回椅子坐下,用计时器计算患者从臀部离开椅子到回到椅子的时间;并且可以使用患者习惯性的助行器。一般认为少于 10 秒为正常,超过 14 秒以上则为异常并且跌倒的发生风险也明显增高;如超过 20 秒说明患者存在严重的平衡及行走功能障碍。Berg 平衡量表(Berg Balance Scal,BBS)包括 14 项任务,每项任务按 5 分制从 0 到 4 打分,0 表示无法完成任务,4 表示独立完成任务。总分 0~56 分,得分越高表示平衡性越好,表现越独立。

四、视力和听力障碍评定

(一)视力障碍评定

视功能评定包括中心视力、视野、色觉、暗适应、立体视觉、对比敏感度和视觉电生理等方面的检查。

1. 视力的检查常用通用的国际标准视力表检测 ①检查远视力:用远距离视力表,在距视力表 5m 处能看清"1.0"行视标者为正常视力;②检查近视力:用近距离视力表,在距视力表 33cm 处能看清"1.0"行视标者为正常视力。

2. 常用的视野检查法 包括面对面法即对比法、周边视野计检查法等。

3. 色觉障碍检查 对老年人的视觉功能的评定,还应明确老年人有无色觉障碍。常用的色觉评定方法有假同色图检测(色盲本测验)和色相排列检测,后者又包括 Famsworth-Munsell(FM)-100 色调检测法、Farmsworth panel D-15 色调检测法和色盲镜(anomaloscope)检查法。

4. 暗适应检查 暗适应检查可反映光的敏锐度是否正常,可对夜盲症状进行量化评定。检测方法有对比法、暗适应计(常用的有 Coldmann-Weenkers 计、Hartinger 计、Friedmann 暗适应计等)。

5. 立体视觉检查 立体视觉常用检查方法有障碍阅读法、Worth 四点试验、同视机法、随机点立体图、Bagolini 线状镜法、红玻片法和后像试验法等。

6. 对比敏感度检查 对比敏感度检查方法有对比敏感度测试卡(Functional acuity contrast test chart,FACT)、计算机系统检测(如 Takaci-CGT-1000 型自动炫光对比敏感度检查仪)和激光对比敏感度测定仪等。

7. 视觉电生理检查 常用的视觉电生理检查有视网膜电图(electrorrtinogram,ERG)、眼电图(electrooculogram,EOG)和视觉诱发电位(visual evoked potential,VEP)等。

(二)听力障碍评定

听功能的评定分为主观测听法和客观测听法。主观测听法包括语言检查法、表试验、音叉试验、纯音听阈及阈上功能测试、Bekesy 自瞄测听、言语测听等。常用客观测听法有声导抗测试、电反应测听及耳声发射测试等。

五、吞咽与言语障碍评定

(一)吞咽障碍评定

吞咽困难通常分为机械性吞咽困难和运动性吞咽困难。而吞咽功能评定方法主要应用评定量表,对患者的吞咽困难程度进行定性分析。常用的有以下几种。

1. 医疗床旁吞咽评定量表 该量表是曼彻斯特大学医学院语言治疗科的 Smithard 及 Wyatt 编制的。Smithard 等对该量表进行床旁评定排除脑卒中后误吸的可靠性进行了观察。敏感度较言语治疗师床旁评定的结果高。但量表项目较多，对吞咽评定很全面，包括了一些能预测误吸的症状、体征，较为费时。

2. 吞咽困难分级量表 此量表为吞咽困难评定标准，来自日本康复医学界，分为 0~10 分，分数越高表示吞咽困难的程度越低，10 分表示正常吞咽。该量表重测信度和评定者间信度具有统计学意义，能预测吞咽困难患者是否发生误吸、住院期间是否发生肺炎及出院时的营养状态。

3. 洼田饮水试验 洼田饮水试验分级明确清楚，操作简单，利于选择有治疗适应证的患者，但该检查要求患者意识清楚，能够按照指令完成试验。缺点是准确率不高，不能预测住院期间是否发生肺炎。

4. 脑卒中患者神经功能缺损程度评分 此标准中的吞咽困难亚量表，分为 5 个级别，0 分为正常，该量表具有很好的校标效度，能够预测吞咽困难患者是否发生误吸及出院时营养状态，但不能预测住院期间是否发生肺炎。

5. Mann 吞咽能力评定（Mann Assessment of Swallowing Ability，MASA） 是对急性期脑卒中患者的识别进食和吞咽障碍的筛查工具，每个评定项目按 5 或 10 分量表评定，最高可能分数为 200 分。对于每个项目，较低的分数表示更严重的吞咽困难，可以基于总分来识别吞咽困难或误吸。MASA 对患有各种潜在疾病的吞咽困难患者具有良好的预测能力。

（二）言语障碍评定

言语障碍评定的适用对象主要为言语障碍、嗓音障碍、听觉障碍、语言障碍的患者及呼吸功能障碍患者等。言语功能是由呼吸、发声、共鸣、构音和音韵 5 个模块的功能正常与否来决定的。每个系统都有反映其生理功能的参数。

失语症和构音障碍是主要的言语障碍，其评定方法多样。国内常用的评定方法有北京医科大学汉语失语成套检测（Aphasia Bettery of Chinese，ABC）、北京医院汉语失语症检查法、中国康复研究中心汉语标准失语症检查（China Rehabilitation Research Center Aphasia Examination，CRRCAE）、南方医科大学汉语失语症功能评定量表、Frenchay 构音障碍评定法。国外常用的有波士顿诊断性失语症检查（the Boston Diagnostic Aphasia Examination，BDAE）、西方失语症检查（the Western Aphasia Battery，WAB）、双语失语检查法、日本标准失语症检查（standard language test of aphasia，SLTA）等。

六、心肺功能评定

人类增龄与神经肌肉和心血管系统功能下降息息相关，这种增龄性的变化严重影响老年人的日常生活能力。常用的心功能评定方法包括对体力活动的主观感觉分级、超声心动图和心脏负荷试验等。主观感觉分级包括心脏功能分级、自觉用力程度分级；心脏负荷试验包括心电运动试验、超声心动图运动试验、核素运动试验、6min 步行试验。肺功能评定包括呼吸困难分级、肺容积与肺通气功能测定、运动气体代谢测定。肺容积包括潮气量（tidal volume，VT）、深吸气量（inspiratory capacity，IC）、补呼气量（expiratory reserve volume，ERV）、肺活量（vital capacity，VC）、功能残气量（functional residual capacity，FRC）；通气功能包括每分通气量（minute ventilation volume，VE）、最大通气量（maximal voluntary ventilation，MVV）、用力肺活量（forced vital capacity，FVC）、肺泡通气量（alveolar ventilation，VA）；运动气体代谢测定包括摄氧量（VO₂）、最大摄氧量（VO₂max）、代谢当量（metabolic equivalent, MET）、无氧阈（AT）、氧通气量（VE/VO₂）、每搏氧耗量（O₂ pulse）。

七、日常生活活动能力评定

日常生活活动能力量表（activity of daily life, ADL）是世界各国广泛应用于评定老年人基本独立生活和活动的测量工具，是对老年人失能状态最主要的评定工具，也是反映老年人健康的最重要指标。包括基本日常生活活动能力（basic activities of daily living, BADL）和工具性日常生活活动能力（instrumental activities of daily living, IADL）。BADL评定内容包括生活自理活动和开展功能性活动的能力，可通过直接观察或间接询问的方式进行评定。BADL评定方法中临床应用最广、研究最多、信度最高的是Barthel指数。IADL社区老年人评定多采用Lawton IADL指数量表。ICF活动和参与评价量表也是全面评定日常生活活动能力的量表。它是参照ICF"活动和参与"成分的体系，建立WHO DAS 2.0评定量表各条目的联系分析，依据ICF类目定义，对各条目进行定义概括，详细界定各条目评价标准，补充缺失条目。从理解和交流、身体活动、自我照护、与人相处、生活活动和社会参与六个领域评估个人的整体健康状况。团体标准《ICF活动和参与评价量表　应用技术指南》由上海市康复医学会牵头，且已在全国团体标准平台发布。量表内容见表2-3-1。

八、精神心理状态评定

精神心理状态评定包括认知功能、谵妄、抑郁、焦虑的评定。

（一）认知功能评定

老年人认知障碍包括轻度认知功能障碍（mild cognitive impairment, MCI）和痴呆。认识功能评定主要是筛查类评定，包括对具体认知域（注意、知觉、记忆、执行功能等）的特异性评定和对整体认知功能的成套评定。针对老年患者筛查类评定多用简明精神状态检查（mini mental state examination, MMSE）、蒙特利尔认知评定（Montreal Cognitive Assessment, MoCA）和简易心智状态问卷调查表（short portable mental status questionnaire, SPMSQ），其中MoCA适用于对MCI的筛查，对MCI具有较高的敏感性和特异性，成套认知功能评定一般采用韦氏成人智力测验（Wechsler adult intelligence scale, WAIS）和洛文斯顿作业疗法认知评定量表（Loewenstein occupational therapy cognitive assessment, LOTCA），LOTCA具有项目简化、费时少等优点。

（二）谵妄评定

临床常使用谵妄量表（the Confusion Assessment Method, CAM）评定，是目前使用最广泛的、且被认为是最有效的谵妄筛查工具。量表使用前，必须对患者进行认知功能和注意力评定，从而客观地了解患者的短时记忆能力和注意力。CAM评定包括4点，精神状态的急性改变、注意力不集中、思维混乱、意识状态的改变。对于老年人谵妄的评定，美国精神病协会指南建议采用意识障碍评定法，该方法简洁、有效，诊断的敏感度和特异度均较高。

（三）抑郁评定

评定抑郁障碍的量表从性质上可分为自评量表与他评量表。自评量表包括Zung抑郁自评量表（self-rating depression scale, SDS），他评量表包括抑郁状态问卷（Depression Status Inventory, DSI）和汉密尔顿抑郁量表（Hamilton depression rating scale for depression, HAMD）；从功能上分为症状评定量表和诊断量表。老年抑郁评定量表（the Geriatric Depression Scale,

GDS）属于症状评定量表。

（四）焦虑评定

焦虑自评量表（self-rating anxiety scale，SAS）和汉密尔顿焦虑量表（Hamilton anxiety scale，HAMA）均可用于评定有焦虑症状的成年人。焦虑抑郁量表评定时应注意量表可用口述或书面回答两种方式检查；严重痴呆或失语患者不适用。

九、衰弱评定

我国社区老年人衰弱发生率较高，应加以重视并探索有效方法进行预防和干预。目前关于衰弱的评定方法国际公认的有 Fried 衰弱诊断标准和 Rockwood 的衰弱指数，其次，国际老年营养和保健学会及骨质疏松研究中提出的衰弱筛查量表和临床衰弱量表等也被部分使用。

（一）Fried 评定法

应满足以下 5 条中的 3 条：①不明原因体重下降；②疲劳感；③无力；④行走速度下降；⑤躯体活动降低。具有 1 条或 2 条的状态定义为衰弱前期，而把没有以上条件的人群定义为无衰弱的健壮老人。

（二）衰弱指数

衰弱指数（frailty index，FI），是基于健康缺陷理论上发展来的缺陷累积的评定方法。其变量包括躯体、功能、心理及社会等多维度健康变量。目前变量尚无统一标准，通常为 30~70 个。如老年综合评估包含的 60 项潜在健康缺陷。此时，无任何健康缺陷老年人的衰弱指数评分为 0/60=0。同理，假设患者有 24 项健康缺陷，其衰弱指数评分则为 24/60=0.4。通常认为 FI≥0.25 提示该老年人存在衰弱，FI<0.12 为无衰弱老人。

（三）FRAIL 标准

国际老年营养学会提出的五项评定法：①疲劳感；②阻力感；③自由活动下降；④多种疾病共存；⑤体重减轻。判定方法与 Fried 标准相同。

（四）骨质疏松性骨折研究指数

2008 年根据骨质疏松性骨折研究（Study of Osteoporotic Fractures，SOF）数据，提出了较为简便的评定老年女性衰弱的 SOF 指数。

十、肌少症评定

亚洲共识推荐测定肌力（握力测定）和肌功能（日常步行速度测定）作为肌少症筛选检测项目。国际共识中，通过评定患者的身体功能，可以有效地明确肌少症。对于卧床不起，不能走动，或无法独自从椅子上站起来的患者，应考虑肌少症。应用双能 X 线吸光仪（dual energy X-ray absorptiometry，DXA）或者生物电阻抗分析（bioelectrical impedance analysis，BIA）进行肌量测定。若四肢骨骼肌质量（appendicular skeletal muscle，ASM）男性≤7.0kg/m^2、女性≤5.7kg/m^2（BIA 法）；或男性 ASM≤7.0kg/m^2、女性 ASM≤5.4kg/m^2（DXA 法）同时步速（最大步速<0.8m/s）或握力降低（最大握力：男性<26kg，女性<18kg）即可诊断为肌少症。

十一、疼痛评定

老年性疼痛的评定包括视觉模拟法（visual analogue scale，VAS）和数字评定量表（numerical rating scale，NRS）。VAS 是评价老年患者急性、慢性疼痛的有效方法，但它需要患者视觉和运动功能基本正常。NRS 尤其适用于需要对疼痛的强度及强度变化进行评定的老年人,用于可靠、有效的评价老年患者急性或慢性疼痛,但不适用于对感知直线能力差或对描述理解力差的老年人。词汇描述量表(verbal descriptor scale, VDS)用不同程度词汇描述不同强度疼痛。面部表情量表(facial scale)常用的有面部表情疼痛量表(face pain scale, FPS)和 Wong-Baker 面部表情疼痛评定量表(Wong-Baker face pain rating scale),被认为是所有面部表情量表中最适合老年人疼痛评定的量表,特别是文化程度较低及认知功能障碍的老年人。

十二、睡眠障碍评定

睡眠环境是影响睡眠质量的重要因素。常用的睡眠障碍评定量表包括睡眠日记、阿森斯失眠量表、匹兹堡睡眠质量指数量表、Epworth 嗜睡量表。阿森斯失眠量表可用于睡眠障碍的筛查、评价睡眠质量。匹兹堡睡眠质量指数量表是目前应用最广的睡眠质量评定量表,可以用于一般人群、精神障碍患者、睡眠障碍患者睡眠质量调查,也可以用于睡眠质量疗效观察,以及作为睡眠质量和身心健康、社会功能等相关性研究的评定工作。Epworth 嗜睡量表在 1990 年应用于临床,主要评定在日常生活中不同情况下白天的嗜睡程度。

十三、尿失禁评定

老年性尿失禁根据原因可分为神经源性尿失禁、梗阻性尿失禁、创伤性尿失禁、精神性尿失禁、先天性尿失禁。常用的评定量表有国际尿失禁咨询委员会尿失禁问卷表简表(ICI-Q-SF)和国际尿失禁委员会尿失禁问卷表(ICI-Q-LF)。而 3 项尿失禁问题问卷(the 3 incontinence questions, 3IQ)可帮助临床医师鉴别急迫性尿失禁和压力性尿失禁。

对于特定疾病的生活质量领域的影响在失禁类型之间略有不同。但影响一般生活质量和特定条件的生活质量的不是尿失禁类型而是尿失禁的严重程度,这是降低生活质量的主要预测因素。

十四、共病评定

共病是指老年人同时存在 2 种或 2 种以上慢性疾病(高血压、糖尿病、冠心病等),或老年综合征或老年问题(抑郁、老年痴呆、尿失禁、衰弱、营养不良等)共存于同一个老人。因老年累积疾病评定量表可对各系统疾病的类型和级别进行评定,对共病评定更加完善,应用较多,推荐使用。Charlson 共病指数(the Charlson comorbidity index)是用于预测老年共病患者长期预后(预测 10 年共存率与 1 年死亡率)的工具。

十五、多重用药评定

多重用药的诊断标准及定义目前尚未达成共识,当前临床应用最为广泛的标准通常是指患者接受药物治疗时使用了一种潜在的不适当药物或者同时服用了 5 种及以上药物,视为多重用药。ARMOR(assess, review, minimize, optimize, reassess)工具是一个将评定(assess)、审查(review)、最大限度地减少不必要的药物(minimize)、优化治疗方案(optimize)及重新评定(reassess)建议整合成为一个具有评定多重用药功能并能互动的工具。同时推荐使用 2015 年美国老年医学会发布的老年人不恰当用药 Beers 标准和我国老年人不恰当用药目录,评定老年人潜在不恰当用药。

十六、压力性损伤评定

压力性损伤,曾称为压疮或褥疮,是局部组织长期受压造成的持续性缺血、缺氧、营养不良而引起的皮肤损害。压力性损伤危险评定的内容主要分为量表评定和皮肤状况评定两个方面。Norton皮肤评分量表具有很高的使用率,且易操作。国内外推荐使用Braden量表作为压力性损伤危险的量表评定和识别工具,它是全球应用最广泛的评定量表,可用于老年科。Braden量表最高23分,最低6分,在不同人群中建立了临界值,并证明具有较好的敏感度和特异度。15~18分提示轻度危险;13~14分提示中度危险;10~12分提示高度危险;9分以下提示极度危险。而Norton皮肤评分量表便于操作,是以5种状况对压力性损伤发生的危险做出评定,满分20分。如在12~14分之间,表示有发生压力性损伤的危险;若<12分,则表示属于压力性损伤的高危人群。

十七、营养状态评定

营养对维持健康有着重要的作用。合理的营养有助于改善老年人的营养状况、临床情况以及功能指标,减少疾病的并发症,并降低其死亡率。常见的综合营养评价指标包括:预后营养指数(Prognostic Nutritional Index,PNI)、营养危险指数(Nutritional Risk Index,NRI)、营养评定指数(Nutritional Assessment Index,NAI)、住院患者预后指数(Hospital Prognostic Index,HPI)、主观全面评定(Subjective Global Assessment,SGA)和简易营养评定(Mini Nutritional Assessment,MNA)、营养风险筛查(nutrition risk screen 2002,NRS 2002)等。MNA被认为是较理想的一种评价老年人营养状况的简单快速的方法,既可用于有营养不良风险的患者,也可用于已发生营养不良的住院患者。2013年中国老年患者肠外肠内营养支持专家共识推荐老年患者使用的营养筛查工具主要为简易营养评定精法(short form mini nutritional assessment,MNA-SF);住院患者可采用NRS 2002。采用MNA-SF时应注意优先选测身体体重指数(body mass index,BMI),无法测得BMI值时用小腿围代替;营养不良风险患者如需深入评定,需要完成完整版MNA。

(郑洁皎　沈利岩)

第二节　社会和环境评定

一、概述

老年人的社会和环境评定是对老年人的社会健康状况和社会功能进行评定。评定内容包括角色评定、家庭评定、环境评定、文化评定四方面。

社会评定主要是对个体从其所拥有的社会关系(家庭成员、亲友、朋友、邻居、社区等)中获得的物质和精神上的支持的评定。可采用社会支持评定简表进行评定。具体包括老年社会支持系统、角色和角色适应、社会服务的利用、特殊需要、文化、经济状况、医疗保险、人际关系、照顾人员、老年虐待和社会心理问题等方面的评定。良好的社会支持系统能增强老年人的适应和应对能力。对于虚弱和依赖性强的老年人,应该进行详细的评定,因为他们可能受虐待或被忽视。在适当时机还应对患者的个人价值观、精神寄托和临终护理愿望

（如遗嘱）等问题进行评定。在任何情况下，患者的文化和宗教信仰问题都应该受到尊重。

二、角色评定

（一）定义

角色（social role）即社会角色，是社会对个体或群体在特定场合下职能的划分，代表了个体或群体在社会中的地位和社会期望表现出的符合其地位的行为。老年人一生中经历了多重角色的转变，如从婴儿到青年、中年直至老年；从学生到踏上工作岗位直到退休；从儿子/女儿到父母亲直到祖父母等，适应对其角色变更起着相当重要的作用。

（二）老年角色变更的特点

1. 社会角色的变更　社会、政治、经济地位的变化所带来的角色改变。

2. 家庭角色的变更　由于三代人的出现，增加了老年人的家庭角色或因丧偶而失去一些角色。

3. 角色期望的变更　一个人对自己的角色所规定的行为和性质的认识理解和希望。

（三）角色评定的目的

明确了被评定者对角色的感知，了解个体的角色行为是否正常，有无角色适应不良和冲突，以便认识到其原因和影响因素。

（四）角色评定的内容

包括个体的文化背景；个人过去职业、退休日期、现在有无工作；个体所承担的角色以及个体的角色行为是否恰当；个体对自己所承担的角色是否满意；个体有无角色适应不良；角色改变对其生活方式、人际关系的影响六方面。角色评定的主要量表包括 Barry 角色评定量表、角色功能评定量表和人际关系自我评定量表。

（五）角色评定的方法

主要可通过交谈、观察两种方法收集资料，以评定被评定者对承担角色情况、角色的感知情况及角色满意度。

三、家庭评定

家庭是指由婚姻、血缘或收养而产生的共同生活的小型群体。家庭是老年人主要的生活环境。其特征为：①家庭是群体不是个体，成员 ≥2 个；②婚姻是家庭的基础，是建立家庭的依据；③家庭成员应共同生活，有较密切的经济、情感交往。

人离不开社会，更脱离不了家庭，老年人的家庭支持对其疾病的功能恢复起着重要的作用。许多事实也表明评定患者时评定家庭的必要性：①家庭的健康与个体的健康休戚相关；②个体对健康的知识和信念受家庭成员的影响；③家庭是满足人们个人需求的最佳场所。

（一）家庭评定的目的

有助于了解家庭对老年人健康的影响。通过完整资料的收集，发现影响老年人健康的因素，从而为老年人制订有效的康复方法。

（二）家庭评定的内容

1. 家庭成员基本资料　主要包括老年人家庭成员的姓名、性别、年龄、受教育程度、职业及健康状况。

2. 家庭结构　包括家庭类型和家庭成员的关系。

（1）家庭类型主要有核心家庭、主干家庭、联合家庭、单亲家庭、重组家庭、丁克家庭。

1）核心家庭：指由已婚夫妇和未婚子女或收养子女两代组成的家庭。核心家庭已成为我国主要的家庭类型。核心家庭的特点是人数少、结构简单，家庭内只有一个权力和活动中心，家庭成员间容易沟通、相处。

2）主干家庭：又称直系家庭，是指由两代或两代以上夫妻组成，每代最多不超过一对夫妻，且中间无断代的家庭。在我国，主干家庭曾为主要家庭类型，但随着社会的发展，此家庭类型已不再占主导地位。主干家庭特点是家庭内不仅有一个主要的权力和活动中心，还有一个权力和活动的次中心存在。

3）联合家庭：指包括父母、已婚子女、未婚子女、孙子女、曾孙子女等几代居住在一起的家庭。联合家庭的特点是人数多、结构复杂，家庭内存在一个主要的权力和活动中心，几个权力和活动的次中心。

4）单亲家庭：是指由离异、丧偶或未婚的单身父亲或母亲及其子女或领养子女组成的家庭。单亲家庭的特点是人数少、结构简单，家庭内只有一个权力和活动中心，但可能会受其他关系的影响。此外，经济来源相对不足。

5）重组家庭：指夫妇双方至少有一人已经历过一次婚姻，并可有一个或多个前次婚姻的子女及夫妇重组的共同子女。重组家庭的特点是人数相对较多、结构复杂。

6）丁克家庭：是指由夫妇两人组成的无子女家庭。丁克家庭的数量在我国逐渐增多。丁克家庭的特点是人数少、结构简单。

（2）家庭成员的关系：主要是指与配偶、子女、媳婿以及孙辈之间的关系。

3. 家庭功能 指家庭对人类的作用和效能。对人类生存和社会发展所起的作用。为老年人提供全部或部分经济支持、日常生活照顾和精神支持。

4. 家庭压力 指家庭中所发生的重大生活变化。

（三）家庭评定的方法

最重要的是家庭功能的健全与否，评定方式主要为问询和问卷。

问询是对家庭成员基本资料、家庭结构、家庭成员的关系等资料采集的常用方式，通过与问询对象交谈了解其家庭成员的基本情况。

评定的方法主要为观察、交谈、量表评定。

观察法：居住条件、衣着、饮食、家庭气氛、家庭亲密程度等。

交谈法：伴侣情况、子女情况、家庭之间的关系、生活来源等。

量表评定最常用的有 Smilkstein 的 APGAR 家庭功能评定问卷、Procidano 和 Heller 家庭支持量表。APGAR 家庭功能评定问卷主要评定受评者的适应度 A（adaptation）、合作度 P（partnership）、成长度 G（growth）、情感度 A（affection）、亲密度 R（resolve）。

四、环境评定

环境是指人类生存空间中的任何一种客观存在，或指人类生存的环绕区域，是人类赖以生存、发展的社会与物质条件的综合体。广义的环境指人类生存发展的社会与物质条件的总和。狭义的环境指环绕所辖的区域。

ICF 首次提出环境影响健康，是导致功能障碍者活动和参与困难的重要因素，包括老年功能障碍者。老年人与居家环境息息相关。居家环境评定可采用家庭环境安全评定量表，由老年人或家人填写。通过评定由医师或治疗师开出环境改造处方，如增加门的宽度、设置坡道，以便轮椅出行；移除可能导致老年人跌倒的物品，如地毯；安装扶手、拉杆、升降马桶、防滑垫、电话和呼救铃等，以提高环境的安全性。详见本书第八章。老年人的居家安全评定对预防老年人的跌倒和其他意外事件的发生具有极其重要的意义。

（一）环境评定的目的

去除妨碍生活行为的因素，创造发挥补偿机体缺损功能的有利因素，帮助老年人选择一个良好的独立生活的养老环境。老年人生活居住环境的原则是安全、省力、方便、适用、舒适、美观。

（二）环境评定的内容

从居家、邻里、社区三个方面进行。其中，物理、生物环境包括空气、水、食物、气候以及卫生设施等。如污染、噪声、居家气温、居家安全等。社会环境指个人、社会与心理需要的状况，包括社区环境和邻里关系两大方面。

（三）环境评定的方法

1. 物理环境的评定 通过询问被评定者以及实地观察、取样检测等方法收集资料，以评定家庭、工作场所、病室等环境，重点评定居家安全环境因素。

2. 社会环境的评定 着重评定经济、生活方式、社会关系与社会支持三方面。

五、文化评定

（一）文化的定义及特征

文化是一个社会及其成员所特有的物质和精神财富的总和，即特有人群为适应社会环境和物质环境而共有的行为和价值模式。文化就是生活，是一种文明所形成的生活行为方式，它包括知识、艺术、价值观、信念与信仰、习俗、道德、法律与规范等多方面。文化对个体的健康产生积极或消极的影响。其特征有民族性、继承性和累积性、获得性、共享性、复合性和双重性。

（二）文化的要素

价值观、信念和信仰、习俗是文化的核心要素，与健康密切相关，决定着人们对健康、疾病、衰老和死亡的看法及信念。由于习俗可通过外显行为观察，最易描述，价值观则既深沉又抽象，因而最难捉摸。与文化相关的一种负面情绪为文化休克，文化休克容易引起老年人在陌生环境中产生负面情绪，老年人在住院期间尤为突出。在现实生活中，上述要素会直接或间接影响人们的健康。

1. 价值观 价值观指个体对生活方式与生活目标价值的看法或思想体系。是个体在社会化过程中经过后天学习而逐渐形成的。包含个体追求的目标及行为方法，以人生观、行为观、人际观、时间观和对自然的控制观为代表，目前对价值观的评定尚无评定工具。

价值观与健康保健的关系密切，表现在价值观影响人类对健康问题的认识、左右人们对解决健康问题缓急的决策、影响人们对治疗手段的选择、影响人们对医疗保密措施的选择及影响人们对疾病与治疗的态度。

2. 信念和信仰 信念是自己认为可以确信的看法。信仰则是人们对某事物或思想的极度尊崇与信服，并作为精神寄托和行为准则。信仰的形成是一个长期的过程，是人们在接受外界信息的基础上沿着认知、情感、意志、信念和行为的轨道持续发展，最终融合而成。所以，信念是信仰形成过程的终结和最高阶段，是认识的成熟阶段或情感化了的认识。

健康不单是没有疾病或虚弱，而是身体、精神的健康和社会幸福的完美状态，个体对健康和疾病所持的信念可直接影响其健康行为和就医行为，不同信仰又与人的精神健康关系密切，是健康评定中不可缺少的内容之一。

健康信念与信仰的评定目前应用最广泛的是 Kleinman 提出的评定模式，询问个人对健康问题的理解包括就医条件、就医原因、发现患病时间、患病影响、患病严重程度以及治疗等方面的主观表达。

3. 习俗　习俗即风俗，是一个民族的人们历代相沿、积久而成的风尚，是各民族政治、经济和文化生活的反映，并在一定程度上反映着各民族的生活方式。他（她）们在生产居住、饮食、沟通、婚姻与家庭、医药、丧葬、节日、庆典礼仪等物质文化生活上有共同喜好、习惯和禁忌。习俗对健康观的影响在于整个人群，如经济发达地区的肥胖症以及偏远地区就医观念的落后等。

4. 文化休克的评定　文化休克是指人们生活在陌生的文化环境中所产生的迷惑与失落的经历。对于老年住院患者，医院就是一个陌生的环境。与家人分离、缺乏沟通、日常活动改变、对疾病和治疗的恐惧等可导致住院患者发生文化休克。文化休克分为陌生期、觉醒期和适应期，不同时期患者表现不同。在陌生期，患者刚入院，对医生、护士、环境、自己将要接受的检查、治疗都很陌生，患者感到迷茫；在觉醒期，患者开始意识到自己将住院一段时间，对疾病和治疗转为担忧，因思念家人而焦虑，因不得不改变自己的习惯而产生受挫折感，此期住院患者文化休克表现最突出，有失眠、食欲下降、焦虑、恐惧、沮丧、绝望等反应；最后在适应期，经过调整，患者开始从心理、生理、精神上适应医院环境。评定文化休克时，通过与患者交谈，询问其住院感受，并结合观察患者来判断有无文化休克的表现。

（郑洁皎　沈利岩）

第三节　老年综合征的 ICF 活动和参与评价量表评估

一、概述

《国际功能、残疾和健康分类》，又称国际功能分类（International Classification of Functioning, Disability and Health, ICF）是由世界卫生组织在 2001 年 5 月 22 日第 54 届世界卫生大会上正式命名并在国际上推广使用的分类标准。该分类系统提供了能统一且标准地反映所有与人体健康有关的功能和失能的状态分类，作为一个重要的健康指标，广泛应用于卫生保健、预防、人口调查、保险、社会安全、劳动、教育、经济、社会政策、一般法律的制定等方面。建设综合性健康信息系统采集功能、残疾和康复数据需要将功能、残疾和康复服务的数据纳入大的健康数据体系，需要根据世界卫生组织颁布的国际分类家族的三大参考标准，建立统一的方法体系、术语、分类和编码标准，将功能和残疾纳入健康数据体系。为了实现功能和残疾数据的标准化，要全面应用 ICF 的理论与方法，构建功能和残疾的数据架构与数据分类编码体系，并在大健康数据体系中，与其他数据系统进行标准化的数据交换。

二、定义

《ICF 活动和参与评价量表》（ICF-Activities and Participation Assessment Scale, ICF-APAS）是基于 ICF"活动和参与"理念，参照 WHO DAS 2.0 的架构，依据 ICF 类目定义，详细界定各条目评价标准，并根据临床康复实际使用情况，补充条目，从理解交流、身体活动、自我照护、与人相处、生活活动和社会参与六个领域评估个人的整体健康状况,ICF 活动和参与评价量表贯穿于康复评定—计划安排—干预治疗—结局评估整个循环过程。

三、ICF 活动和参与评价量表的研制

基于语义和概念分析的方法,使用 Cieza A 等于 2002 年发表的《国际功能、残疾和健康分类》(ICF)联系规则的更新版,参照 ICF 分类的内容和体系,建立 WHO DAS 2.0(36 项,他评版)与 ICF"活动和参与"成分类目的联系,确定 WHO DAS 2.0 中各条目的内容内涵及其外延,明确该评价工具在 ICF 理念下的内容效度,并统计 WHO DAS 2.0 条目对 ICF"活动和参与"成分的覆盖率,以评价其在活动和参与范围的覆盖状况,并根据临床康复实际使用情况,补充条目,制定《ICF 活动和参与评价量表》,并编写应用技术指南。

2016 年 4 月,由华东医院康复团队获得世界卫生组织国际分类家族中国合作中心 ICF 分中心授权,编制《ICF 活动和参与评价量表》,编制小组听取专家和使用单位意见,对该量表及应用技术指南进行初步修改,并进一步将 ICF 活动和参与评价量表的应用技术指南在全国团体标准平台发布,形成《ICF 活动和参与评价量表 应用技术指南》团体标准。

四、ICF 活动和参与评价量表的内容

ICF 活动和参与评价量表如表 2-3-1 所示,包括理解交流、身体活动、自我照护、与人相处、生活活动和社会参与六个领域。

表 2-3-1 ICF 活动和参与评价量表

姓名: 　　性别: 　　年龄: 　　住院/门诊号:

主要临床诊断: 　　康复诊断:

项目			评价标准(以下评分方法 1=1 分　2=2 分,依次类推)	初	中	末
一理解交流	1.1	集中注意力做事情	0= 能够完成,无障碍;1= 有不集中,不影响生活;2= 时常不集中,影响生活;3= 经常出现,严重影响生活;4= 不能完成			
	1.2	对重要事情的记忆能力	0= 无记忆障碍;1= 有时遗忘不影响生活;2= 时常出现稍影响生活;3= 经常遗忘,严重影响生活;4= 完全无法记住重要事情			
	1.3	分析并解决日常生活问题	0= 独立解决;1= 偶尔出现问题不影响生活;2= 时常出现问题,影响生活;3= 经常出现,严重影响生活;4= 完全无法解决			
	1.4	学习一项新任务	0= 独立完成学习任务;1= 可基本完成,偶尔出现问题;2= 需他人协助,进度慢;3= 必须他人协助,学习效果差;4= 很难或不能完成			
	1.5	大致理解他人表达内容	0= 完全理解;1= 基本理解,偶尔出现问题;2= 时常出现问题,影响生活;3= 经常出现问题,严重影响生活;4= 通过任何方式都不能理解他人表达的内容			
	1.6	主动与他人交谈	0= 完全能够;1= 基本可,偶有障碍;2= 时常出现反应迟钝,影响生活;3= 经常出现反应迟钝,影响生活;4= 完全无法与人交谈			

	项目		评价标准（以下评分方法 1=1分　2=2分，依次类推）	初	中	末
二 身 体 活 动	2.1	长时间站立（30min）	0= 独立完成站立；1= 间或有站立姿势；2= 需借助器具或在他人监护下站立；3= 必须借助器具或在他人协助下站立；4= 完全不能站立			
	2.2	坐下后站起	0= 可以独立完成；1= 需在他人语言指导或监护下完成；2= 需他人小部分协助；3= 需他人大量协助；4= 不能完成			
	2.3	在住所内移动	0= 独立在室内移动；1= 需在他人监护下完成；2= 偶尔需借助器具或他人协助下完成；3= 经常需借助器具或他人协助下完成；4= 无法完成			
	2.4	长距离步行（1km）	0= 独立完成；1= 不能完成 1 千米或需人从旁监护，以保证安全；2= 完成一部分，某些过程需借助器具或他人协助；3= 某种程度上能参与，整个过程需借助器具或他人协助；4= 完全不能步行			
	2.5	在住所外移动	0= 能独立外出；1= 偶需在他人监护下外出；2= 经常在他人协助下外出；3= 必须在他人协助下外出；4= 因健康问题导致无法外出			
	2.6	搬运、移动和操纵物品	0= 独立完成；1= 基本可，偶有问题；2= 偶尔需他人协助；3= 必须在他人协助下完成；4= 无法完成			
三 自 我 照 护	3.1	洗澡	0= 独立完成；1= 可完成，偶有过程需他人协助或他人从旁监护；2= 能参与大部分，某些过程必须由他人协助才能完成；3= 某种程度上能参与，但整个过程必须由他人协助才能完成；4= 全部依赖他人完成			
	3.2	穿着	0= 独立完成；1= 可完成，偶有过程需他人协助或他人从旁监护；2= 能参与大部分，某些过程必须由他人协助才能完成；3= 某种程度上能参与，但整个过程必须由他人协助才能完成；4= 全部依赖他人完成			
	3.3	进食	0= 独立进食；1= 可完成，偶需他人从旁协助；2= 能使用餐具，某些过程必须由他人协助才能完成；3= 某种程度下能使用餐具，但整个过程必须由他人协助才能完成；4= 主要由他人喂食			
	3.4	独立生活一天及以上	0= 独立生活；1= 基本可，偶有问题；2= 偶尔需他人协助完成；3= 经常需他人协助完成；4= 必须由他人协助且不主动配合			
	3.5	身体护理	0= 独立完成；1= 可完成，偶有过程需他人协助或他人从旁监护；2= 能参与大部分，某些过程必须由他人协助才能完成；3= 某种程度上能参与，但整个过程必须由他人协助才能完成；4= 全部依赖他人完成			
	3.6	如厕	0= 独立完成；1= 需协助及定时提醒；2= 间断失禁，部分过程由他人协助完成；3= 经常失禁，如厕过程由他人协助完成；4= 完全失禁，如厕全部依赖他人			

	项目		评价标准（以下评分方法 1=1 分　2=2 分，依次类推）	初	中	末
四 与 人 相 处	4.1	与陌生人相处	0= 无交往障碍；1= 有障碍但无影响；2= 时常有障碍，需人协助；3= 经常有障碍必须有人协助；4= 不会或不能与人相处			
	4.2	结交新朋友	0= 完全能结交；1= 偶有困难但仍可建立友谊；2= 较困难需人协助；3= 非常困难必须他人协助；4= 无法结交新朋友			
	4.3	维持友情	0= 独立交往，行为适当；1= 有困难，无影响；2= 经常有困难，需人协助纠正行为；3= 行为不当，必须由他人协助；4= 完全不能保持、终止友谊，社交距离不当			
	4.4	与亲属建立并维持家庭关系	0= 能独立相处；1= 偶尔出现障碍；2= 时常出现障碍，需人协助；3= 经常出现障碍，必须他人协助；4= 完全不能与人相处			
	4.5	与配偶或其他伴侣建立并维持亲密关系	0= 无障碍；1= 轻度障碍；2= 中度障碍；3= 重度障碍；4= 不能完成			
	4.6	建立正式社会人际关系	0= 独立建立并维持正式社会关系；1= 有障碍，无影响；2= 时常有障碍，需人协助；3= 经常有障碍，必须他人协助；4= 完全不能建立正式社会关系			
五 生 活 活 动	5.1	担负家庭责任	0= 独立承担家庭责任；1= 偶尔出现问题，不影响；2= 时常出现问题，需人协助；3= 经常出现问题，难以胜任；4= 完全无法承担家庭责任			
	5.2	很好地完成最重要的家务	0= 独立完成；1= 基本完成，高难度任务不能完成；2= 时常有困难，需人协助；3= 经常出现困难，必须他人协助；4= 无法完成最重要的家务			
	5.3	完成所有需要做的家务	0= 独立完成；1= 完成 75% 以上，高难度任务不能完成；2= 完成 50% 以上，需人协助；3= 完成 25% 以上，必须他人协助；4= 无法完成			
	5.4	按照需要完成家务的时效	0= 独立按时完成，达到预期要求；1= 基本按时完成，效果欠佳；2= 无法按时完成，需人协助；3= 耗费时间久，必须他人协助；4= 无法完成			
	5.5	担负日常工作或学习责任	0= 独立完成；1= 存在困难，通过努力能克服；2= 时常存在困难，需人协助；3= 经常存在困难，必须他人协助；4= 无法完成			
	5.6	很好地完成大多数重要的工作或学习	0= 独立、按标准很好地完成任务；1= 完成效果达到考核标准的 75%；2= 完成效果达到考核标准的 50%；3= 完成效果达到考核标准的 25%；4= 无法完成重要的任务			

续表

		项目	评价标准（以下评分方法 1=1 分　2=2 分，依次类推）	初	中	末
五生活活动	5.7	完成您份内的所有工作	0= 独立完成；1= 完成 75% 以上，高难度任务不能完成；2= 完成 50%，需人协助；3= 完成 25% 以上，必须他人协助；4= 无法完成			
	5.8	按照需要完成工作的时效	0= 独立按时完成，达到预期要求；1= 基本按时完成，效果欠佳；2= 无法按时完成，需人协助；3= 耗费时间久，必须他人协助；4= 无法完成			
六社会参与	6.1	参加社区和社会活动的困难程度	0= 完全没有障碍；1= 可参加活动有不便但能克服；2= 可参加活动有很多不便，需人协助；3= 不能参加大多活动，必须他人协助；4= 完全不能参加活动			
	6.2	参加娱乐休闲活动的困难程度	0= 完全没有障碍；1= 可参加活动有不便，但能克服；2= 可参加大部分娱乐和休闲活动，偶有困难；3= 可参加少部分娱乐和休闲活动，经常有困难；4= 完全不能参加娱乐和休闲活动			
	6.3	周围环境阻碍和限制您参加活动的困难程度	0= 没有障碍；1= 基本没有障碍即使有也能克服；2= 少部分障碍，需人协助；3= 经历很多障碍，必须他人协助才能克服；4= 严重障碍影响生活			
	6.4	他人态度和行为对您尊严生活的影响程度	0= 无影响；1= 有消极影响但可通过努力克服；2= 有较大影响，偶需人协助克服；3= 有严重影响，必须他人协助克服；4= 有极严重影响，无法生活			
	6.5	健康问题对您情绪的影响程度	0= 无影响；1= 有影响，但可通过自己努力克服；2= 有较大影响，需要寻求他人等帮助来克服；3= 有严重影响，必须通过药物或专业机构等帮助；4= 有极严重影响，无法克服			
	6.6	处理健康问题或其影响方面的时间成本	0= 无影响；1= 在过去 30 天中，有 25% 的时间花费在健康问题上；2= 在过去的 30 天中，有 50% 的时间花费在健康问题上；3= 在过去 30 天中，有 75% 的时间花费在健康问题上；4= 在过去的 30 天，时间完全花费在健康问题上			
	6.7	健康问题造成整个家庭的经济损失程度	0= 无经济损失；1=25% 以上的经济损失，能克服影响；2=50% 以上的经济损失；3=75% 以上的经济损失；4= 完全断绝经济来源			
	6.8	健康问题产生的家庭困难程度	0= 对家庭无影响；1= 对家庭稍有影响，能克服；2= 对家庭有影响，需外界帮助；3= 严重影响家庭，必须依靠外界帮助来维持生活；4= 极严重影响家庭，无法解决			
0 分：无障碍；1~40 分：轻度障碍；41~80 分：中度障碍；81~120 分：重度障碍；121~160 分：极度严重或无法执行						
			总分			
		评定者签名：	耗时			

注：不适用，标记"N/A"

五、ICF 活动和参与评价量表的适用范围

评价老年人生活质量最重要的因素是其活动和参与情况,活动和参与情况越好,生活质量越高。ICF 活动和参与评价量表适用于所有老年人,并可扩展至健康人群、非健康人群和亚健康人群近 30 天内的健康状况和与健康有关的状况。

ICF 活动和参与评价量表有助于老年人康复结局管理,判断康复干预成效。对提升康复医疗工作的标准化水平,提升康复医疗质量、加强康复医疗安全、提高康复医疗绩效等具有重要的作用。本量表弥补了临床诊断在功能诊断和评价方面的不足,为社会政策的制定提供了依据,该量表的主要意义包括:①确定医疗服务需求;②制订合适的治疗和干预措施;③评估疾病结果和治疗的有效性;④决定医疗服务的优先顺序;⑤合理分配医疗资源。

六、ICF 活动和参与评价量表的使用方法

(一)基本步骤

1. 了解老年人的基本情况、进行临床病史采集等。

2. 根据量表各条目评定的内容和范围,评价老年人近 30 天内的状况。

3. 量表条目计分。

(二)评价方式

可对老年人本人直接评价,或通过老年人的亲属、朋友或照护者等间接评价。评价方式可以是面对面交流、电话访谈、病史询问判断、观察等。

(三)关于缺失值的处理

若老年人没有完全回答量表中所有的问题条目,则把未回答的问题条目视为缺失。在评定量表的各领域内所包含的多个问题条目中,如果应答者回答了至少一半的问题条目,则应计算该领域的得分。缺失条目的得分用其所属领域的平均分代替。

(四)ICF 活动和参与评价量表计分及功能障碍分级

ICF 活动和参与评价量表各条目得分相加即为总得分,最低分 0 分,最高分 160 分。缺失条目的得分用其所属领域的平均分代替。0 分:无障碍;1~40 分:轻度障碍;41~80 分:中度障碍;81~120 分:重度障碍;121~160 分:极度严重或无法执行。

(郑洁皎 徐悦莹 曲 冰)

第四节 基于 ICF 的神经系统疾病康复
评价量表的构建与方法

一、应用范围和机构

基于 ICF 的老年神经康复评价量表适用于老年神经系统疾病患者的身体结构、身体功能、活动和参与、环境因素的评估。从四大方面特征性地评估基于 ICF 的老年神经系统疾病状态。此评估结果可直接列入医疗档案,用于制订训练和出院计划。

建议评估由专科医生和治疗师/护师共同完成。评定前需核对患者医嘱、了解病史、查对检查项目，了解躯体情况，并向患者充分解释量表的用途。

二、使用基于ICF的神经系统疾病康复评价量表的目的

应用基于ICF的老年神经系统疾病评价量表全面描述并评定患者的功能水平，基于评定结果制订治疗计划，并为出院后的康复计划做准备。

三、选择恰当的ICF类目

基于ICF的老年神经系统疾病评价量表是选取了两部分的内容：一是选取老年神经系统疾病涉及的身体结构和身体功能，包括s110脑的结构，s120脊髓和有关结构，s140交感神经系统的结构，s150副交感神经系统的结构，b167语言精神功能，b715关节稳定功能，b730肌肉力量功能，b735肌张力功能，b750运动反射功能，b755不随意运动反应功能；b760随意运动控制功能，b770步态功能；二是选取了ICF活动和参与评价量表，从活动和参与角度评估老年神经系统功能。两部分内容相结合形成具有老年神经系统疾病特点的包括身体结构、身体功能、活动和参与、环境因素的评估量表。

四、基于ICF的神经系统疾病康复评价量表内容

基于ICF的老年神经系统疾病评价量表内容包括神经系统结构、神经系统功能、理解交流、身体活动、自我照护、与人相处、生活活动、社会参与八个方面，如表2-4-1所示。

表2-4-1 基于ICF的神经系统疾病康复评价量表

姓名：　　　性别：　　　年龄：　　　　　　住院/门诊号：

主要临床诊断：　　　　　康复诊断：

项目		评价标准 （以下评分方法1=1分　2=2分,依次类推）	初评	中评	末评
一神经系统结构	1.1 脑的结构	0=大脑结构无变化；1=大脑结构轻度损伤；2=大脑结构中度损伤；3=大脑结构重度损伤；4=大脑结构完全损伤			
	1.2 脊髓和有关结构	0=脊髓和相关结构无变化；1=脊髓和相关结构轻度损伤；2=脊髓和相关结构中度损伤；3=脊髓和相关结构重度损伤；4=脊髓和相关结构完全损伤			
	1.3 交感神经系统的结构	0=交感神经系统结构无变化；1=交感神经系统结构轻度损伤；2=交感神经系统结构中度损伤；3=交感神经系统结构重度损伤；4=交感神经系统结构完全损伤			
	1.4 副交感神经系统的结构	0=副交感神经系统结构无变化；1=副交感神经系统结构轻度损伤；2=副交感神经系统结构中度损伤；3=副交感神经系统结构重度损伤；4=副交感神经系统结构完全损伤			

续表

		项目	评价标准　（以下评分方法 1=1 分　2=2 分,依次类推）	初评	中评	末评
二 神 经 系 统 功 能	2.1	关节稳定功能	0= 关节稳定,结构完整;1= 关节不稳定,出现轻度半脱位,关节头和关节窝之间可容纳 1 个横指;2= 关节不稳定出现中度半脱位,关节头和关节窝之间可容纳 2~3 个横指;3= 关节不稳定,出现重度半脱位,关节头和关节窝之间可容纳 4 个横指;4= 关节完全脱位			
	2.2	肌肉力量	0= 能抗重力和充分的阻力完成全关节功能范围的运动;1= 能抗重力和部分阻力做全关节功能范围的运动;2= 能抗重力做全关节活动范围运动,但不能抗阻力;3= 在消除重力姿势下能做全关节活动范围的运动;4= 没有关节活动			
	2.3	肌张力功能	0= 肌肉静息状态下放松,肌肉被动活动时无阻力;1= 肌肉静息状态下轻度僵硬,肌肉被动活动时出现轻度阻力;2= 肌肉静息状态下中度僵硬,肌肉被动活动时出现中度阻力;3= 肌肉静息状态下重度僵硬,肌肉被动活动时出现重度阻力;4= 肌肉静息状态下完全僵硬,肌肉无法被动活动			
	2.4	语言精神功能	0= 理解和交流无障碍;1= 理解无障碍,口语表达不流利;2= 理解无障碍,无法进行口头语交流,但可通过书面语等其他语言形式进行交流;3= 理解障碍,乱语错语而不自知,对答不切题;4= 完全无法通过口头语、书面语或其他语言形式沟通			
	2.5	运动反射功能	0= 运动反射正常;1= 运动反射轻度异常;2= 运动反射中度异常;3= 运动反射重度异常;4= 运动反射完全异常			
	2.6	不随意运动反应功能	0= 正常出现不随意运动反应;1= 不随意运动反应轻度障碍;2= 不随意运动反应中度障碍;3= 不随意运动反应重度障碍;4= 不随意运动反应完全障碍			
	2.7	随意运动控制功能	0= 随意控制和协调功能正常;1= 随意运动控制和协调功能轻度障碍;2= 随意运动控制和协调功能中度障碍;3= 随意运动控制和协调功能重度障碍;4= 随意运动控制和协调功能完全障碍			
	2.8	步态功能	0= 步态正常;1= 轻度步态异常,双下肢步行无明显差异,可独立行走;2= 中度步态异常,可独立行走,但步行障碍严重;3= 重度步态异常,需借助步行器步行;4= 无法行走			

续表

		项目	评价标准 （以下评分方法 1=1 分 2=2 分，依次类推）	初评	中评	末评
三 理 解 交 流	3.1	集中注意力做事情	0= 能够完成，无障碍；1= 有不集中，不影响生活；2= 时常不集中，影响生活；3= 经常出现，严重影响生活；4= 不能完成			
	3.2	对重要事情的记忆能力	0= 无记忆障碍；1= 有时遗忘不影响生活；2= 时常出现稍影响生活；3= 经常遗忘，严重影响生活；4= 完全无法记住重要事情			
	3.3	分析并解决日常生活问题	0= 独立解决；1= 偶尔出现问题不影响生活；2= 时常出现问题，影响生活；3= 经常出现，严重影响生活；4= 完全无法解决			
	3.4	学习一项新任务	0= 独立完成学习任务；1= 可基本完成，偶尔出现问题；2= 需他人协助，进度慢；3= 必须他人协助，学习效果差；4= 很难或不能完成			
	3.5	大致理解他人表达内容	0= 完全理解；1= 基本理解，偶尔出现问题；2= 时常出现问题，影响生活；3= 经常出现问题，严重影响生活；4= 通过任何方式都不能理解他人表达的内容			
	3.6	主动与他人交谈	0= 完全能够；1= 基本可，偶有障碍；2= 时常出现反应迟钝，影响生活；3= 经常出现反应迟钝，影响生活；4= 完全无法与人交谈			
四 身 体 活 动	4.1	长时间站立（30min）	0= 独立完成站立；1= 间或有站立姿势；2= 需借助器具或在他人监护下站立；3= 必须借助器具或在他人协助下站立；4= 完全不能站立			
	4.2	坐下后站起	0= 可以独立完成；1= 需在他人语言指导或监护下完成；2= 需他人小部分协助；3= 需他人大量协助；4= 不能完成			
	4.3	在住所内移动	0= 独立在室内移动；1= 需在他人监护下完成；2= 偶尔需借助器具或他人协助下完成；3= 经常需借助器具或他人协助下完成；4= 无法完成			
	4.4	长距离步行（1km）	0= 独立完成；1= 不能完成 1 千米或需人从旁监护，以保证安全；2= 完成一部分，某些过程需借助器具或他人协助；3= 某种程度上能参与，整个过程需借助器具或他人协助；4= 完全不能步行			
	4.5	在住所外移动	0= 能独立外出；1= 偶需在他人监护下外出；2= 经常在他人协助下外出；3= 必须在他人协助下外出；4= 因健康问题导致无法外出			
	4.6	搬运、移动和操纵物品	0= 独立完成；1= 基本可，偶有问题；2= 偶尔需他人协助；3= 必须在他人协助下完成；4= 无法完成			

项目			评价标准　（以下评分方法 1=1 分　2=2 分，依次类推）	初评	中评	末评
五自我照护	5.1	洗澡	0= 独立完成；1= 可完成，偶有过程需他人协助或他人从旁监护；2= 能参与大部分，某些过程必须由他人协助才能完成；3= 某种程度上能参与，但整个过程必须由他人协助才能完成；4= 全部依赖他人完成			
	5.2	穿着	0= 独立完成；1= 可完成，偶有过程需他人协助或他人从旁监护；2= 能参与大部分，某些过程必须由他人协助才能完成；3= 某种程度上能参与，但整个过程必须由他人协助才能完成；4= 全部依赖他人完成			
	5.3	进食	0= 独立进食；1= 可完成，偶需他人从旁协助；2= 能使用餐具，某些过程必须由他人协助才能完成；3= 某种程度下能使用餐具，但整个过程必须由他人协助才能完成；4= 主要由他人喂食			
	5.4	独立生活一天及以上	0= 独立生活；1= 基本可，偶有问题；2= 偶尔需他人协助完成；3= 经常需他人协助完成；4= 必须由他人协助且不主动配合			
	5.5	身体护理	0= 独立完成；1= 可完成，偶有过程需他人协助或他人从旁监护；2= 能参与大部分，某些过程必须由他人协助才能完成；3= 某种程度上能参与，但整个过程必须由他人协助才能完成；4= 全部依赖他人完成			
	5.6	如厕	0= 独立完成；1= 需协助及定时提醒；2= 间断失禁，部分过程由他人协助完成；3= 经常失禁，如厕过程由他人协助完成；4= 完全失禁，如厕全部依赖他人			
六与人相处	6.1	与陌生人相处	0= 无交往障碍；1= 有障碍但无影响；2= 时常有障碍，需人协助；3= 经常有障碍必须有人协助；4= 不会或不能与人相处			
	6.2	结交新朋友	0= 完全能结交；1= 偶有困难但仍可建立友谊；2= 较困难需人协助；3= 非常困难必须他人协助；4= 无法结交新朋友			
	6.3	维持友情	0= 独立交往，行为适当；1= 有困难，但无影响；2= 经常有困难，需人协助纠正行为；3= 行为不当，必须由他人协助；4= 完全不能保持、终止友谊，社交距离不当			
	6.4	与亲属建立并维持家庭关系	0= 能独立相处；1= 偶尔出现障碍；2= 时常出现障碍，需人协助；3= 经常出现障碍，必须他人协助；4= 完全不能与人相处			

	项目		评价标准 （以下评分方法 1=1 分 2=2分,依次类推）	初评	中评	末评
六 与 人 相 处	6.5	与配偶或其他伴侣建立并维持亲密关系	0= 无障碍；1= 轻度障碍；2= 中度障碍；3= 重度障碍；4= 不能完成			
	6.6	建立正式社会人际关系	0= 独立建立并维持正式社会关系；1= 有障碍，无影响；2= 时常有障碍，需人协助；3= 经常有障碍，必须他人协助；4= 完全不能建立正式社会关系			
七 生 活 活 动	7.1	担负家庭责任	0= 独立承担家庭责任；1= 偶尔出现问题，不影响；2= 时常出现问题，需人协助；3= 经常出现问题，难以胜任；4= 完全无法承担家庭责任			
	7.2	很好地完成最重要的家务	0= 独立完成；1= 基本完成，高难度任务不能完成；2= 时常有困难，需人协助；3= 经常出现困难，必须他人协助；4= 无法完成最重要的家务			
	7.3	完成所有需要做的家务	0= 独立完成；1= 完成 75% 以上，高难度任务不能完成；3= 完成 50% 以上，需人协助；4= 完成 25% 以上，必须他人协助；5= 无法完成			
	7.4	按照需要完成家务的时效	0= 独立按时完成，达到预期要求；1= 基本按时完成，效果欠佳；2= 无法按时完成，需人协助；3= 耗费时间久，必须他人协助；4= 无法完成			
	7.5	担负日常工作或学习责任	0= 独立完成；1= 存在困难，通过努力能克服；2= 时常存在困难，需人协助；3= 经常存在困难，必须他人协助；4= 无法完成			
	7.6	很好地完成大多数重要的工作或学习	0= 独立、按标准很好地完成任务；1= 完成效果达到考核标准的 75%；2= 完成效果达到考核标准的 50%；3= 完成效果达到考核标准的 25%；4= 无法完成重要的任务			
	7.7	完成您份内的所有工作	0= 独立完成；1= 完成 75% 以上，高难度任务不能完成；2= 完成 50%，需人协助；3= 完成 25% 以上，必须他人协助；4= 无法完成			
	7.8	按照需要完成工作的时效	0= 独立按时完成，达到预期要求；1= 基本按时完成，效果欠佳；2= 无法按时完成，需人协助；3= 耗费时间久，必须他人协助；4= 无法完成			

		项目	评价标准　（以下评分方法1=1分　2=2分,依次类推）	初评	中评	末评
八社会参与	8.1	参加社区和社会活动的困难程度	0=完全没有障碍;1=可参加活动有不便但能克服;2=可参加活动有很多不便,需人协助;3=不能参加大多活动,必须他人协助;4=完全不能参加活动			
	8.2	参加娱乐休闲活动的困难程度	0=完全没有障碍;1=可参加活动有不便,但能克服;2=可参加大部分娱乐和休闲活动,偶有困难;3=可参加少部分娱乐和休闲活动,经常有困难;4=完全不能参加娱乐和休闲活动			
	8.3	周围环境阻碍和限制您参加活动的困难程度	0=没有障碍;1=基本没有障碍即使有也能克服;2=少部分障碍,需人协助;3=经历很多障碍,必须他人协助才能克服;4=严重障碍影响生活			
	8.4	他人态度和行为对您尊严生活的影响程度	0=无影响;1=有消极影响但可通过努力克服;2=有较大影响,偶需人协助克服;3=有严重影响,必须他人协助克服;4=有极严重影响,无法生活			
	8.5	健康问题对您情绪的影响程度	0=无影响;1=有影响,但可通过自己努力克服;2=有较大影响,需要寻求他人等帮助来克服;3=有严重影响,必须通过药物或专业机构等帮助;4=有极严重影响,无法克服			
	8.6	处理健康问题或其影响方面的时间成本	0=无影响;1=在过去30天中,有25%的时间花费在健康问题上;2=在过去的30天中,有50%的时间花费在健康问题上;3=在过去的30天中,有75%的时间花费在健康问题上;4=在过去的30天,时间完全花费在健康问题上			
	8.7	健康问题造成整个家庭的经济损失程度	0=无经济损失;1=25%以上的经济损失,能克服影响;2=50%以上的经济损失;3=75%以上的经济损失;4=完全断绝经济来源			
	8.8	健康问题产生的家庭困难程度	0=对家庭无影响;1=对家庭稍有影响,能克服;2=对家庭有影响,需外界帮助;3=严重影响家庭,必须依靠外界帮助来维持生活;4=极严重影响家庭,无法解决			
0分:无障碍;1~52分:轻度障碍;53~104分:中度障碍;105~156分:重度障碍;157~208分:极度严重或无法执行			总分			
评定者签名:			耗时			

注:不适用,标记"N/A"

（郑洁皎　徐国会　徐悦莹）

第五节 基于 ICF 的骨骼肌肉系统疾病康复
评价量表的构建与方法

一、应用范围和机构

基于 ICF 的老年骨骼肌肉疾病评价量表适用于老年骨骼肌肉系统疾病患者的身体结构、身体功能、活动和参与、环境因素的评估。从四大方面特征性地评估基于 ICF 的老年骨骼肌肉疾病状态。此评估结果可直接列入医疗档案，用于制订训练和出院计划。

建议评估由专科医生和治疗师/护师共同完成。评定前需核对患者医嘱、了解病史、查对检查项目，了解躯体情况，并向患者充分解释量表的用途。

二、使用基于 ICF 的骨骼肌肉系统疾病康复评价量表的目的

应用基于 ICF 的老年骨骼肌肉疾病评价量表全面描述并评定患者的功能水平，基于评定结果制订治疗计划，并为出院后的康复计划做准备。

三、选择恰当的 ICF 类目

基于 ICF 的老年骨骼肌肉系统疾病评价量表是选取了两部分的内容：一是选取老年骨骼肌肉系统疾病涉及的身体结构和身体功能，包括 s770 与运动有关的附属肌肉骨骼的结构，b280 痛觉，b710 关节活动功能，b715 关节稳定功能，b720 骨骼活动功能，b730 肌肉力量功能，b740 肌肉耐力功能，b755 不随意运动反应功能，b770 步态功能，b780 与肌肉和步态相关的感觉；二是选取了 ICF 活动和参与评价量表，从活动和参与角度评估老年骨骼肌肉系统功能。两部分内容相结合形成具有老年骨骼肌肉疾病特点的包括身体结构、身体功能、活动和参与、环境因素的评估量表。

四、基于 ICF 的骨骼肌肉系统疾病康复评价量表内容

基于 ICF 的老年骨骼肌肉系统疾病评价量表内容包括骨骼肌肉结构、骨骼肌肉系统功能、理解交流、身体活动、自我照护、与人相处、生活活动、社会参与八个方面，如表 2-5-1 所示。

表 2-5-1 基于 ICF 的骨骼肌肉系统疾病康复评价量表

姓名： 性别： 年龄： 住院/门诊号：

主要临床诊断： 康复诊断：

项目			评价标准 （以下评分方法 1=1 分 2=2 分，依次类推）	初评	中评	末评
一骨骼肌肉结构	1.1	与运动有关的骨的结构	0= 骨结构无变化；1= 骨结构轻度损伤；2= 骨结构中度损伤；3= 骨结构重度损伤；4= 骨结构完全损伤			
	1.2	与运动有关的关节的结构	0= 关节结构无变化；1= 关节结构轻度损伤；2= 关节结构中度损伤；3= 关节结构重度损伤；4= 关节结构完全损伤			

项目			评价标准　（以下评分方法 1=1分　2=2分,依次类推）	初评	中评	末评
一　骨骼肌肉结构	1.3	与运动有关的肌肉的结构	0= 肌肉结构无变化；1= 肌肉结构轻度损伤；2= 肌肉结构中度损伤；3= 肌肉结构重度损伤；4= 肌肉结构完全损伤			
	1.4	与运动有关的软组织结构	0= 软组织结构无变化；1= 软组织结构轻度损伤；2= 软组织结构中度损伤；3= 软组织结构重度损伤；4= 软组织结构完全损伤			
二　骨骼肌肉系统功能	2.1	关节活动的幅度和灵活性	0= 主动关节活动范围能达到 3/4~1, 灵活性强；1= 主动关节活动范围能达到 1/2~3/4；2= 主动关节活动范围能达到 1/4~1/2；3= 主动关节活动范围能达到 1/4；4= 无任何主动关节活动范围			
	2.2	关节稳定功能	0= 关节稳定, 结构完整；1= 关节不稳定, 出现轻度半脱位, 关节头和关节窝之间可容纳 1 个横指；2= 关节不稳定出现中度半脱位, 关节头和关节窝之间可容纳 2~3 个横指；3= 关节不稳定, 出现重度半脱位, 关节头和关节窝之间可容纳 4 个横指；4= 关节完全脱位			
	2.3	骨骼活动功能状态	0= 肩胛骨、骨盆、腕骨、跗骨活动幅度和灵活性正常；1= 肩胛骨、骨盆、腕骨、跗骨活动幅度和灵活性轻度异常；2= 肩胛骨、骨盆、腕骨、跗骨活动幅度和灵活性中度异常；3= 肩胛骨、骨盆、腕骨、跗骨活动幅度和灵活性重度异常；4= 肩胛骨、骨盆、腕骨、跗骨活动幅度和灵活性完全异常			
	2.4	肌肉力量	0= 能抗重力和充分的阻力完成全关节功能范围的运动；1= 能抗重力和部分阻力做全关节功能范围的运动；2= 能抗重力做全关节活动范围运动, 但不能抗阻力；3= 在消除重力姿势下能做全关节活动范围的运动；4= 没有关节活动			
	2.5	肌肉耐力	0= 在所需时间段内能维持肌肉收缩；1= 在所需时间段内能大部分维持肌肉收缩；2= 在所需时间段内能中等时间维持肌肉收缩；3= 在所需时间段内能小部分维持肌肉收缩；4= 在所需时间段内不能维持肌肉收缩			
	2.6	不随意运动反应功能	0= 正常出现不随意运动反应；1= 不随意运动反应轻度障碍；2= 不随意运动反应中度障碍；3= 不随意运动反应重度障碍；4= 不随意运动反应完全障碍			

项目			评价标准 （以下评分方法 1=1 分　2=2 分,依次类推）	初评	中评	末评
二骨骼肌肉系统功能	2.7	随意运动控制和功能	0= 随意控制和协调功能正常；1= 随意运动控制和协调功能轻度障碍；2= 随意运动控制和协调功能中度障碍；3= 随意运动控制和协调功能重度障碍；4= 随意运动控制和协调功能完全障碍			
	2.8	步态功能	0= 步态正常；1= 轻度步态异常,双下肢步行无明显差异,可独立行走；2= 中度步态异常,可独立行走,但步行障碍严重；3= 重度步态异常,需借助步行器步行；4= 无法行走			
	2.9	与肌肉和运动功能有关的感觉	0= 无异常感觉；1= 轻度肌肉僵硬、发紧,肌肉痉挛、沉重感；2= 中度肌肉僵硬、发紧,肌肉痉挛、沉重感；3= 重度肌肉僵硬、发紧,肌肉痉挛、沉重感；4= 感觉完全异常			
	2.10	痛觉	采用视觉模拟评分法,在纸上画一条 10cm 横线,一端为 0,表示无痛,一端为 10,表示剧痛,中间部分表示不同程度的疼痛。让患者根据自己感觉在横线上画上记号,用来表示疼痛的程度,0=0 分,无痛；1=1-3 分(有轻微的疼痛,能忍受)；2=4-6 分(疼痛并影响睡眠,尚能忍受)；3=7-9 分(有渐强烈的疼痛,疼痛难忍,影响食欲和睡眠)；4=10 分(完全疼痛)			
三理解交流	3.1	集中注意力做事情	0= 能够完成,无障碍；1= 有不集中,不影响生活；2= 时常不集中,影响生活；3= 经常出现,严重影响生活；4= 不能完成			
	3.2	对重要事情的记忆能力	0= 无记忆障碍；1= 有时遗忘不影响生活；2= 时常出现稍影响生活；3= 经常遗忘,严重影响生活；4= 完全无法记住重要事情			
	3.3	分析并解决日常生活问题	0= 独立解决；1= 偶尔出现问题不影响生活；2= 时常出现问题,影响生活；3= 经常出现,严重影响生活；4= 完全无法解决			
	3.4	学习一项新任务	0= 独立完成学习任务；1= 可基本完成,偶尔出现问题；2= 需他人协助,进度慢；3= 必须他人协助,学习效果差；4= 很难或不能完成			
	3.5	大致理解他人表达内容	0= 完全理解；1= 基本理解,偶尔出现问题；2= 时常出现问题,影响生活；3= 经常出现问题,严重影响生活；4= 通过任何方式都不能理解他人表达的内容			
	3.6	主动与他人交谈	0= 完全能够；1= 基本可,偶有障碍；2= 时常出现反应迟钝,影响生活；3= 经常出现反应迟钝,影响生活；4= 完全无法与人交谈			

续表

		项目	评价标准 （以下评分方法1=1分 2=2分，依次类推）	初评	中评	末评
四 身 体 活 动	4.1	长时间站立（30min）	0=独立完成站立；1=间或有站立姿势；2=需借助器具或在他人监护下站立；3=必须借助器具或在他人协助下站立；4=完全不能站立			
	4.2	坐下后站起	0=可以独立完成；1=需在他人语言指导或监护下完成；2=需他人小部分协助；3=需他人大量协助；4=不能完成			
	4.3	在住所内移动	0=独立在室内移动；1=需在他人监护下完成；2=偶尔需借助器具或他人协助下完成；3=经常需借助器具或他人协助下完成；4=无法完成			
	4.4	长距离步行（1km）	0=独立完成；1=不能完成1千米或需人从旁监护，以保证安全；2=完成一部分，某些过程需借助器具或他人协助；3=某种程度上能参与，整个过程需借助器具或他人协助；4=完全不能步行			
	4.5	在住所外移动	0=能独立外出；1=偶需在他人监护下外出；2=经常在他人协助下外出；3=必须在他人协助下外出；4=因健康问题导致无法外出			
	4.6	搬运、移动和操纵物品	0=独立完成；1=基本可，偶有问题；2=偶尔需他人协助；3=必须在他人协助下完成；4=无法完成			
五 自 我 照 护	5.1	洗澡	0=独立完成；1=可完成，偶有过程需他人协助或他人从旁监护；2=能参与大部分，某些过程必须由他人协助才能完成；3=某种程度上能参与，但整个过程必须由他人协助才能完成；4=全部依赖他人完成			
	5.2	穿着	0=独立完成；1=可完成，偶有过程需他人协助或他人从旁监护；2=能参与大部分，某些过程必须由他人协助才能完成；3=某种程度上能参与，但整个过程必须由他人协助才能完成；4=全部依赖他人完成			
	5.3	进食	0=独立进食；1=可完成，偶需他人从旁协助；2=能使用餐具，某些过程必须由他人协助才能完成；3=某种程度下能使用餐具，但整个过程必须由他人协助才能完成；4=主要由他人喂食			
	5.4	独立生活一天及以上	0=独立生活；1=基本可，偶有问题完成；2=偶尔需他人协助完成；3=经常需他人协助完成；4=必须由他人协助且不主动配合			
	5.5	身体护理	0=独立完成；1=可完成，偶有过程需他人协助或他人从旁监护；2=能参与大部分，某些过程必须由他人协助才能完成；3=某种程度上能参与，但整个过程必须由他人协助才能完成；4=全部依赖他人完成			
	5.6	如厕	0=独立完成；1=需协助及定时提醒；2=间断失禁，部分过程由他人协助完成；3=经常失禁，如厕过程由他人协助完成；4=完全失禁，如厕全部依赖他人			

		项目	评价标准　（以下评分方法 1=1 分　2=2 分,依次类推）	初评	中评	末评
六 与 人 相 处	6.1	与陌生人相处	0= 无交往障碍；1= 有障碍但无影响；2= 时常有障碍,需人协助；3= 经常有障碍必须有人协助；4= 不会或不能与人相处			
	6.2	结交新朋友	0= 完全能结交；1= 偶有困难但仍可建立友谊；2= 较困难需人协助；3= 非常困难必须他人协助；4= 无法结交新朋友			
	6.3	维持友情	0= 独立交往,行为适当；1= 有困难,但无影响；2= 经常有困难,需人协助纠正行为；3= 行为不当,必须由他人协助；4= 完全不能保持、终止友谊、社交距离不当			
	6.4	与亲属建立并维持家庭关系	0= 能独立相处；1= 偶尔出现障碍；2= 时常出现障碍,需人协助；3= 经常出现障碍,必须他人协助；4= 完全不能与人相处			
	6.5	与配偶或其他伴侣建立并维持亲密关系	0= 无障碍；1= 轻度障碍；2= 中度障碍；3= 重度障碍；4= 不能完成			
	6.6	建立正式社会人际关系	0= 独立建立并维持正式社会关系；1= 有障碍,无影响；2= 时常有障碍,需人协助；3= 经常有障碍,必须他人协助；4= 完全不能建立正式社会关系			
七 生 活 活 动	7.1	担负家庭责任	0= 独立承担家庭责任；1= 偶尔出现问题,不影响；2= 时常出现问题,需人协助；3= 经常出现问题,难以胜任；4= 完全无法承担家庭责任			
	7.2	很好地完成最重要的家务	0= 独立完成；1= 基本完成,高难度任务不能完成；2= 时常有困难,需人协助；3= 经常出现困难,必须他人协助；4= 无法完成最重要的家务			
	7.3	完成所有需要做的家务	0= 独立完成；1= 完成 75% 以上,高难度任务不能完成；2= 完成 50% 以上,需人协助；3= 完成 25% 以上,必须他人协助；4= 无法完成			
	7.4	按照需要完成家务的时效	0= 独立按时完成,达到预期要求；1= 基本按时完成,效果欠佳；2= 无法按时完成,需人协助；3= 耗费时间久,必须他人协助；4= 无法完成			
	7.5	担负日常工作或学习责任	0= 独立完成；1= 存在困难,通过努力能克服；2= 时常存在困难,需人协助；3= 经常存在困难,必须他人协助；4= 无法完成			

续表

	项目		评价标准　（以下评分方法 1=1分　2=2分,依次类推)	初评	中评	末评
七 生 活 活 动	7.6	很好地完成大多数重要的工作或学习	0= 独立、按标准很好地完成任务；1= 完成效果达到考核标准的 75%；2= 完成效果达到考核标准的 50%；3= 完成效果达到考核标准的 25%；4= 无法完成重要的任务			
	7.7	完成您份内的所有工作	0= 独立完成；1= 完成75% 以上,高难度任务不能完成；2= 完成50%,需人协助；3= 完成 25% 以上,必须他人协助；4= 无法完成			
	7.8	按照需要完成工作的时效	0= 独立按时完成,达到预期要求；1= 基本按时完成,效果欠佳；2= 无法按时完成,需人协助；3= 耗费时间久,必须他人协助；4= 无法完成			
八 社 会 参 与	8.1	参加社区和社会活动的困难程度	0= 完全没有障碍；1= 可参加活动有不便但能克服；2= 可参加活动有很多不便,需人协助；3= 不能参加大多活动,必须他人协助；4= 完全不能参加活动			
	8.2	参加娱乐休闲活动的困难程度	0= 完全没有障碍；1= 可参加活动有不便,但能克服；2= 可参加大部分娱乐和休闲活动,偶有困难；3= 可参加少部分娱乐和休闲活动,经常有困难；4= 完全不能参加娱乐和休闲活动			
	8.3	周围环境阻碍和限制您参加活动的困难程度	0= 没有障碍；1= 基本没有障碍即使有也能克服；2= 少部分障碍,需人协助；3= 经历很多障碍,必须他人协助才能克服；4= 严重障碍影响生活			
	8.4	他人态度和行为对您尊严生活的影响程度	0= 无影响；1= 有消极影响但可通过努力克服；2= 有较大影响,偶需人协助克服；3= 有严重影响,必须他人协助克服；4= 有极严重影响,无法生活			
	8.5	健康问题对您情绪的影响程度	0= 无影响；1= 有影响,但可通过自己努力克服；2= 有较大影响,需要寻求他人等帮助来克服；3= 有严重影响,必须通过药物或专业机构等帮助；4= 有极严重影响,无法克服			
	8.6	处理健康问题或其影响方面的时间成本	0= 无影响；1= 在过去 30 天中,有 25% 的时间花费在健康问题上；2= 在过去 30 天中,有 50% 的时间花费在健康问题上；3= 在过去 30 天中,有 75% 的时间花费在健康问题上；4= 在过去的 30 天,时间完全花费在健康问题上			

项目			评价标准 （以下评分方法 1=1 分　2=2 分，依次类推）	初评	中评	末评
八社会参与	8.7	健康问题造成整个家庭的经济损失程度	0= 无经济损失；1=25% 以上的经济损失，能克服影响；2=50% 以上的经济损失；3=75% 以上的经济损失；4= 完全断绝经济来源			
	8.8	健康问题产生的家庭困难程度	0= 对家庭无影响；1= 对家庭稍有影响，能克服；2= 对家庭有影响，需外界帮助；3= 严重影响家庭，必须依靠外界帮助来维持生活；4= 极严重影响家庭，无法解决			
0分：无障碍；1~54 分：轻度障碍；55~108 分：中度障碍；109~162 分：重度障碍；163~216 分：极度严重或无法执行			总分			
评定者签名：			耗时			

注：不适用，标记"N/A"

（郑洁皎　徐国会　段林茹）

第六节　基于 ICF 的脏器系统疾病康复评价量表的构建与方法

一、应用范围和机构

基于 ICF 的老年脏器康复评价量表适用于老年呼吸、循环、消化、内分泌、泌尿系统疾病患者的身体结构、身体功能、活动和参与、环境因素的评估。从四大方面特征性地评估基于 ICF 的老年脏器系统疾病状态。此评估结果可直接列入医疗档案，用于制订训练和出院计划。

建议评估由专科医生和治疗师 / 护师共同完成。评定前需核对患者医嘱、了解病史、查对检查项目，了解躯体情况，并向患者充分解释量表的用途。

二、使用基于 ICF 的脏器系统疾病康复评价量表的目的

应用基于 ICF 的老年脏器系统疾病评价量表全面描述并评定患者的功能水平，基于评定结果制订治疗计划，并为出院后的康复计划做准备。

三、选择恰当的 ICF 类目

基于 ICF 的老年脏器系统疾病评价量表是选取了两部分的内容：一是选取老年呼吸、循环、消化、内分泌、泌尿系统疾病涉及的身体结构和身体功能，包括 s410 心血管系统的结构，s420 免疫系统的结构，s430 呼吸系统的结构，s520 食管的结构，s530 胃的结构，s540 肠的结构，s560 肝的结构，s580 内分泌腺的结构，s610 泌尿系统的结构；b410 心脏功能，b420

血压功能，b440 呼吸功能，b455 运动耐受功能，b510 摄入功能，b515 消化功能，b525 排便功能，b540 一般代谢功能，b545 水、矿物质和电解质平衡功能，b555 内分泌腺功能，b610 尿液形成功能，b620 排尿功能；二是选取了 ICF 活动和参与评价量表，从活动和参与角度评估老年脏器系统功能。两部分内容相结合形成具有老年脏器系统疾病特点的包括身体结构、身体功能、活动和参与、环境因素的评估量表。

四、基于 ICF 的脏器系统疾病康复评价量表内容

基于 ICF 的老年脏器系统疾病评价量表内容包括呼吸、循环、消化、内分泌、泌尿系统结构、功能、理解交流、身体活动、自我照护、与人相处、生活活动、社会参与八个方面，如表 2-6-1 所示。

表 2-6-1　基于 ICF 的脏器系统疾病康复评价量表

姓名：　　　　性别：　　　　年龄：　　　　　　　住院 / 门诊号：

主要临床诊断：　　　　　　康复诊断：

		项目	评价标准　（以下评分方法 1=1 分　2=2 分，依次类推）	初评	中评	末评
一、脏器系统结构	1.1	心血管系统的结构	0= 心血管系统结构无变化；1= 心血管系统结构轻度损伤；2= 心血管系统结构中度损伤；3= 心血管系统结构重度损伤；4= 心血管系统结构完全损伤			
	1.2	免疫系统的结构	0= 免疫系统结构无变化；1= 免疫系统结构轻度损伤；2= 免疫系统结构中度损伤；3= 免疫系统结构重度损伤；4= 免疫系统结构完全损伤			
	1.3	呼吸系统的结构	0= 呼吸系统结构无变化；1= 呼吸系统结构轻度损伤；2= 呼吸系统结构中度损伤；3= 呼吸系统结构重度损伤；4= 呼吸系统结构完全损伤			
	1.4	食管的结构	0= 食管结构无变化；1= 食管结构轻度损伤；2= 食管结构中度损伤；3= 食管结构重度损伤；4= 食管结构完全损伤			
	1.5	胃的结构	0= 胃结构无变化；1= 胃结构轻度损伤；2= 胃结构中度损伤；3= 胃结构重度损伤；4= 胃结构完全损伤			
	1.6	肠的结构	0= 肠结构无变化；1= 肠结构轻度损伤；2= 肠结构中度损伤；3= 肠结构重度损伤；4= 肠结构完全损伤			
	1.7	肝的结构	0= 肝结构无变化；1= 肝结构轻度损伤；2= 肝结构中度损伤；3= 肝结构重度损伤；4= 肝结构完全损伤			
	1.8	内分泌腺的结构	0= 内分泌腺结构无变化；1= 内分泌腺结构轻度损伤；2= 内分泌腺结构中度损伤；3= 内分泌腺结构重度损伤；4= 内分泌腺结构完全损伤			
	1.9	泌尿系统的结构	0= 泌尿系统结构无变化；1= 泌尿系统结构轻度损伤；2= 泌尿系统结构中度损伤；3= 泌尿系统结构重度损伤；4= 泌尿系统结构完全损伤			

续表

		项目	评价标准　（以下评分方法 1=1 分　2=2 分,依次类推）	初评	中评	末评
二 脏 器 系 统 功 能	2.1	心脏功能	0= 无心脏病；1= 有心脏病,活动量不受限；2= 有心脏病,体力活动轻度受限；3= 有心脏病,体力活动明显受限；4= 有心脏病,不能从事任何体力活动			
	2.2	血压功能	0= 血压正常；1= 血压临界高值；2= 高血压病 1 级；3= 高血压病 2 级；4= 高血压病 3 级			
	2.3	呼吸功能	0= 呼吸功能正常；1= 呼吸功能轻度受限；2= 呼吸功能中度受限；3= 呼吸功能重度受限；4= 呼吸衰竭			
	2.4	运动耐受功能	0= 运动耐受功能正常；1= 运动耐受功能轻度受限；2= 运动耐受功能中度受限；3= 运动耐受功能重度受限；4= 运动耐受功能完全受限,必须休息			
	2.5	吞咽摄入功能	0=30ml 水 1 次喝完,无呛咳；1=30ml 水 2 次以上喝完,无呛咳；2=30ml 水 1 次喝完,有呛咳；3=30ml 水 2 次以上喝完,有呛咳；4=30ml 水频繁呛咳,难以喝完			
	2.6	消化功能	0= 消化功能正常；1= 消化功能轻度障碍；2= 消化功能中度障碍；3= 消化功能重障碍；4= 消化功能完全障碍			
	2.7	血糖代谢功能	0= 血糖正常；1= 糖耐量受损；2= 轻度糖尿病（空腹血糖 7.0~8.4mmol/L）；3= 中度糖尿病（空腹血糖 8.4~11.1mmol/L）；4= 重度糖尿病（空腹血糖 >11.1mmol/L）			
	2.8	肾功能	0= 肾功能正常（内生肌酐清除率 >80ml/min）；1= 肾功能轻度受损（内生肌酐清除率 50~79ml/min）；2= 肾功能中度受损（内生肌酐清除率 10~49ml/min）；3= 肾功能严重受损（内生肌酐清除率 <10ml/min）；4= 无尿（内生肌酐清除率 0）			
三 理 解 交 流	3.1	集中注意力做事情	0= 能够完成,无障碍；1= 有不集中,不影响生活；2= 时常不集中,影响生活；3= 经常出现,严重影响生活；4= 不能完成			
	3.2	对重要事情的记忆能力	0= 无记忆障碍；1= 有时遗忘不影响生活；2= 时常出现稍影响生活；3= 经常遗忘,严重影响生活；4= 完全无法记住重要事情			
	3.3	分析并解决日常生活问题	0= 独立解决；1= 偶尔出现问题不影响生活；2= 时常出现问题,影响生活；3= 经常出现,严重影响生活；4= 完全无法解决			
	3.4	学习一项新任务	0= 独立完成学习任务；1= 可基本完成,偶尔出现问题；2= 需他人协助,进度慢；3= 必须他人协助,学习效果差；4= 很难或不能完成			

	项目		评价标准　（以下评分方法 1=1分　2=2分,依次类推）	初评	中评	末评
三 理 解 交 流	3.5	大致理解他人表达内容	0=完全理解；1=基本理解,偶尔出现问题；2=时常出现问题,影响生活；3=经常出现问题,严重影响生活；4=通过任何方式都不能理解他人表达的内容			
	3.6	主动与他人交谈	0=完全能够；1=基本可,偶有障碍；2=时常出现反应迟钝,影响生活；3=经常出现反应迟钝,影响生活；4=完全无法与人交谈			
四 身 体 活 动	4.1	长时间站立（30min）	0=独立完成站立；1=间或有站立姿势；2=需借助器具或在他人监护下站立；3=必须借助器具或在他人协助下站立；4=完全不能站立			
	4.2	坐下后站起	0=可以独立完成；1=需在他人语言指导或监护下完成；2=需他人小部分协助；3=需他人大量协助；4=不能完成			
	4.3	在住所内移动	0=独立在室内移动；1=需在他人监护下完成；2=偶尔需借助器具或他人协助下完成；3=经常需借助器具或他人协助下完成；4=无法完成			
	4.4	长距离步行（1km）	0=独立完成；1=不能完成1km或需人从旁监护,以保证安全；2=完成一部分,某些过程需借助器具或他人协助；3=某种程度上能参与,整个过程需借助器具或他人协助；4=完全不能步行			
	4.5	在住所外移动	0=能独立外出；1=偶需在他人监护下外出；2=经常在他人协助下外出；3=必须在他人协助下外出；4=因健康问题导致无法外出			
	4.6	搬运、移动和操纵物品	0=独立完成；1=基本可,偶有问题；2=偶尔需他人协助；3=必须在他人协助下完成；4=无法完成			
五 自 我 照 护	5.1	洗澡	0=独立完成；1=可完成,偶有过程需他人协助或他人从旁监护；2=能参与大部分,某些过程必须由他人协助才能完成；3=某种程度上能参与,但整个过程必须由他人协助才能完成；4=全部依赖他人完成			
	5.2	穿着	0=独立完成；1=可完成,偶有过程需他人协助或他人从旁监护；2=能参与大部分,某些过程必须由他人协助才能完成；3=某种程度上能参与,但整个过程必须由他人协助才能完成；4=全部依赖他人完成			

		项目	评价标准 （以下评分方法 1=1分 2=2分，依次类推）	初评	中评	末评
五 自 我 照 护	5.3	进食	0= 独立进食；1= 可完成，偶需他人从旁协助；2= 能使用餐具，某些过程必须由他人协助才能完成；3= 某种程度下能使用餐具，但整个过程必须由他人协助才能完成；4= 主要由他人喂食			
	5.4	独立生活一天及以上	0= 独立生活；1= 基本可，偶有问题；2= 偶尔需他人协助完成；3= 经常需他人协助完成；4= 必须由他人协助且不主动配合			
	5.5	身体护理	0= 独立完成；1= 可完成，偶有过程需他人协助或他人从旁监护；2= 能参与大部分，某些过程必须由他人协助才能完成；3= 某种程度上能参与，但整个过程必须由他人协助才能完成；4= 全部依赖他人完成			
	5.6	如厕	0= 独立完成；1= 需协助及定时提醒；2= 间断失禁，部分过程由他人协助完成；3= 经常失禁，如厕过程由他人协助完成；4= 完全失禁，如厕全部依赖他人			
六 与 人 相 处	6.1	与陌生人相处	0= 无交往障碍；1= 有障碍但无影响；2= 时常有障碍，需人协助；3= 经常有障碍必须有人协助；4= 不会或不能与人相处			
	6.2	结交新朋友	0= 完全能结交；1= 偶有困难但仍可建立友谊；2= 较困难需人协助；3= 非常困难必须他人协助；4= 无法结交新朋友			
	6.3	维持友情	0= 独立交往，行为适当；1= 有困难，但无影响；2= 经常有困难，需人协助纠正行为；3= 行为不当，必须由他人协助；4= 完全不能保持、终止友谊，社交距离不当			
	6.4	与亲属建立并维持家庭关系	0= 能独立相处；1= 偶尔出现障碍；2= 时常出现障碍，需人协助；3= 经常出现障碍，必须他人协助；4= 完全不能与人相处			
	6.5	与配偶或其他伴侣建立并维持亲密关系	0= 无障碍；1= 轻度障碍；2= 中度障碍；3= 重度障碍；4= 不能完成			
	6.6	建立正式社会人际关系	0= 独立建立并维持正式社会关系；1= 有障碍，无影响；2= 时常有障碍需人协助；3= 经常有障碍，必须他人协助；4= 完全不能建立正式社会关系			

	项目		评价标准 （以下评分方法1=1分 2=2分,依次类推）	初评	中评	末评
七生活活动	7.1	担负家庭责任	0=独立承担家庭责任；1=偶尔出现问题,不影响；2=时常出现问题,需人协助；3=经常出现问题,难以胜任；4=完全无法承担家庭责任			
	7.2	很好地完成最重要的家务	0=独立完成；1=基本完成,高难度任务不能完成；2=时常有困难,需人协助；3=经常出现困难,必须他人协助；4=无法完成最重要的家务			
	7.3	完成所有需要做的家务	0=独立完成；1=完成75%以上,高难度任务不能完成；2=完成50%以上,需人协助；3=完成25%以上,必须他人协助；4=无法完成			
	7.4	按照需要完成家务的时效	0=独立按时完成,达到预期要求；1=基本按时完成,效果欠佳；2=无法按时完成,需人协助；3=耗费时间久,必须他人协助；4=无法完成			
	7.5	担负日常工作或学习责任	0=独立完成；1=存在困难,通过努力能克服；2=时常存在困难,需人协助；3=经常存在困难,必须他人协助；4=无法完成			
	7.6	很好地完成大多数重要的工作或学习	0=独立、按标准很好地完成任务；1=完成效果达到考核标准的75%；2=完成效果达到考核标准的50%；3=完成效果达到考核标准的25%；4=无法完成重要的任务			
	7.7	完成您份内的所有工作	0=独立完成；1=完成75%以上,高难度任务不能完成；2=完成50%,需人协助；3=完成25%以上,必须他人协助；4=无法完成			
	7.8	按照需要完成工作的时效	0=独立按时完成,达到预期要求；1=基本按时完成,效果欠佳；2=无法按时完成,需人协助；3=耗费时间久,必须他人协助；4=无法完成			
八社会参与	8.1	参加社区和社会活动的困难程度	0=完全没有障碍；1=可参加活动有不便但能克服；2=可参加活动有很多不便,需人协助；3=不能参加大多活动,必须他人协助；4=完全不能参加活动			
	8.2	参加娱乐休闲活动的困难程度	0=完全没有障碍；1=可参加活动有不便,但能克服；2=可参加大部分娱乐和休闲活动,偶有困难；3=可参加少部分娱乐和休闲活动,经常有困难；4=完全不能参加娱乐和休闲活动			
	8.3	周围环境阻碍和限制您参加活动的困难程度	0=没有障碍；1=基本没有障碍即使有也能克服；2=少部分障碍,需人协助；3=经历很多障碍,必须他人协助才能克服；4=严重障碍影响生活			

续表

	项目		评价标准 （以下评分方法 1=1 分 2=2 分,依次类推）	初评	中评	末评
八 社 会 参 与	8.4	他人态度和行为对您尊严生活的影响程度	0= 无影响；1= 有消极影响但可通过努力克服；2= 有较大影响,偶需人协助克服；3= 有严重影响,必须他人协助克服；4= 有极严重影响,无法生活			
	8.5	健康问题对您情绪的影响程度	0= 无影响；1= 有影响,但可通过自己努力克服；2= 有较大影响,需要寻求他人等帮助来克服；3= 有严重影响,必须通过药物或专业机构等帮助；4= 有极严重影响,无法克服			
	8.6	处理健康问题或其影响方面的时间成本	0= 无影响；1= 在过去 30 天中,有 25% 的时间花费在健康问题上；2= 在过去的 30 天中,有 50% 的时间花费在健康问题上；3= 在过去的 30 天中,有 75% 的时间花费在健康问题上；4= 在过去的 30 天,时间完全花费在健康问题上			
	8.7	健康问题造成整个家庭的经济损失程度	0= 无经济损失；1=25% 以上的经济损失,能克服影响；2=50% 以上的经济损失；3=75% 以上的经济损失；4= 完全断绝经济来源			
	8.8	健康问题产生的家庭困难程度	0= 对家庭无影响；1= 对家庭稍有影响,能克服；2= 对家庭有影响,需外界帮助；3= 严重影响家庭,必须依靠外界帮助来维持生活；4= 极严重影响家庭,无法解决			
0 分: 无障碍；1~57 分: 轻度障碍；58~114 分: 中度障碍；115~171 分: 重度障碍；172~228 分: 极度严重或无法执行			总分			
		评定者签名:	耗时			

注: 不适用,标记"N/A"

（郑洁皎 徐国会 周媚媚）

第七节 基于 ICF 的心肺系统疾病康复评价量表的构建与方法

一、应用范围和机构

基于 ICF 的心肺系统疾病康复评价量表适用于老年心肺系统疾病患者的身体结构、身体功能、活动和参与、环境因素的评估。从四大方面特征性地评估基于 ICF 的老年心肺系统疾病状态。此评估结果可直接列入医疗档案,用于制订训练和出院计划。

建议评估由专科医生和治疗师 / 护师共同完成。评定前需核对患者医嘱、了解病史、查对检查项目,了解躯体情况,并向患者充分解释量表的用途。

二、使用基于ICF的心肺系统疾病评价量表的目的

应用基于ICF的心肺系统疾病评价量表全面描述并评定患者的功能水平,基于评定结果制订治疗计划,并为出院后的康复计划做准备。

三、选择恰当的ICF类目

基于ICF的心肺系统疾病评价量表是选取了两部分的内容:一是选取心肺系统疾病涉及的身体结构和身体功能,包括s410心血管系统的结构,s430呼吸系统的结构,b410心脏功能,b415血管功能,b420血压功能,b430血液系统功能,b440呼吸功能,b445呼吸肌功能,b450辅助呼吸功能,b455运动耐受功能,b460与心血管和呼吸相关的感觉;二是选取了ICF活动和参与评价量表,从活动和参与角度评定老年心肺系统功能。两部分内容相结合形成具有老年心肺系统疾病特点的包括身体结构、身体功能、活动和参与、环境因素的评价量表。

四、基于ICF的心肺系统疾病评价量表内容

基于ICF的心肺系统疾病评价量表内容包括心肺系统结构、心肺系统功能、理解交流、身体活动、自我照护、与人相处、生活活动、社会参与八个方面,如表2-7-1所示。

表2-7-1 基于ICF的心肺系统疾病康复评价量表

姓名: 　　性别: 　　年龄: 　　　　住院/门诊号:

主要临床诊断: 　　　　康复诊断:

项目		评价标准 （以下评分方法1=1分 2=2分,依次类推）	初评	中评	末评
一心肺系统结构	1.1 心血管系统的结构	0=心血管系统结构无变化；1=心血管系统结构轻度损伤；2=心血管系统结构中度损伤；3=心血管系统结构重度损伤；4=心血管系统结构完全损伤			
	1.2 呼吸系统的结构	0=呼吸系统结构无变化；1=呼吸系统结构轻度损伤；2=呼吸系统结构中度损伤；3=呼吸系统结构重度损伤；4=呼吸系统结构完全损伤			
二心肺系统功能	2.1 心脏功能	0=无心脏病；1=有心脏病,活动量不受限；2=有心脏病,体力活动轻度受限；3=有心脏病,体力活动明显受限；4=有心脏病,不能从事任何体力活动			
	2.2 血液系统功能	0=血液系统功能正常；1=血液系统功能轻度受限；2=血液系统功能中度受限；3=血液系统功能重度受限；4=血液系统功能完全受限			
	2.3 血管功能	0=血管功能正常；1=血管功能轻度损伤；2=血管功能中度损伤；3=血管功能重度损伤；4=血管功能完全损伤			

项目			评价标准　（以下评分方法1=1分　2=2分,依次类推）	初评	中评	末评
二心肺系统功能	2.4	血压功能	0=血压正常;1=血压临界高值;2=高血压病1级;3=高血压病2级;4=高血压病3级			
	2.5	呼吸功能	0=呼吸功能正常;1=呼吸功能轻度受限;2=呼吸功能中度受限;3=呼吸功能重度受限;4=呼吸衰竭			
	2.6	呼吸肌功能	0=呼吸肌功能正常;1=呼吸肌功能轻度受限;2=呼吸肌功能中度受限;3=呼吸肌功能重度受限;4=呼吸肌功能完全受限			
	2.7	辅助呼吸功能	0=辅助呼吸功能正常;1=辅助呼吸功能轻度受限;2=辅助呼吸功能中度受限;3=辅助呼吸功能重度受限;4=辅助呼吸功能完全受限			
	2.8	运动耐受功能	0=运动耐受功能正常;1=运动耐受功能轻度受限;2=运动耐受功能中度受限;3=运动耐受功能重度受限;4=运动耐受功能完全受限,必须休息			
	2.9	与心血管和呼吸功能相关的感觉	0=与心血管和呼吸功能相关的感觉正常;1=与心血管和呼吸功能相关的感觉轻度损伤;2=与心血管和呼吸功能相关的感觉中度损伤;3=与心血管和呼吸功能相关的感觉重度损伤;4=与心血管和呼吸功能相关的感觉完全损伤			
三理解交流	3.1	集中注意力做事情	0=能够完成,无障碍;1=有不集中,不影响生活;2=时常不集中,影响生活;3=经常出现,严重影响生活;4=不能完成			
	3.2	对重要事情的记忆能力	0=无记忆障碍;1=有时遗忘不影响生活;2=时常出现稍影响生活;3=经常遗忘,严重影响生活;4=完全无法记住重要事情			
	3.3	分析并解决日常生活问题	0=独立解决;1=偶尔出现问题不影响生活;2=时常出现问题,影响生活;3=经常出现,严重影响生活;4=完全无法解决			
	3.4	学习一项新任务	0=独立完成学习任务;1=可基本完成,偶尔出现问题;2=需他人协助,进度慢;3=必须他人协助,学习效果差;4=很难或不能完成			
	3.5	大致理解他人表达内容	0=完全理解;1=基本理解,偶尔出现问题;2=时常出现问题,影响生活;3=经常出现问题,严重影响生活;4=通过任何方式都不能理解他人表达的内容			
	3.6	主动与他人交谈	0=完全能够;1=基本可,偶有障碍;2=时常出现反应迟钝,影响生活;3=经常出现反应迟钝,影响生活;4=完全无法与人交谈			

续表

		项目	评价标准 （以下评分方法1=1分 2=2分，依次类推）	初评	中评	末评
四身体活动	4.1	长时间站立（30min）	0= 独立完成站立；1= 间或有站立姿势；2= 需借助器具或在他人监护下站立；3= 必须借助器具或在他人协助下站立；4= 完全不能站立			
	4.2	坐下后站起	0= 可以独立完成；1= 需在他人语言指导或监护下完成；2= 需他人小部分协助；3= 需他人大量协助；4= 不能完成			
	4.3	在住所内移动	0= 独立在室内移动；1= 需他人监护下完成；2= 偶尔需借助器具或他人协助下完成；3= 经常需借助器具或他人协助下完成；4= 无法完成			
	4.4	长距离步行（1km）	0= 独立完成；1= 不能完成1千米或需人从旁监护，以保证安全；2= 完成一部分，某些过程需借助器具或他人协助；3= 某种程度上能参与，整个过程需借助器具或他人协助；4= 完全不能步行			
	4.5	在住所外移动	0= 能独立外出；1= 偶需在他人监护下外出；2= 经常在他人协助下外出；3= 必须在他人协助下外出；4= 因健康问题导致无法外出			
	4.6	搬运、移动和操纵物品	0= 独立完成；1= 基本可，偶有问题；2= 偶尔需他人协助；3= 必须在他人协助下完成；4= 无法完成			
五自我照护	5.1	洗澡	0= 独立完成；1= 可完成，偶有过程需他人协助或他人从旁监护；2= 能参与大部分，某些过程必须由他人协助才能完成；3= 某种程度上能参与，但整个过程必须由他人协助才能完成；4= 全部依赖他人完成			
	5.2	穿着	0= 独立完成；1= 可完成，偶有过程需他人协助或他人从旁监护；2= 能参与大部分，某些过程必须由他人协助才能完成；3= 某种程度上能参与，但整个过程必须由他人协助才能完成；4= 全部依赖他人完成			
	5.3	进食	0= 独立进食；1= 可完成，偶需他人从旁协助；2= 能使用餐具，某些过程必须由他人协助才能完成；3= 某种程度下能使用餐具，但整个过程必须由他人协助才能完成；4= 主要由他人喂食			
	5.4	独立生活一天及以上	0= 独立生活；1= 基本可，偶有问题；2= 偶尔需他人协助完成；3= 经常需他人协助完成；4= 必须由他人协助且不主动配合			
	5.5	身体护理	0= 独立完成；1= 可完成，偶有过程需他人协助或他人从旁监护；2= 能参与大部分，某些过程必须由他人协助才能完成；3= 某种程度上能参与，但整个过程必须由他人协助才能完成；4= 全部依赖他人完成			
	5.6	如厕	0= 独立完成；1= 需协助及定时提醒；2= 间断失禁，部分过程由他人协助完成；3= 经常失禁，如厕过程由他人协助完成；4= 完全失禁，如厕全部依赖他人			

		项目	评价标准 （以下评分方法 1=1分　2=2分,依次类推）	初评	中评	末评
六 与 人 相 处	6.1	与陌生人相处	0=无交往障碍；1=有障碍但无影响；2=时常有障碍,需人协助；3=经常有障碍必须有人协助；4=不会或不能与人相处			
	6.2	结交新朋友	0=完全能结交；1=偶有困难但仍可建立友谊；2=较困难需人协助；3=非常困难必须他人协助；4=无法结新朋友			
	6.3	维持友情	0=独立交往,行为适当；1=有困难,但无影响；2=经常有困难,需人协助纠正行为；3=行为不当,必须由他人协助；4=完全不能保持、终止友谊,社交距离不当			
	6.4	与亲属建立并维持家庭关系	0=能独立相处；1=偶尔出现障碍；2=时常出现障碍,需人协助；3=经常出现障碍,必须他人协助；4=完全不能与人相处			
	6.5	与配偶或其他伴侣建立并维持亲密关系	0=无障碍；1=轻度障碍；2=中度障碍；3=重度障碍；4=不能完成			
	6.6	建立正式社会人际关系	0=独立建立并维持正式社会关系；1=有障碍,无影响；2=时常有障碍需人协助；3=经常有障碍,必须他人协助；4=完全不能建立正式社会关系			
七 生 活 活 动	7.1	担负家庭责任	0=独立承担家责任；1=偶尔出现问题,不影响；2=时常出现问题,需人协助；3=经常出现问题,难以胜任；4=完全无法承担家庭责任			
	7.2	很好地完成最重要的家务	0=独立完成；1=基本完成,高难度任务不能完成；2=时常有困难,需人协助；3=经常出现困难,必须他人协助；4=无法完成最重要的家务			
	7.3	完成所有需要做的家务	0=独立完成；1=完成75%以上,高难度任务不能完成；2=完成50%以上,需人协助；3=完成25%以上,必须他人协助；4=无法完成			
	7.4	按照需要完成家务的时效	0=独立按时完成,达到预期要求；1=基本按时完成,效果欠佳；2=无法按时完成,需人协助；3=耗费时间久,必须他人协助；4=无法完成			
	7.5	担负日常工作或学习责任	0=独立完成；1=存在困难,通过努力能克服；2=时常存在困难,需人协助；3=经常存在困难,必须他人协助；4=无法完成			
	7.6	很好地完成大多数重要的工作或学习	0=独立、按标准很好地完成任务；1=完成效果达到考核标准的75%；2=完成效果达到考核标准的50%；3=完成效果达到考核标准的25%；4=无法完成重要的任务			
	7.7	完成您份内的所有工作	0=独立完成；1=完成75%以上,高难度任务不能完成；2=完成50%,需人协助；3=完成25%以上,必须他人协助；4=无法完成			
	7.8	按照需要完成工作的时效	0=独立按时完成,达到预期要求；1=基本按时完成,效果欠佳；2=无法按时完成,需人协助；3=耗费时间久,必须他人协助；4=无法完成			

项目			评价标准　（以下评分方法 1=1 分　2=2 分,依次类推）	初评	中评	末评
八社会参与	8.1	参加社区和社会活动的困难程度	0= 完全没有障碍；1= 可参加活动有不便但能克服；2= 可参加活动有很多不便,需人协助；3= 不能参加大多活动,必须他人协助；4= 完全不能参加活动			
	8.2	参加娱乐休闲活动的困难程度	0= 完全没有障碍；1= 可参加活动有不便,但能克服；2= 可参加大部分娱乐和休闲活动,偶有困难；3= 可参加少部分娱乐和休闲活动,经常有困难；4= 完全不能参加娱乐和休闲活动			
	8.3	周围环境阻碍和限制您参加活动的困难程度	0= 没有障碍；1= 基本没有障碍即使有也能克服；2= 少部分障碍,需人协助；3= 经历很多障碍,必须他人协助才能克服；4= 严重障碍影响生活			
	8.4	他人态度和行为对您尊严生活的影响程度	0= 无影响；1= 有消极影响但可通过努力克服；2= 有较大影响,偶需人协助克服；3= 有严重影响,必须他人协助克服；4= 有极严重影响,无法生活			
	8.5	健康问题对您情绪的影响程度	0= 无影响；1= 有影响,但可通过自己努力克服；2= 有较大影响,需要寻求他人等帮助来克服；3= 有严重影响,必须通过药物或专业机构等帮助；4= 有极严重影响,无法克服			
	8.6	处理健康问题或其影响方面的时间成本	0= 无影响；1= 在过去 30 天中,有 25% 的时间花费在健康问题上；2= 在过去的 30 天中,有 50% 的时间花费在健康问题上；3= 在过去的 30 天中,有 75% 的时间花费在健康问题上；4= 在过去的 30 天,时间完全花费在健康问题上			
	8.7	健康问题造成整个家庭的经济损失程度	0= 无经济损失；1=25% 以上的经济损失,能克服影响；2=50% 以上的经济损失；3=75% 以上的经济损失；4= 完全断绝经济来源			
	8.8	健康问题产生的家庭困难程度	0= 对家庭无影响；1= 对家庭稍有影响,能克服；2= 对家庭有影响,需外界帮助；3= 严重影响家庭,必须依靠外界帮助来维持生活；4= 极严重影响家庭,无法解决			
0 分：无障碍；1~51 分：轻度障碍；52~102 分：中度障碍；103~153 分：重度障碍；154~204 分：极度严重或无法执行						
				总分		
			评定者签名：	耗时		

注：不适用,标记"N/A"

（郑洁皎　杨玉珊　章丽莉）

第八节　老年康复综合评估管理模式

一、概述

康复覆盖整个生命周期,不仅针对急性或亚急性期,还包括回归家庭和社会以及工作的服务。老年康复综合评估需要多系统多学科诊断,涉及医学、心理学、功能状态、活动和参与、社会支持和局限性等多方面问题。实施老年康复综合评估的过程是多学科团队成员共同完成的过程,各成员应履行职责,完成老年康复综合评估管理,尽可能为老年人提供高质量的评估条件,详细的评估对老年人的疾病的进展和功能疗效具有极大的作用。

二、医疗机构及康复决策者职责

对医疗和康复专业机构而言,应该将康复作为一种健康策略的理论架构,制订相关的方案,对康复的需求及康复服务的结局进行研究,建立康复科学的研究重点和体系,用于指导实践以及临床的评估工作。此外,为了促进现代化信息技术与康复医学有机结合,提高工作效率,有必要实施信息化管理系统。

对康复的决策者而言,要从专业人员和咨询机构获得决策支持,树立现代康复的理念,掌握康复相关的数据,如健康服务系统的发展、康复需求、康复结局、支持系统/筹资机制等,在此基础上做出科学的决策并评估政策实施的效果和调整相关的政策。

三、专业人员职责

老年康复综合评估的实施建议由经过培训、具备老年综合评估技术开展资质的专职人员或老年多学科团队成员进行。评估专职人员包括医护人员、专职照护人员、社会工作者、志愿者、评估工作相关从业人员。

（一）康复医师

康复医师需要处理老年患者的多种慢性病以及不同的身体状态。目标是对老年患者进行全面的医学管理,治疗原发疾病、防治并发症和制订适宜的康复计划,组织和协调康复治疗,根据康复治疗小组反馈的意见进一步修改康复治疗计划。康复医师必须对患者存在的问题进行全面的了解,充分掌握患者疾病性质、预后、功能障碍的特征,指导康复的进程,认识疾病可能存在的合并症和并发症,提出有利于功能恢复的康复目标和治疗方案。

（二）康复治疗师

1. 物理治疗师　主要目标是应用综合的方法对老年患者进行增加运动范围、肌力、平衡、耐力的训练。对于老年患者的呼吸训练、体能的训练则特别重要。对于主动运动能力弱的患者,则应尽可能应用被动运动形式促使老年患者坐、站及移动训练,这对于防治肺部感染及其他并发症具有非常重要的意义。

2. 作业治疗师　主要目标是为了提高患者的功能状态而进行运动范围、力量和能力的训练以及日常生活活动能力训练,后者包括进餐、穿衣、洗擦、修饰、个人卫生及室内活动的技巧。作业治疗师也可以根据老年患者的实际问题,设计新的训练技巧,协助老年患者克服运动、感觉或认知方面的不足；若存在吞咽障碍，可以协助言语治疗师用代偿技术训练入住者进食，指导改造老年患者居住和生活环境以适应老年患者的要求，最大限度地保障老年患者的安全和独立。园艺治疗也属于作业治疗的范畴，接受园艺治疗的对象一般为残疾人、高龄老人、精神病患者、智力低下者等，是利用植物栽培和园艺操作活动对其生活、教育、心理以及身体等方面进行调整更新的一种有效方法。

3. 言语治疗师　主要目标一方面是对老年患者的吞咽功能进行筛查，对吞咽障碍进行治疗，另一方面对老年患者的交流能力进行听、说、读、写能力的评定和训练，同时，协助指导家属和护理人员对老年患者进行吞咽和交流功能训练的方法。

4. 心理治疗师　心理治疗在老年康复中极为重要。可以是治疗师担任，也可以由心理医师担任。主要是协助解决老年患者在康复中存在的心理障碍，如抑郁、焦虑、紧张等，需要通过心理测试，对老年患者进行智力功能、感知觉、记忆、注意力和执行力方面的测试，判断情感和认知障碍的性质、程度和范围，选择心理干预、治疗的方法，实施心理治疗，消除心理障碍，促使老年患者康复的顺利进行。

5. 传统康复治疗师　中医推拿师和针灸师可以根据老年患者的功能障碍和需求采用推拿、针灸、拔罐等传统康复治疗手段为老年患者服务。目前世界各地普遍开展应用中国传统训练方法如太极拳、八段锦、易筋经等方法为养老机构的老人提供服务，改善他们的力量、平衡及协调能力，对于提高老年人的生活质量起到了很好的作用。

6. 文体治疗师　主要目标是选择一些老年患者力所能及的文娱、体育活动，对老年患者进行功能恢复训练，一方面恢复其功能，另一方面使老年患者得到娱乐、锻炼，为老年人提供相互交流的机会，积极鼓励其参与集体活动。

（三）康复护士

康复护士主要目标是提供基本护理和帮助老年患者达到短期和长期的康复目标，其职责是对老年患者合并症进行处理，如大小便功能障碍、皮肤清洁问题、静脉血栓监护。康复护士必须参与部分康复治疗，如定时变换体位、置入住者于良姿位，进行关节被动活动，指导及帮助入住者进行日常生活活动，如进食、洗刷、穿衣等。

（四）社会工作者

社会工作者主要目标是协助沟通老年患者及其家属与社会的联系，解决老年患者的工作、费用、保险金等各项问题，也是协助康复治疗组其他成员与老年患者家属的交流，安排老年患者出院后在家庭、社区康复治疗的维持，提出改变老年患者的生活、工作的建议，协助老年患者重新回到家庭、工作岗位。

四、老年康复综合评估管理策略

老年康复综合评估根据所在环境不同、评估人员资质不同、评估目的不同、评估时间不同应选择最适于老年人的评估工具，同时按照以下管理策略进行：

1. 评估结果提示各项功能良好的老年人，建议行传统老年慢病管理。

2. 评估结果提示老年综合征高危人群，建议启动多学科团队管理模式。即在传统医学诊治基础上，以康复医师、康复治疗师、老年科医师、营养师、精神科医师、护师及相关专科医师组成的多学科团队为支撑，以老年综合评估工具为手段，不定期对老年患者疾病、功能状态进行全面评定，制定出全面个体的老年病治疗新模式。

3. 评估结果提示老年综合征高危人群，但考虑由于某种急性疾病引起的老年综合征加剧，建议进一步进行专科诊治。

4. 老年康复综合评估应在老年患者入院后、住院诊疗过程中、出院随访中常规开展。社区服务中心应开展老年综合评估初筛工作，中长期照护机构和居家养老的老年人可将其作为医养护一体化管理模式中重要的组成部分。

（郑洁皎　高　文）

参 考 文 献

1. 陈旭娇，严静，王建业，等. 中国老年综合评估技术应用专家共识[J]. 中华老年病研究电子杂志，2017，4（2）：1-6.

2. Cheng FW, Gao X, Jensen GL. Weight Change and All-Cause Mortality in Older Adults: A Meta-Analysis[J]. Journal of Nutrition in Gerontology and Geriatrics, 2015, 34(4): 343-368.

3. Knobe M, Giesen M, Plate S, et al. The Aachen Mobility and Balance Index to measure physiological falls risk: a comparison with the Tinetti POMA Scale[J]. Eur J Trauma Emerg Surg, 2016, 42(5): 537-545.

4. Seong-Hi Park, Young-Shin Lee. The Diagnostic Accuracy of the Berg Balance Scale in Predicting Falls[J]. West J Nurs Res, 2017(11): 1502-1525.

5. Mariko Ohira, Ryo Ishida, Yoshinobu Maki, et al. Evaluation of a dysphagia screening system based on the Mann Assessment of Swallowing Ability for use in dependent older adults[J]. Geriatr Gerontol Int, 2017, 17(4): 561-567.

6. 李爱君，高瑞尧，郑琦玮，等. 提高老年人肌肉力量和心肺功能的运动处方研究进展[J]. 中国康复理论与实践，2017，23（2）：179-184.

7. Ann B. Yoelin, Nathan W. Saunders. Score Disparity Between the MMSE and the SLUMS[J]. Am J Alzheimers Dis Other Demen, 2017, 32(5): 282-288.

8. 廖春霞，马红梅，徐旭，等. 中国社区老年人衰弱发生率的 meta 分析[J]. 职业与健康，2017，33（20）：2767-2770.

9. 中国老年保健医学研究会老龄健康服务与标准化分会. 居家（养护）老年人共病综合评估和防控专家共识[J]. 中国老年保健医学，2018，84（3）：29-32.

10. Verlaan S, Ligthart-Melis GC, Wijers SLJ, et al. High Prevalence of Physical Frailty Among Community-Dwelling Malnourished Older Adults-A Systematic Review and Meta-Analysis[J]. Journal of the American Medical Directors Association, 2017, 18(5): 374-382.

11. 杨泽，唐振兴，苏志刚，等. 老年健康生活环境的宜居（适老）性评估标准（草案）[J]. 中国老年保健医学，2018，16（5）：15-21.

12. 高焱，燕铁斌，尤黎明，等.《国际功能、残疾和健康分类》相关测量工具信度研究的现状与进展[J]. 中华物理医学与康复杂志，2016，38（10）：789-792.

13. 刘巧艳，邱卓英，黄珂，等. 基于 ICF 构建当代残疾数据架构、内容与标准[J]. 中国康复理论与实践，2018，24（10）：12-16.

14. 燕铁斌. ICF 康复组合中国应用模式探讨[J]. 康复学报，2018，28（6）：1-6.

15. 贾春媛，张毓洪，段蕾蕾，等. 中国版老年综合征 ICF 核心要素的初步研究[J]. 中国老年保健医学，2016，14（6）：11-16.

16. Tiernan CW, Fleishman HA, Hiscox MA, et al. Factors Related to Self-rated Health in Older Adults: A Clinical

Approach Using the International Classification of Functioning, Disability, and Health（ICF）Model[J]. Journal of Geriatric Physical Therapy, 2019, 42（2）: 86-97.

17. Oliveira J S, Hassett L, Sherrington C, et al. Factors Associated With the Setting of Function-Related Goals Among Community-Dwelling Older People[J]. Journal of Aging and Physical Activity, 2017: 1-22.

18. Liu YW, Ma KW. The psychometric properties of the Chinese version-reintegration to normal living index （C-RNLI）for identifying participation restriction among community-dwelling frail older people[J]. Bmc Geriatrics, 2017, 17（1）: 41.

19. 徐义明, 白跃宏, 冯宪煊, 等. 综合医院康复医学科通用信息化管理系统[J]. 中国医疗器械杂志, 2017（3）: 193-195.

20. Goospeek N, De GL, Diraoui SB, et al. The added value of clinical geriatric assessment prior to geriatric rehabilitation[J]. Netherlands Journal of Medicine, 2017, 75（10）: 443-447.

第三章

老年神经系统常见疾病康复

第一节　老年脑卒中康复

一、概述

脑卒中是单病种致残率最高的疾病,致残后可表现为运动功能障碍、言语功能障碍、认知功能障碍和心理障碍等,严重影响了脑卒中患者的生活,给患者、家庭和社会带来沉重负担。随着人口老龄化的进程,脑卒中造成的危害日趋严重。为解决这一问题,脑卒中康复就显得尤为重要。

二、定义

脑卒中(stroke)是一组突然发病、迅速出现局限性或弥漫性脑功能缺损为共同临床特征的脑血管病。

脑卒中康复(stroke rehabilitation)是指采取一切措施预防残疾的发生和减轻残疾的影响,以使脑卒中患者重返到正常的社会生活中。脑卒中康复不仅是使患者去适应周围的环境,而且通过调整其周围的环境和社会条件以利于他们重返社会。在拟订脑卒中康复服务的实施计划时,应有患者本人及其家属和他们所在社区等的参与,从生物、心理、社会多个层面解决患者问题。

三、流行病学

我国脑卒中的发病率为每年 274.4/10 万,其中,男性发病率为每年 299.2/10 万,女性发病率为每年 249.3/10 万。脑卒中死亡率为每年 126.4/10 万。其中,男性死亡率为每年 138.2/10 万,女性死亡率为每年 114.6/10 万。城乡比较,农村的发病率和死亡率均高于城市。

四、病因及病理生理

随着衰老的进程,老年人脑内均有不同程度的脑动脉硬化。大动脉多发生动脉粥样硬化,血管内皮有不规则增厚。小动脉及细小动脉可有广泛的内膜增厚、血管玻璃样变。上述改变均可形成脑卒中的发病基础。

(一)病因

1. 血管壁病变

(1)动脉硬化:动脉粥样硬化、高血压性动脉硬化。

(2)动脉炎:梅毒、结核、钩端螺旋体病和结缔组织病所致的动脉炎。

(3)血管损伤:外伤、插入导管、穿刺等导致的血管损伤。

(4)其他:恶性肿瘤、毒物、药物等引起的病损。

2. 血液成分和血液流变学改变　包括红细胞增多症、高纤维蛋白原血症和脱水等所致的血液高黏状态、凝血机制异常、抗凝药物、血液疾病等。

3. 心脏病和血流动力学改变　心脏瓣膜病、心肌病、心律失常、心功能不全、高血压、低血压、血压急剧波动等均可发生脑卒中。

4. 其他　静脉血栓脱落、脂肪、空气、癌细胞、寄生虫等栓子栓塞，脑血管受压、痉挛等。

（二）病理生理

1. 脑血栓形成　长期反复的血流冲击或其他原因的损伤，可引起血管内膜破裂，胆固醇沉积在内膜下使管壁变得粗糙，血小板、纤维素易于黏附、聚集，形成血栓，进而导致血管管腔狭窄、闭塞，脑组织局部供血动脉血流减少或停止，造成该血管供血区的脑组织缺血缺氧，其结果是脑组织坏死、软化。动脉炎症可直接造成管腔狭窄或闭塞。

2. 脑栓塞　人体血液循环中某些异常的固体、液体或气体等栓子物质，随血流进入脑动脉或供应脑的颈部动脉，使血管腔急性闭塞，引起局部脑血流中断，造成局部脑组织缺血、缺氧甚至软化、坏死。

脑栓塞后引起两种异常。一是栓子阻塞动脉后造成动脉远端急性供血障碍，引起缺血性脑梗死；二是栓子刺激导致广泛性血管痉挛，侧支循环难以及时建立，使得缺血范围更大。出血性脑梗死常提示脑栓塞，其机制是栓子暂时阻塞相应大小的动脉，引起血管壁缺血性变性坏死，尔后栓子分解或痉挛的血管缓解，栓子流向远端小动脉，血流恢复时血液自病变处血管流出，发生出血。

3. 脑出血　长期高血压可使脑内小动脉形成瘤体扩张，当血压突然升高时，就会使微小动脉瘤破裂而发生脑出血。长期的高血压还可使脑小动脉内膜受损，脂质沉积，透明样变，管壁脆性增强，更易破裂出血。

脑血管畸形造成的脑出血中，动静脉畸形最常见。这种畸形由动静脉血管丛组成，而无真正的毛细血管床，使分流通道增大而破裂出血。老年人脑血管中淀粉样物质沉积，易导致血管破裂、出血。疾病或抗凝药，则是因为凝血机制异常造成出血。

4. 蛛网膜下腔出血　老年人蛛网膜下腔出血常见原因是动脉瘤破裂和动脉粥样硬化。前者可自发破裂、出血。两者均可因动脉壁薄弱、弹性差，遇到血压波动等情况破裂、出血。

五、脑卒中分型

脑卒中是脑血管疾病的主要临床类型，脑卒中分缺血性卒中和出血性卒中。缺血性卒中包括脑血栓形成、脑栓塞、腔隙性脑梗死、出血性脑梗死、其他原因和原因不明脑梗死；出血性卒中包括脑出血和蛛网膜下腔出血。

六、临床诊断标准

脑卒中主要根据发病年龄、起病状态、症状、体征和辅助检查等做出诊断。由于篇幅所限，本节仅介绍脑梗死、脑出血和蛛网膜下腔出血诊断的基本要点（表3-1-1）。

表 3-1-1 脑梗死、脑出血和蛛网膜下腔出血诊断基本要点

	脑梗死	脑出血	蛛网膜下腔出血
起病状态	安静或睡眠中	活动或情绪激动	活动中
起病速度	十余小时或1~2天达高峰	10min至数小时达高峰	急骤,数分钟达高峰
全脑症状	轻或无	头痛、呕吐、嗜睡、打哈欠等	剧烈头痛、呕吐等
意识状态	无或较轻障碍	多见且较重障碍	常为一过性昏迷
体征	偏瘫、偏身感觉障碍、失语等	偏瘫、偏身感觉障碍、失语等	颈强直、脑膜刺激征阳性
CT检查	脑实质低密度病灶	脑实质高密度病灶	脑室、脑池、蛛网膜下腔高密度病灶
脑脊液		洗肉水样	均匀一致血性

七、临床治疗

不同类型的脑卒中和不同发病部位,治疗方式有所不同。总体上讲,分为特异性治疗和非特异性治疗。特异性治疗包括溶栓、抗血小板治疗、早期抗凝和神经保护等,非特异性治疗包括降压治疗、血糖处理、脑水肿和颅内高压的管理等。

药物治疗可贯穿在老年脑卒中患者治疗的全过程。药物包括急性期用药、基础病变用药、并发症用药等。急性期用药是急性期抢救用药,根据不同类型的卒中和患者的病情进行选择。包括降低颅内压的甘露醇、降血压的乌拉地尔、溶栓的尿激酶、抗凝的肝素、抗血小板凝聚的阿司匹林、改善微循环和活化脑细胞药物等。基础病变用药指降压药、降糖药、降脂药等,针对基础疾病所应用的药物。这类药物可应用在急性期,也可应用在急性期后的各个时期,以维持机体的正常状态,预防卒中的复发和再发。并发症用药是针对老年脑卒中患者并发和合并出现的问题所应用的药物。如针对痉挛的巴氯芬、骨质疏松的钙剂、肺炎时所用的抗生素等。

手术治疗可在疾病的各个时期应用,通过手术解决患者的临床康复问题。急性期手术主要是急救手术,如开颅血肿清除术、钻孔血肿吸出术、去骨瓣减压术、脑室穿刺引流术等。急性期以外时期的手术是根据患者存在的问题所采取的手术治疗,如脑积水的脑室分流术、足下垂的踝关节融合术、关节挛缩的松解术等。

八、康复评定

(一)意识状态评定

清醒状态是患者对自身及周围环境的认识能力良好,应包括正确的时间定向、地点定向和人物定向,当问诊者问及姓名、年龄、地点、时刻等问题时,患者能做出正确回答。意识状态可以反映患者脑损伤的程度。意识障碍与脑损伤成正比,特别是昏迷常提示脑损伤较重。

昏迷(coma):指意识丧失,无自发睁眼,缺乏睡眠-觉醒周期,任何感觉刺激均不能唤醒。国际上普遍使用Glasgow昏迷评定量表定量地评定意识障碍程度,该量表有睁眼、运动反应、言语反应等评定项目,计算总得分。最高分15分,最低分3分,分数越低意识障碍越重。≤8分为昏迷、重度损伤;9~11分为中度损伤;≥12分为轻度损伤。

（二）言语 - 语言功能评定

脑卒中主要引起失语症和构音障碍。失语症的评定方法有波士顿诊断性失语症检查、西方失语症成套检查表、汉语失语症检查法等。构音障碍评定包括构音器官和构音两部分评定。

（三）吞咽功能评定

评定脑卒中所致的吞咽功能障碍要了解患者的病史，体格检查时注意有无意识障碍、呼吸频率及深度、有无呛咳及咳嗽反射、喉部有无滞留物、观察舌肌、软腭运动及咽反射等。评定方法有反复唾液吞咽试验、吞咽负荷试验、纤维内镜吞咽检查、视频透视吞咽检查（Videofluoroscopy Swallowing Study, VFSS）等，吞咽负荷试验包括饮水试验和食物试验，视频透视吞咽检查准确、可靠。

（四）认知功能评定

认知障碍包括注意力、记忆力、计算力、定向力、判断力、解决问题能力等障碍。评定方法很多，包括筛查法、特异性检查法、成套测验法、功能检查法等。临床工作中常用简明精神状态检查（Mini Mental Status Examination, MMSE）进行筛查，量表包括 30 项内容，每项 1 分，共 30 分。痴呆标准依文化程度而异：文盲 <17 分；小学文化者 <20 分；中学以上文化程度者 <24 分，可考虑为痴呆。

（五）情绪状态评定

脑卒中患者可出现精神、情绪反应，有时会加重躯体症状，影响康复治疗。该类患者常见的是抑郁和焦虑状态。抑郁和焦虑状态的判断，应在客观的评定基础上完成，切忌主观想象，以免延误治疗。临床上常用汉密尔顿抑郁量表和汉密尔顿焦虑量表进行评定。

1. 汉密尔顿抑郁量表（Hamilton Depression Scale, HAMD） 该量表有 24 个项目，包括①焦虑躯体化；②体感；③认知障碍；④日夜变化；⑤迟缓；⑥睡眠障碍；⑦绝望感等内容。大部分项目按无、轻度、中度、重度、很重 5 级评为 0~4 分；少数项目按无、轻中度、重度 3 级分为 0~2 分。总分 <8 无抑郁症状；>20 可能是轻度或中度抑郁；>35 可能为严重抑郁。

2. 汉密尔顿焦虑量表（Hamilton Anxiety Scale, HAMA） 量表有 14 个项目，按无、轻微、中、较重、严重 5 级评定为 0~4 分。总分 <7 无焦虑；>7 可能有焦虑；>14 肯定有焦虑；>21 肯定有明显焦虑；>29 可能为严重焦虑。

（六）运动功能评定

脑卒中后由于肌张力增高，出现联合反应、共同运动等，常采用 Brunnstrom 评定法、卒中患者运动功能评估量表（motor assessment scale, MAS）、Fugl-Meyer 评定法等评定运动功能。Brunnstrom 评定法是经典的评定方法，简单、实用，基本上能反映脑卒中后运动功能的变化过程，在临床康复中广泛应用。

（七）痉挛评定

痉挛（spasticity）是一种由牵张反射过度兴奋所致的、以速度依赖的紧张性牵张反射增强伴腱反射亢进为特征的运动障碍。它是脑卒中常见和难以解决的问题，影响患者肢体功能的恢复。其特点是上肢易累及的肌群是屈肌群，下肢易累及的肌群是伸肌群。痉挛的评定，常采用改良的 Ashworth 量表法（modified Ashworth scale, MAS）。

（八）平衡和协调功能评定

平衡的评定方法分定量法和定性法。定量法是人体动态计算机模型根据已知的身高和体重由垂直力运动的测定计算出人体重心的摆动角度，从而准确地反映平衡功能状况。通过连续测定和记录身体作用于力台表面的垂直力位置来确定身体摆动的轨迹,使身体自发摆动状况得以进行定量分析。定性法是通过生物力学因素的评定、姿势控制的运动因素的评定、平衡反应和平衡的感觉组织检查来完成。

协调运动指在中枢神经系统的控制下,与特定运动或动作相关的肌群以一定的时空关系共同作用,从而产生平滑、准确、有控制的运动。它要求有适当的速度、距离、方向、节奏和力量进行运动。协调运动分为大肌群参与的粗大运动的活动和利用小肌群的精细运动的活动。评定内容包括交替和交互运动、协调运动、精细运动、固定或维持肢体的能力和维持平衡和姿势等。

（九）感觉障碍评定

感觉障碍包括浅感觉、深感觉、复合感觉障碍。浅感觉有触觉、痛觉、温度觉。深感觉有运动觉、位置觉、振动觉。复合感觉有皮肤定位觉、两点辨别觉、实体觉、图形觉、重量觉。感觉障碍评定可通过体格检查完成,主要评定感觉障碍的分布、性质、程度。根据疾病诊断或部位来确定评定顺序。先查浅感觉再查深感觉,先查正常部位后查异常部位,根据感觉神经和它们支配和分布的皮区去检查。采取左右、前后、远近端对比的原则,必要时多次重复检查。避免任何暗示性问话,以获取准确的临床资料。

（十）日常生活活动能力评定

日常生活活动一般分为基本日常生活活动（Basic Activities of Daily Living, BADL）和工具性日常生活活动（Instrumental Activities of Daily Living, IADL）。基本日常生活活动是生活中穿衣、进食、修饰、移动、保持个人卫生等活动内容。工具性日常生活活动是指在社区内或多或少借助一些工具所要完成的活动内容,如做家务、购物、驾车、去医院、室外活动等。

基本日常生活活动评定量表有 Barthel 指数、功能独立性评定（Functional Independence Measure, FIM）、PULSES 评定量表、ADL 指数等;工具性日常生活活动评定量表有快速残疾评定量表、功能活动问卷、我国 IADL 量表等。

（十一）生活质量评定

生活质量（quality of life, QOL）通常指社会政策与计划发展的一种结果。生活质量以生活水平为基础,但涉及的内涵比生活水平又更复杂、更广泛,包括于对人的精神文化等高级需求满足程度和环境状况的评估。

生活质量评定常用的量表有世界卫生组织生活质量测定简表（WHO/QOL26）、生活满意指数 A（life satisfaction index A, LSIA）、生活质量指数（quality of life index, QOLI）等。生活质量指数包括活动、日常生活、健康、支持（家人或其他人的支持）、前景（对未来的情绪反应）5 个项目,每个项目有 3 个选项,分别设定为 0、1、2 分,5 个项目累计最高为 10 分,最低为 0 分,分数越高生活质量越好。

九、康复治疗

（一）康复治疗原则

老年脑卒中患者康复的主要目标是减少卧床不起、长期依赖医院和其他机构,尽可能提高生活自理能力,使患者在精神心理上、家庭和社会上再适应,恢复其自理能力和社会活动能力,保持正常的人际关系,提高生活质量,减轻家庭和社会负担。老年脑卒中患者康复治疗要在全面掌握患者技能状态的情况下进行,治疗时把握一下原则。

1. 正确把握适应证和康复时机　老年脑卒中康复需要在病情稳定的情况下方可进入正规康复程序。病情稳定指患者基础疾患、原发神经病学疾患和其他合并症、并发症等情况均稳定。病情稳定的标准是：①患者生命体征平稳；②基础疾患、原发神经病学疾患和其他合并症、并发症病情无变化或有改善；③治疗方案不需要改变。

老年脑卒中早期康复的时机：2016 年的中国脑梗死急性期康复专家共识根据国内外的大型多中心随机对照研究的结果及国外的成人脑卒中康复指南推荐意见，提出脑梗死患者发病后即应开始康复干预，脑梗死发病后早期有效的康复治疗能够减轻患者功能残疾，加速恢复进程。早期康复干预指当临床症状稳定后 24~72 小时进行。

2017 年发布的《中国脑卒中早期康复治疗指南》指出，脑卒中患者病情稳定（生命体征稳定，症状体征不再进展）后应尽早介入康复治疗。脑卒中轻到中度的患者，在发病 24 小时后可以进行床边康复、早期离床康复训练，必要时监护下进行。

2. 在充分康复评定的基础上进行康复治疗　老年人的疾病特点是以衰老为基础，基础病变多，易发生多脏器功能障碍。因此，康复治疗前一定要进行身体状态的全面评估，保证康复治疗的顺利进行，保证医疗安全。

3. 调动患者主动参与　通过与患者和家属交谈、健康宣教等形式获得患者的主动参与。患者主动参与能充分地调动患者的潜能，使得康复医学的技术和方法能得到更好的应用，对顺利完成康复治疗起着非常重要的作用。

4. 强调功能训练　其目的是改善运动、感觉、言语、认知、心理等方面功能。训练内容包括针对患者肢体训练、辅助器具使用训练、环境利用训练等多方面，为患者回归家庭和社会打下基础。脑卒中运动功能康复的重要原则是抑制异常的、原始的反射活动，纠正异常运动模式，建立正常的运动模式。

5. 注重整体康复　整体康复治疗包括两方面的含义。一是从医学角度上，进行疾病和功能障碍的全面管理，针对疾病带来的各种问题进行治疗；二是从全面康复的角度上采取医学、社会及其他方法，解决因残疾而带来的各种问题。

6. 发挥团队方式的工作特色　老年脑卒中康复所面临任务是艰巨、复杂的，任何单一的专业或学科均难以解决因疾病所带来的全部问题。因此，老年康复医学的实践中逐渐形成了多学科、多专业合作的团队工作形式。只有采取这种工作方式，综合协调地发挥各学科和专业的作用，才有可能改善患者的功能，提高参与家庭、社会的能力，完成康复目标。

7. 重在提高生活质量　提高患者的生活质量是老年脑卒中康复的重要目标。这一目标是使老年脑卒中患者在躯体上、心理上、社会上等全面地得到康复，能够像正常人一样的生活。

8. 循序渐进、持之以恒　由于老年人存在衰老和易发生多脏器功能障碍等问题的临床特点，决定了老年人在康复治疗方法上与其他人群的不同。对老年人的康复治疗更强调循序渐进，在获得康复疗效的同时，保证医疗安全。同时，老年人也存在康复效果不稳定，甚至出现倒退的现象，需要采取有效的措施，维持和提高疗效。

9. 积极做好康复预防　老年脑卒中患者的康复预防内容除了预防废用综合征、误用综合征、过用综合征所带来的继发性功能障碍外，还应积极预防脑卒中的复发和再发。对患者进行系统管理，特别是加强基础病变的管理。

（二）康复治疗方法

老年脑卒中的康复治疗，在遵循上述总体原则的基础上，应根据疾病的不同时期、不同

问题点,选择合适的康复治疗方法,合理运用综合的治疗技术,进行针对性治疗。具体治疗包括以下几个方面:

1. **意识障碍治疗**　对过渡到康复期,仍处于低反应状态、去皮质状态等意识障碍的患者,可应用促醒、活化脑细胞等的相关药物改善其意识水平,同时运用各种刺激手段,包括神经反射区电刺激、针灸、按摩、肢体被动活动刺激、味觉、嗅觉和听觉刺激等方法,促进患者意识水平恢复。同时注意气道护理、吞咽功能的管理、营养支持,并进行病床上的运动治疗,防治并发症。

2. **运动功能障碍治疗**

(1) 早期卧床阶段治疗:患者疾病早期卧床阶段,主要是保持抗痉挛体位、被动活动、体位转换等,以维持肢体关节活动度、预防并发症,为以后肢体功能恢复和康复治疗打基础。

1) 抗痉挛体位:患者卧位时早期抗痉挛体位或良肢位的摆放,可预防或减轻以后易出现的痉挛模式,降低关节挛缩的发生率,预防肩关节半脱位,为肢体功能恢复和康复治疗创造条件,提高生活自理能力。

2) 翻身训练:通过翻身训练能有效防止患者失用性肌无力、关节挛缩等并发症,促进患者肢体功能康复,提高患者的日常生活活动能力。

3) 关节活动范围训练:关节活动范围训练可以牵伸关节囊、肌肉、皮下组织、韧带,防止发生结缔组织缩短和组织粘连。在进行关节活动范围训练时,采用先进行被动活动关节训练的方法,随着治疗的进展,逐渐减少辅助的部分,增加主动活动的部分,最后达到可以主动完成关节的活动。活动关节时手法要轻柔、缓慢,避免关节损伤。

4) 坐位训练:包括坐姿训练、坐位平衡训练和躯干控制能力训练。当患者可以保持坐位后,要进行坐位平衡训练。坐位平衡训练的方法包括视觉反馈、虚拟现实、全身振动疗法、核心肌群控制能力训练等。坐位平衡训练的重点是训练坐位的重心转移,从简单动作开始,逐渐增加难度。先从治疗床坐位开始,当平衡能力提高后,再在座椅上、凳子上进行训练。躯干控制能力训练主要是提高躯干肌肉控制能力和躯干平衡能力。躯干肌肉训练是先训练屈肌,然后是伸肌,最后是旋转肌。

5) 体位转移训练:包括卧位和坐起转移、起立和坐下。对于老年人、过度虚弱或体重较大的患者,起立的动作可能会很困难,可以先让患者训练坐下,从而获得对起立活动的控制。治疗师注意引导患者膝及肩关节的移动,并帮助患者保持双足的位置以保证患肢负重。

(2) 下肢功能障碍治疗

1) 站立位训练:包括正确的躯干对线训练、膝关节伸展训练等的基础训练和站立平衡训练。

2) 步态训练:当达到独立站位平衡、患腿负重达体重的一半以上,并可向前迈步时才开始步行训练。步态训练方法有改善髋关节的外展运动训练、重心转移训练、膝关节控制能力训练、上下肢的拮抗肌群间的交替运动水平训练、骨盆水平移位及旋转训练等。

另外,三维步态分析仪指导下的步态训练、减重步行训练、下肢康复机器人、足底压力训练、运动想象步行训练、强制性运动治疗、虚拟现实技术等也是有效的方法。

(3) 上肢及手功能障碍的治疗

1) 上肢功能训练:运动疗法对上肢运动功能障碍的治疗作用已得到国内外的一致认可。上肢功能训练可在不同体位进行。方法有仰卧位训练向上伸上臂、坐位训练向前伸肩关节和上举上肢、坐位肩关节外展、训练伸腕动作、训练旋后动作等。

2）手的训练：常用的方法有诱发抓握、对指动作、抓握的释放和手指的伸展等训练。

3）强制性运动疗法（constraint-induced movement therapy）：通过限制健侧上肢活动，达到强制使用和强化训练的目的。研究证实了强制性运动疗法治疗脑卒中亚急性期、慢性期上肢运动功能障碍的有效性。而改良强制性运动疗法强调患者的主动性以及实际应用，患者的康复治疗与日常生活接轨，弥补了传统强制性运动疗法的不足，使患者运动功能的恢复转移到日常生活中，提高患者的生活质量。

此外，还可采用镜像治疗、虚拟现实技术、运动想象疗法、机器人辅助治疗等手段，改善患者的上肢及手功能。

（4）痉挛的治疗：早期治疗是关键，公认的治疗措施包括被动扩大关节活动度，促进关节主动运动，联合应用抗痉挛药物治疗、水疗等。如果不进行运动治疗，单纯应用抗痉挛药物只能暂时降低肌张力，而不能改善肢体功能。现在普遍认为运动疗法可以单独应用，与其他抗痉挛治疗比较，运动疗法可以使患者在功能改善方面获得更大的益处。

1）运动疗法：抗痉挛运动治疗方法包括关键点控制、关节活动度训练、痉挛肌肉缓慢牵伸等方法。

2）水疗法（hydrotherapy）：是利用水的物理化学性质，以各种方式作用于机体，预防和治疗疾病的方法。针对痉挛，主要利用温度和浮力，便于加入手法治疗，可有效地缓解患者的痉挛。

3）药物：主要是口服抗痉挛药物和 A 型肉毒素局部注射。口服抗痉挛药物常用巴氯芬、替扎尼定、丹曲林和地西泮等。口服抗痉挛药物能缓解患者肌肉痉挛状态，但是存在易疲劳、过度镇静等副作用，对于老年卒中患者的副作用更明显。A 型肉毒素局部注射可以选择性治疗脑卒中患者的局部痉挛。

3. 感觉障碍的治疗　触觉障碍训练以对皮肤施加触觉刺激为主，如使用痛触觉刺激、冰 - 温水交替温度刺激、选用恰当的姿势对实物进行触摸筛选等，也可使用 Rood 疗法对患肢进行治疗。经皮神经电刺激能为患有感觉丧失的患者提供感觉反馈，从而促进患者的感觉恢复。深感觉障碍训练须将感觉训练与运动训练结合起来，如在训练中对关节进行挤压、负重；充分利用健肢引导患肢做出正确的动作并获得自身体会。

4. 认知功能障碍治疗　针对卒中后认知障碍的治疗，2015 年加拿大卒中最佳实践建议中关于情绪、认知和卒中后疲劳实践指南提出，首先，需要进行全面的认知功能评价，然后根据相关认知障碍点进行针对性治疗。具体如下：①血管危险因子的控制（如高血压、糖尿病）；②个体针对性的认知康复治疗；③康复干预手段：补偿策略训练法（包括改变环境或改变活动方式）和直接认知技巧训练法（针对认知障碍点进行强度直接训练，包括强化练习、计算机专项认知练习等）；④记忆障碍的康复：可内在策略（如编码提取策略和自我效能训练等）和外在策略（如电子辅助具及非电子提醒设备等）两方面同时进行；⑤执行功能障碍的康复：可采用治疗师指导下的计算机技能训练和 / 或使用外在补偿策略，提高患者的目标管理、问题解决、时间管理、寻找问题的能力；⑥新的认知康复方法：重复经颅磁刺激、虚拟现实环境等。

2016 年中国脑梗死急性期康复专家共识强调使用包括视觉注意训练在内的多种手段进行治疗患者的注意力问题，尽量保障患者的注意可持续时间。

2016 年美国心脏协会（American Heart Association, AHA）/ 美国卒中协会（American

Stroke Association, ASA)成人脑卒中康复治疗的指南提出了卒中后认知障碍的多种治疗方法,推荐提供丰富的环境,适当补偿策略,特殊记忆和训练方式,可给予音乐疗法,合并肢体失用开展策略训练及手势训练,针对单侧空间忽略,推荐视扫描训练。

5. 言语-语言功能障碍治疗 脑卒中后的言语-语言功能障碍主要包括失语症和构音障碍。

(1)失语症治疗:2011年中国脑卒中康复治疗指南推荐强制性语言训练或改良版,认为强制性语言训练能很好地改善患者的语言功能,且近几年的系统评价及meta分析同样证实了强制性语言训练及改良版的疗效及疗效的持久性。研究表明,连续强化语言训练有助于提高脑卒中后慢性失语症患者的语言技能,从而可以推断,高强度的语言治疗比低强度的治疗更有效。

2016年美国心脏协会/美国卒中协会成人脑卒中康复治疗指南强调同伴训练,但对最佳时间/训练量等未给出建议,对于运动性失语,采用一定的行为技术与策略,可考虑电话随访康复指导,环境改造、参与社会活动等可改善效果。

近几年兴起的经颅磁刺激在卒中后失语症患者的应用亦可见相关报道,提出适宜部位及频率的经颅磁刺激可提高失语症患者的语言水平。针对严重的失语症患者,在进行康复训练的同时,推荐采用代偿技术与策略,如手势语、交流板等。

(2)构音障碍:轻、中度构音障碍患者可通过构音器官的训练、改善构音训练、本体感觉神经肌肉促进法、发音肌电刺激、针刺治疗、音乐治疗等改善患者的构音障碍情况。构音器官的训练主要侧重于肌肉力量、肌群协调性、运动控制能力等的改善。改善构音训练:包括发音训练、音辨训练、克服鼻音话、韵律训练、克服费力音训练、软腭运动训练等。本体感觉神经肌肉促进法包括感觉刺激(如冰刺激)、牵拉舌肌等。临床上常用Vitalstim电刺激治疗仪对发音肌进行电刺激治疗。针刺治疗包括头针、项针、舌针。音乐治疗可以改善构音障碍患者呼吸功能,改善舌的灵活性、调整患者的语速,使言语趋于清晰。对于重度构音障碍患者,可使用替代或辅助沟通交流系统达到交流的目的。

6. 脑卒中后抑郁的治疗 脑卒中后抑郁(poststroke depression, PSD)发病率较高,达30%~60%,其主要表现为情绪低落、食欲不振、兴致缺乏、急躁易怒、失眠多梦甚至厌世自杀等,严重影响了脑卒中患者病后康复信心及康复疗效。老年卒中后抑郁的影响因素包括文化程度、婚姻状况、家庭关系、医疗负担、生活自理能力,应针对上述影响因素采取各种防治措施有效防治老年脑卒中后抑郁。

针对老年脑卒中患者,应用汉密尔顿焦虑量表(HAMA)、汉密尔顿抑郁量表(HAMD)进行卒中后焦虑抑郁筛查。采取积极措施对脑卒中后抑郁进行干预,不仅可以减轻脑卒中后抑郁给患者、家属及医务工作者带来的困难,改善患者的症状,提高患者的生活质量,调动患者康复的积极性,促进患者神经功能的康复,而且对其回归家庭和社会有十分重要的意义。干预措施可以使用选择性5-羟色胺再摄取抑制剂等抗抑郁药物治疗、心理治疗、音乐治疗、经颅磁刺激和社会支持等。

7. 主要并发症的防治

(1)深静脉血栓的防治:为了减少深静脉血栓的发生,应尽快动员患者早期下床、康复,并保持充足的水分。在多项随机对照试验和系统评价研究中,肝素和低分子肝素都能预防卒中后深静脉血栓,而且低剂量的低分子肝素皮下注射治疗优于普通肝素治疗。深静脉血栓的非药物治疗包括分级弹力袜、间歇气动压力装置以及早期运动。国内外多项研究及系统分析表明,间歇气动压力装置是一种有效且廉价的方法,可降低深静脉血栓风险,提高卒中患者的生存率。

（2）压疮:对所有脑卒中的老年患者均进行压疮危险性评定,至少每天检测一次。并通过摆放适当的体位,定时翻身,应用气垫床和海绵垫,酌情使用预防压疮的辅料,及时清理大小便,改善全身营养状况来预防压疮。

（3）关节挛缩:早期对痉挛的治疗,对预防关节挛缩的发生有一定的作用。国内外的大量研究表明,早期采用能够使肌肉持续保持拉长状态的姿势或拉伸训练能防治老年卒中患者关节挛缩。对已发生关节挛缩的患者,可采用支具扩大关节活动度。

（4）排便障碍:脑卒中后便秘发生的原因有几个:①患者可能存在肢体瘫痪、卧床不动会减少他们的身体活动能力;②由于吞咽困难导致液体摄入量和纤维摄入量少;③依赖他人使用厕所可能会导致便秘;④使用可影响肠道功能的药物如脱水剂;⑤脑损伤会导致脑-肠轴功能障碍,出现神经源性肠道,影响胃肠道排空和肠蠕动异常导致便秘。

老年脑卒中后便秘的治疗及预防首先要保证适当的液体和纤维素的摄入,提高患者的移动能力,帮助患者建立一个规律的排便时间,可适当使用大便软化剂和缓泻药,根据患者情况可针对性应用针灸按摩等中医传统方法。

（5）骨质疏松:老年人群发生脑卒中后,很快即可出现明显骨吸收增加,骨密度下降,继发出现骨质疏松,尤以患肢骨密度下降明显,易导致骨折,且预后较差。脑卒中后定期进行骨密度检查,早期康复训练(尤其是负重训练)和必要的药物(双磷酸盐类、维生素D和钙剂)是预防和治疗骨质疏松的有效手段。

（6）肩痛、肩关节半脱位和肩手综合征

1）肩痛:脑卒中后瘫痪侧肩痛的发生机制较复杂,涉及肌肉软组织因素(包括肩关节周围软组织损伤等)、运动控制因素(肌肉迟缓状态及痉挛均可导致肩痛)、神经性因素(外周和中枢神经系统)及心理因素等,且彼此之间互相影响。因此,必须系统而客观地分析偏瘫肩痛的病因及病理生理,在此基础上,进行个体化治疗。方法有良肢位摆放、肩部吊带、肩部矫形器使用、电刺激、激光、体外冲击波等。

2）肩关节半脱位:肩关节半脱位的临床特点是肩胛带下降、肱骨头脱离正常位置、肩峰下可触及凹陷、肩胛骨下角位置较健侧低,患者呈翼状肩。康复治疗方法有功能性电刺激、肩吊带、机器人训练等。功能性电刺激可有效减轻急性期的半脱位,原位支撑或肩吊带对缓解半脱位有效。

肩手综合征:肩手综合征是一种以手肿痛和肢体运动障碍以及肩部疼痛性运动障碍为主要特征的疾病。其康复治疗方法有:①规范的良肢体位摆放:能够减少指关节和腕关节屈曲对神经血管的压迫,有助于改善局部血液循环,从而改善患者上肢运动功能;②运动疗法:包括主动和被动运动,改善肩手综合征;③热冷水交替浸浴:用5~10℃的冷水和40~45℃的温水对患者实施交替浸浴,能够改善患者手部血管的舒缩功能,起到缓解疼痛和提高疗效的作用;④正压顺序循环法:通过从远端到近端进行节律性充气按压,能够有效起到缓解患者疼痛和水肿的效果;⑤其他:激光治疗、超声波治疗、神经肌肉电刺激等在脑卒中后肩手综合征患者中均能起到较好效果。

8. 提高日常生活活动能力和生活质量 提高脑卒中后日常生活活动能力是老年脑卒中康复最重要的目标之一。作业治疗是提高日常生活活动能力的主要治疗手段之一。作业治疗通过掌握患者功能状态,分析患者作业活动的过程,选择恰当的作业活动,改善功能水平和动作的实用性,帮助患者维持功能状态、改善日常生活活动能力,适应社会生活,提高生活质量。老年人作业治疗的重点是提高日常生活活动能力,治疗中要从基本动作训练逐步发展到各种日常生活中的应用动作训练。在肢体功能及躯干功能提高,尤其是平衡及移动能力增强后,更多地训练实际生活环境中的进食、洗漱与美容、穿脱衣、转移、如厕、入浴等活动,必要时采用辅助具代偿措施或改变客观环境,以满足患者需要。

老年卒中患者生活质量受到 ADL、卧床不起程度和护理需求水平上的影响,因此,为了提高老年脑卒中患者的生活质量,需要进行康复治疗,提高 ADL 的独立性、降低卧床不起程度和护理需求水平、改善身体功能状况。

十、康复护理

大量研究表明,尽早进行康复护理能够显著改善老年脑卒中患者的神经功能和日常生活活动能力,有利于提高患者生活质量,同时降低医疗费用。康复护理是指在常规基础护理的基础上,针对老年脑卒中患者的不同功能障碍进行针对性的康复护理。具体包括:①良肢位摆放:指导患者家属及陪护人员进行正确的肢体位置摆放,防治肩手综合征及关节挛缩;②身体活动护理:为防止发生肢体功能障碍,护理人员每天定时为患者翻身、按摩,指导患者陪护人员进行主动被动肢体活动;③压疮护理:入院时完成压疮风险评分,指导患者家属定时翻身、保持床单的整洁干燥,提高患者的营养水平,防治压疮;④饮食护理:指导家属给予患者合理膳食,既要避免高脂肪、高盐高糖的食物,又要增加纤维和维生素的摄入,防治便秘;针对吞咽障碍患者,予以定时定量鼻饲以提供营养支持;⑤言语障碍护理:针对言语障碍患者,可进行交流板沟通,指导患者及家属使用交流板;⑥严重认知障碍患者:予以佩戴标记姓名、病区病床号、联系电话的手环或铭牌,并嘱托患者家属 24 小时看护,防止走丢;⑦心理支持:针对老年患者焦躁、恐惧、抑郁等的消极情绪,对患者及其家属进行心理安慰,缓解心理紧张情绪,使患者积极配合治疗;⑧预防跌倒:老年卒中患者行动能力差,常伴有骨质疏松,应嘱托患者避免穿拖鞋,注意地面湿滑情况,嘱托患者家属近距离保护;⑨日常生活活动能力训练:指导患者床上翻身、坐起、转移,待平衡及移动能力增强后,更多地训练实际生活环境中的进食、洗漱与美容、穿脱衣、转移、如厕、入浴等活动;⑩健康知识教育:向患者家属宣传疾病的相关知识,教会家属如何观察患者病情变化及配合康复治疗等。

十一、预防

对老年脑卒中的预防采取三级预防的策略。

一级预防即针对具有脑卒中危险因素的人群,积极治疗危险因素,同时定期监测其他危险因素的发生并采取针对性措施,减少疾病发生。已经证明,禁烟、限制膳食中的盐含量、多食新鲜水果蔬菜、有规律地进行身体锻炼、避免过量饮酒可降低罹患心血管疾病的危险。此外,还需要对糖尿病、高血压和高血脂采取药物治疗,以减少心血管病危险并预防脑卒中。

二级预防即针对已发生过一次或多次卒中的患者,给予早期诊断早期治疗,防止严重脑血管病发生,尽可能减少残疾的发生。

三级预防对脑卒中的患者采取积极、有效的康复措施,加强康复护理,降低残疾程度,防止发展为严重残疾。

十二、预后

老年脑卒中的预后,与患者的病变部位、疾病程度、并发症临床治疗和康复治疗等诸多因素有关。病变部位不同,可导致不同类型的功能障碍。病情重、并发症多,对患者造成严重的不利影响。及时、有效的治疗措施有利于患者疾病的恢复、功能的改善、生活自理能力和生活质量的提高。

（桑德春　卢利萍）

第二节　老年帕金森病康复

一、概述

帕金森病是一种老年人常见的神经系统变性疾病,以静止震颤、肌强直、运动迟缓、姿势障碍为主要症状,严重影响患者的运动功能和日常生活活动能力,给家庭和社会都带来了沉重的负担。规范开展帕金森病的康复治疗,对解决患者的病痛,提高患者的生活自理能力和生活质量具有十分重要意义。

二、定义

帕金森病(Parkinson's disease,PD)又名震颤麻痹(paralysis agitans),是一种中老年人常见的神经系统变性疾病,临床上以静止性震颤、运动迟缓、肌强直和姿势平衡障碍为主要特征。帕金森病属于中枢神经系统常见的慢性病,也是老年人最常见的锥体外系疾病。帕金森病的病理改变主要病变特征是含色素神经元变性、缺失,黑质致密部多巴胺能神经元最显著,蓝斑、中缝核等也可见类似改变。

三、流行病学

帕金森病全人群患病率约为0.3%,帕金森病在老年人群中患病率成倍增加,65岁以上老年人群患病率为1%~2%、85岁以上为3%~5%。帕金森病在亚洲地区的患病率相对较低,中国全人群患病率为16.7/10万。1997—1998年在北京、西安和上海进行的一项流行病学调查显示,我国65岁以上老年人群帕金森病患病率约为1.7%,与国际患病率水平相近,男性稍多于女性。

四、病因及病理生理

（一）病因

1. 衰老因素　帕金森病发病与年龄有关,40岁以下仅占10%,40~50岁为20%,50岁以上是70%,75岁达到高峰。正常人随着年龄增长,黑质中的多巴胺能神经元不断变性、丢失,多巴胺递质逐年减少。当黑质多巴胺能神经元丢失50%以上,纹状体多巴胺递质减少80%以上,临床才会出现帕金森病症状,提示衰老是帕金森病的促发因素。

2. 环境因素　流行病学调查显示,长期接触杀虫剂、除草剂或某些工业化学品等可能是帕金森病发病危险因素。吡啶类衍生物1-甲基4-苯基1,2,3,6-四氢吡啶,可诱发帕金森综合征,其病理、生化、临床及对多巴胺替代反应等特点与帕金森病极为相似。

3. 遗传因素 10%~15%的患者有家族史,呈不完全外显的常染色体显性遗传或隐性遗传,绝大多数患者为散发性。

4. 多因素作用 目前普遍认为,帕金森病并非单一因素致病,可能多种因素参与、交互作用下发病。遗传因素使患病易感性增加,在环境因素、衰老共同作用下,通过氧化应激、线粒体功能紊乱、钙稳态失衡、兴奋性氨基酸毒性及细胞凋亡等机制引起黑质多巴胺能神经元变性、减少而发病。

（二）病理生理

帕金森病是由于脑黑质的多巴胺能神经元变性、丢失,使通过黑质纹状体束、作用于纹状体的神经递质多巴胺减少。正常情况下,多巴胺与乙酰胆碱处于拮抗平衡,这种平衡对基底核运动功能起着重要调节作用。当多巴胺减少,两者的平衡被打乱时,乙酰胆碱系统功能相对亢进。这种递质的失衡及皮质-基底核-丘脑-皮质环路紊乱,产生肌强直和运动迟缓等症状有关。中脑-边缘系统和中脑-皮质系统的多巴胺水平降低是智能减退、情感障碍等的发病基础。多巴胺递质降低的程度与患者的症状呈正相关。

五、帕金森病临床分型

按世界卫生组织（WHO）推荐的 ICD-DA 分类标准可将帕金森病分为 5 个类型:典型型、少动型、震颤型、姿势不稳步态障碍型、半身型。但目前临床上常常采用更简化的分型方法,根据帕金森病临床表现主要分为混合型、震颤型、强直型 3 个类型。混合型指同时有肢体震颤和肌肉强直的表现,即震颤-强直型或强直-震颤型,占大多数。震颤型主要有肢体震颤,而肌肉强直很轻或不明显。强直型仅有肌肉僵硬。

六、临床诊断标准

帕金森病的诊断主要依靠病史、临床症状及体征,并结合相关辅助检查。我国的诊断标准见表 3-2-1。

表 3-2-1 中国帕金森病诊断标准

标准	内容
诊断标准 （必备标准）	1. 运动减少 启动随意运动的速度缓慢。疾病进展后,重复性动作的运动速度及幅度均降低 2. 至少存在下列 1 项特征 ①肌肉僵直;②静止震颤 4~6Hz;③姿势不稳（非原发性视觉、前庭、小脑及本体感受功能障碍造成）
支持标准 （必须具备 3 项或 3 项以上特征）	1. 单侧起病 2. 静止性震颤 3. 逐渐进展 4. 发病后多为持续性的不对称性受累 5. 对左旋多巴反应良好（70%~100%） 6. 左旋多巴导致的严重的异动症 7. 左旋多巴的治疗效果持续 5 年或 5 年以上 8. 临床病程 10 年或 10 年以上

续表

标准	内容
排除标准 （不应存在的情况）	1. 反复的脑卒中发病史,伴帕金森病特征的阶梯状进展 2. 反复的脑损伤史 3. 明确的脑炎史和 / 或非药物所致的动眼危象 4. 在症状出现时,正在应用抗精神病药物和 / 或多巴胺耗竭剂 5. 1 个以上的亲属患病 6. CT 扫描可见颅内肿瘤或交通性脑积水 7. 接触已知的神经毒素 8. 病情持续缓解或发展迅速 9. 用大剂量的左旋多巴无效（除非吸收障碍） 10. 发病 3 年后,仍是严格的单侧受累 11. 出现其他神经系统症状体征,如垂直凝视麻痹、共济失调,早期严重的自主神经受累,严重的痴呆,伴记忆力、言语和执行功能障碍,锥体束征阳性等

七、临床治疗

帕金森病的临床治疗方法主要包括药物治疗和手术治疗,其中药物治疗是首选,且是整个过程中的主要治疗手段,手术治疗则是药物的一种有效补充。

（一）药物治疗

药物治疗通过维持脑内多巴胺和乙酰胆碱两种递质的平衡,改善临床症状,常用药物有抗胆碱能药物、复方左旋多巴、金刚烷胺、多巴胺激动剂、单胺氧化酶 B 抑制剂、儿茶酚 - 氧位 - 甲基转移酶（COMT）抑制剂。

抗胆碱能药物有苯海索、甲磺酸苯扎托品、丙环定、东莨菪碱等。其中,苯海索较常用,主要适用于震颤明显且年龄较轻的患者。复方左旋多巴包括苄丝肼左旋多巴、卡比多巴左旋多巴,是最基本、有效的药物。金刚烷胺对少动、僵直、震颤均有轻度改善作用,对异动症可能有效。常用多巴胺激动剂有普拉克索、罗匹尼罗、罗替戈汀和阿朴吗啡等。适用于早期帕金森病患者,也可与复方左旋多巴联用治疗中晚期患者。单胺氧化酶 B 抑制剂可单药治疗轻度症状的患者,也可辅助复方左旋多巴治疗中晚期患者。单胺氧化酶 B 抑制剂包括司来吉兰和雷沙吉兰。儿茶酚 - 氧位 - 甲基转移酶（COMT）抑制剂包括恩他卡朋和托卡朋,与复方左旋多巴合用,可增强后者疗效,改善波动症状。

（二）手术治疗

手术治疗要严格掌握适应证,长期药物治疗疗效明显减退,同时出现异动症者可考虑手术治疗。早期帕金森病患者,药物治疗效果好的患者不推荐手术治疗。手术治疗仅是改善症状,难以根治疾病,术后仍需减量药物治疗。手术治疗主要有神经核毁损术和脑深部电刺激术。脑深部电刺激术损伤小、可控制性强、安全,可作为主要选择。

八、康复评定

（一）身体功能评定

1. 肌力评定　通常采用徒手肌力检查法（manual muscle testing, MMT）评定肌力。此法的优点是简便易行,无需特殊器械,可用于 0~5 级各种肌力状态的检查,缺点是定量分级较粗略,难以排除测试者主观评定的误差。

2. 肌张力评定 常采用改良的 Ashworth 量表法,也是国际通用的方法。

3. 关节活动范围评定 关节活动范围(range of motion,ROM)检查分为主动活动范围检查及被动活动范围检查。进行关节活动范围检查时应两侧进行对比,一般先检查主动活动范围,后检查被动活动范围。

4. 平衡和协调功能评定 平衡功能的评定方法有目测法和仪器测定法。前者简单、实用,后者评定准确。常用的评定量表是 Berg 平衡量表评定法。协调功能评定包括上肢协调试验和下肢协调试验。

5. 步行能力评定 通过步态分析评定步行能力。步态分析是利用力学的概念和已掌握的人体解剖、生理学知识对人体的行走功能状态进行对比分析的一种生物力学研究方法。分临床步态分析和仪器步态分析。前者不用专门的步态分析仪器,靠肉眼和临床上常用的工具如秒表、卷尺等进行分析。后者利用计算机、测力台、摄像机、肌电图检波器、气体代谢分析仪等,分析指标有时间 - 距离参数、运动学参数、动力学参数、肌肉的电活动、能量代谢参数等。帕金森病患者的步态短而急促,有阵发性加速,不能随意立停或转向,又称为前冲步态或慌张步态。

(二)言语功能评定

1. 主观听觉评定 包括嗓音障碍指数(voice handicap index,VHI)和听感知评估量表(grade,roughness,breathiness,asthenia,strain,GRBAS),从主观方面对帕金森病患者言语特点进行评定,评分越高,嗓音质量越差。统一帕金森病综合评价量表(unified Parkinson's disease rating scale,UPDRS- Ⅲ)运动部分的言语表达评分项也是较常用的评定方法。

2. 客观检测指标评定 包括声学、空气动力学、生理学三方面。在声学参数中,使用最广泛的是声强,即单位时间内通过垂直于声波传播方向的单位面积的能量,帕金森病患者发声的声强较正常人低。在空气动力学参数中声门下压是声音产生和维持的一个重要因素,最长声音反映深吸气后最大发声能力,声门效率反映喉将声门下能量转化成声能的能力。生理学评定多利用动态喉镜、电声门图、喉肌电图等手段评定喉功能,描述帕金森病患者发声时呼吸生理特点。

(三)日常生活活动能力评定

日常生活活动能力评定常用 Barthel 指数(Barthel index,BI)和功能独立性评定(Functional Independence Measure,FIM)。Barthel 指数评定法评定内容共 10 项,有进食、转移、用厕、洗澡、穿衣、控制大小便、平地行走、上下楼梯等。每项根据是否需要帮助或帮助程度分为 0 分、5 分、10 分、15 分四个等级,总分 100 分。FIM 评定内容共 18 项,其中躯体功能 13 项、语言功能 2 项、社会功能 1 项、认知功能 2 项,采取 7 分制评分。FIM 评分最低为 18 分,最高为 126 分。

(四)综合评定

1. 韦氏帕金森病评定量表(Webster's Parkinson's disease evaluation form) 该量表对手动作、强直、姿势、行走时上肢摆动、步态、震颤、面容、坐位起立、言语、生活自理能力 10 个项目,采用 4 级 3 分制进行评分,0 为正常,1 为轻度,2 为中度,3 为重度。总分为各项累计加分,1~10 分为轻度,11~20 分为中度,21~30 分为重度。

2. Yahr 分期评定法 Yahr 分期评定法是帕金森病程度分级评定法,是对功能障碍水平和能力障碍水平的综合评定(表 3-2-2)。

表 3-2-2 Yahr 分期评定法

分期	日常生活活动能力	分级	临床表现
一期	不需要帮助	Ⅰ级	仅一侧障碍,障碍不明显,相当于韦氏量表总评 0 分
		Ⅱ级	两侧肢体或躯干障碍,但无平衡障碍,相当于韦氏量表总评 1~9 分
二期	需部分帮助	Ⅲ级	出现姿势反射的早期症状,身体功能稍受限,仍能从事某种程度的工作,日常生活轻中度障碍,相当于韦氏量表总评 10~19 分
		Ⅳ级	病情全面发展,功能障碍严重,虽能勉强站立、行走,但日常生活活动有严重障碍,相当于韦氏量表总评 20~28 分
三期	需全面帮助	Ⅴ级	障碍严重,不能穿衣、进食、站立、行走,无人帮助则卧床或轮椅上生活,相当于韦氏量表总评 29~30 分

九、康复治疗

(一)康复治疗原则

老年帕金森病康复目标是控制和延缓病情发展、改善功能状态、提高日常生活活动能力、改善生活质量。康复治疗原则如下:①全面评定患者功能状况的基础上进行康复治疗;②采取综合的治疗手段,在药物治疗的同时进行康复治疗;③治疗循序渐进,注意运动量,避免过劳;④训练时动作由易到难,及时反馈患者对动作的掌握情况;⑤避免康复运动及继发损伤;⑥增强患者和家属治疗信心,提高主动参与的意识。

(二)康复治疗方法

1. 物理因子治疗

(1)热疗:蜡疗、光浴等温热治疗有利于缓解肌强直。

(2)水疗:气泡浴、涡流浴及水中运动有利于改善肌强直。水中运动可以运用水的温度、浮力及治疗师的手法,对改善帕金森病患者运动协调能力十分有利。

(3)重复经颅磁刺激疗法(repetitive transcranial magnetic stimulation,rTMS):重复经颅磁刺激主要是通过改变它的刺激频率,分别达到兴奋或抑制局部大脑皮质功能的目的,引起基底核区多巴胺释放增加,治疗帕金森病。该方法已广泛应用于帕金森病的治疗,并取得一定疗效。

2. 运动疗法

(1)松弛训练:松弛训练是缓解帕金森病肌紧张的重要手段。通常采用的是前庭刺激的方法。缓慢地来回摇动和有节奏的运动可使全身肌肉松弛。垫上坐位进行缓慢有节奏的转动运动,摇动或转动椅子等,都可以达到肌肉放松,改善肌强直,提高运动能力的效果。本体感觉神经肌肉促进法(Proprioceptive neuro-muscular facilitation,PNF),也是放松训练技术之一。从被动运动到主动运动,从小范围到全范围,进行节奏的运动。这种运动不仅对帕金森病患者的肌强直有松弛作用,也能克服因少动带来的不良效应。

最容易进行放松训练的体位是卧位。例如患者取仰卧位,双上肢交叉抱在胸前,双髋、膝关节屈曲,头、肩部与双下肢做反向运动,即头、肩部向右缓慢旋转,双下肢向左旋转,反之亦然。在上述体位基础上,双肩关节外展45°,屈肘90°,双上肢做内、外旋转反向运动。这样反复多次进行训练,可达到放松上下肢及躯干肌肉的作用。

(2)关节活动范围训练:关节运动范围训练应与其他训练配合进行。重点是扩大伸展肌肉活动范围,牵拉缩短的屈肌,以增加关节活动范围。通过进行关节活动范围训练,可以维持正常的肌张力,以牵张运动的方式缓解肌肉痉挛,也可以有效地防止软组织粘连,防止关节挛缩,同时还有促进肌肉运动的作用。关节活动范围训练涉及全身各个关节,包括头颈部、躯干、四肢关节。

(3)平衡功能训练:针对帕金森病患者的特点可做促进平衡反应训练,即训练患者受到外界刺激而致重心位置改变时,恢复原有稳定状态的能力。训练平衡反应的原则是在监护下,先将患者被动向各个方向移动到失衡或接近失衡的点上,然后让患者自行返回原位或平衡的位置上。训练可在肘支撑俯卧位、膝手位、跪位和站立位上进行,按患者能力确定。训练循序渐进,逐渐增加难度。训练中要注意从前面、后面、侧面或在对角线的方向上推或拉患者,让他达到或接近失衡点,以有效促进其反应能力。要密切监控以防意外,但不能把患者扶得过于稳定,否则患者很难做出相应的反应。一定要让患者有安全感,否则会因过于害怕及紧张而诱发全身肌肉痉挛。

站立位平衡训练方法是:双足分开25~30cm站立,向左右移动重心,并保持平衡。转体练习躯干和骨盆左右旋转,并使上肢随之进行大的摆动,对改善平衡姿势、缓解过高的肌张力有良好作用。

(4)姿势训练:主要纠正异常姿势,达到理想姿势。理想姿势是:由后面观,人体左右重量对称,不需要特殊的力量维持左右平衡;由侧面观,身体各环节的重心均在一条直线上,且身体重力线通过各关节轴。姿势的训练方法是不使肌肉紧张,保持身体正常的脊柱弯曲度,保持肌肉的可动性和柔韧性,增强体力和久耐力。

帕金森病患者因肌肉僵直和少动等症状的出现,将来躯干和四肢的屈曲挛缩会越来越强,接下来会对步行产生较大影响。俯卧位的保持可以通过自身的体重对躯干和屈髋肌群进行牵张,可以起到姿势矫正的作用。立位时可利用姿势镜,让患者通过视觉进行自我矫正。因胸大肌的挛缩和胸廓的扩展受限,所以,可利用墙壁、肋木、体操棒等进行胸廓的牵张运动,以提高胸廓运动能力,矫正异常姿势。

(5)步行训练:主要是提高步幅、步速、重心转移、起动、停止、转身、躯干运动与上肢摆动相互交替、高跨步等能力训练。患者行走时,可在地板上做行走及转移线路标记,按指定线路行走,以提高行走控制能力。高跨步行走也是较重要的训练内容,可在前面放置5~7.5cm高的障碍物,跨越行走,避免小碎步。步行过程中,要求患者尽量挺胸、抬头,按口令进行有节奏的行走,行走中注意放松。手杖可帮助患者限制前冲步态及维持平衡。小碎步患者要穿防滑鞋,前冲步态患者避免穿有跟或坡跟的鞋,可穿平底鞋减缓前冲。

(6)运动体操

1)面肌体操:①皱眉运动;②用力睁闭眼;③交替鼓腮、凹腮;④反复露齿和吹哨动作;⑤舌尖分别向左、向右顶腮;⑥伸舌运动。

2)头颈部体操:①头向左、右侧斜各4次;②头向左、右转动各4次;③头前屈、后伸各4次,在前屈、后伸末停留3~4秒。

3)肩部体操:①肩尽量向耳朵方向耸起,然后尽量使两肩下垂,双肩交替进行各4次;

②双肩同时尽量向耳朵方向耸起；③双肩向后，双肩胛骨尽量靠拢各4次。

4）躯干体操：①仰卧位，两膝关节分别屈向胸部持续数秒钟，然后双膝关节同时做这个动作；②仰卧位，双手抱住双膝，慢慢地将头伸向两膝关节；③仰卧位，将双手置于头下，保持一腿伸直，而另一腿交叉弯曲向身体的对侧，保持数秒钟后对侧下肢完成同样动作；④俯卧位，腹部伸展，腹部与骨盆紧贴床面，用手臂上撑持维持10秒；⑤俯卧位，两臂和双腿同时高举离地维持10秒，然后放松；⑥站立位，双脚分开，双膝微曲，左上肢高举过头并缓缓向右侧弯曲保持数秒钟；然后右上肢完成同样动作；⑦站立位，手臂前伸，轻轻地向对侧交叉。

5）上肢体操：①双手指交叉，掌心向外，双上肢垂直举过头，掌心向上，来回4次；②双上肢左右交替屈伸，掌心向内，一侧上肢屈肘，另一侧上肢伸肘，交替进行各8次；③双上肢外侧平举达头顶，双掌相对，拍掌4次；④双手交替拍打对侧肩部4次；⑤双手交叉握拳，举手，左右伸腕。

6）手指体操：①将两手以手心放在桌面上，尽量使手指接触桌面，在桌面上手指分开和合并；②双手反复做对指动作；③双手反复做握拳和伸指动作。

7）下肢体操：①仰卧位，双膝屈曲，抬臀，放下，反复10次；②双下肢屈膝，下蹲，双手按膝站起8次；③站立位，左下肢向左跨一步，收回，之后，右下肢做同样动作8次；④站立位，双下肢交替向前踢腿；⑤左下肢向前跨出一步，屈膝，右下肢后伸，足跟离地，双手按住左膝，伸膝，立起，复原，之后，另一侧下肢重复这一动作。

3. 作业治疗　老年帕金森病的作业疗法要充分考虑老年帕金森病的特点，着重维持、改善现有的身体功能，提高日常生活活动能力。作业治疗介入时，首先要维持、改善患者的身体功能状态，在此基础上，加强日常生活活动能力训练，同时进行生活环境调整。

（1）功能训练：改善功能的训练主要是缓解肌强直、扩大关节活动范围、增加运动的协调性，特别是手功能训练。训练方法包括手法治疗、利用各种治疗器械的治疗、利用各种游戏用品、利用作业活动用具等，如砂板磨、滚筒、木钉盘、橡皮泥、手指功能训练器、球类、棋类、套圈、马赛克、编制、书法、绘画等。

对于合并有认知障碍的患者，进行功能训练时动作要简单，选用适宜的器具，集中训练时间不宜过长，每天要有相同训练内容，使患者能够进行反复记忆，直到患者能主动完成此训练。集中时间不宜过长，一般在20min左右最为安全。

（2）日常生活活动的作业疗法：老年帕金森病的日常生活活动是作业治疗的主要任务，日常生活活动是患者每一天生活的主体，要根据患者的希望和要求安排训练项目。

1）基本日常生活活动能力训练：在防止患者的功能障碍加重和失用性综合征的基础上，积极地进行维持、改善基本日常生活活动能力的训练。包括进食、转移、如厕、洗澡、穿衣、控制大小便、平地行走、上下楼梯等训练。

2）应用性日常生活活动能力训练：通过这部分训练，使患者更好地适应家庭和社会生活。包括做家务、购物、乘车、去医院、室外活动等训练。

3）环境的调整：环境的调整原则和目的是最大限度地发挥患者的能力，满足患者的生活。作业治疗师在此既要向患者提供环境的调整方案，又要教会患者利用环境。环境的调整首先是要考虑的是患者的安全问题。为了预防摔倒，需要在住宅内消除台阶，通道要宽敞明亮，地面上使用防滑垫，在墙上安装扶手等。对于有认知障碍的老人，生活中常用的空间与场所要使用各种色彩进行区分，有必要提供提示语言、文字或图片。

4. 言语障碍训练　帕金森病患者多有声音嘶哑、发音困难、讲话不清，应进行适当的发音练习，能提高音调、音量及说话的清晰度。常规言语治疗包括舌唇运动、发声、音量、韵律、语速、呼吸控制等方面的训练。可让患者在安静环境中，心情放松、闭目站立、发音尽量拉长，音量尽量放大，反复练习。可放声朗读报刊、小说等，多与别人交流，通过长期有效的交流谈话来保持言语功能。

5. 心理治疗　根据不同人格类型患者的心理障碍特点，采取的不同的心理治疗措施。

（1）对外向投射性心理反应的患者：应注意建立良好的医患关系，了解这类推诿于人的心理反应原因，主要在于患者自己失去了对疾病治疗的信心。所以在疏导患者，让其了解疾病知识的同时注意加以鼓励，当疾病部分症状好转时，应及时肯定成绩，增强患者的信心，告知患者家属要耐心、热情地照料，采取关心、同情态度可使矛盾缓解。

（2）对内向投射心理反应的患者：对这类患者家属的感情支持、医生的鼓励和继续治疗的保证是减轻或消除这类抑郁反应的最好措施。所以，对这类要多交往，投入更多的感情，使他们感到周围人的关心和支持，解除其压抑的心情，获得最好疗效。对病情较严重者可给予少量抗抑郁药。

6. 传统康复治疗　通过八段锦、太极拳等传统运动疗法养心、怡神、疏通经脉筋骨，促进气血运行，改善患者症状。通过推拿、按摩疗法减轻肌强直，缓解肢体痉挛。通过头针、体针针灸治疗达到缓解症状的目的。

十、康复护理

康复护理是指通过对患者采取全面、科学的护理措施来提高其日常生活能力，改善其生活质量的一种护理服务。科学的康复护理对于有效控制帕金森病的病情、改善症状起到一定的辅助治疗作用，同时也能够有效地防止误吸或跌倒等可能意外事件的发生。具体的康复护理方法包括以下几点：

（一）健康宣教

通过对帕金森病患者提供具体、科学和实用的健康教育指导，可以明显改善帕金森病患者的生活质量，使患者以积极健康的心态主动配合治疗，减少失控行为的发生。

（二）倡导积极的生活方式

根据患者的功能障碍程度和运动喜好，制订训练计划，使其参加自己喜欢的体育运动，包括太极拳、瑜伽、舞蹈等，可明显提高运动功能和生活自理能力，改善情绪和睡眠质量，改善生活质量和社会交往能力。

（三）日常生活护理

告知患者勤换洗衣物，保持皮肤清洁，让患者做一些力所能及的自理活动，改善运动功能的同时，可提高生活自理能力。

（四）安全护理

帕金森病患者存在运动迟缓，肌肉强直等，平衡功能及步行稳定性均受到影响，易发生跌倒等意外，应禁止患者登高或操作高速运转的机器，禁止患者在无人监护的情况下使用热水及锐利的器械，防止其发生意外。

（五）心理护理

应积极地与患者进行沟通，解释康复治疗和护理的方法及目的，提高患者的配合度和康复参与积极性。鼓励患者家属在精神和物质上支持患者，使患者感受到家人的关爱。

（六）饮食护理

老年帕金森病患者常存在消化能力差，肠道蠕动慢，易于发生便秘。建议患者低盐低脂饮食、多食用易消化的食物，禁止食用有刺激性的食物。

（七）睡眠护理

让患者穿着舒适的衣物，并定期清洁、整理患者的被褥。在患者睡觉时支起其床旁的护栏，防止其坠床。告知患者在下床时不能过于急躁，防止其跌倒。

（八）用药护理

老年帕金森病患者的用药较复杂，且老年人常存在记忆力差等问题，必须告知患者严格遵医嘱用药。在患者用药期间密切观察其生命体征和临床症状，在其发生不良反应时立即向医生报告。

（九）辅助患者进行康复训练

配合其他康复治疗科室，完成病房内康复训练，重点是日常生活动作指导。

十一、预防

到目前为止，帕金森病的确切病因尚不十分清楚，因此，针对帕金森病的预防措施缺乏精准性。结合帕金森病的各种危险因素，有意识地进行规避，对帕金森病的预防和延缓病情发展有一定的积极作用。

（一）一级预防

目的是防未病，主要针对以下几个方面进行预防：①将有帕金森病家族史、有毒化学物品接触者均视为高危人群，须密切监护，随访，定期体检，加强自我防护；②加大工农业生产环境保护力度，减少有害物质排放，对有害作业人员加强劳动防护；③改善饮水设施，减少河水、库水、塘水及井水的污染；④重视高血压、高血脂、高血糖、脑动脉硬化等的防治；⑤注重体育锻炼和脑力劳动，延缓脑细胞衰老。

（二）二级预防

目的是早发现，早诊断，早治疗，减少功能障碍。帕金森病早期，可采用理疗、医疗体育、太极拳、水疗、按摩、气功、针灸等治疗，以维持日常一般工作和生活，尽量推迟抗震颤麻痹药物应用的时间。帕金森病失代偿期应使用药物治疗，以缓解症状。

（三）三级预防

目的是延缓病情发展、防止病残、改善生活质量，主要包括以下几个方面：①积极采用康复治疗、药物或手术等综合治疗，以延缓病情发展；②重视心理疏导安抚和精神关爱；③积极鼓励患者主动运动，提高日常生活活动能力，尽可能保持肢体运动功能，注意防止跌倒及肢体挛缩畸形；④针对言语障碍患者，针对性进行言语训练；⑤长期卧床者，应加强生活护理，防止坠积性肺炎及褥疮感染等并发症；⑥积极营养支持治疗，提高免疫功能，降低死亡率。

十二、预后

帕金森病的预后与病情严重程度、诊断时间、康复治疗开展时间、康复方法等因素密切相关。且帕金森病是不断进展的神经系统变性疾病，其预后较差。

（桑德春　卢利萍）

第三节　老年周围神经病损康复

一、概述

　　周围神经病损包括周围神经病和周围神经损伤。周围神经疾病或损伤后可表现为运动障碍、感觉障碍、反射障碍和自主神经功能障碍等,影响患者的日常生活自理能力,给患者家庭和社会生活带来不利影响。康复治疗是解决上述问题的办法之一,但需要严格按照规范的康复治疗方法及标准指导康复医疗工作。

二、定义

　　周围神经(peripheral nerve)由神经节、神经丛、神经干和神经末梢组成,分脑神经、脊神经和内脏神经。周围神经还可根据分布的对象不同,分为躯体神经和内脏神经。躯体神经分布于体表、骨、关节和骨骼肌,内脏神经分布于内脏、心血管、平滑肌和腺体。除此之外,周围神经还可根据传递神经冲动的方向不同分为传入神经和传出神经。传入神经由周围向中枢传递神经冲动,产生感觉,又称为感觉神经,而传出神经由中枢向周围传递神经冲动,产生运动,又称为运动神经。

　　周围神经病(peripheral neuropathy)是指原发于周围神经系统的结构或功能损害的疾病。周围神经损伤(peripheral nerve injury)是指周围神经丛、神经干或其分支受到外力作用而发生的损伤。周围神经疾病或损伤后可表现为运动障碍、感觉障碍、反射障碍和自主神经功能障碍等。

　　老年周围神经病损康复是针对老年人周围神经疾病或损伤导致的各种功能障碍采取的康复治疗措施,帮助患者改善功能,提高生活能力,回归家庭和社会。

三、病因及病理生理

(一)病因

　　1. 机械损伤　金属、刀、玻璃等造成的切割伤,骨折脱位所致的神经压迫伤和牵拉性损伤等。

　　2. 火器伤　弹片、爆炸物等造成的损伤。

　　3. 烧伤　电烧伤、放射性烧伤等所致损伤。

　　4. 医源性损伤　在外伤和疾病治疗过程中处理不当所引起损伤,包括药物注射性神经损伤、手术误伤,闭合性骨折与关节脱位复位固定时处理不当的神经牵拉和压迫伤等。

　　5. 疾病　代谢性疾病、营养不良性疾病、结缔组织疾病、感染性疾病、中毒性疾病、缺血性疾病、肿瘤等均可引起周围神经损伤。

(二)病理生理

　　随着年龄增长,老年人外周神经系统也发生相应变化,表现为神经细胞树突变短或减少、周围神经节段性脱髓鞘、神经纤维变性、运动及感觉神经传导速度减慢,这些都是老年周围神经病损的发病基础。

　　周围神经病损后的变化有几种情况:①轴突连续性受到影响,但传导阻滞的改变是可逆的。因轴突的连续性存在,避免了顺行与逆行轴浆运输的中断,神经损伤的远端仍接受刺激,运动、感觉功能障碍可在数分钟到数月恢复。②轴突的连续性中断后,其远端的轴突出现典型的 Waller 变性(Wallerian degeneration),由于神经元与末梢器官分离,神经元发生相关的组织与生化变化。按其损伤程度不同可表现为受损神经干节段轻度缺血,神经束内水肿,神经内膜基质增生,胶原纤维增多,纤维瘢痕增生,神经束损伤断裂、回缩,神经束间神经与神经外膜出血,炎症反应和纤维化等。③神经干断离,两断端发生回缩,两断端有神经外膜和神经束膜的成纤维细胞增殖,以后形成瘢痕,阻止了轴突在断端的连接。周围神经损伤后,若神经胞体不发生死亡,可出现再生反应。周围神经再生的活性在损伤后以近侧轴突断端神经轴突发芽开始,再生轴突将随着适宜的物理通道向远侧生长、延伸,以取代已变性的轴突部分,最终与靶器官形成功能突触。

四、分类

(一)根据解剖结构分类

按 Seddon 方法将周围神经损伤分为三类。

1. 神经失用(neurapraxia)　神经受伤轻微,不发生轴突变性,轴突的连续性存在,暂时失去神经传导功能。

2. 轴突断裂(axonotmesis)　神经损伤较重,轴突部分或完全断裂,损伤的远端发生 Waller 变性,但神经内膜完整,有完全恢复的可能。

3. 神经断裂(neurotmesis)　神经受损严重,神经干完全断离,神经失去连续性,瘢痕形成,神经功能难以恢复。

(二)根据损伤严重程度分类

根据 Sunderland 法将周围神经损伤分为五度。

1. Ⅰ度　轴突的连续性存在,可有节段性脱髓鞘,轴突传导出现生理性阻断,可恢复。

2. Ⅱ度　轴突与髓鞘受损,神经内膜组织未受损,可出现 Waller 变性。

3. Ⅲ度　轴突、髓鞘、神经内膜受损,但神经束膜完整。

4. Ⅳ度　轴突、神经内膜、神经束膜破坏,神经外膜尚完整,神经干的连续性靠神经外膜维持。

5. Ⅴ度　神经束与神经外膜均断离,神经干完全破坏,失去其连续性。

五、临床诊断标准

(一)病史

了解疾病和损伤的病史。

(二)症状、体征

根据运动功能障碍、感觉功能障碍、自主神经功能障碍、反射功能障碍及继发功能障碍等表现进行判断。

(三)辅助检查

根据神经电生理和其他实验室检查结果,提供诊断依据。

六、临床治疗

老年周围神经病损的临床治疗主要包括药物和手术治疗。药物治疗包括针对原发疾病药物、神经营养药物和促进神经再生药物治疗。神经营养药物有维生素 B_1、维生素 B_{12}、ATP、辅酶 A 等。促进神经再生的药物应用较多的是神经节苷脂和神经生长因子。

对保守治疗无效或有手术适应证的患者,应尽早进行手术治疗。包括神经探查术、神经缝合术、神经松解术、神经移植术和肌腱移位术等。

七、康复评定

(一)运动功能评定

1. 视诊　皮肤是否完整,肌肉有无肿胀和萎缩,肢体有无畸形,步态和姿势有无异常。

2. 肢体围度　测量肢体周径。

3. 肌力　通过徒手肌力检查法(manual muscle test, MMT),评定肌肉力量。

4. 关节活动范围评定　测量关节活动范围,了解关节受限情况。

5. 运动功能恢复等级评定　由英国医学研究会提出,把神经损伤后的运动功能恢复分为 6 级(表 3-3-1)。

表 3-3-1　周围神经损伤后运动功能恢复评定表

恢复等级	评定标准
0 级(M0)	肌肉无收缩
1 级(M1)	近端肌肉可见收缩
2 级(M2)	近、远端肌肉均可见收缩
3 级(M3)	所有重要肌肉能抗阻力收缩
4 级(M4)	能进行所有运动,包括独立的或协同的运动
5 级(M5)	完成正常

(二)感觉功能评定

1. 感觉检查　包括触觉、痛觉、温度觉、压觉、两点辨别觉、皮肤定位觉、皮肤图形辨别觉、实体觉、位置觉、神经干叩击试验等。

2. 感觉功能恢复评定　对感觉功能的恢复情况,采用英国医学研究会的分级评定表进行评定(表 3-3-2)。

表 3-3-2　周围神经损伤后的感觉功能恢复评定表

恢复等级	评定标准
0 级(S0)	感觉无恢复
1 级(S1)	支配区皮肤深感觉恢复
2 级(S2)	支配区浅感觉和触觉部分恢复
3 级(S3)	皮肤痛觉和触觉恢复,且感觉过敏消失
4 级(S3+)	感觉达到 S3 水平外,两点辨别觉部分恢复
5 级(S4)	完全恢复

（三）反射检查

包括肱二头肌反射、肱三头肌反射、桡骨膜反射、膝反射、踝反射等。

（四）自主神经检查

1. 卧立试验 患者平卧位数 1min 脉搏，起立再数 1min 脉搏数，由卧位到立位脉搏增加 10~12 次为交感神经兴奋增强。

2. 体位变换试验 体位变换试验包括卧立反射试验和立卧反射试验。

3. 竖毛反射 将冰块置于患者颈后或腋窝，数秒钟后可见竖毛肌收缩，毛囊处隆起，根据竖毛反射障碍的部位来判断交感神经功能。

（五）电生理评定

电生理学检查对于周围神经病损具有重要的意义，可以帮助判断病损的部位、范围、性质、程度以及预后等。

1. 直流感应电 直流感应电可正确反映周围神经损伤的程度，通过间断直流电和感应电刺激神经、肌肉，根据兴奋阈值，收缩形态和极性反应来判断神经肌肉的功能状态，为确定治疗方案提供重要依据。

2. 强度 - 时间曲线 是一种测定神经肌肉兴奋性的电诊断方法，能比较精确、定量地测定组织的兴奋性。引起组织兴奋的电刺激，与电流强度及刺激时间均有关，用坐标表示，并连成线，即为强度 - 时间曲线，以此来判断肌肉为完全失神经支配、部分失神经支配及正常神经支配，并可反映神经有否再生。

3. 肌电图检查 可判断失神经的范围与程度以及神经再生的情况。周围神经完全损伤早期，其所支配肌肉可完全没有电位活动。2~4 周后，可出现失神经的纤颤电位和正向电位，由于神经损伤后的变性、坏死需经过一定时间，失神经表现往往在伤后 3 周左右才出现，故最好在伤后 3 周进行肌电图检查。神经再生后，纤颤电位和正向电位逐渐消失，出现新生电位。

4. 神经传导速度的测定 可以测定刺激所产生的神经传导动作电位波幅和末梢潜伏期，以末梢潜伏期除以刺激电极与记录电极之间的距离即可得出神经传导速度。异常表现为传导速度减慢和波幅降低，前者主要反映髓鞘损害，后者为轴索损害。

5. 体感诱发电位 对常规肌电图难以查出的病变可做出诊断。灵敏度高、定量估计病变、定位测定传导通路、重复性好。

八、康复治疗

（一）康复治疗原则

康复目标是缓解症状、提高肢体功能、防治并发症、提高日常生活活动能力及生活质量。所要遵循康复治疗原则如下。

1. 寻找病因，进行针对性康复治疗。
2. 采取综合的康复治疗手段。
3. 积极防治并发症，避免继发功能障碍。
4. 劳逸结合，保证医疗安全。
5. 解决心理问题，提高患者主动治疗的意识。

（二）康复治疗方法

1. 手术治疗前后的康复治疗 周围神经损伤术前应进行功能训练及理疗，尽量恢复关节活动范围,为手术及术后恢复创造良好的条件。术后可依据不同的手术,选择有针对性的康复治疗。

（1）神经缝合术后:神经缝合术后局部外固定 4~6 周。在固定期间即应进行被固定关节周围肌肉的静力性收缩及对瘫痪或肌力减弱的肌肉进行电刺激。而固定部位以外的关节,尽可能做全关节范围内的主动或被动运动。未受损或不全瘫痪的肌肉则应进行主动收缩。局部固定去除后,进行被固定关节的关节活动范围训练,需要注意的是动作要轻柔,缓慢增加关节活动幅度,以防止过度牵拉缝合的神经。必要时可行关节功能牵引,但要注意关节活动范围的扩大速度不宜过快,同时还要加强修复神经所支配肌肉的力量训练。

（2）神经松解术后:神经松解术后应及早开始康复治疗。术后第二天即可进行缓慢而温柔的主动和被动运动,并利用各种物理因子治疗改善血液循环,减少瘢痕形成。创口基本愈合后,应重点进行肌力训练及改善关节活动范围的训练。

（3）神经移植术后:术后需训练重新建立的神经移植后的运动模式。并可采用助力运动、肌电生物反馈等方法,反复进行功能训练活动,逐渐建立运动的协调性,恢复运动的协调功能。

（4）肌腱移位术后:肌腱移位术前要加强待移位肌腱部位肌力训练,术后注意防止粘连。术后可通过物理因子和主动、被动活动,改善局部血液循环,防止瘢痕形成,并进行重建运动协调的训练。

2. 物理因子治疗

（1）电刺激疗法:可防治肌肉萎缩、促进周围神经损伤的恢复,应尽早进行电刺激治疗,同时配合肌肉主动和被动运动。

（2）温热疗法:早期应用短波、微波透热疗法,有利于消除炎症、加快水肿吸收,促进神经再生。蜡疗、热敷等,可改善局部血液循环、缓解疼痛、缓解粘连。需要注意的是,老年人对外周刺激不敏感,故温度要适宜,防止烫伤。治疗部位机体内有金属固定物时,应避免用温热疗法。

（3）激光疗法:氦-氖激光（10~20mW）或半导体激光（200~300mW）照射有消炎、促进神经再生的作用。照射部位为损伤部位或沿神经走向选取位照射,每部位照射 5~10min。

（4）水疗法:温水浸浴、气泡浴、漩涡浴等可以缓解肌肉紧张,促进局部循环,缓解粘连。水中运动,有利于防止肌肉挛缩、扩大关节活动范围、提高运动能力。

3. 运动疗法

（1）早期

1）肢体肿胀的处理:可抬高患肢、用弹力绷带包扎,做轻柔的向心性按摩及被动活动等。

2）保持功能位:利用体位摆放、矫形器、石膏托、夹板等方法将受累肢体各关节保持在功能位。

3）被动活动:受累肢体各关节全范围各轴向的被动运动,每天至少 1~2 次,以保持关节正常活动范围,防止挛缩畸形。被动活动时应注意:①只在无痛范围内进行;②在关节正常范围内进行;③运动速度要慢;④周围神经和肌腱缝合术后要在充分固定后进行。

4）主动活动:神经损伤程度较轻,肌力在 2~3 级以上,可进行主动运动。注意运动量要适宜,特别是在神经创伤、神经和肌腱缝合术后要控制运动量。

5）防止肌萎缩,增强肌力:肌力 0~1 级时,可采取按摩及被动运动等方法,防止失神经支配肌肉的萎缩。肌力 1~2 级时,可进行助力运动等。肌力 3~4 级时,采用主动运动,如渐进性抗阻肌力训练、等速肌力训练等,同时进行速度、耐力、协调性与平衡性的训练。耐力训练采用延长训练时间、增加肌肉收缩次数等方法。

（2）恢复期

1）肌力训练:根据实际情况来选择运动方法,肌力超过 3 级时,可进行抗阻练习,以争取肌力的最大恢复,但应注意运动量不宜过大,以免肌肉疲劳。同时也要注意速度、耐力、灵敏度、协调性与平衡性的训练。

2）促进感觉障碍的恢复:通过综合训练促进大脑对感觉的再学习及再认识。感觉过敏者,可采用脱敏疗法,选用不同质地不同材料的物体如棉球、毛巾、毛刷、米粒、沙子等刺激敏感区,刺激量宜逐渐加大,使之逐渐产生适应性和耐受力。感觉丧失者,在促进神经再生治疗的基础上,采用感觉重建的方法。而感觉重建的方法是让患者肢体触摸或抓捏各种不同大小、形状和质地的物品来进行反复训练。其原则是由大物体到小物体,由简单物体到复杂物体,由粗糙质地到纤细质地,由单一类物体到混合物体。感觉训练不宜过长,过频,以每天训练 10~15min 为宜。

3）日常生活活动能力训练:在进行上述训练的同时应注意日常生活活动能力训练,如洗漱、穿衣、取物、如厕、骑自行车、购物、去公园等,把训练内容转化为实用性训练。

4. 作业治疗　根据功能障碍的部位及程度、肌力和耐力的检测结果,进行有关的作业治疗。作业疗法的内容主要是通过作业活动达到治疗目的。作业活动内容的安排要充分考虑患者的兴趣、能力和所要达到的治疗目的。采用作业活动有马赛克、编织、打字、木工、雕刻、缝纫、刺绣、泥塑、修理仪器、园艺等。治疗中不断增加训练的难度与时间,以增强肌肉的灵活性和耐力,同时要与日常生活活动能力训练相结合。治疗过程中注意防止由于感觉障碍而引起机械摩擦性损伤。

5. 心理治疗　老年周围神经病损的患者,常伴有各式各样的心理问题。担心损伤后不能恢复、就诊的经济负担、损伤产生的家庭和社会等方面的问题。可表现有焦虑、抑郁、躁狂等。可采用医学教育、心理咨询、集体治疗、患者示范等方式来消除或减轻患者的心理障碍,使其发挥主观能动性,积极地进行康复治疗。也可通过有兴趣的作业治疗来改善患者的心理状态。心理治疗要注意调动患者的主观能动性,积极地配合并主动参与康复治疗。

6. 传统康复治疗　主要指中医的治疗方法,包括针刺治疗、推拿治疗、中药治疗等。

（1）针刺治疗:根据患者损伤情况,局部选穴或循经取穴。目的是活血止痛,加强组织营养,消除炎症和水肿,减轻神经的损害,防止肌肉萎缩。

（2）推拿治疗:以祛瘀消肿、通经活络为原则,推拿按摩的主要作用是改善血液循环、防止关节和软组织粘连,预防和治疗肌肉萎缩。推拿的手法要轻柔,强力的按摩对软瘫的肌肉多有不利,长时间的按摩不利于肌肉萎缩的防治。推拿的选穴方法可参照针刺穴位,手法施以滚法、按法、揉法、搓法、擦法等。

（3）其他治疗:中药、艾灸、火罐等也有助于外周神经损伤的修复。

（三）常见周围神经损伤的康复治疗

1. 臂丛神经损伤康复

（1）临床表现:臂丛神经损伤较常见,上肢的过度牵拉、锁骨和第一肋骨骨折、肩关节脱位、锁骨上窝外伤、刀刺伤、颈部手术药物使用不当、放射等均可引起臂丛神经损伤。臂丛神经损伤可分为根性损伤、干性损伤、束性损伤和全臂丛损伤四类。

1）神经根损伤：可分为上臂丛神经损伤（C5~7）和下臂丛神经损伤（C8~T1）。上臂丛神经损伤，主要表现为肩不能上举，肘不能屈曲，屈腕肌力减弱，上肢伸面感觉大部分缺失。三角肌和肱二头肌萎缩，前臂旋前障碍，手指活动正常。下臂丛神经损伤主要表现为手功能障碍或丧失，手内部肌肉全部萎缩，有爪形手、扁平手畸形，前臂及手尺侧感觉缺失，可出现患侧 Horner 征。

2）神经干损伤：可分为神经上干（C5,6）、中干（C7）、和下干（C8~T1）损伤。上干损伤临床表现与上臂丛损伤相似。中干损伤短期内伸肌群肌力减弱外，可无明显的症状和体征。下干损伤表现与下臂丛损伤相似。

3）神经束损伤：外侧束损伤表现为肌皮神经、正中神经外侧根、胸前神经麻痹。内侧束损伤可出现尺神经、正中神经内侧根、胸前内侧神经麻痹。后束损伤出现肩胛下神经、胸背神经、腋神经、桡神经麻痹。

4）全臂丛神经损伤：可表现为整个上肢呈弛缓性麻痹，上肢各关节不能主动运动。上肢除了臂内侧尚有部分感觉外，其余全部丧失。上肢肌腱反射消失。肢体远端肿胀，可出现 Horner 综合征。

（2）康复治疗

1）消炎止痛：可采用短波、微波、红外线、激光照射、低中频电疗、磁疗、干扰电疗、电针、超声波、半导体激光等物理因子治疗，达到消炎、减轻水肿、止痛的目的。疼痛严重者可采取颈交感神经节封闭或臂丛神经封闭的方法。对顽固性疼痛可行手术治疗。

2）促进神经再生及修复：可选用神经生长因子、神经节苷脂、维生素 B_1、维生素 B_{12} 等神经营养药物，促进神经再生及修复。

3）感觉恢复训练：感觉过敏的可采取脱敏疗法，感觉丧失则需进行感觉重建训练。感觉训练方法让患者触摸不同材质、不同形状的物体，体会不同的感觉，逐渐提高其分辨能力。

4）提高肌力：肌力在 3 级以下时，可用神经肌肉电刺激和肌电生物反馈治疗提高肌肉力量。也可以通过被动活动、主动助力运动提高肌力、防治肌肉萎缩。肌力达 3 级以上时，可进行抗阻运动。对肌力难以提高的患者，可考虑行肌腱移位术、肌腱重建术等手术治疗，术后进行相应功能训练。

5）防治并发症：重点是防治软组织粘连和关节挛缩。方法有物理因子治疗、主动和被动关节活动范围训练和矫形器的使用等。

6）心理治疗：臂丛神经损伤后，对肢体功能影响大，严重影响患者的日常生活和社会活动能力，患者是极其痛苦的。因此，要注意患者心理状态的把握和调整，鼓励患者树立战胜疾病的信心，正确引导患者进行治疗。

2. 腋神经损伤康复

（1）临床表现：腋神经损伤的常见原因有肩关节骨折脱位、肱骨上端骨折、肩后部的撞击伤、腋杖使用不当等。临床表现为上肢外展困难、外旋无力、三角肌萎缩、三角肌区皮肤感觉障碍。

（2）康复治疗

1）提高肌力：通过主动运动、被动运动、抗阻外展运动、电刺激等提高肌力，特别是肩关节主动外展活动。

2）感觉恢复训练：主要是利用毛刷、冷热刺激等方法，提高损伤部位的感觉功能。

3）促进神经再生：利用神经肌肉电刺激、药物等促进神经再生。

4）防治并发症：预防和治疗肩关节内收及内旋挛缩，可用肩吊带防止肱骨头下方脱位。

3. 桡神经损伤康复

（1）临床表现：在上肢周围神经中，桡神经是较容易损伤的。损伤的原因有肱骨干骨折、腋杖压迫、桡骨颈骨折等。临床表现依据不同部位而不同。肘下损伤时，出现腕下垂，拇指及各手指下垂，拇指不能桡侧外展，不能伸直各掌指关节。肘上损伤时，除以上特征外，还有肱桡肌萎缩。而损伤于腋部时，尚有肘关节不能伸直的症状。桡神经损伤可出现手背桡侧半皮肤感觉减退。

（2）康复治疗

1）早期治疗：康复治疗原则是消除炎症及水肿，防止肢体挛缩畸形，防止肌肉萎缩，促进神经再生。具体方法有：①患肢功能位的摆放：有水肿时将患肢抬高，保持良好肢体位置，必要时可用夹板或矫形器将患肢固定在功能位；②被动运动：损伤早期肢体麻痹后即应进行被动运动或按摩。但要注意麻痹肌不能过度伸展，不宜使肌肉过度疲劳；③物理因子治疗：可采用超短波、微波、水疗等方法止痛、改善局部血液循环及神经肌肉的营养状态。

2）恢复期治疗：康复治疗原则是防止肌肉萎缩，提高肌力，促进神经再生。具体方法有①物理因子治疗：通过电刺激疗法、温热疗法、水疗等改善血液循环，提高肌肉收缩力；②作业疗法：通过作业活动增加关节活动范围、提高肌力的协调性和耐力；③矫形器的使用：损伤于上臂者，应采用外展支架，手部也可用外展矫形器，使指关节伸展、拇指外展。利用伸腕夹板预防腕关节伸腕挛缩。

4. 尺神经损伤康复

（1）临床表现：尺神经损伤的原因有颈肋、肱骨髁上骨折、肘关节脱位、腕部切割伤及肱骨尺神经沟处骨质增生等造成创伤性尺神经炎等。临床表现为环、小指掌指关节过伸、指间关节屈曲呈爪状畸形。不能在屈曲掌指关节的同时伸直指间关节。不能向尺侧屈腕及屈曲小指远侧指关节。各手指不能内收外展，手指内收力量减弱。骨间肌及小鱼际肌群萎缩，小指与拇指对捏障碍。腕部损伤时，手掌面尺侧一指半皮肤感觉消失。肘部损伤时，尚有手背尺侧半皮肤感觉消失。

（2）康复治疗：康复治疗原则同桡神经损伤。可使用关节折曲板，保持掌指关节屈曲到45°，以防止第四、五指掌指关节过伸畸形。也可配戴弹簧手夹板，使屈曲的手指处于伸展位，保证蚓状肌处于良好位置。重点训练的内容是手指分开、并拢和伸展运动；用手指夹物体，先夹较大较厚的物体，逐渐夹较薄的物体如扑克牌、纸张；训练手的精细动作，如第四、五指与拇指的对掌抓捏动作、球状抓握、圆柱状抓握与放松等。

5. 正中神经损伤康复

（1）临床表现：正中神经损伤的原因有肱骨髁上骨折、肘关节、锐器损伤、腕管综合征、月状骨脱位等。损伤于腕部时，拇指不能对掌及掌侧外展，鱼际肌萎缩。损伤于肘部时，除以上特点，还有拇指示指不能屈曲，中指屈曲障碍，前臂屈肌萎缩。手掌面桡侧3指半皮肤感觉减退。正中神经损伤后可出现灼性神经痛。

（2）康复治疗

1）保持功能位：使用矫形器保持受累关节处于功能位。

2）支具下功能训练：使用对指长夹板以支撑腕关节，进行拮抗肌被动运动。如果为不全麻痹则使用对指短夹板进行手指的伸展及抓握练习。

3）提高肌力：肌力在3级以下时，应加强肌力训练。当手指肌力恢复到3级时，应指导患者多做手的精细动作训练，同时注意与日常生活活动能力训练结合。

4）感觉训练：由于正中神经损伤后不仅影响屈拇指、屈指及对掌功能，而且实体感丧失对手的功能有很大影响，恢复感觉功能十分重要。可以让患者触摸各种不同大小、形状、质地的物体，先在直视下完成，然后闭眼完成，使患者逐渐能辨认不同的物体。对感觉过敏，采用脱敏治疗，要求多使用敏感区，对敏感区进行自我按摩，用不同材质的物品刺激敏感区等。指导保护感觉障碍区，不要用患手去触摸危险的物体，防止发生烫伤、刺伤等。

6. 坐骨神经损伤康复

（1）临床表现：坐骨神经损伤的常见原因是椎间盘突出、脊椎骨折脱位、腰椎滑脱，其他原因有髋关节脱位、股骨干骨折、骶骨及髂骨骨折等。坐骨神经损伤可出现半腱肌、半膜肌、股二头肌、小腿后肌群肌肉瘫痪，足及足趾运动完全消失，呈"跨阈步态"。小腿外侧感觉障碍或出现疼痛，足底感觉丧失，跟腱反射消失。

（2）康复治疗

1）原发病损治疗：应及时处理上述原发病损。比如腰椎间盘突出的患者，在经过物理因子治疗、运动疗法、针灸、药物等保守治疗无效时，应采取手术治疗，并于术后进行系统康复训练。

2）神经营养治疗：通过神经肌肉功能电刺激、神经营养药等，加强神经营养，帮助神经恢复。

3）提高肌力：3级以下肌力可采用主动运动、电刺激、神经生物反馈的方法提高肌力。3级以上肌力可增加抗阻运动，同时进行提高肌肉耐力训练。

4）感觉训练：对有感觉异常的患者，可采取药物、物理因子、感觉训练等方法，综合地进行治疗。

5）止痛：综合应用中药、西药、物理因子等方法进行治疗，必要时进行封闭或手术治疗。

7. 腓总神经损伤康复

（1）临床表现：腓总神经损伤的原因有腓骨小头骨折、腓骨颈骨折、小腿石膏固定过紧、胫腓关节后脱位等。临床表现为足和足趾不能背伸，足不能外展，足下垂并转向内侧而成为马蹄内翻足，足趾亦下垂。小腿前外侧及足背面感觉减退。

（2）康复治疗：神经营养治疗、肌力训练、感觉训练等方法同坐骨神经损伤康复。此外，应注意以下两点。

1）手术：对神经断裂者，应尽早手术缝合。对神经损伤后不能恢复者，可行肌腱移植术。

2）矫形器的使用：可使用支具使踝关节保持于90°，防止足内翻。同时做踝背伸及足趾伸展的运动训练，以提高疗效。

九、康复护理

针对老年周围神经病损，除了上述康复治疗措施，康复护理的作用不可忽视，其干预措施包括以下几点：

（一）体位护理

根据神经损伤的部位和性质给予良好肢位摆放、保持肢体功能位。

（二）康复延伸治疗

根据康复治疗组的意见，监督和指导患者在病房进行关节活动范围、肌力、感觉和日常生活活动能力等训练。

（三）并发症的预防及护理

预防关节挛缩、骨质疏松、烫伤、摔伤等继发性功能障碍和继发损伤的护理。加强周围循环障碍、肢体肿胀、疼痛的预防和护理等。

（四）健康宣教

在做心理治疗的同时要对患者进行健康宣教。教育患者不要用无感觉的部位去接触危险的物体，如运转中的机器、搬运重物。防止做饭、烧水、吸烟烫伤。对有感觉丧失的手、手指，应经常保持清洁、戴手套保护。若坐骨神经或腓总神经损伤，应保护足底，特别是在穿鞋时，要防止足的磨损。预防无感觉区发生压迫性溃疡，观察固定的夹板或石膏是否存在问题。遇有不适，应立即去就诊。通过这些方式，让患者保持良好心态应对疾病。

十、预防

由于老年周围神经病损主要包括周围神经病和周围神经损伤两大部分，因此应根据不同病因进行干预及预防。

（一）一级预防

针对周围神经病，目的是防未病。老年周围神经疾病中，多数为糖尿病周围神经病变，要定期进行血糖监测，将血糖控制在一个正常水平，控制饮食，适量运动，选用降血糖与调脂药物，并重视糖尿病知识宣传教育，预防糖尿病周围神经病的并发症发生。

针对外伤等意外损伤所致的老年周围神经损伤，主要预防意外所致骨折。老年人视觉及本体感觉下降后，立位平衡能力差，易发生跌倒摔伤，应注意避免穿拖鞋，行走过程中多注意地面及周围情况，避免跌倒摔伤及撞伤。针对医源性损伤，包括药物注射性神经损伤、手术误伤等，需要严格执行相关医疗操作规范，提高医务人员的操作水平。

（二）二级预防

目的是早发现，早诊断，早治疗，减少功能障碍。在周围神经病早期即通过电生理等手段进行筛查诊断，使用神经营养药物和促进神经再生药物进行治疗。

（三）三级预防

目的是延缓病情发展、防止病残、改善生活质量。采取综合的康复治疗手段，积极防治并发症，避免继发功能障碍。

十一、预后

老年周围神经病损的预后与病因种类、病情严重程度、诊断时间、康复治疗开展时间、康复方法等因素密切相关。周围神经病变由于存在原发病，且一般为多发性的神经损害，相对于一次性损伤的周围神经损伤预后相对较差。

（桑德春　卢利萍）

参考文献

1. 中国脑梗死急性期康复专家共识[J]. 中华物理医学与康复杂志, 2016, 38(1): 1-6.

2. 中华医学会神经病学分会, 中华医学会神经病学分会神经康复学组, 中华医学会神经病学分会脑血管病学组. 中国脑卒中早期康复治疗指南[J]. 中华神经科杂志, 2017, 6(6): 405-412.

3. Gittler M, Davis A M. Guidelines for Adult Stroke Rehabilitation and Recovery[J]. JAMA, 2018, 319(8): 820.

4. Hebert D. Canadian stroke best practice recommendations: Stroke rehabilitation practice guidelines, update 2015[J]. International Journal of Stroke, 2016, 11(4): 459-484.

5. 张通. 中国脑卒中康复治疗指南(2011完全版)[J]. 中国康复理论与实践, 2012, 18(4): 301-318.

6. Eskes GA. Canadian Stroke Best Practice Recommendations: Mood, Cognition and Fatigue following Stroke Practice Guidelines, Update 2015[J]. International Journal of Stroke, 2015, 10(7): 1130-1140.

7. Zeng W. Mirror therapy for motor function of the upper extremity in patients with stroke: A meta-analysis[J]. J Rehabil Med, 2018, 50(1): 8-15.

8. Matsumoto S. Effect of Underwater Exercise on Lower-Extremity Function and Quality of Life in Post-Stroke Patients: A Pilot Controlled Clinical Trial[J]. J Altern Complement Med, 2016, 22(8): 635-641.

9. Arya KN, Pandian S, Puri V. Rehabilitation methods for reducing shoulder subluxation in post-stroke hemiparesis: a systematic review[J]. Top Stroke Rehabil, 2018, 25(1): 68-81.

10. Ranner M. Experiences of participating in a client-centred ADL intervention after stroke[J]. Disabil Rehabil, 2018: 1-9.

11. Fox SH. International Parkinson and movement disorder society evidence-based medicine review: Update on treatments for the motor symptoms of Parkinson's disease[J]. Movement Disorders, 2018, 33(8): 1248-1266.

12. Parkinson's Disease in Adults: Diagnosis and Management. National Institute for Health and Care Excellence: Clinical Guidelines. 2017, London: National Institute for Health and Care Excellence(UK).

13. 宋鲁平, 王强. 帕金森病康复中国专家共识[J]. 中国康复理论与实践杂志, 2018, (7): 745-752.

14. Wu Y, Guo XY, Wei QQ, et al. Non-motor symptoms and quality of life in tremor dominant vs postural instability gait disorder Parkinson's disease patients[J]. Acta Neurol Scand, 2016, 133(5): 330-337.

15. Van der Heeden JF, Marinus J, Martinez-Martin P, et al. Postural instability and gait are associated with severity and prognosis of Parkinson disease[J]. Neurology, 2016, 86(24): 2243-2250.

16. 中华医学会神经病学分会帕金森病及运动障碍学组, 中国医师协会神经内科医师分会帕金森病及运动障碍专业. 中国帕金森病的诊断标准(2016版)[J]. 中华神经科杂志, 2016, 49(4): 268-271.

17. BenkaWallén M, Sorjonen K, Löfgren N, et al. Structural validity of the Mini-Balance Evaluation Systems Test (Mini-BESTest) in people with mild to moderate Parkinson disease[J]. Phys Ther, 2016, 96(11): 1799-1806.

18. Loscher W, Iglseder B. Polyneuropathy in the elderly[J]. Z Gerontol Geriatr, 2017, 50(4): 347-361.

19. Anish L. Neuropathy in elderly: lessons learnt from nerve biopsy[J]. Age Ageing, 2015, 44(2): 312-317.

20. Chui J. Perioperative Peripheral Nerve Injury After General Anesthesia: A Qualitative Systematic Review[J]. Anesth Analg, 2018, 127(1): 134-143.

第四章

老年骨骼肌肉系统疾病的康复

第一节　老年肩关节周围炎康复

一、概述

老年肩关节周围炎简称肩周炎（scapulohumeral periarthritis），是老年患者常见的慢性无菌性炎性疾病，是导致老年人肩关节活动受限，因病致残的临床常见疾病，因致病机制不明确，临床治疗方式多样，治疗效果存在差异。本指南主要参考欧美肩周炎康复指南，并积极吸纳我国临床实践成果，特别是传统中医学的治疗精华，旨在规范临床肩周炎的治疗途径，提高临床康复工作者肩周炎诊断和康复治疗能力。

二、定义

肩周炎指因肩关节周围肌腱、腱鞘、滑囊和关节囊等软组织慢性炎症粘连，限制肩关节活动，引起肩部疼痛、活动障碍的病症。目前国内肩周炎有广义和狭义两种理解，广义则指肩周四大类疾病：①肩周滑囊病变（粘连性滑囊炎、钙化性滑囊炎、闭塞性滑囊炎等）；②盂肱关节腔病变（粘连性关节炎、冻结肩、疼痛性肩挛缩症、疼痛肩、肩关节僵硬疼痛等）；③肌腱、腱鞘的退化性病变（肱二头肌长头腱炎、粘连性腱鞘炎、冈上肌腱炎、钙化性肌腱炎、退行性肌腱炎、肩袖炎、疼痛弧综合征等）；④其他肩周围病变（喙突炎、肩关节骨关节炎、类风湿关节炎等），而狭义仅指盂肱关节粘连。

该《指南》明确指出其适用疾病范围是：西医诊断的狭义肩周炎即盂肱关节粘连性关节炎；同时建议广义肩周炎中肩周滑囊病变、肌腱及腱鞘退行性变分类下的肱二头肌长头腱炎及腱鞘炎、喙突炎、肩峰下滑囊炎、钙化性肌腱炎等疾病亦可参考该《指南》。

三、流行病学

国内外有关肩周炎的发病率都缺乏合理的研究和细致的统计，至今尚缺乏有关普通人群中肩周炎流行病学的研究报道。国外初步研究报道，肩周炎好发于40~70岁的中老年人，在这个年龄段有2%~5%的患病率，女性较男性多见，左右手无明显差异。大约有10%的肩周炎患者在第一次发病的5年内对侧肩关节也会再次罹患"肩周炎"。实际上，肩痛患者中肩周炎并非常见，肩袖损伤的比例肯定更高。已有研究发现50岁以上老年人肩袖损伤的比例高达23%。

四、病因及病理生理

目前有关肩周炎的发病因素，临床上较为常见的说法有：肩关节退行性病变，肩关节周围炎症改变，肩周软组织急性挫伤或慢性劳损，肩部长期制动继发粘连等，此外，颈椎病，肺、心、胆源性疾病肩部牵扯痛经久不愈，也可继发肩周炎。大样本的临床调研发现，在本病的众多发病因素中,首当其冲的是肩部退行性变,糖尿病、肩部外伤史、甲状腺疾病和颈椎病也是常见原因,且糖尿病和肩部外伤史为其发病的独立危险因素。

五、分型、分期与分度

(一)肩周炎分型

根据病变部位分为:

1. 肩关节腔病变型　主要包括冻结肩、疼痛性肩挛缩症、粘连性关节囊炎、疼痛肩以及肩关节周围粘连症等。

2. 滑液囊病变型　主要包括粘连性肩峰下滑囊炎、粘连性滑液囊炎、钙化性滑囊炎、闭塞性滑囊炎以及三角肌下滑囊炎等。

3. 肌腱炎及腱鞘炎　包括肱二头肌长头腱炎、粘连性腱鞘炎、冈上肌肌腱炎、疼痛弧综合征、钙化性肌腱炎、退行性肌腱炎、肩袖炎等。

4. 其他肩周病变型　肩纤维组织炎、喙突炎、退行性肩关节炎等。

(二)肩周炎分期

根据症状的演变一般分为3个时期:

1. 疼痛期　持续2.5~9个月,表现为逐渐加重的肩周围疼痛。

2. 僵硬期　持续4~12个月,此期肩关节疼痛缓解,而以渐进性肩关节活动度降低为特点,包括主动和被动的肩外旋、内旋和外展活动度全面下降,其中以肩外旋活动度降低最为明显。

3. 缓解期　持续5~26个月,肩关节活动度逐渐恢复。肩周炎有自限性的特点,未经治疗者整个病程为12~42个月,平均30个月。

(三)肩周炎分度

根据疼痛及肩关节功能受限情况可将其分为以下三度:

1. 轻度　上举135°以上,外展70°以上,后伸达(以中指尖摸到处为准)第3腰椎棘突以上,生活基本自理,疼痛、压痛、夜痛均(+)。

2. 中度　上举90°~135°,外展60°~70°,后伸达腰3棘突以下、髂臀部以上,诸痛均(+++)。

3. 重度　上举90°以下,外展60°以下,后伸困难,患手可达患侧髂臀部,不能自理洗脸、穿衣等,诸痛(+++或++)。

六、临床表现与诊断

(一)临床表现

1. 临床症状　本病的主要症状是疼痛与肩关节功能活动受限。

(1)疼痛:多数患者呈慢性发病,隐袭进行,常因外展、上举肩关节时引起疼痛才被注意,也有少数患者疼痛较重。主要表现为肩部周围阵发性疼痛,常因天气变化及劳累而诱发,以后逐渐发展到持续性疼痛,并逐渐加重。疼痛性质可呈钝痛、刀割样疼和刺痛等,夜间往往加重而不能入睡,不能向患侧侧卧。肩部受牵连时,可引起剧烈疼痛,有时可以放射到前臂和手。

(2)功能活动受限:肩关节各方向活动受限,以外展、外旋、后伸受限最显著。特别是当肩关节外展时,出现典型的"扛肩"现象,梳头、穿衣等动作均难以完成。严重时,肘关节功能亦受限,屈肘时手不能摸肩。病程长者,可出现肩胛带肌萎缩,尤以三角肌萎缩多见。

2. 体征

（1）压痛点:检查可见冈上肌腱,肱二头肌长、短头肌腱及三角肌前、后缘有明显的压痛。

（2）活动障碍:肩关节表现为前屈、后伸、外展、外旋、内旋等活动范围减少。

（3）肌肉萎缩或挛缩:由于害怕疼痛,肩关节长期不活动,晚期可见三角肌等肩部肌肉发生不同程度的失用性萎缩,表现为肩外侧三角肌丰满的外观消失,肩峰突起,肩部肌肉力量下降。肌肉挛缩:肩周炎病程迁延者,可因长期局部血液循环障碍导致肩关节周围肌肉组织缺血而出现肌肉挛缩、变硬,进一步加重上臂活动受限的程度。

3. 辅助检查

（1）X 线片:绝大部分肩周炎患者肩部 X 线片并无异常表现,个别患者肩关节周围肌腱、韧带或滑囊有密度淡而不均的钙化斑影,局部骨质增生或骨质疏松等改变。但肩部 X 线片对于老年患者来说还是必要的,可以排除肩关节本身或转移到肩部的肿瘤。

（2）CT 扫描:常规 CT 扫描常难以分辨。

（3）MRI 影像:MRI 对软组织反应良好,密度层次丰富,因此对肩关节盂唇、关节囊、肩袖方面的病变,显示较满意,是肩周炎最理想的辅助检查方法,可明确诊断。

（4）关节造影:是常见的肩周炎的检查方法,向肩关节腔注入造影剂后摄 X 线片,以定位确诊肩部疾病的辅助检查方法。影摄片可显示:①肩胛下滑液囊破裂,溢出的造影剂主要积于肩胛下窝内,不超过关节盂缘之外。②关节囊破裂,造影剂自破裂处溢出,在关节外腋窝内呈现不规则片状或袋状影。③关节囊缩小,表现如关节容量减少、腋隐窝缩小或闭塞或肩峰下滑液囊或肱二头肌长头腱鞘不显影。④肩峰下滑液囊的形态、容量、滑囊壁下冈上肌的表面形态,以及肩袖损伤的情况。能可靠地反映肩袖破裂情况以及断端回缩情况等。

（5）超声检查:超声可显示肩关节囊下壁增厚毛糙或粘连,结构不清,低回声带明显水肿或消失,内回声增强或分布不均匀,结构紊乱等。

（二）临床诊断

1. 肩部疼痛 初期时肩部呈阵发性疼痛,多为慢性发作,以后逐步加剧,肩部偶然碰撞或牵拉,常引起撕裂样疼痛,多数患者夜痛剧烈。

2. 肩关节活动功能受限 肩关节各方向活动均可受限,尤以外旋受限为显著。

3. 压痛 压痛点多在肱二头肌长头腱沟、肱骨大结节、肩峰下滑囊、喙突、冈上肌附着点等处。

4. 肌肉痉挛和萎缩 三角肌、冈上肌等肩关节周围肌肉早期可出现痉挛,后期可发生失用性萎缩。

5. 影像检查 常规 X 线摄片,大多正常,MRI 检查对肩关节各软组织病变可明确诊断和鉴别诊断。

七、临床治疗

肩周炎的治疗主要是对症治疗,针对肩周炎的疼痛、关节活动障碍以及日常活动能力受限,采取不同的治疗方式,尽可能降低或消除患者疼痛感,恢复关节活动范围,改善日常活动能力。同时,若明确存在可能加重肩周炎的合并症如糖尿病等应积极治疗,控制血糖在理想范围,降低肩周炎治疗难度,争取最佳治疗效果,肩周炎的治疗非常重要,同时应做好疾病的预防和护理,尽量减少因病致残的发生。

八、康复评定

肩周炎的功能障碍主要涉及疼痛和关节活动受限,以及由此产生的日常活动受限,康复评定主要涉及感觉功能、运动功能、日常生活活动能力评定等,感觉功能主要涉及疼痛评定,可采用视觉模拟评分,简式 Mcgill 疼痛量表等,肩关节活动范围可参考肩关节主动(AROM)被动关节活动度(PROM)评定。常见的肩周炎康复评定量表有:

(一)Constant 肩关节评分系统

Constant 肩关节评分系统(Constant Shoulder Score,CMS)是一个简单的百分制系统,不需要换算。主观和客观成分的比例是 35/65。该系统被定为欧洲肩关节协会的评分系统。是目前在全世界使用较为广泛的肩关节功能评分。该评分分别由疼痛(15 分)、肌力(25 分)、功能活动(20 分)及肩关节活动度(40 分)四个子量表组成,分数越高表明肩关节功能越好。

(二)美国肩与肘协会评分系统

美国肩与肘协会评分系统(American Shoulder and Elbow Surgeons'Form,ASES)是一个需要换算的百分制系统,评分方法采用基于患者的主观评分,包括疼痛(50%)和生活功能(50%)两部分,满分 100 分,分数越高表示肩关节功能越好。疼痛量表采用 VAS 的方式评定。生活功能量表概括了 10 个日常生活中的活动项目,包括穿衣服、梳头、如厕等。

(三)加州大学肩关节评分系统

加州大学肩关节评分系统(University of California at LosAngeles,UCLA)用于肩袖损伤修复的结果评分。总分为 35 分,疼痛 10 分,功能 10 分,主动前屈活动度 5 分,前屈力量测试 5 分,患者满意度 5 分。可以分为 3 个级别,优(34~35),良(29~33),差(<29)。其中疼痛、功能活动及满意度由患者主观评定,前屈活动度和肌力由医生体检来客观评定。

(四)Rowe 评分系统

Rowe 评分系统(Rowes'Rating System for Bankart Repair)主要用于评定肩关节不稳,分数越高表明肩关节功能越好。Rowe 评分中肩关节稳定性的量表占 50 分,而关节活动度和功能活动分别占 20 分和 30 分。肩关节稳定性和活动度由医生体检客观评定,功能活动由患者主观评定。该系统稳定性占 50% 的比重,没有日常活动,睡眠及疼痛的记录。

(五)牛津大学肩关节评分

牛津大学肩关节评分(Oxford shoulder score,OSS) 系统由 12 个问题组成问卷,包括疼痛(1~4 题)及功能活动(5~12 题)等内容。每个问题有 5 个备选答案,情况最好为 1 分,最差为 5 分,总分 12~60 分,分数越高肩关节功能越差。

(六)简明肩关节功能测试

简明肩关节功能测试(simple shoulder test,SST)由 12 个问题组成患者主观评分问卷,内容包括疼痛和功能活动,每题只需要选择回答"是"还是"否",回答"是"的为 1 分,"否"的为 0 分,总分 12 分,分数越高表示肩关节功能越好。由于该评分系统简易、便捷,所以目前应用较多。

(七)Wolfgang 评分系统

这是一个最早的肩关节评分系统,分疼痛、活动度(外展)、力量、功能、满意度,共 5 项。

前4项各分5级(0~4),满意度一项分两级分别为1和−1,满意加1分,不满意减1分。这是一个唯一有减分的系统,也是首次使用患者满意度的系统。

目前我国研究者多采用欧洲的 CMS 评分或者美国的 ASES、UCLA 评分,实际临床工作中可以根据具体情况选择合适的评定量表,比如国内常见的关于日常生活活动能力评定的 ADL 评定 Barthel 指数等也可采纳。

(八)心理评定

慢性老年肩周炎患者容易出现心理问题,临床最常见的是焦虑和抑郁,焦虑和抑郁既是一种客观存在的心理问题,又是个人对自身状态的主观感受,因此,评定方法可采用量表法进行评定,常用的量表有汉密尔顿抑郁量表(HAMD)、汉密尔顿焦虑量表(HAMA)、抑郁自评量表(SDS)及焦虑自评量表(SAS)。

九、康复治疗

(一)治疗原则

肩周炎治疗原则是针对肩周炎的不同时期,或是不同症状的严重程度,采取针对性治疗,因人而异,一般以保守治疗为主。

(二)运动疗法

1. 主动运动　针对肩关节活动受限的症状,主动运动可改善肩关节活动度,包括指导患者进行肩外展、屈曲、后伸、绕环、耸肩、旋肩、扩胸、展翅、体后拉手和爬墙等练习,遵循循序渐进,制订适合患者本身的锻炼方案,并让患者建立信心和自我监督的心理机制以使方案得以实现。

2. 助力运动　助力运动多借助器械,可以完成一些徒手难以做到的动作并且增加运动治疗的趣味性。体操棒、吊环以及 Thera-Band 渐进式弹性阻力训练带训练对肩周炎有较好的疗效和预防作用。

3. 被动运动　关节被动活动广泛应用于肩周炎的临床治疗中,幅度宜由小到大,循序渐进,包括:①肩关节外展、外旋、后伸运动;②前屈、外展、后伸等全方位被动运动;③旋转运动,顺逆时针交替;④内收、上举和摇肩等方法。

4. 关节松动术　是利用关节的生理运动及附属运动,通过一系列神经生理学效应达到治疗目的,主要作用有缓解疼痛、促进关节液的流动、松解粘连和增加本体反馈。国内用于治疗肩周炎的关节松动术多采用澳大利亚 Maitland 方法。

(三)物理治疗

可以改善血液循环及营养代谢,促进充血的消散、水肿的吸收,缓解肌肉痉挛,减轻疼痛,松解粘连,改善功能。

1. 电疗法　高频电疗法可酌情选用超短波、短波、微波、毫米波等,急性期宜无热量,慢性期宜微热量,但不宜久用。其中超短波疗法较为常用,具体方法为:超短波治疗仪,中号电极两个,患肩对置;急性期采用无热量,10~12min/次,每天 1 次;慢性期采用微热量,15~20min/次,15~20 次为一疗程。低中频电疗法:可酌情选用低频温热电、低频调制的中频电、干扰电等相应处方或治疗参数的电疗。其中低频调制中频电疗法较为常用。急性期与超短波疗法配合,慢性期与各种热疗配合效果更好。

2. 光疗法　主要采用紫外线局部照射疗法,用于急性期。具体方法为:中波或短波紫外线治疗仪,患侧肩关节,分前、后、侧 3 区照射,红斑量,每日一区,6 次为一疗程,可与超短波配合。

3. 超声波疗法　适用于慢性期。具体方法为：800kHz 或 1 000kHz 的超声波治疗仪，直径 2cm 或 5cm 的声头，在患肩以 3cm/s 左右的速度移动（也可移动和痛点固定结合，每痛点固定 10~30 秒，但不能固定于骨突处），8~12min/ 次（根据面积大小而定），1 次 /d，15~20 次为一疗程，对于肩关节周围粘连，与调制中频电疗法的改善血液循环处方或蜡疗法联合使用，效果更好。

4. 激光、偏振光疗法　痛点或痛区照射。

5. 磁疗法　低频脉冲磁疗法用于急性期，电磁疗法用于慢性期。

6. 温热疗法　可酌情选用红外线、可见光、蜡疗、热袋等，多用于慢性期。

7. 水疗法　水中运动疗法用于慢性期。

（四）作业疗法

以改善肩关节的运动功能、身体感知觉功能、认知功能和改善情绪心理状态为主，常用的作业疗法有锯木头、扳转轮盘、肩关节旋转器、单杠、滑轮以及纺线等。

（五）药物治疗

肩周炎按疼痛程度和病因可适当选择相应的镇痛药，可口服或者外用，推荐外用，减少副作用，轻度疼痛主要应用非甾体类解热抗炎药，重度疼痛可选用阿片受体部分激动药。

（六）局部或痛点封闭

局部或痛点封闭即取压痛点注射消炎止痛类药物，如普鲁卡因加醋酸泼尼松龙等，阻断疼痛刺激的传导，改善组织代谢和营养。作用机制是消除局部无菌性炎症；解除肌痉挛；松解粘连及瘢痕，有助于功能锻炼从而改善关节活动。

（七）神经阻滞法

一般在患者急性期或疼痛剧烈时选用神经阻滞法。药物可选择高乌甲素、地塞米松、维生素 B、利多卡因等。肩胛上神经和腋神经被阻滞后，切断了痛觉传导通路，解除了肩部肌肉和血管痉挛，达到改善新陈代谢，促进炎症恢复和消除疼痛的目的。

（八）关节腔内注射

肩关节腔内注入玻璃酸钠，臭氧等，近年来，也有学者注入血小板血浆局部及关节腔内注射，也取得不错效果。

（九）小针刀

针刀从治疗部位刺入病变处进行切割、剥离有害组织，以达到止痛祛病的目的，其适应证主要是软组织损伤性病变和骨关节病变。近年该疗法更加频繁地应用于肩周炎治疗中。该疗法一般在患者粘连严重时选用，用于对已形成的粘连挛缩或钙化等变性软组织进行切割松解以疏通气血、减轻和解除压迫，同时也起到了针灸的效果。

（十）针灸

针灸治疗肩周炎应遵循分期施治原则。

1. 急性期的针灸　建议毫针刺、远端取穴、泻法强刺激。毫针刺推荐"条口穴透承山穴"和"局部邻近穴配合条口穴"两种方案。此外，还推荐穴位注射疗法和耳穴透刺疗法。①条口穴透承山穴急性期肩周炎以疼痛为主，并伴随肩关节功能活动受限，建议选取条口穴，透刺，泻法，强刺激，配合运动针法。②局部邻近穴配合条口穴急性期肩周炎以疼痛为主，并伴随肩关节功能活动受限，建议选取远端腧穴条口穴针刺治疗的同时，可根据疼痛部位及压痛点所属经络分别选用相应经络局部及邻近腧穴。肩周炎疼痛以肩前内侧痛为主者为手太阴经证,以肩前痛为主者为手阳明经证,以肩外侧痛为主者为手少阳经证,以肩后痛为主者为手太阳经证。主穴选取:肩髃、肩髎、臂臑、阿是穴、条口;根据疼痛部位,手太阴肺经,配尺泽、孔最;手阳明大肠经,配肩井、曲池、合谷;手少阳三焦经,配清冷渊、外关;手太阳小肠经,配天宗、秉风、肩贞、支正。条口穴操作方法同上,余穴行常规操作。③穴位注射疗法 急性期肩周炎可采用穴位注射疗法。临床中常用于镇痛、提高机体抵抗力等方面。该疗法起效快,能明显缓解肩部疼痛。取穴:肩髃、肩髎、阿是穴。④耳穴透刺疗法 急性期肩周炎可采用耳穴透刺疗法。耳针镇痛是耳针作用的一大特点,对疼痛性疾病治疗效果明显。研究显示耳针对于急性痛的镇痛效果显著,能提高病灶局部痛阈。取穴:患侧耳穴"肩、肩关节、锁骨",兼有肘以下症状者,配患侧耳穴"肘、腕、指"。

2. 慢性期和功能恢复期的针灸治疗 慢性期临床表现为疼痛症状相对减轻,但关节功能受限发展到关节挛缩性功能障碍;功能恢复期疼痛及僵硬均不显著。建议采用毫针或配合电针,以局部取穴为主,配合循经及辨证取穴和刮痧疗法。

慢性期及功能恢复期肩周炎针灸治疗建议采用毫针或配合电针,以局部取穴为主,配合循经及辨证取穴。穴取肩髃、肩髎、臂臑、阿是穴。①辨证配穴:风寒湿型肩周炎,配大椎、阴陵泉;瘀滞型肩周炎,配间使、三阴交;气血虚型肩周炎,配足三里、合谷。②根据疼痛部位配穴:手太阴肺经,配尺泽、孔最;手阳明大肠经,配肩井、曲池、合谷;手少阳三焦经,配清冷渊、外关、中渚;手太阳小肠经,配天宗、肩贞、养老。

(十一)中药

包括中药内服和外用两种形式。单纯内服中药可以在肩周炎急性期起到活血化瘀、温经散寒、活络止痛的作用。常用的由葛根汤加减,酌量加入伸筋草、桑枝、制乳、没药、狗脊等强肾健骨药。或者黄芪、桂枝、白芍、伸筋草、苡仁、当归为主药,余辨证加减。总体说来,近年中药汤剂较少在此病的临床治疗中运用。中药外用运用较多,形式包括:中药熏蒸、中药贴敷、中药蜡疗、中药熨烫。中药外用使药物和热力同时作用于患部,对解除患部肌肉的痉挛有明显作用,可消除神经根受压、减轻疼痛。

(十二)推拿及穴位点按

在冈上、冈下、腋下、肩峰、喙突、大小结节脊等处寻找压痛点及结节,采用点、按、揉、拨等手法逐点治疗。利用分筋、理筋、镇定等手法,以拇指指腹在患肩沿肌肉走向,做推、按动作,由轻到重,直到肌肉深层组织。急性期运用掌揉、点按、伸拉、搓法、拍打和散法治疗,慢性期加用抖法、被动环转和弹拨。

(十三)拔罐

据中医"以痛为枢"理论,多以肩背部及阿是穴为主,闪罐后坐罐,常选用的穴位有肩井、肩前、肩贞、天宗等。

(十四)刮痧疗法

可显著改善肩局部组织痉挛程度。取穴:风池、肩井、臑俞、肩贞、肩髎、肩髃、臂臑、曲池、合谷。操作方法包括肩部刮痧和上肢刮痧。

十、康复护理

肩周炎的护理康复主要与肩周炎引起的疼痛、关节活动受限以及肌肉萎缩有关,主要护理措施包括:

（一）心理护理

患者有时会表现出焦虑、紧张，为疾病的预后担忧。应对患者进行卫生知识的宣传，提高患者对疾病的认识，从心理上配合治疗与护理。向患者介绍治疗成功的病例，消除因治疗怕疼痛而引起的紧张心理。

（二）生活护理

协助患者穿衣、梳头、系腰带等。关心、体贴患者，协助患者解决生活中的困难。鼓励患者主动进行锻炼，尽快恢复生活自理能力。

（三）肌肉萎缩、关节粘连的护理

定期为患者按摩上肢及肩部肌肉，主动加强上肢各关节活动。鼓励患者做手指关节的各种活动，捏橡皮球或健身球，并做主动性的肩关节功能锻炼，以防止肌肉萎缩及关节粘连。

十一、临床预防

肩周炎是可以预防的。老年人一般缺乏活动，上肢与肩部周围组织的血液循环较差。因此，肩关节的关节囊、肌腱容易变性、钙化，发生炎症。如果老年人平时注意运动，锻炼上肢及肩部，就可以有效地避免肩周炎的发生。

（一）肩部避寒保暖

由于自然界的气候变化，寒冷湿气不断侵袭机体，可使肌肉组织和小血管收缩，肌肉较长时间的收缩，使肌肉组织受刺激而发生痉挛，久则引起肌细胞的纤维样变性，肌肉收缩功能障碍而引发各种症状。

（二）肩部避免劳损

保持正确的工作姿势，不要使肩关节长时间处于某一个姿势不动，必要时可每30min活动一下肩部以缓解肩部肌肉的疲劳，防止肩部慢性积累性劳损。

（三）警惕相关疾病

注意容易引起继发性肩周炎的相关疾病，如糖尿病、颈椎病、肩部和上肢损伤、胸部外科手术以及神经系统疾病，应开展肩关节的主动运动和被动运动，以保持肩关节的活动度。

（四）功能锻炼

肩关节的功能锻炼无论是在治疗期间还是在恢复期间都是必要的。合理的功能锻炼可使肌肉收缩，解除肌肉痉挛，使局部血液循环加速，气血畅通，增加关节及周围组织的血流量，增强新陈代谢。这样不仅能提供组织修复所必需的营养物质，还可以促进代谢产物的吸收，有利于疾病的恢复。常用的锻炼方法有：

1. 门框牵拉法　患者站立，患肩侧手握门框，逐渐下蹲，用自己的身体重量来牵拉肩关节，反复数次，幅度由小到大。

2. 上提下吊法　在门框上或树枝上设置垂巾，紧套手腕，患肢尽量高抬，然后做下蹲动作。次数、强度应该量力而行，循序渐进，在严重疼痛期应轻做、少做为宜。

3. 擦背法　立正姿势，两脚分开与肩同宽。把一条毛巾搭在健侧肩上，患肢反背于背后，双手抓紧毛巾的两端，健肢在胸前用力向前下方拉，然后患肢再拉回，反复拉动如擦背状，次数不限。

4. 拉绳法　把滑车固定在高门上或树杈上，绳子从滑车上穿过，双手抓紧绳子两端的拉手。健侧逐渐拉力，带动患肢活动，每日拉动50~100次，并逐渐增加次数。

5. 摘星换斗 右足在前,左足在后成丁字部,两膝伸直,左手握拳,屈左肘,将左拳置于腰后,右手高举过头,掌背朝天,五指自然微屈,肘略屈,目视右掌心。然后右手置于腰后,左手高举过头,左右来回练习。

6. 幼鸟受食 两脚开立,距离与肩同宽,两臂下垂。屈肘上提,两掌与前臂相平,提至胸前与肩平,掌心向下;两掌用力下按,至两臂伸直为度。上提时肩部用力,下按时手掌用力,肩部尽量放松,动作宜慢,呼吸均匀自然。

7. 左右开弓 两脚开立与肩同宽,两掌横放在胸前,掌心向外,手指稍屈,肘斜向前。两掌同时向左右分开,手渐握成虚拳,两前臂逐渐与对面垂直,胸部尽量向外挺出。然后两拳放开,掌心向外,恢复预备姿势。拉开时两臂平行伸开,不宜下垂,肩部稍用力,动作应缓慢,逐渐向后拉,使胸部挺出。作用:增强肩部肌肉力量,恢复肩关节外旋活动的功能。

8. 双手托天 两脚开立,与肩同宽,两手放在腹前,手指交叉,掌心向上。反掌上举,掌心朝天,同时抬头眼看手指,反复练习。初起可由健肢用力帮助患臂向上举起,高度逐渐增加,以患者不太疼痛为度。作用:对恢复两臂及肩关节功能,辅助治疗某些肩部陈旧性损伤有效。

9. 蝎子爬墙 面对或侧身向着墙壁,两脚开立,患侧肘关节微屈,五指张开扶在墙上,患侧手部用力缓缓向上爬,使上肢尽量抬举或外展,然后再缓缓爬回原处,反复多次。

10. 手拉滑车 坐或站立于滑车下,两手持绳之两端,以健肢用力牵拉带动患肢,来回拉动,幅度可逐渐增大。作用:以上两种方法,对肩部外伤或肩关节周围炎而导致肩关节前伸、外展功能障碍者有效。

11. 弯肱拔刀 两脚开立,两臂下垂。右臂屈肘向上提起,掌心向前,提过头顶,然后向右下落,抱住颈项;左臂同时屈肘,掌心向后,自背后上提,手背贴于腰后;右掌自头顶由前下垂,右臂垂直后再屈肘,掌心向后,自背后上提于后腰部。左掌同时自背后下垂,左臂垂直后再屈肘由身前向上提起,掌心向外,提过头顶,左掌横于顶上,掌心向上。右臂上托时吸气,左臂上托时呼气,头随手背上托过顶时仰头向上看,足跟微提起。作用:恢复肩臂肌力,对肩背部软组织劳损、淤血粘连所引起的肩关节内、外旋功能障碍者有辅助治疗作用。

12. 轮转辘轳 左手叉腰,右手下垂。右臂自下向前、向上,再向后摇一圈;左臂自下向后、向上,再向前摇一圈。可反复进行,用力要轻柔,臂部应放松。作用:可防治外伤后肩关节强直及肩关节周围炎的关节粘连。

13. 体后拉肩 两脚开立,健侧之手在身体背后,握住患手,由健手牵拉患侧手,一拉一推,反复进行,必须将患侧关节拉动。作用:恢复肩关节的内旋功能。

以上各势,可以增强肩部肌肉力量,恢复肩关节的屈伸、外展和旋转功能,对肩部、颈部软组织损伤、肩关节周围炎等引起的功能障碍有辅助。

（五）自我按摩

按摩可以使毛细血管扩张,改善局部的血液循环,提高关节周围软组织温度。还可以将表浅部位比较轻的软组织粘连解除,对肩周炎的康复是很有好处的,所以肩周炎患者可以用健侧手指对患肩进行自我按摩。

1. 用健侧的拇指或手掌自上而下按揉患侧肩关节的前部及外侧部,时间 1~2min,在局部痛点处可以用拇指点按片刻。

2. 用健侧手的第 2~4 指的指腹按揉肩关节后部,时间为 1~2min,按揉过程中发现有痛点时也可以按压片刻。

3. 用健侧拇指及其余手指的联合动作揉捏患侧上臂肌肉,由下而上揉捏到肩部,时间为 1~2min。

4. 患肩外展位置进行上述自我按摩,一边按摩一边进行关节各个方向的活动。

5. 最后,用手掌自上而下掌揉 1~2min。

十二、并发症与合并症

(一)颈椎病

有不少久治无效的肩周炎都是颈椎病的潜在信号,通常这些肩痛者经治疗颈椎病后,其症状能够较快得到缓解。对疑似与颈椎病有关的肩痛者,应进一步明确诊断,以便对症治疗。

(二)糖尿病

肩周炎患者中发现糖耐量试验异常的比例相当,两者之间关系密切。因此,肩周炎如果治疗无效的话,应进一步检查尿糖、血糖和葡萄糖耐量试验,以排除糖尿病的可能。

(三)肺癌

肩臂痛常作为肺癌早期的肺外征兆之一,在肺癌患者身上可以体现出来。在肺尖癌患者中有肩臂痛的约占 90%。专家表示,由于这种癌位于肺的周边部,上方为胸腔出口,与臂丛神经和颈神经根较近,当其受到癌肿压迫或侵犯时,便可引起肩臂疼痛,临床上应引起重视。

十三、临床预后

老年性肩周炎与软组织慢性炎症性疾病一样,有自愈趋势,大部分患者预后良好或仅遗留轻度功能障碍,如果治疗措施不恰当或者延误治疗,有可能造成肩关节永久性关节活动受限,临床上应引起重视。

(孙强三 崔宝娟 曾凡硕)

第二节 膝关节骨性关节炎的康复治疗

一、概述

骨性关节炎是一种严重影响患者生活质量的关节退行性疾病,预计到 2020 年将成为第四大致残性疾病,给患者、家庭和社会造成巨大的经济负担。膝关节骨性关节炎(knee osteoarthritis)引起的膝关节疼痛是老年人膝关节疼痛最常见的原因之一。

二、定义

骨性关节炎(osteoarthritis,OA)是指由多种因素引起关节软骨纤维化、皲裂、溃疡、脱失而导致的以关节疼痛为主要症状的退行性疾病。

三、流行病学

流行病学表明膝关节骨性关节炎发病率为 8.1%。2017 年 9 月国际权威期刊 *Lancet* 报道，随着生活工作环境和预期寿命等因素的影响，骨性关节炎发病率从 2006 年至 2016 年增加了 31.5%。来自中国健康与养老追踪调查数据库（China Health and Retirement Longitudinal Study, CHARLS）的研究结果显示，我国膝关节症状性 OA（膝关节 Kellgren & Lawrence 评分 ≥2 分，同时存在膝关节疼痛）的患病率为 8.1%；女性高于男性；呈现明显的地域差异，即西南地区（13.7%）和西北地区（10.8%）最高，华北地区（5.4%）和东部沿海地区（5.5%）相对较低。从区域特征来看，农村地区膝关节症状性 OA 患病率高于城市地区。膝关节骨性关节炎不仅影响健康、生活质量，也造成沉重医疗负担与间接社会成本。

四、病因

膝关节骨性关节炎病因尚不明确，其发生与年龄、肥胖、炎症、创伤及遗传因素等有关。病理特点为关节软骨变性破坏、软骨下骨硬化或囊性变、关节边缘骨质增生、滑膜病变、关节囊挛缩、韧带松弛或挛缩、肌肉萎缩无力等。

五、诊断和临床表现

（一）诊断

中华医学会骨科学分会于 2018 年 6 月发布了《骨关节炎诊疗指南（2018 年版）》，其中膝关节骨性关节炎诊断标准为：①近 1 个月内反复的膝关节疼痛；② X 线片示关节间隙变窄、软骨下骨硬化和 / 或囊性变、关节边缘骨赘形成；③年龄 ≥50 岁；④晨僵时间 ≤30min；⑤活动时有骨摩擦音（感）。满足上述诊断标准①和②～⑤中的任意 2 条可诊断为膝关节骨性关节炎。

（二）影像学检查

1. X 线检查　为膝关节 OA 明确临床诊断的"金标准"，是首选的影像学检查。在 X 线片上膝关节 OA 的三大典型表现为：受累关节非对称性关节间隙变窄，软骨下骨硬化和（或）囊性变，关节边缘骨赘形成。部分患者可有不同程度的关节肿胀，关节内可见游离体，甚至关节变形。

2. MRI　表现为膝关节的软骨厚度变薄、缺损，骨髓水肿、半月板损伤及变性、关节积液及腘窝囊肿。MRI 对于临床诊断早期膝关节 OA 有一定价值。

3. CT　常表现为膝关节间隙狭窄、软骨下骨硬化、囊性变和骨赘增生等，多用于膝关节 OA 的鉴别诊断。

（三）临床表现

1. 关节疼痛及压痛　关节疼痛及压痛是膝关节骨性关节炎最为常见的临床表现，发生率为 36.8%~60.7%。初期为轻度或中度间断性隐痛，休息后好转，活动后加重；疼痛常与天气变化有关，寒冷、潮湿环境均可加重疼痛。OA 晚期可以出现持续性疼痛或夜间痛。关节局部可有压痛，在伴有关节肿胀时尤其明显。

2. 关节活动受限　常见于膝关节。晨起时关节僵硬及发紧感，俗称晨僵，活动后可缓解。关节僵硬持续时间一般较短，常为几分钟至十几分钟，极少超过 30min。患者在疾病中期可出现关节绞锁，晚期关节活动受限加重，最终导致残疾。

3. 关节畸形 膝关节 OA 患者常会出现膝关节畸形。膝关节因骨赘形成或滑膜炎症积液也可以造成关节肿大。

4. 骨摩擦音(感) 常见于膝关节 OA。由于关节软骨破坏,关节面不平整,活动时可出现骨摩擦音(感)。

5. 肌肉萎缩 常见于膝关节 OA。关节疼痛和活动能力下降可以导致膝关节周围肌肉(如股四头肌、腘绳肌等)萎缩,关节无力。

六、临床治疗

治疗原则为缓解疼痛;消炎消肿;恢复和保持关节功能。

治疗方法

1. 药物治疗 内服药,外用药;若疼痛比较明显,可采用非甾体类消炎止痛药;氨基葡萄糖类药物可以保护软骨。

2. 手术治疗 经过上述治疗效果不明显的中晚期患者可以采用。一般分两种,关节镜治疗是一种微创技术,有助于改善症状;而对于一些关节间隙已经狭窄,疼痛非常明显,活动受到影响的患者可以进行关节置换术。

七、康复评定

(一)疼痛评定

视觉模拟评分法(visual analogue scale,VAS)用于疼痛的评定。在国内外临床使用较为广泛,基本的方法是使用一条长约 10cm 的游动标尺,一面标有 10 个刻度,两端分别为"0"分端和"10"分端,0 分表示无痛,10 分代表难以忍受的最剧烈的疼痛。临床使用时将有刻度的一面背向患者,让患者在直尺上标出能代表自己疼痛程度的相应位置,医务人员根据患者标出的位置为其评出分数,临床评定以"0~2"分为"优","3~5"分为"良","6~8"分为"可",大于"8"分为"差"。

(二)功能障碍评定

膝关节 OA 最常用的功能障碍评定量表为 WOMAC(the Western Ontario and McMaster Universities Arthritis Index)骨关节炎指数评分,此评分从疼痛、僵硬和躯体功能三大方面评定膝关节的结构和功能,覆盖了整个膝关节 OA 的基本症状和体征,分值越低代表患者功能状态越好。具体见表 4-2-1。

表 4-2-1 膝关节 WOMAC 评分表

疼痛程度	没有疼痛 (0)	轻微的 (1)	中等的 (2)	严重的 (3)	非常严重 (4)
在平地行走的时候					
上下楼梯的时候					
晚上在床上睡觉的时候					
坐着或者躺着时候					
站立的时候					

续表

僵硬程度	没有僵硬（0）	轻微的（1）	中等的（2）	严重的（3）	非常严重（4）
在您早晨刚醒的时候，您髋股关节的僵硬程度如何					
白天，在您坐着、躺着或者休息以后，您关节的僵硬程度如何					
在以下各种情况下，您感觉困难程度如何	没有困难（0）	轻微的（1）	中度的（2）	严重的（3）	非常严重（4）
下楼梯					
上楼梯					
从椅子上站起来的时候					
站立					
弯腰					
在平地行走					
上、下汽车					
逛街、购物					
穿鞋、袜					
起床					
脱鞋、袜					
上床躺下的时候					
进、出浴缸的时候					
坐着					
坐马桶或者站起的时候					
干比较重的家务活					
干比较轻的家务活					

（三）肌力评定

国际上普遍应用的肌力评定为徒手肌力检查方法，该方法是 1916 年美国哈佛大学矫形外科学教授 Robert Lovett 提出来的。此检查方法是根据受检肌肉或肌群的功能，让患者处于不同的受检体位，然后嘱患者分别在减重、抗重力和抗阻力的条件下做一定的动作，按照动作的活动范围及抗重力或抗阻力的情况将肌力进行分级。膝关节 OA 患者主要检查股四头肌、腘绳肌的肌力，还包括髋关节和踝关节周围肌群的肌力。

（四）关节活动度测量

关节活动范围的测定是评定膝关节 OA 患者运动功能损害的范围与程度的指标之一。其主要目的是：确定膝关节是否有关节活动受限；确定关节活动受限的程度；确定适宜的治疗目标，判定可能康复的程度；为选择适当的治疗方式、方法提供客观依据。

（五）日常生活活动能力评定

日常生活活动能力评定（Activity of Daily Living，ADL）是指评定患者日常生活每天所需要进行的必要活动的能力，包括进食、梳妆、洗漱、洗澡、如厕、穿衣等，功能性移动包括翻身、从床上坐起、转移、行走、驱动轮椅、上下楼梯等。目前国内外最常用的 ADL 评定方法为 Barthel 指数量表，根据 Barthel 指数记分将日常生活活动能力分成良、中、差三级：>60 分为良，有轻度功能障碍，能独立完成部分日常活动，需要部分帮助；60~41 分为中，有中度功能障碍，需要极大的帮助方能完成日常生活活动；≤40 分为差，有重度功能障碍，大部分日常生活活动不能完成或需他人照料。

（六）生活质量评定

生活质量评定常用的评价方式为 SF-36 健康调查简表（the Short Form 36 Health Survey，SF-36），SF-36 是美国波士顿健康研究所研制的简明健康调查问卷，被广泛应用于各类人群的生活质量测定，它从生理功能、生理职能、躯体疼痛、一般健康状况、精力、社会功能、情感职能以及精神健康 8 个方面全面概括了被调查者的生存质量。

（七）心理评定

膝关节 OA 的发生、发展以及各种治疗的反应与患者心理状态密切相关，尤其是抑郁和焦虑，故对这类患者进行心理评定是很必要的。国内外评估患者的抑郁和焦虑状态常使用汉密尔顿抑郁量表（HAMD）、汉密尔顿焦虑量表（HAMA）、抑郁自评量表（SDS）及焦虑自评量表（SAS）。

八、康复治疗

（一）运动疗法

运动疗法是治疗膝关节骨性关节炎的首选方式之一，它能激活抑制疼痛的 β-内啡肽系统，缓解疼痛；抑制炎症因子对关节软骨的破坏，延缓关节软骨退变的进程；通过提高关节功能，降低致残率，延缓 KOA 患者接受外科手术的时间。然而，运动干预应用不当也会加重 KOA 的病情，所以应根据患者身体状况和运动功能检测结果，制订个性化的运动干预方案。

1. 关节活动度训练　关节运动训练的主要目的是增强关节柔韧性和灵活性。关节被动运动重在改善关节活动度，偏重于屈膝运动。关节主动运动通过促进关节周围韧带、肌肉、关节囊抗张强度的恢复，增加关节稳定性。恢复膝关节正常的活动范围是膝主动运动的前提。

2. 肌力训练　膝关节周围肌肉的力量训练是治疗 KOA 患者的常用治疗方式之一。按照肌力训练的要求，根据肌肉收缩方式不同可分别采取等长、等张和等速训练。在运动训练方式上，常采用训练伸膝肌群的开链运动，适当采用闭链运动协同锻炼主动肌和拮抗肌，均衡锻炼膝关节周围的多块肌肉。为了减少因肌力训练中膝关节负重超负荷出现的疼痛，完成一些在陆地上难以进行的下肢闭链训练，可运用水中运动疗法，以及悬吊下进阶式闭链运动疗法，让患者在不稳定的水中环境、悬吊环境下完成有效的姿势控制和运动感知，改

善神经 - 肌肉系统的协调性和姿势控制的精确性。膝关节肌内效贴贴扎技术能消退肿胀、改善肌肉韧带功能、减少运动相关性疼痛，也被运用于辅助 KOA 患者的肌力训练。

3. 本体感觉、平衡功能训练　本体感觉、平衡功能训练在康复医学和运动医学领域受到广泛的关注，尤其是对于关节炎患者的干预与研究。下肢肌力下降、膝本体感觉减退和大脑指令患膝关节对新刺激做出知觉反应能力的减慢是导致 KOA 患者平衡能力下降的主要影响因素。不协调的关节运动会加重关节损伤，因此运动训练不仅要加强肌力训练，更应注意运动模式的调整和姿势控制的平衡协调训练，并强调不稳定状态下的运动控制训练。

在运动训练中，通过不断刺激患者关节的动、静态感知能力和肌肉调节能力，逐步改善关节本体感受器对运动速度、方向、阻力、平衡等信息的敏感性，增强神经肌肉动态协调性和控制力，提高患膝的运动觉和位置觉，才能恢复关节的稳定性，防止关节活动反复损伤。

4. 步态训练及康复辅具　通过步态分析，了解膝关节骨性关节炎患者病变肌肉，进行针对性的步态训练，纠正异常步态模式。了解关节应力、力矩的改变，可以运用康复工程矫正异常步态。不同角度的膝关节外翻矫形器及外侧楔形矫形鞋垫用于内侧间室膝关节骨性关节炎步态，有助于缓解早期内侧间室型膝骨性关节炎运动过程中的膝关节载荷。足底不同位置的楔形鞋垫对膝关节承载及运动特征有影响，在步态站立相早期，前足鞋垫可以有效减小膝关节内翻力矩；在站立相中后期，外侧全长鞋垫可以有效减小膝关节内翻力矩。

5. 水中运动　水中运动训练（aquatic exercise）是指在水的特殊环境下进行主动或被动运动训练，以改善或恢复受试者运动功能、感觉功能的训练方法，水中运动训练的水温一般控制在 30~36℃。水中运动训练种类较多，根据动力来源可分为主动助力运动、主动运动、抗阻运动，根据运动形式可分为水中肌力训练、水中关节活动度训练、水中有氧训练、水中核心稳定训练等。水中运动训练可显著减轻髋关节和膝关节 OA 疼痛程度和功能障碍，提高生活质量。

（二）物理因子治疗

1. 低频电疗　低频电疗是指应用频率 1 000Hz 以下的电流治疗疾病的方法，可用于治疗急、慢性疼痛。目前治疗疼痛常见的低频电疗为经皮神经电刺激疗法。治疗 KOA 患者时，经皮神经电刺激疗法能有效减轻患膝的疼痛，同时还具有消炎、消肿、解痉、改善局部组织血液循环的作用，治疗时通过刺激肌肉收缩还可防止肌肉萎缩。

2. 中频电疗　中频电疗是指应用频率 1~100kHz 的电流治疗疾病的方法，常用于治疗疼痛。目前治疗疼痛常见的中频电疗为干扰电疗法。中频电疗作用的局部，皮肤痛阈明显增高，临床上有良好的镇痛作用。尤其是低频调制的中频电作用最明显，其镇痛作用分为即时止痛及后续止痛作用。

3. 高频电疗　高频电疗是指应用频率 100kHz 以上的电流治疗疾病的方法，可用于治疗急、慢性疼痛。目前治疗膝关节 OA 常见的高频电疗为短波疗法、超短波疗法和微波疗法。由于人体组织有以上多种电磁学特性，所以，当高频电流作用人体时，就产生许多生物物理学效应。大体可归纳为两类：热效应，由于高频电流引起人体组织内微粒的运动，在组织内就可产生热效应，进而缓解疼痛；非热效应，在微观上对机体的生化和生物物理过程可产生一系列影响，如在无热量的高频电疗中，出现神经纤维、肌肉等软组织再生加快，白细胞吞噬作用加强，急性炎症加速消退等现象。

4. 超声波疗法　超声波疗法是指运用频率在 2 000Hz 以上的超声波作用于人体，以达到治疗目的的方法。频率 500~2 500kHz 的超声波有一定的治疗作用，现在理疗中常用的频率一般为 800~1 000kHz。超声波疗法可通过机械作用、温热作用达到治疗膝关节 OA 的目的。机械作用是超声波的一种基本的原发的作用：这种作用可引起细胞功能的改变，引起生物体的许多反应。可以改善血液和淋巴循环，增强细胞膜的弥散过程，从而改善新陈代谢，提高组织再生能力。超声波的温热作用在机体内热的形成，主要是组织吸收声能的结果。可改善血液循环等一系列生理变化，进而改善膝关节骨性关节炎疼痛。

5. **低强度激光疗法**　低强度激光疗法是一种使用低强度激光照射相关皮肤、穴位等人体部位，用来促进血液循环、缓解疼痛、促进愈合的治疗方法。低强度激光照射血流减少的疼痛部位或间接照射支配此范围的交感神经节均可引起血流增加，促进致痛物质代谢，缓解疼痛；增加脑肽代谢，使脑内类吗啡样物质释放加快，而缓解疼痛。

6. **生物反馈疗法**　生物反馈疗法是利用现代科学仪器，通过人体内生理或病理信息的自身反馈，使患者经过特殊训练后，进行有意识的"意念"控制和心理训练，从而消除病理过程、恢复身心健康的新型治疗方法。生物反馈法治疗膝关节骨性关节炎一般包括两方面的内容：一是通过生物反馈学习放松训练，以便能减轻过度紧张或疼痛，使身体达到一定程度的放松状态；二是再通过生物反馈仪，进一步加强运动训练的学习。如肌电反馈仪把测得的肌电放大，然后整流、集合变成声光信号，告诉膝关节骨性关节炎患者的肌肉是相对的紧张或是松弛。患者还可在声、光信号的提示下体会自己肌肉的细微变化，这些变化一般是感觉不到的。通过这种训练，可以使患者对肌肉活动获得自我控制能力，这种控制能力可使紧张的肌肉松弛和促进肌力增强。

（三）中国传统治疗方法

1. **太极拳**　太极拳作为一种包含东方理念的运动形式，是一种身心运动锻炼，符合人体生理和心理的要求，对人类个体身心健康以及人类群体的和谐共处，有着极为重要的促进作用。膝关节炎的核心病理变化是软骨磨损和退变，软骨的作用是减少骨骼间摩擦和吸收震动。软骨磨损会使骨骼失去保护，互相摩擦，进而产生炎症与疼痛。太极拳运动可以增强膝关节周围的肌肉强度和协调性，为膝关节提供更强劲、更稳定的支撑，这样一来就能减缓软骨的磨损，有利于缓解膝关节疼痛。

2. **针刺**　针刺是指在中医理论的指导下把针具按照一定的角度刺入患者体内，运用捻转与提插等针刺手法来对人体特定部位进行刺激从而达到治疗疾病的目的。通过针灸刺激膝关节骨性关节炎患者的穴位，可以提高机体痛阈，抑制痛觉中枢，增强免疫功能，而发挥镇痛效应。

3. **气功**　气功是一种中国传统的保健、养生、治疗疾病的方法。气功以呼吸的调整、身体活动的调整和意识的调整（调息，调身，调心）为手段，以强身健体、防病治病为目的的一种身心锻炼方法。气功的内容非常广泛，其特点是通过练功者的主观努力对自己的身心进行意、气、体结合的锻炼，主要包括调身、调心、调息、自我按摩和肢体活动等。调心是调控心理活动，调息是调控呼吸运动，调身是调控身体的姿势和动作。这三调是气功锻炼的基本方法，是气功学科的三大要素或称基本规范。气功的功法繁多，有以练呼吸为主的吐纳功；以练静为主的静功；以练动静结合为主的动功；以练意念导引为主的导引功、站桩功和以自我按摩为主的保健按摩等。

4. **拔罐疗法**　拔罐疗法在中国有着悠久的历史，拔罐是以罐为工具，利用燃火、抽气等方法产生负压，使之吸附于体表，造成局部淤血，以达到通经活络、消肿止痛、祛风散寒等作用的疗法。通过吸拔，可引致膝关节骨性关节炎患者局部组织充血或淤血，促使经络通畅、气血旺盛,具有活血行气、止痛消肿、散寒、除湿、散结拔毒、退热等作用。目前常用的罐具种类较多,有竹罐、玻璃罐、抽气罐等。

5. 八段锦　八段锦作为中国传统康复运动方法,其动作难度较低,强度较小,尤其适合于膝关节骨性关节炎患者或其他慢性病患者长期训练。八段锦可活动全身关节、肌肉、调节精神紧张、改善新陈代谢、增强心肺功能、促进血液循环,从而提高人体各个生理功能。

九、预防

对膝关节骨性关节炎要早预防、早诊断、早治疗,防止功能障碍或致残,在日常生活中我们要注意以下几个方面:尽量避免身体肥胖,防止加重膝关节的负担;注意走路和体力活动的姿势,避免长时间下蹲,长时间坐着和站着,需要经常变换姿势;走远路时不要穿高跟鞋,要穿厚底而有弹性的软底鞋,以减少膝关节所受的冲击力,避免膝关节软骨发生磨损;参加运动锻炼时要做好准备活动,轻缓地伸展膝关节周围肌群;骑自行车时,要调好车座的高度,以坐在车座上两脚蹬在脚蹬上、两腿能伸直或稍微弯曲为宜;天气寒冷时应注意保暖,必要时戴上护膝,防止膝关节受凉;避免膝关节的负荷过大而加重病情,如尽量少登山、少久站、少提重物等,既要避免膝关节过度疲劳,又要进行适当的功能锻炼,以增加膝关节的稳定性;早期就诊,积极治疗。在疾病的早期即给予一定的治疗或康复锻炼,对疾病的发展可起到延缓作用。

（王雪强）

第三节　老年髋关节置换术后康复

一、概述

骨关节炎是临床常见病,发生率随年龄增长而增加,55 岁以上人群发病率高达 80%,其中有症状和活动障碍者约占 1/8。重度关节疼痛和严重功能障碍者需要接受人工关节置换术治疗。全髋关节置换术已经成为外科领域中应用最为广泛、成熟的手术之一。临床实践表明,术前、术后系统康复治疗可有效改善术后人工关节的活动度、增强关节周围肌力、促进日常生活能力恢复、提高患者生存率及生活质量。

二、老年髋关节置换术介绍

人工髋关节置换术是老年患者治疗髋部疾患、重建髋关节功能的最常用手段之一。该术包括股骨头置换术、全髋关节置换术、髋关节表面置换术。根据假体固定方式,又可分为骨水泥固定型假体和非骨水泥固定型假体。

（一）手术适应证

1. 各种非感染性髋关节炎,包括原发性或继发性骨关节炎、类风湿关节炎、强直性脊柱炎。

2. 各种原因导致的股骨头缺血性坏死骨折或脱位后坏死、特发性坏死。

3. 股骨颈骨折不连接。

4. 股骨近段或髋臼肿瘤。

5. 先天性髋关节半脱位或完全脱位,有严重疼痛和失稳,且继续加重者。

6. 髋关节固定术后位置不佳或融合不良。

7. 化脓性髋关节炎稳定期或髋关节结核,循证意见尚不一致,需慎用。

8. 髋关节成形术失败,包括截骨术后、头颈切除术后、人工股骨头置换术后效果不佳或全髋关节置换后失败(脱位、松动、感染、假体折断破裂等)。

9. 年龄较大且伴有骨质疏松、髓腔扩大者,应加用骨水泥充填固定;年龄较轻者可考虑使用具有生物学固定性能的非骨水泥型假体,如多空表面或 HA 涂层人工关节。

(二)全髋关节置换术的禁忌证

1. 绝对禁忌证　髋关节活动性感染性炎症;全身感染或败血症;神经源性关节疾患;恶性肿瘤而无足够固定成分;全身情况差或有严重伴发疾病而难以耐受手术。

2. 相对禁忌证　局部感染,特别是膀胱、皮肤、肺部或其他局部范围感染;髋外展肌功能丧失或相对失功能;髋神经缺陷;各种进展迅速型骨损坏疾患。

(三)预期目的

90%~95% 患者完全减轻或大部分减轻疼痛,允许患者做日常生活中的很多动作,在康复师指导下可进行激烈运动或重体力劳动。很多髋关节僵硬的患者术后重获接近正常的活动度,几乎所有患者均有改善。

三、康复评定

在制订康复计划前,须先对患者进行全面、准确的体格检查与功能评定,从疼痛、肌力、关节活动度、本体感觉、平衡、步态、日常生活、心理状态等方面全面了解患者,同时应注意了解患者原发疾病、全身合并症情况,对于手术中包括麻醉方式、术式、假体安放情况、术中有无特殊处理及意外(如有无大粗隆截骨等)需要熟知,从而制订具有针对性的、个体化的康复方案。

(一)术前评定

包括对全身整体状况和肢体功能状态的评定。

1. 上、下肢肌力　可采用手法肌力检查,以了解肢体的肌肉力量,测试肌肉或肌群、对抗重力或外在阻力完成运动的能力。

2. 关节活动度评定　各关节尤其手术关节的关节活动度评定,以确定有无关节挛缩畸形。

3. 观察步态　确定步态类型和有无使用助行器。

4. 测定患肢长度　用卷尺测量患肢的绝对长度。

5. 神经系统功能　注意肢体有无神经功能障碍。

6. 影像学检查　双侧髋关节的骨盆正位片、患髋蛙式位片、与健侧进行对比、观察髂骨、坐骨、耻骨和骶髂关节。了解手术关节有无畸形、增生、对线异常等影像学的改变。CT 和 MRI 检查:骨赘和剥脱骨碎片、骨质的改变。MRI 轴位像:补充矢状位、冠状位和三维影像的不足。核素骨扫描(ECT):ECT 可反映骨的代谢、股骨头缺血性坏死、应力感染、肿瘤和营养不良性骨病。

(二)术后评定

住院患者可分别在术后 1~2 天、1 周和 2 周进行。出院患者可在术后 1 个月、3 个月和半年进行。

1. 伤口情况　有无局部皮肤红、肿、热等感染体征,伤口有无渗出等。

2. 关节情况　关节是否有肿胀(浮髌试验)、疼痛(VAS量表等)、关节的活动范围(主动、被动关节活动度)、关节的稳定性。

3. 肢体肌力　可采用徒手肌力检查法,对手术关节周围肌肉力量及手术关节相邻关节周围肌肉的力量进行评定,同时评定肌肉力量是否影响手术关节的稳定性。

4. 功能性评定指标　包括启动时间、四步台阶试验、单任务和双任务步态和姿势控制。患者报告的转归指标最常用者为数值疼痛等级表和下肢功能分级。基于表现的转归衡量标准最常用者为启动时间和单腿平衡测试。

5. 综合功能评定　国外已有10余种髋关节的定量评级方法,主要用于评定各种髋关节手术的疗效,其中以Charnley髋关节疗效评分法和人工全髋关节置换术Harris评分应用最广。

(1)Harris髋关节评分表:国内外应用最广泛的量表之一,用于各种髋部疾病的治疗效果尤其是髋关节置换术的评定,为疾病相关、非患者主观取向、由医生取向的量表。包括疼痛、功能、关节活动度及畸形4个方面。最高得分为100分,得分90~100分为优,80~89分为良,70~79分为中,70分以下为差。

(2)WOMAC量表:近年来国外广泛应用的、用于髋膝关节炎患者各种治疗尤其是关节置换术的功能评定。为疾病相关的、主观取向的量表。包括疼痛、僵硬、关节功能3项,分别有5个、2个、17个条目。该表有2种评分标准,一种是Likert标准,即每条的得分为0~4分,3项内容的各自最高得分为20分、8分、68分,总分最高为96分。得分越低表明症状或功能障碍越轻,相反则症状或功能障碍越重。另一种为VAS评分标准。

四、康复治疗

(一)术前康复治疗

包括卫生宣教和术前康复功能训练与指导。

1. 术前宣教　对于术后注意事项的宣教。如术后正确体位摆放及危险体位的避免等。

2. 术前康复训练　可帮助恢复,同样可保持髋部运动、保证肌肉力量、控制疼痛、提前建立术后训练知识体系,同时减轻体重、改善睡眠。

(1)肌力训练:核心肌肉训练以支持脊柱和骨盆的稳定,臂力训练以便日后使用助行器(或拐杖)帮助上下床,腘绳肌、腓肠肌牵伸、俯卧位大腿肌群牵伸训练。

(2)关节活动度训练:髋关节屈曲、后伸、外展,膝关节屈伸,踝泵练习。

(3)床上转移能力训练。

(4)辅助器械步行训练:如步行器、拐杖等。

(5)呼吸练习:预防术后坠积性肺炎的发生。

(二)术后康复治疗

人工髋关节置换术后的康复治疗应该遵循科学性、全面性、个体化、循序渐进原则,详细掌握患者个体情况(原发疾病、有无合并症、术前功能状况、软组织状况等)及手术情况(假体类型、固定方式、假体位置、术中有无特殊处理等)。患肢能否早期负重、患者进行早期康复的结果受许多因素影响,老年人尤其是内科合并症较多的患者,全身条件较差,手术风险较大,必须制订完善的康复计划。若术后全身状况变差,有较严重内科合并症(严重认知障碍、恶性心律失常、心力衰竭、肝肾功能衰竭等),不宜进行早期负重练习,应以床上轻量、被动运动为主,待病情稳定后再进行系统的康复治疗。术后训练有助于保持关节活动度、增强肌力、重建关节稳定性、改善睡眠、预防血栓、改善平衡、控制疼痛、增强主动耐受、促进胃肠道蠕动、提高日常生活能力。

1. 术后药物治疗指导　选择性或非选择性 NSAID 药物,可在术后常规应用,以预防疼痛及异位骨化的发生,二者在预防异位骨化方面无差别。

2. 物理治疗

(1) 冰疗:降低软组织的温度,同时减轻术后关节周围软组织肿胀,进一步减轻疼痛。术后第 1 天即可于手术关节周围使用冰袋,每天 1~2 次,每次 30~60min,7~10 天为一个疗程,至关节消肿、疼痛减轻。

(2) 经皮神经电刺激:作为药物止痛的辅助治疗,频率为 100Hz,将双通路四电极分别置于手术伤口两侧,治疗时间为 30~60min,强度为 2 倍感觉阈,每天 1~2 次,7~10 天为一个疗程。

(3) 术后早期股外侧肌重复性外周磁刺激:可改善患者肌力、立位平衡及步态。对于因疼痛或伤口未愈而不能耐受电刺激者,该疗法可作为电刺激的替代。

(4) 运动图像技术:可从启动时间、步速、单任务和双任务步态和姿势控制等方面改善术后运动认知功能。

(5) 实时虚拟康复:在依从性、改善功能及缓解疼痛方面与传统治疗相仿。

3. 合理体位摆放　避免的体位:①患髋关节屈曲超过 90°;②患肢内收超过身体中线;③患肢伸髋外旋;④患肢屈髋内旋。根据手术入路不同,体位限制有所不同。后外侧入路手术后应避免患髋屈曲超过 90°、过度旋转和内收;前外侧入路手术后应避免患肢外旋。患者休息时用枕头使髋关节外展以防止患肢内收、内旋,通常使用 6~12 周。不宜久坐,每次 <30min,床上坐位屈髋 <45°,床旁坐屈髋 <90°,同时避免屈髋、髋内收和内旋。术后 4~6 周,患者髋关节能够完全伸直,屈曲 80°~90°,轻度内旋(20°~30°)和外旋,并且可以在能忍受的范围内被动外展。

4. 预防并发症练习　早期踝泵、腹式呼吸、下肢气压循环治疗有助于预防深静脉血栓形成;卧位时伸直术侧下肢、髋外展 15°~30°、穿丁字鞋可防止关节脱位。

5. 肌力训练　作为术前教育的一部分,并持续到手术后的康复训练中。主要涉及臀中肌、臀小肌、股四头肌和腘绳肌等,以等长训练为主;同时加强上肢伸肌训练以方便患者自理、转移及应用辅助器具。需要根据手术方法针对性地给予肌肉力量训练。例如,髋关节置换术外侧入路术后需行臀部外展肌力量训练;而后方入路术后应侧重髋部伸肌和外旋肌训练。

术后 1~2 天进行手术关节周围肌肉的等长收缩,以及非手术关节下肢和双上肢的主动活动和抗阻训练,以保持肢体的力量和柔韧性。每天 1~2 次,每次 30~60min。术后 1 周行渐进性抗阻训练可逐渐从屈髋、伸膝开始,而后屈髋、屈膝,直到关节无痛时再增加阻力,达到耐受程度。

6. 关节活动范围的训练

(1) 持续被动运动:拔除引流管后可开始进行,屈髋角度控制在 90° 以下。每天 2 次,每次 1 小时,每天增加 5°~10°。

(2) 关节助力 - 主动和主动活动:早期仰卧位足底沿床面行屈髋、屈膝主动运动,屈髋 <70°,每天 1~2 次,每次 30~60min。

7. 转移能力训练 翻身时提倡向患侧翻身：卧位时向患侧翻身取床头柜上物品，半坐位时向健侧翻身取床头柜上物品。应借助双上肢力量支撑坐起，避免应用床头系带、双臂牵拉动作。下床时向患侧移向床边，上床时患侧先上。床旁坐立时，患髋尽可能后伸，避免起身时屈髋 >90°。坐位时膝关节不高过髋关节。

8. 站立负重和步行训练 骨水泥固定者拔除引流管后即可行负重步行训练，生物固定者需术后 6 周开始步行训练。负重训练可借助平衡杠、助行器、单拐或手杖。步态训练包括对患者髋膝踝关节的运动、骨盆的移动和旋转、行走时各关节的协调控制。在患者有一定步行能力后，开始上下楼梯训练。应注意上楼时健侧先上，术侧使用拐杖跟随；下楼时术侧拄拐先下，健侧后下。

9. 具体康复训练指导示例

（1）0~3 周：训练集中在髋关节的活动度和逐步增加站立和行走训练。

1）目标：在床上向内向外自行活动腿部（开始可能需要带子辅助）；无辅助下移动如上下椅子、床和马桶；使用助行器、手杖或拐杖；使用拐杖安全上下楼梯。

2）训练：踝泵、呼吸训练、核心训练、足踝滑动、夹臀训练（平躺 / 坐位）、伸膝训练、腿部侧滑、髋部牵伸、腘绳肌牵伸、腓肠肌牵伸、臀桥、屈髋、伸髋、直腿抬高、屈膝站立、重心转移。

（2）3~6 周：髋关节灵活性、力量以及控制力的练习。

1）目标：屈髋达到 90°，外侧滑腿（外展）达 25°，伸髋达到 0°；对侧手扶拐可行走几个街区（200m）；可以骑功率自行车（坐在上面屈髋不超过 90°）。

2）训练：继续训练 0~3 周的项目；髋关节的活动度训练、改良蚌式（靠墙外展）、半桥、俯卧位大腿牵伸、足跟夹紧、大腿抬高、屈髋、侧方靠墙、背部靠墙、靠墙髋部侧方抬起、直立功率自行车。

（3）6~9 周：力量、平衡以及灵活性训练。

1）目标：走更远的距离，使用拐杖避免跛行；从椅子上坐站不用手帮助；手术腿短时间平衡；使用拐杖或扶手辅助上下楼梯足交替；回归工作或自主运动（如果不确定需要医生检查）。

2）训练：继续 3~6 周需要的训练（由治疗师检查）。屈膝抬起、改良蚌式（靠墙外展）、背部滑墙、腿推顶墙、单腿平衡站立、足跟抬起、坐起训练。

（4）9~12 周：训练增加难度并增强肌力、平衡和灵活性。

1）目标：行走不能跛行，长距离行走；在 12 周内，不用手支撑从正常的高椅子开始坐和站以及上卫生间；上下楼梯的足部转换，减少或不用护栏帮助；能否驾车需要手术医生确定；进阶家庭训练计划并开始适合的社区中心训练。

2）训练：俯卧抬腿（直腿抬高、屈腿、直腿抬高摆动）、侧卧抬腿、加强版搭桥（屈膝搭桥、直腿搭桥）、分腿下蹲（弓步）、重量前后转移（摇摆木马）、向前上下楼梯、侧方上下楼梯、平衡板（需注意安全：左右、前后）。

（5）3 个月~1 年：有氧训练、力量训练、神经运动控制和平衡训练、灵活性训练、全髋关节置换术后休闲和运动。

五、生活指导

术后对患者及家属合理的健康宣教和生活指导可以显著改善患者的髋关节的活动度等功能。

1. **正确与错误的姿势**　在术后 3 个月之内避免坐矮凳，避免屈髋 90°，后期可逐渐增大屈髋度数；避免跷二郎腿，避免患髋过度内收及内旋；避免弯腰系鞋带或穿鞋；避免弯腰拾物。使用助行器时避免倾斜助行器；不要利用助行器上台阶。

2. **穿衣**　将裤子放在地板上，用脚或拐杖将裤腿整理出裤管，术腿伸进去，然后将健侧穿好，或者由他人帮助。

3. **穿鞋**　穿容易穿脱的鞋子或橡胶底的鞋子，不易打滑，拖鞋在手术侧应该固定紧一些；可以用穿袜的辅助工具来避免过度屈髋，或者他人帮助。

4. **扶拐与拎重物**　健侧扶拐，患侧拎重物（＜体重的 15%）配合健侧扶拐，没有必要时不要拎重物。

5. **上下床**　用腰部发力，同时健侧腿支撑，保持手术腿在前方，抓住助行器，另一只放在床上的手在后背支撑，不要弯曲，缓慢坐下；双手向后支撑，身体向后倾斜；躺下往床上移动一条腿，用肘和手将身体放平，同时往床上移动整个身体，不要弯曲。下床和上床的步骤相反。

6. **坐下**　一手抓住椅子扶手，保证手术腿在前方，另一只手也抓住椅子扶手，不要向前弯曲，然后背部向后倾斜，保持髋关节高于膝关节。坐起时动作与坐下动作相反。

7. **上下楼梯**　上楼梯时健侧先上、手术腿随后、最后拐杖再上；下楼梯时拐杖先下、手术腿随后、健侧最后下；如果两侧都行手术，上楼梯为力量强的一侧先上、弱的一侧随后，最后拐杖再上，下楼梯拐杖先下、力量弱的一侧随后、强的一侧最后下。

8. **沐浴/洗澡**　首先一定要遵循运动限制，如：保持膝关节低于髋关节，不要向前弯腰超过 90°（髋关节呈"L"型），坐位、站立位及卧位时双腿不要交叉，不要旋转手术腿。浴盆上加装长凳，使用助行器靠近，用一只手支撑坐下，转向水龙头一侧，用手把一条腿抬起放进浴盆里，另一只手使用淋浴喷头洗澡。

9. **沐浴**　放一个高一些的沐浴椅在淋浴喷头附近，靠近后坐下，之后抬起一只脚转向水龙头。此外，要确保肥皂、沐浴露等用品在容易够到的地方。

10. **如厕**　使用坐便座椅，靠近后将手术腿放在前方，利用健侧支撑，一手抓住坐便座椅、把手或护栏；注意运动限制，如：保持膝关节低于髋关节，不要向前弯腰超过 90°，坐位、站立位及卧位时双腿不要交叉，不要旋转手术腿；卫生纸尽量放在前方，避免身体旋转。

11. **乘车**　确保能移动到座椅边，打开车门，后背朝向座椅，一手放在座椅后面，另一只手放在座椅上，不要扶车门，轻轻下降身体，保持手术腿在前，移动背部直到膝关节坐在座椅上，把一条腿放在车上，可以用手辅助抬起需要帮助的那条腿。

12. **房间改造**　在低矮座椅上加置固定的靠枕，楼梯间加装扶手，常用物品置于可轻易拿到的地方，移去地摊、电话线等物品，穿防滑鞋。

六、常见并发症及处理

（一）早期并发症

1. **感染**　发生率为 0.5%~1%。感染有可能导致假体松动，手术失败。感染的原因主要为无菌操作不严格、手术操作粗暴、止血不彻底、术后引流不畅等。

2. **神经血管损伤**　该并发症相对少见，然而一旦发生，却很难处理。坐骨神经与股神经麻痹发生率为 1%~3%，多数为可以恢复的不完全性损伤。股动脉等主要血管的损伤少见。

3. 深静脉血栓形成和肺栓塞　深静脉血栓发生率为 50% 以上。穿戴弹力袜,预防性应用华法林肝素、阿司匹林等药物,患肢早期活动能降低血栓发生率。若发现不明原因下肢肿胀,应立即行下肢血管彩超或静脉血流图检查以明确诊断。

4. 骨折与劈裂　手术过程中或手术后出现股骨、髋臼、耻骨骨折,可延长术后康复过程,严重影响假体置换效果。

5. 髋部和大腿严重疼痛　其原因与人工股骨头过大、松动、移位,颈领部刺激髂腰肌、关节内钙化、骨化、感染和金属刺激有关。早期负重是疼痛的原因之一,轻度疼痛可自行缓解,中重度疼痛较少见,需服镇痛药物。

6. 异位骨化　形成率在 5%~71% 之间,常发生于术后 1 年内。高发病种有活动性强直性脊柱炎、类风湿性关节炎、短期内进展迅速的骨性关节炎、特发性骨骼肥厚症。临床症状因人而异,对于已发生异位骨化的患者可选用二磷酸盐类药物作预防性治疗。若因异位骨化影响关节活动,可考虑病灶切除术,但术前应严格把握指征。

（二）晚期并发症

假体松动。人工关节置换失败的最常见原因。X 线片上假体出现移位或周围出现 1~2mm 以上的透亮区可诊断假体松动,力学原因及生物学反应均可导致,必要时考虑手术翻修。

（孙强三　孟　菲　曾凡硕）

第四节　脊柱压缩性骨折康复

一、概述

随着人口老龄化及人们对生活质量的重视,骨质疏松症日渐成为困扰老年人的一个社会问题。老年性椎体骨质疏松及其引起的椎体骨折给医学及社会带来的难题也越来越受到重视。老年人骨质疏松症是椎体压缩性骨折的常见原因,并且骨折后骨愈合过程减缓,再次发生骨折的风险明显增大。容易因长期卧床导致患者坠积性肺炎、肌肉萎缩、关节粘连、心肺功能衰退等并发症。严重影响老年患者的日常生活质量,并有较高的致残率及致死率。

二、定义与术语

（一）定义

脊柱压缩性骨折是由于外力挤压影响,导致椎体的形态及高度发生压缩性改变,破坏了椎体的正常形态结构的骨折,称之为脊柱压缩性骨折。

（二）术语表达

脊柱压缩性骨折存在许多表达方式,如:椎体压缩性骨折、椎体挤压骨折、椎体受压骨折等,临床医学将此骨折的表达术语定义为脊柱压缩性骨折。本指南将椎体压缩性骨折、椎体挤压骨折、椎体受压骨折统一定义为脊柱压缩性骨折。

三、流行病学

骨质疏松的发病率已经跃居世界各种常见病的第 7 位。我国目前的老年人口约 2.5 亿人,60 岁以上老人每年以 3.2% 的速度增长。每年大约有 700 000 例与骨质疏松相关的椎体骨折。16% 的女性和 5% 的男性会出现有症状的椎体骨折。由骨质疏松引起的骨折好发于髋骨及脊柱的胸、腰段。而对老年患者尤其是绝经后妇女来说,又以脊柱压缩性骨折多见。

四、病因及病理生理

老年人脊柱骨质疏松,高处坠落伤、臀部着地从而导致身体前倾,引起椎体受到挤压;再就直接暴力作用于脊柱部位从而导致脊柱部位过屈过伸。最后导致脊柱压缩性骨折。

由于椎体骨量减低、骨强度下降、骨脆性增加,日常活动中由轻微损伤即可造成脆性骨折,以脊柱压缩性骨折发病率最高,发生在 L_1 的最多,其次是 T_{12},再依次是 T_{11}、L_2 和 L_3。

五、压缩性骨折分型

基于椎体形体改变脊柱压缩性骨折分三型:

(一)椎体楔形骨折

椎体前方高度明显变低,后方高度变化不大。

(二)双凹状骨折

椎体前方,后方高度变化差别不大,中间高度明显变低。

(三)椎体全压缩性骨折

椎体各部分高度均变小。

六、临床诊断标准

(一)影像学检查

1. X 线片 受累椎体不同程度楔状改变,前部或侧部变扁,后部高度正常。
2. CT 椎体前部呈现不规则形骨折线,椎体后壁完整,椎管形态正常。
3. MRI 椎体楔形改变,显示椎体内信号异常,椎管内结构正常,椎旁软组织正常。

(二)临床表现

1. 腰背痛 腰背部疼痛为脊柱压缩性骨折最主要的临床表现,是患者就诊的主要原因。

(1)急性期:骨折后,大部分患者腰背部出现急性疼痛,疼痛部位即伤椎处,翻身时疼痛明显加重,以至不能翻身,不敢下床。大多数患者腰背痛在翻身及起床时疼痛加重,可能为脊柱屈伸时骨折处不稳定,组织水肿造成的疼痛。

(2)慢性期:部分患者早期短暂卧床休息后疼痛减轻,即下床负重活动,易导致骨折不愈合,假关节形成。还有部分患者骨质疏松严重,虽长期卧床,但骨强度及密度难以迅速提高,骨质疏松存在,骨折不断发生,此类患者多长期存在慢性腰背痛。

2. 相应神经分布区的放射痛 某些脊柱压缩性骨折的患者除了表现骨折部位的局限性疼痛外,常表现为沿骨折部位神经走行的放射痛。腰背部压痛可向胸前、腹前区及下肢放射。如胸椎压缩性骨折,背部疼痛沿肋间神经放射,多表现为胸前区或肋弓处疼痛;腰椎压缩性骨折的患者,腰部疼痛可向腹前区放射,或沿股神经或坐骨神经放射,相应神经支配区疼痛、麻木。

3. 后凸畸形,脊柱矢状面失平衡 部分患者发生骨折后无明显疼痛不适,或经早期卧床及自服止痛药物治疗后疼痛减轻,仍能从事日常工作而未诊治,常导致骨折椎体继续压缩变扁,骨折愈合差,发生进展性脊柱后凸畸形。

4. 腰背部的慢性疼痛及身高下降,背部肌肉的痉挛和抽搐 部分患者由于骨折部位疼痛,患者长期保持疼痛最小的体位,背部肌肉长时间痉挛,翻身或屈伸疼痛加重时,可发生抽搐。大部分患者出现骨折部位棘旁疼痛和压痛,部分患者骨折部位疼痛、压痛不明显,表现为骨折部位以下棘旁疼痛及压痛,如胸腰段椎体压缩骨折,表现为下腰痛,患者由于腰背部疼痛,下腰段肌肉长时间痉挛,肌肉疲劳,会引起远离骨折部位的疼痛及压痛。

(三)其他表现

肺活量减少、呼吸功能障碍、腹部受压、食欲减退、腰椎前凸增大、椎管狭窄、腰椎滑脱、健康状况恶化、脊柱椎体的叩击疼痛等。

七、临床治疗

(一)保守治疗

1. 保守治疗的目的包括 缓解疼痛,早期活动,维持脊柱的矢状面和冠状面稳定,预防晚期的神经压迫。

2. 应用镇痛剂及支具来控制患者的症状 如三点 Jewett 伸展支具或 Cash 支具,便于穿带,但患者的顺应性较差。

3. 限制活动及卧床休息常可改善症状。

4. 物理治疗有助于患者早期恢复活动 激光、微波、中频脉冲电治疗、磁疗、超声波药物离子导入、针灸等。

5. 药物治疗即抗骨质疏松治疗。

(二)手术治疗

1. 开放性手术 目前多用于伴有神经、脊髓受压及结构性失平衡的病例,但骨质疏松常易导致内固定失败。

2. 微创手术 目前开展较成熟的微创手术主要包括经皮椎体成形术(PVP)和经皮后凸成形术(PKP)。

八、康复评定

因脊柱压缩性骨折的老年患者,常伴有脑萎缩、感觉功能障碍、运动功能障碍、心肺功能的减退、心理焦虑抑郁等以及日常生活活动能力降低,所以本指南在进行康复评定时主要从其骨折愈合情况、认知功能、感觉功能、运动功能、心肺功能、心理及日常生活能力评定等方面进行。

(一)骨折愈合情况、骨折部位稳定性情况评定

骨折愈合情况:骨折的临床愈合标准①局部无压痛,叩击痛;②局部无异常活动;③X线照片显示骨折线模糊,有连续性骨痂通过骨折线;④连续观察两周骨折处不变形。

(二)认知知觉功能评定

认知是认识和知晓事物过程的总称,是人类大脑特有的高级功能,是指人在对客观事物的认识过程中,对感觉输入信息的获取、编码、操作、提取和使用的过程,是输入和输出之间发生的内部心理过程,包括注意、知觉、思维及记忆等。

1. 筛查法 筛查法指的是从总体上大致检查出患者是否存在认知障碍的方法,常用的

筛查量表有：简易精神状态检查量表、长谷川痴呆量表等。

2. 成套测验法　主要用于认知功能较全面的定量测定，其信度和效度均经过严格检验，当分值低于正常范围时，提示患者存在认知功能障碍。认知功能的常用成套测验主要有 Halstead~Reitan 神经心理学成套测验、韦氏记忆量表以及洛文斯顿作业认知评定成套试验等。

（三）疼痛评定

视觉模拟评分法（visual analogue scale，VAS）用于疼痛的评定。在国内外临床使用较为广泛，基本的方法是使用一条长约 10cm 的游动标尺，一面标有 10 个刻度，两端分别为"0"分端和"10"分端，0 分表示无痛，10 分代表难以忍受的最剧烈的疼痛。临床使用时将有刻度的一面面向患者，让患者在直尺上标出能代表自己疼痛程度的相应位置，医务人员根据患者标出的位置为其评出分数，临床评定以"0~2"分为"优"，"3~5"分为"良"，"6~8"分为"可"，＞"8"分为"差"。

（四）感觉评定

利用感觉评定的常用设备如：大头钉（一端尖，一端钝），棉花，试管，音叉等评定老年患者的浅感觉、深感觉、复合感觉等，检查时先检查健侧，建立患者的正常标准，通过对感觉检查的结果分析，应能判断引起感觉变化的原因，感觉障碍对患者日常生活、功能活动的影响，以及采取哪些安全措施可防止患者由于感觉上的变化而再受损伤。

（五）肌力评定

国际上普遍应用的肌力评定为徒手肌力检查方法，该方法是 1916 年美国哈佛大学矫形外科学教授 Robert Lovett 提出来的。此检查方法是根据受检肌肉或肌群的功能，让患者处于不同的受检体位，然后嘱患者分别在去重力、抗重力和抗阻力的条件下做一定的动作，按照动作的活动范围及抗重力或抗阻力的情况将肌力来进行分级。脊柱压缩性骨折患者主要检查腰背肌核心肌群肌力及双下肢主要活动的肌群。

（六）关节活动度评定

1. 测量工具　关节活动度（ROM）的测量工具有很多种，常用的包括量角器、电子角度计、皮尺等。

2. 测量内容　脊柱前屈、脊柱后伸、脊柱侧屈、脊柱旋转的关节活动度。

（七）肢体围度测量

脊柱压缩性骨折的患者，由于长期卧床或合并神经损伤时，肢体肌肉萎缩，周径缩小。测量工具一般选择软尺测量，软尺的放置应与四肢长轴垂直呈直角，不可倾斜。测量点选取以肌肉最粗壮处为宜。

（八）步态平衡功能检查

1. 步态分析检查　定量分析法，通过器械或专门的设备获得的客观数据对步态进行分析的方法，所用器械或设备可以非常简单，如：卷尺、秒表、量角器等测量工具以及能留下足印的设备；也可以是较为复杂，如利用电子角度计，肌电图，录像，高速摄影，甚至步态分析仪等设备，通过获得的运动学参数、动力学参数、肌电活动参数和能量参数分析步态特征。

2. 平衡功能检查

（1）Berg 平衡功能评定法（Berg Balance Scale，BBS）：由 Katherine Berg 于 1989 年首先报道，最初用来预测老年患者跌倒的危险性。评定内容及评分标准：共 14 个项目，20min 左右完成,满分 56 分。按得分分为 0~20 分、21~40 分、41~56 分三组,其代表的平衡能力则分别对应于坐轮椅、辅助步行和独立行走三种活动状态、评分少于 40 分说明平衡功能有障碍、有跌倒的危险性。

（2）Fugl-Meyer 平衡功能评定法:此法包括从坐位到站位的量表式的平衡评定,内容较全面,简单易行。七项检查均按 3 个等级记分,最高平衡评分为 14 分。评分少于 14 分说明平衡功能有障碍,评分越低,功能障碍程度越严重。

（九）心肺功能评定

1. 心功能评定

（1）1928 年美国纽约心脏病学会心功能分级:见表 4-4-1。

表 4-4-1　1928 年美国纽约心脏病学会心功能分级

分级	评定标准
Ⅰ级	患者活动量不受限制,平时一般体力活动不引起疲乏、心悸、呼吸困难或心绞痛
Ⅱ级	患者的体力活动受到轻度限制,休息时无自觉症状,但平时一般活动即可出现疲乏、呼吸困难或心绞痛
Ⅲ级	患者体力活动明显限制,小于平时一般活动即引起心悸、气促等症状
Ⅳ级	患者不能从事任何体力活动。休息状态下也出现心衰的症状,体力活动后加重

（2）代谢当量(metabolic equivalent,MET)量化心衰患者的心功能分级标准:见表 4-4-2。

表 4-4-2　代谢当量量化心衰患者的心功能分级标准

分级	评定标准
Ⅰ级	大于或等于 7
Ⅱ级	大于或等于 5 而小于 7
Ⅲ级	大于或等于 2 而小于 5
Ⅳ级	小于 2

（3）也常用 6min 步行试验(6MWT)、心电运动试验(ECG)等。

2. 肺功能评定　一般包括通气功能检查,呼吸力学检查和小气道功能检查。常用呼吸困难分级检查量表:Borg 评分量表,通过 0~10 分渐进描述呼吸困难强度。要求试者对呼吸不适的总体感觉分级,0 分代表完全没有感觉,而 10 分代表想象得到的最严重感觉。临床还常用肺容积与肺通气功能测定、运动气体代谢测定、动脉血气分析、呼吸分析等方法来评定患者的呼吸功能情况。

（十）心理评定

1. 汉密尔顿抑郁量表(Hamilton depression scale,HAMD)　是由 Hamilton 于 1960 年编制,是临床上评定抑郁状态时应用得最为普遍的量表。本量表有 17 项、21 项和 24 项等 3 种版本。这项量表由经过培训的两名评定者对患者进行 HAMD 联合检查,一般采用交谈与观察的方式,检查结束后,两名评定者分别独立评分;在治疗前后进行评分,可以评定病情的严重程度及治疗效果。

2. 汉密尔顿焦虑量表(Hamilton anxiety scale,HAMA)　是英国学者汉密尔顿于 1959

年编制的一种医师常用的焦虑测验量表,它能很好地衡量治疗效果,一致性好、长度适中、简便易行,用于测量焦虑症以及患者的焦虑程度,是当今用得最广泛的焦虑量表之一。评分方法 HAMA 每项评定按症状轻重分为 0~4 分 5 个级别。0 分:无症状;1 分:症状轻微;2 分:有肯定的症状,但不影响生活与活动;3 分:症状重,需加以处理,或已经影响生活和活动;4 分:症状极重,严重影响其生活。

(十一)日常生活活动能力评定

1. ICF 活动和参与评价量表评定　参照 ICF "活动和参与" 成分的内容和体系及类目定义,从理解和交流、身体活动、自我照护、与人相处、生活活动和社会参与六个方面评价个人的整体健康状况。适用于老年骨折患者的日常生活能力评定。

2. FIM 量表检查　美国物理医学与康复学会 1983 年制定功能独立性评定量表(functional independence measure,FIM),它是 "医疗统一数据系统" 的核心部分。用来评定患者独立生活能力。目前已广泛应用于医疗机构中,是国际公认的独立生活能力评定量表,FIM 包括两大类,六个方面,共 18 项。126 分,完全独立;108~125 分,基本独立;90~107 分,极轻度依赖或有条件的独立;72~89 分,轻度依赖;54~71 分,中度依赖;36~53 分,重度依赖;19~35 分,极重度依赖;18 分,完全依赖。

3. Barthel 指数评定　产生于 20 世纪 50 年代中期,一直沿用至今,Barthel 指数评定简单,可信度高,灵敏度高,是目前临床最常用的 ADL 能力评定方法之一。评定内容包括大、小便控制,修饰,如厕,进食,转移,步行,穿着,上下楼梯,洗澡共 10 项。根据是否需要帮助及帮助程度分为 0、5、10、15 四个等级,总分为 100 分。100 分为独立,>60 分为轻度依赖,60~41 分为中度依赖,40~21 分为重度依赖,<20 分为完全依赖。

(十二)环境评定

环境评定可通过问卷调查或实地考察完成。推广评定各种环境,了解伤残者在家庭、社区及(或)工作环境中的功能水平,安全性以及舒适和方便程度等,找出影响患者功能活动的环境因素。针对该因素,确定有针对性的康复治疗方案,并为患者、家属、雇主甚至政府有关部门提供符合实际的解决方案。通过评定,确定患者是否需要使用以及需要使用何种辅助用具或设备。

九、康复治疗

(一)治疗原则

1. 早期诊断、早期干预、早期康复。
2. 循序渐进、持之以恒、以被动运动开始逐渐转变为主动运动。
3. 全面评定、全面康复。
4. 个性化康复方案。
5. 家庭、社会共同参与,共同支持。

(二)心理治疗

心理活动贯穿于疾病的全过程,它既是疾病变化的必然反映,又是疾病转归的影响因素。因此针对老年骨折患者出现的心理问题及时做好疏导,保持良好的心态、轻松愉快的情绪是疾病康复的重要前提。加强与老年患者的沟通交流,帮助老年患者重塑康复信心。

(三)心肺功能训练

1. 膈肌呼吸训练　患者处于舒适而放松的体位,示范膈肌的正确呼吸方式,治疗师将手放置于前肋下方的腹直肌上,让患者用鼻缓慢深吸气,同时腹部鼓起,再让患者有控制地用口呼气,同时腹部下陷,每个循环持续 3~4 次,不要让患者过度换气。

2. 吹笛式呼吸　指导患者缓慢地深吸气,然后让患者轻松地做出吹笛姿势呼气。

3. 呼吸肌训练　①横膈肌抗阻训练;②吸气肌阻力训练。

心肺功能训练 30~45min/ 次,1~2 次 /d。

(四)感觉训练

1. 常用工具　刷子、振动器、冰、橡胶用品、圆棒、各种质量的球等。

2. 促进技术

(1)触觉刺激:快速刷擦和适当地触摸患者肢体,刺激 C 纤维,活化 y2 纤维的末梢,诱发主动肌收缩,抑制拮抗肌收缩。

(2)温度刺激:常用冰刺激,一般采取:①一次刺激法;②连续刺激法。

(3)轻叩:轻叩皮肤可刺激低阈值的 A 纤维,从而引起皮肤表层运动肌的交替收缩。

(4)挤压:按压肌腹可引起与牵拉肌梭相同的牵张反应,用力挤压患者下肢关节可使关节间隙变窄,可刺激患者提高阈值感受器。

感觉训练 10~20min/ 次,1~2 次 /d。

(五)物理治疗

1. 物理因子治疗

(1)光疗法:光疗法指利用人工光源或自然光源防治疾病和促进机体康复的治疗方法。光疗法作用于脊柱压缩性骨折的老年患者可起到缓解肌肉痉挛,镇痛,改善局部血液循环,促进炎症消散,减轻术后组织粘连,软化瘢痕,促进组织再生等疗效。10~20min/ 次,1~2 次 /d。

(2)低频电疗法

1)神经肌肉电刺激疗法:是应用低频脉冲电流刺激神经或肌肉使其收缩,以恢复其运动功能的方法,主要用以刺激失神经肌、痉挛肌和平滑肌。作用于患者腰背部可刺激引起腰背肌的肌肉收缩。对于脊柱压缩性骨折伴有神经损伤的老年患者,将其作用于双下肢功能受损的肌群,可刺激其收缩,利于肌肉神经传导的恢复与重建。10~20min/ 次,1~2 次 /d。

2)经皮电刺激神经疗法:是以一定技术参数的低频脉冲电流,经过皮肤输入人体,用于治疗急、慢性疼痛。作用于腰部可缓解腰部的急性以及慢性疼痛,伴有神经损伤导致双下肢肌肉疼痛的患者,可作用于双下肢肌肉,缓解其疼痛。10~20min/ 次,1~2 次 /d。

3)低频高压电疗法:是一种应用 150~500V 高压的低频脉冲电流来治疗疾病的方法,既能兴奋感觉神经,又能兴奋运动神经,同时还可以促进血液循环。作用于患者的腰部及双下肢,可促进腰部及双下肢的血液循环,兴奋患者的运动、感觉神经,促进患者运动及感觉功能的恢复。10~20min/ 次,1~2 次 /d。

(3)中频脉冲电治疗:临床上应用频率为 1~100kHz 的脉冲电流治疗疾病的方法称为中频电疗法。中频电疗法可分为:干扰电疗法,等幅中频电疗法,调制中频电疗法,低、中频电混合疗法(音乐电疗法、波动电疗法)等。利用中频电疗法,对腰背部肌肉进行作用,可产生缓解腰部疼痛,改善腰部局部血液循环,促进淋巴回流,提高神经肌肉兴奋性,锻炼肌肉,软化瘢痕等疗效。10~20min/ 次,1~2 次 /d。

(4)高频电疗法:频率大于 100kHz 的交流电属于高频电流,应用高频电流作用于人体以治疗疾病的方法,称为高频电疗法,高频电疗法的主要治疗技术有:共鸣火花疗法,短波疗法,超短波疗法,微波疗法,高频电热疗等,作用于患者,可起到消炎,止痛,改善局部循环的作用。作用区域有金属固定患者禁用。

1)短波电疗法:短波电疗以温热效应为主,又称短波热透疗法。可改善组织的血液淋巴循环和镇静、止痛、缓解肌肉痉挛。10~20min/次,1~2次/d。

2)超短波电疗法:可改善局部的血液循环,增强毛细血管的通透性,加强营养代谢,促进药物向病灶的进入和炎性介质、病理产物、细菌毒素的清除以及水肿的消散。10~20min/次,1~2次/d。

3)微波电疗法:可使局部血管扩张促进水肿吸收及炎症产物、致痛物质等的排出,也可降低周围神经的兴奋性,具有镇痛作用。10~20min/次,1~2次/d。

(5)磁场疗法:磁场疗法是一种利用磁场作用于人体穴位、局部或全身,以达到治疗疾病目的方法,磁场影响人体电流的分布,电荷微粒的运动,膜系统的通透性和生物高分子的磁矩取向等,利用磁疗作用于脊柱压缩性骨折的老年患者可起到消肿、镇痛、促进血液及淋巴循环,提高骨密度等作用,可加快老年患者骨小梁的生长及恢复。作用区域有金属固定患者禁用磁场疗法。10~20min/次,1~2次/d。

(6)传导热疗法:是指以各种热源为介体,将热直接传导于机体,从而达到治疗疾病以促进疾病康复的一种治疗方法,又称温热疗法。目前临床常用的治疗方法有:蜡疗、中药热罨包、蒸汽疗法、泥疗、砂疗等,作用于老年患者腰背部有降低张力,镇痛,促进水肿的吸收,改善组织营养,促进创面愈合,软化瘢痕,促进组织代谢等疗效。10~20min/次,1~2次/d。

(7)压力疗法:压力疗法可分为正压疗法与负压疗法,或两种压力交替的正负压疗法。

1)正压顺序循环疗法:采用气袋或加压装置,能促进肢体组织间隙的过量积液由肢体远端向近端挤压,促进静脉血和淋巴液回流,促进肢体的血液和淋巴液循环。

2)皮肤表面加压疗法:通过对人体表面施加适当压力以预防皮肤表面瘢痕增生,防止肢体肿胀。10~20min/次,1~2次/d。

2. 运动疗法 老年脊柱压缩性骨折患者常伴有骨质疏松、骨折后愈合缓慢,术后长期卧床制动,导致双下肢肌力下降、直立性低血压、心肺功能低下、泌尿系统感染、褥疮、便秘等。老年人骨折后长期卧床缺乏功能锻炼势必造成骨质疏松加重,骨组织修复能力降低从而出现肌肉萎缩,康复锻炼应尽早开始。

(1)肌力训练

1)非手术治疗的患者:腰背部核心肌群力量进行中小强度的训练,对腰背部的核心肌群进行等长收缩训练,强化肌肉的力量与脊柱稳固性,增强肌肉对脊柱的稳定及保护,改善血液循环,加快水肿的吸收。对患者的踝足进行节律性踝部的背伸和跖屈活动,促进下肢的血液循环,预防双下肢血栓形成。

2)手术治疗后的患者:腰背部核心肌群力量进行患者所耐受的强度的训练,对腰背部的核心肌群进行等长及等张收缩训练,强化肌肉的力量与稳固性,增强肌肉对脊柱的稳定及保护。

3)双下肢的肌力训练:对老年患者双下肢的髂腰肌、臀大肌、股四头肌、股二头肌等肌群进行力量性训练及耐力训练,提高患者双下肢肌肉的肌力及耐力,从而增强患者的日常生活活动能力。30~45min/次,1~2次/d。

（2）电动起立床训练：通过电动起立床循序渐进地改善患者的体位，预防老年患者骨折后因卧床所导致的坠积性肺炎及直立性低血压的产生，对患者脊柱施予应力作用，促进骨质的再生及愈合。30~45min/次，1~2次/d。

（3）有氧训练：又称为有氧代谢运动训练，是指人体在运动过程中所需要的能量主要依靠细胞有氧代谢提供，运动方式为中等强度的大肌群、节律性、长时间、周期性运动。给予老年脊柱压缩性骨折的患者有氧训练，可以增强患者的心肺功能，改善患者代谢，预防糖尿病及高血脂，增强患者体质。30~45min/次，1~2次/d。

（4）负重和平衡功能训练：跌倒是老年人发生非椎体骨折的最主要且独立影响因素，平衡功能异常是老年人发生跌倒的主要原因。平衡的维持需要一定的躯干、双侧上肢及下肢的肌力来调整姿势。非手术治疗患者需要恢复8~12周才可进行训练。手术治疗患者需要恢复2~3周才可进行训练。

主要训练内容包括：①坐位重心转移训练；②站立位重心转移训练；③左右负重训练；④从静态平衡到动态平衡的训练。

（六）作业疗法

老年患者在脊柱压缩性骨折后，日常生活独立能力会存在一定程度的障碍，帮助患者训练日常生活独立能力，可以提高老年脊柱压缩性骨折患者的生活质量。

主要训练内容包括：①坐站转移训练；②独立穿脱训练；③独立行走训练；④上下楼训练。30~45min/次，1~2次/d。

（七）康复工程

1. 辅助器具使用　让患者佩戴适合的矫形装置，以保护老年患者的脊柱稳定性，有助于椎体的安全愈合，如：颈托、腰部围带、胸部围带、胸腰围带、胸腰固定夹板等。

2. 环境改造　根据患者需要，对患者的卧室，门窗，卫生间，厨房进行合理改造，增加老年患者居住环境的安全性和便利性，可以减小老年患者日常生活中跌倒风险，提高老年患者的生活质量。

（八）传统中医治疗

1. 针灸治疗

（1）常规针刺疗法

1）初期：素髎、后溪、人中、腕骨、三焦俞、肾俞、大肠俞。可视病情取患侧或对侧穴位。留针30min。可视病情加用电针、温针。普通针刺、电针1次/d、温针1次/d；治疗一周休息1天。

2）中期：三阴交、阿是穴、患处夹脊穴、大杼，可视病情加用电针、温针。普通针刺、电针1次/d、温针1次/d；治疗一周休息1天。

3）后期陈旧性：患处夹脊穴、肾俞、大肠俞、三焦俞、关元俞、大杼。双侧取穴，留针30min，可以视病情可以加用电针、温针及埋线。普通针刺、电针1次/d、温针1次/d；治疗一周休息1天；埋线1次/周。

（2）古典针法

1）灵龟八法和飞腾八法：采用择时开穴和定时开穴法，开八脉交会穴，先取主穴，后取应穴，共4穴。顺序：先取健侧，再取患侧。然后可以根据病情，配伍其余穴位。1次/d；治疗一周休息1天。整复前后及整复时、中后期均可配合使用。

2）子午流注开穴法：采用择时开穴和定时开穴法，择时开穴主要以足三阳经为主，顺序：先取健侧，再取患侧。纳甲法还应同取原穴，然后可以根据病情，配伍其余穴位，1次/d；治疗一周休息1天。整复前后及整复时、中后期均可配合使用。

2. 灸法　艾条灸或雷火灸局部患处，微红为度，1次/d。

3. 中药塌渍

（1）活血散

1）配方：乳香、没药、无名异、赤芍、血竭、桂枝、白芷、羌活、紫荆皮、续断、栀子、骨碎补、楠香、三七、五加皮、木香。

2）功效：疏风散结，消肿定痛。用于骨折初期、中期及术后伤口皮肤愈合后。

3）用法：研成粉末，水或白酒适量，调成糊状，敷贴患处，每日一次，每次5小时以上。

（2）接骨散

1）配方：乳香、没药、透骨草、穿山龙、自然铜、接骨仙桃草、土鳖虫、地龙、狗骨、续断、当归、骨碎补、楠香、木香。

2）功效：温经行血、接骨续筋。用于骨折中期、后期及术后骨折延迟愈合者。

3）用法：研成粉末，水或白酒适量，调成糊状，敷贴患处，每日一次，每次6小时以上。

十、康复护理

（一）康复护理宣教，自我康复训练监督指导

（二）增加营养

给予老年患者多吃利于骨质恢复的食物，诸如含钙的食物，含蛋白质的食物给予利于消化的食物。

（三）避免意外

在老年患者进行康复治疗及日常生活活动中，应尽量避免去防护措施不足的地点，如积水处，高处，路面不平处等。

（四）良姿位摆放

在老年患者卧床时，给予患者的肩胛区，肘部，坐骨结节，足跟等骨性突处进行减压处理，如放置气压垫，软枕等。

（五）预防压疮护理

给老年患者配备气压床垫，定时翻身，在肩胛区，坐骨结节处，脚跟处摆放气枕或软枕，进行减压处理。

（六）患者卫生护理

对老年脊柱压缩性骨折的老年患者提供个人卫生方面的照顾及帮助。

（七）患者的功能维持护理

1. 刺激患者的血液循环，放松肌肉，使患者感到舒适，帮助患者恢复精力。

2. 帮助患者做肠道按摩，促进老年患者的肠蠕动，帮助患者维持肠道通畅。

十一、并发症及合并症

脊柱压缩性骨折老年患者，因长期卧床静养，从而呼吸、血液循环、泌尿、消化等系统也会受到影响，患者容易产生肺部感染、压疮、尿路感染、下肢深静脉血栓等并发症，患者主要的合并症为高血压、冠心病、糖尿病以及脊髓损伤等。

十二、预防

(一)预防二次损伤

老年患者因存在进一步的骨质疏松与骨钙流失,所以加强老年患者的安全防护,防止二次损伤的发生是第一位的。

(二)预防并发症

1. 预防下肢深静脉血栓　可以给予患者双下肢气压治疗预防,双下肢穿戴弹力袜,做双下肢的向心按摩及做双下肢的适当运动来预防。
2. 预防伤口感染　及时做好伤口的卫生清洁护理及消毒。
3. 预防压疮　配备气压床垫,定时翻身,注意良姿位的摆放与减压防护。

十三、预后

(一)基础疾病

老年患者存在许多基础疾病,如高血压、糖尿病、心脏病等基础疾病,影响治疗,骨折愈合缓慢。

(二)骨质疏松

老年患者随着年龄的增大,钙的流失速度加快,骨质的脆性增加,骨质疏松严重,骨折愈合缓慢。

(三)稳定性与非稳定性骨折

稳定性骨折患者预后的安全系数较高,非稳定性骨折的患者预后较差,容易造成二次损伤,需加强日常生活安全防护,避免二次损伤。

(四)手术与非手术

行固定手术的患者恢复周期比非手术保守治疗的患者要短,功能衰减的程度也要更低。

(叶　斌　陈友燕　李昊棣)

第五节　老年上肢骨折康复

一、概述

上肢骨折包含肩部、上臂、肘部、前臂、腕部、手部的骨折,本章节着重介绍上肢骨干骨折、肩部骨折和腕部骨折的康复治疗。

肩部骨折是指因外伤或病理等原因致使肩部各骨(肩胛骨、锁骨肩峰端、肱骨近端各结构)骨质的连续性完全或部分中断。老年人健康状况欠佳,骨质疏松及重要的脏器及内科疾病,导致老年人肩部骨折概率增高,愈合缓慢。肩关节作为人体最灵活的关节,骨折后长期制动常导致肩部功能丧失及严重的并发症。早期积极的康复治疗将有效预防功能的丧失及并发症的发生。

长骨主要存在于四肢,呈长管状,可分为一体两端,体又叫骨干,其外周部骨质致密,中央为容纳骨髓的骨髓腔。两端较膨大,称为骺。骺的表面有关节软骨附着,形成关节面,与相邻骨的关节面构成运动灵活的关节,以完成较大范围的运动。上肢长骨包含肱骨、尺骨、桡骨和掌指骨,本节不涉及掌指骨。其骨折常见的主要有粉碎性骨折、横行骨折、斜行和螺旋形骨折,粉碎性、斜行与螺旋形骨折也称为"不稳定性骨折"。骨干骨折的机制大多是由于直接或间接暴力造成的。老年人的骨折多由低能量的摔伤、骨质疏松所致,老年人机体功能减退,骨折愈合缓慢,常遗留功能障碍,影响日常生活能力。

老年人腕部骨折在日常生活中较为常见,以桡骨远端骨折居多,大部分患者是因为跌倒后受伤着地所致。如未得到及时有效的治疗,患者腕关节将遗有关节畸形,关节活动功能受限,以及关节疼痛等症状,给患者的日常生活带来诸多不便。老年人健康状况不佳,常伴有重要脏器疾病如:高血压、冠心病、偏瘫时骨折的机会增加。本指南主要参考 2016 年桡骨远端骨折临床路径、2016 年肢体骨折术后临床康复路径的诊断与治疗,结合老年腕部各骨骨折康复相关文献,旨在规范桡骨远端骨折康复医疗工作,促进广大老年康复工作者正确认识并提高康复疗效。

二、定义与术语

（一）定义

肩部骨折是指因外伤或病理等原因致使肩部各骨(肩胛骨、锁骨肩峰端、肱骨近端各结构)骨质的连续性完全或部分中断。

上肢长骨主要存在于双上肢,呈长管状,可分为一体两端,体又叫骨干。创伤导致上肢骨干的连续性完全或部分中断,称上肢骨干骨折。

腕部各骨性结构骨质的连续性完全或部分中断称腕部骨折。骨折多发生在尺、桡骨远端及腕舟骨。

（二）术语表达

锁骨肩峰端骨折、肩胛骨骨折、肱骨头骨折、肱骨解剖颈骨折、肱骨大结节骨折、肱骨外科颈骨折等均属于肩部各骨性结构的骨折,本指南统称为肩部骨折。

上肢长骨包括肱骨、尺骨、桡骨,肱骨干骨折、尺骨干骨折、桡骨干骨折均为本指南统称的上肢骨干骨折。

腕骨骨折、腕舟骨骨折、尺骨远端骨折、尺骨茎突骨折、桡骨远端骨折、Colles 骨折、Smith 骨折、Barton 骨折等均属于腕部骨性结构,以上骨性结构的骨折本指南统称为腕部骨折。

三、流行病学

由于年龄增加,本体感觉、前庭、视觉等器官老化和功能衰退及骨质较疏松,跌倒是老年人极易发生骨折的重要原因。老年人成骨活动降低,钙吸收减少;雄性激素及雌性激素水平降低,血降钙素水平下降;户外活动减少,阳光照射不足,导致维生素 D 缺乏,造成骨质疏松。骨质疏松是老年骨折的内在原因,现阶段我国的老年人大概有 1/4 患有骨质疏松病,造成骨的强度降低,极易发生骨折。老年人视力下降以及肌力及身体协调能力减退,导致跌倒风险增高,骨折概率增加。

据统计,上肢骨干骨折的发生率随着年龄的增加而呈升高趋势,人体因自身原因或受到意外干扰而失去平衡将导致跌倒,人在跌倒时下意识的保护动作就是以手撑地阻止跌倒的发生,以获得新的平衡,因此,腕部骨折的发生率也较高。而肩部骨折约占全身骨折的6.6%,患者骨折后常并发肩关节功能障碍,进而影响整个患侧上肢功能的发挥,使生活质量降低。肩关节脱位是肩部骨折的常见症状之一。肩关节脱位在各种脱位中最常见，占全身关节脱位的 40% 以上，肩关节脱位病例 30%~40% 合并肱骨大结节骨折，也可发生肱骨外科颈骨折，或肱骨头压缩骨折等。老年上肢骨折女性的发病率显著高于老年男性，冬季的骨折发生率高于春季。

四、病因及病理生理

随着年龄的变老，骨骼在质与量上起了很大的变化，钙质的流失加上骨小梁的变小或被吸收，使得老年人的骨骼变得脆弱及骨质疏松。中老年肌肉、肌腱的运动功能也随之减退，活动能力逐渐下降，肌腱硬化，弹性和韧性变差，肌肉萎缩，肌肉之间协调差。运动时肌肉、韧带等对于骨骼的作用力不平衡或受到创伤时易发生骨折。

（一）骨质疏松或病理性骨折

随着我国老龄化趋势的增加，骨质疏松和跌倒是引起老年人骨折的主要危险因素，因骨质疏松和跌倒引起的骨折多为完全性骨折。

（二）直接暴力

老年人由于骨质疏松，暴力直接作用于骨骼某一部位时，常致该部骨折，常伴有不同程度软组织破坏。

（三）间接暴力

老年人由于骨质疏松，间接暴力作用时通过纵向传导、杠杆作用或扭转作用使远处发生骨折。

（四）积累性劳损

长期、反复、轻微的直接或间接损伤可致使肢体某一特定部位骨折。

五、骨折分型

（一）肩部骨折

1. 肩胛骨骨折　肩胛骨骨折分为肩峰骨折、喙突骨折、肩胛骨颈部骨折、肩胛骨关节盂骨折、关节盂粉碎性骨折、多型骨折的组合损伤。

2. 肱骨大结节骨折　肱骨大结节骨折分为撕脱型骨折、劈裂型骨折、压缩型骨折。

3. 肱骨外科颈骨折　肱骨外科颈骨折分为裂纹骨折、嵌插骨折、外展型骨折、内收型骨折、肱骨外科颈骨折合并肩关节脱位。

4. 肱骨解剖颈骨折　肱骨解剖颈骨折属于关节囊内骨折，骨折近端血供极差，骨折愈合非常困难。

5. 锁骨肩峰端骨折　锁骨肩峰端骨折分为轻度移位骨折（韧带间骨折）、喙锁韧带内侧骨折、锁骨远端关节面骨折、粉碎性骨折。

（二）上肢骨干骨折分型

1. 肱骨干骨折　肱骨上、中 1/3 骨折，大多由直接暴力所致，多为横行骨折或粉碎性骨折；肱骨下 1/3 骨折，多由间接暴力所致，多为斜行骨折或螺旋性骨折。

2. 尺桡骨骨折　多为直接暴力、间接暴力和扭转暴力所致，多为横行骨折、斜行骨折、螺旋性骨折或粉碎性骨折。

（三）腕部骨折的传统分型

1. 伸直型骨折（Colles 骨折）　最常见，多为间接暴力致伤。跌倒时腕关节处于背伸及前臂旋前位,手掌着地,暴力集中于桡骨远端松质骨处而引起骨折。骨折远端向背侧及桡侧移动。老年人由于骨质疏松,轻微外力即可造成骨折且常为粉碎性骨折,骨折端因嵌压而短缩。粉碎骨折可累及关节面或合并尺骨茎突撕脱骨折及下尺桡关节脱位。

2. 屈曲型骨折(Smith 骨折) 较少见,骨折发生原因与伸直型骨折相反,故又称为反Colles 骨折。跌倒时手背着地,骨折远端向掌侧及尺侧移位。

3. 巴通骨折(Barton 骨折) 尺桡骨远端关节面纵斜行骨折,伴有腕关节脱位。跌倒时手掌或手背着地,暴力向上传递,通过近排腕骨的撞击引起桡骨关节面骨折,在桡骨下端掌侧或背侧形成以带关节面软骨的骨折块,骨块常向近侧移位,并腕关节脱位或半脱位。

4. 尺骨茎突骨折 较常见,尺骨茎突骨质连续性中断。

5. 腕骨骨折 10 块腕骨中任意一块骨折均为腕骨骨折,以手舟骨骨折常见。

(四)桡骨远端骨折的现代分型

Fyrkmna 分型,Melone 分型,Femnadez 分型。现在临床常用 AO 分类法。20 世纪 90 年代,AO 内固定协会提出 AO 分类法,将桡骨远端骨折分为:①关节外骨折(A 型);②部分关节内骨折(B 型);③复杂关节内骨折(C 型)3 种基本类型。每型再分成 3 组。

1. A 型(关节外骨折) A1 型,孤立的尺骨远端骨折;A2 型桡骨远端骨折,无粉碎、嵌插;A3 型桡骨远端骨折,粉碎、嵌插。

2. B 型(简单关节内骨折) B1 型,桡骨远端矢状面骨折;B2 型桡骨远端背侧缘骨折;B3 型桡骨远端掌侧缘骨折。

3. C 型(复杂关节内骨折) C1 型,关节内简单骨折(2 块)无干骺端粉碎;C2 型关节内简单骨折(2 块)合并干骺端粉碎;C3 型粉碎的关节内骨折。AO 分型是目前公认的较全面实用的分型方法。

六、临床诊断标准

(一)影像学检查

1. X 线摄片检查 X 线摄片包括正、侧位片、斜位、切线位等,是骨关节影像学检查的重要方法:①骨折线在 X 线上呈不规则的透明线。②在骨皮质显示清晰整齐的骨折线,而在骨松质则表现为骨小梁中断、扭转、错位。③骨干骨折线应与动脉管影区别,干骺端的骨折则需同骺线区别。④严重骨折骨骼常弯曲、变形,嵌入型和压缩型骨折骨小梁紊乱,甚至骨密度增高,而看不到骨折线。⑤可直接反映肩部骨头的损伤情况,如骨的断裂情况、移位、成角、错位畸形情况、肩关节脱位等。也能更好地显示肩部骨头的继发改变,还可测量肩峰下缘与肱骨头的距离;但仅能反映骨质损伤情况,对周围软骨、韧带损伤则无法显示。⑥伸直型者桡骨骨折远端向背桡侧移位,关节面掌侧及尺侧倾斜角度变小、消失,甚至反向倾斜。桡骨骨折远端与近侧相嵌插,有的合并尺骨茎突骨折及下尺桡关节分离。⑦屈曲型骨折桡骨远端向掌侧移位。

2. CT 检查 可表现为骨干骨皮质变薄,骨小梁变细、数量减少,骨质连续性中断。而X 线难以显示的骨碎片和软组织出血,水肿。可进行二维、三维重建,对骨折进行多方位的观察,全面了解,以便进行正确定位和手术计划。

3. MRI 检查 对于急性骨折后骨折端出血。水肿及血肿及软组织损伤效果较好,显示骨折线不如 X 线和 CT 检查,但可以发现 X 线及 CT 不能发现的软骨、韧带,神经血管损伤以及隐性骨折,骨挫伤在 T1W1 显示为低信号,在 T2W1 显示为高信号,可一般不用于骨折的诊断。

（二）临床表现

1. 全身表现

（1）休克：多发性骨折、严重的开放性骨折等常可引起有效循环血量锐减，出现失血性休克，但也有些患者因剧烈疼痛、恐惧等导致疼痛性休克。

（2）发热：骨折后一般体温正常，但有多量内出血，血肿吸收时可出现低热，通常不超过38℃。开放性骨折，如持续高热时应考虑感染的可能。

2. 局部表现

（1）骨折的一般表现：①疼痛与压痛，活动时加剧；②局部肿胀与瘀斑，由于骨折后可形成血肿，使软组织发生水肿，以及血红蛋白分解所引发的症状；③功能障碍，发生骨折的患处或多或少丧失正常活动功能。

（2）骨折的特有体征：①畸形，骨折端移位可使患肢外形发生改变，主要表现为缩短、成角、延长；②异常活动，正常情况下肢体不能活动的部位，骨折后出现不正常的活动；③骨摩擦音或骨摩擦感，骨折后两骨折端相互摩擦撞击，可产生骨摩擦音或骨摩擦感。

以上三种体征只要发现其中之一即可确诊，但未见此三种体征者也不能排除骨折的可能，如嵌插骨折、裂缝骨折。因此，应常规进行影像学检查以明确诊断。

3. 合并神经损伤

（1）合并桡神经损伤：①垂腕；②各掌指关节不能伸直；③拇指不能伸直；④手背桡侧皮肤感觉麻木。

（2）合并正中神经损伤：①猿手；②拇指不能外展，不能对掌及对指；③手掌桡侧感觉障碍，由于指浅屈肌和桡侧半指深屈肌麻痹，因此，拇指与示指不能主动屈曲；④前臂旋前不能或受限；⑤鱼际肌群、前臂屈面肌群明显萎缩。

（3）合并尺神经损伤：①爪形手；②手指内收、外展障碍和 Froment 征；③手部尺侧半和尺侧一个半手指感觉障碍，特别是小指感觉消失，手部精细活动受限，手内肌萎缩；④肘上损伤除以上表现外，另有环、小指末节屈曲功能障碍。

4. 骨筋膜室综合征　早期临床表现以局部为主。只在肌肉缺血较久，已发生广泛坏死时，才出现全身症状，如体温升高、脉率增快、血压下降，白细胞计数增多，血沉加快，尿中出现肌球蛋白等。

七、临床治疗

骨折在临床中常采用非手术和手术治疗两大类。将骨折端维持在复位后的位置，直至骨折愈合，是骨折愈合的关键。

（一）急救

主要是对休克及各种危及生命的合并症进行处理。

（二）非手术治疗的方法

1. 复位　是将骨折后发生移位的骨折断端重新恢复正常或接近原有正常位置，以重新恢复骨骼的支架作用。复位的方法有闭合复位和手术复位。

2. 固定　骨折复位后，容易发生再移位，因此要采用不同的方法将其固定在满意的位置上，使其逐渐愈合。常用的固定方法有小夹板、石膏绷带、外固定支架、持续牵引和外固定器等。

（三）手术治疗的方法

主要在切开复位后将骨折端固定在解剖复位的位置，内固定物包括钢针、螺旋钉、接骨板、髓内钉、加压钢板、自体和异体植骨片等。成功内固定后可早期活动，可以预防长期卧床引发的并发症，尤其适合老年人。

八、康复评定

（一）骨折愈合标准

1. 骨折的临床愈合标准　①局部无压痛，无纵向叩击痛；②局部无异常活动；③X线照片显示骨折线模糊，有连续性骨痂通过骨折线；④功能测定，在解除外固定情况下，能平举1kg重物达1min；⑤连续观察两周骨折处不变形，则观察的第一天即为临床愈合日期。②、④两项的测定必须慎重，以不发生变形和再骨折为原则。

2. 骨折的骨性愈合标准　①具备临床愈合标准的条件见《成人常见骨折临床愈合时间参考表》；②X线照片显示骨小梁通过骨折线。

（二）认知知觉功能评定

认知知觉功能评定的目的在于了解患者认知功能是否存在异常，以及异常的类型、性质、程度和范围，为制订康复计划、判定康复疗效提供重要依据。可实施的方法有：①筛查法；②特异性检查法；③成套测验法；④功能检查法。

1. 认知障碍　评定内容包括：①注意障碍的评定；②记忆障碍的评定；③执行功能的评定等。

2. 知觉功能障碍　评定内容包括：①躯体构图障碍的评定；②视空间关系障碍的评定；③失认症的评定；④失用症的评定等。

3. 痴呆的评定　精神状态检查量表（Mini-Mental State Examination, MMSE）是国内外最普及、最常用的痴呆筛查量表。

4. 认知功能的成套测验　Halstead-Reitan 神经心理学成套测验（Halstead-Reitan Neuropsychological battery, HRB）是1974年美国心理学家 Halstead 以脑行为研究为基础制定的一套综合性能力测验，1955年经 Reitan 修订。洛文斯顿作业认知评定成套测验（the Loewenstein Occupational Therapy Cognitive Assessment Battery, LOTCA）是以色列耶路撒冷希伯来大学 Kate 博士和 Loewenstein 康复医院 Rahmain 心理学博士提出，常用于脑外伤、脑血管意外以及健康儿童、成人及老年人。

（三）疼痛评定

视觉模拟评分法（visual analogue scale, VAS）用于疼痛的评定。在国内外临床使用较为广泛，基本的方法是使用一条长约10cm 的游动标尺，一面标有10个刻度，两端分别为"0"分端和"10"分端，0分表示无痛，10分代表难以忍受的最剧烈的疼痛。临床使用时将有刻度的一面背向患者，让患者在直尺上标出能代表自己疼痛程度的相应位置，医务人员根据患者标出的位置为其评出分数，临床评定以"0~2"分为"优"，"3~5"分为"良"，"6~8"分为"可"，大于"8"分为"差"。

（四）感觉评定

感觉（sensation）是指人脑对直接作用于感受器的客观事物的个别属性的反应。检查目的是在感觉反馈减少的情况下，测定其对运动和功能活动的影响，帮助选择适当的辅助用具和指导正确的使用以保证安全，并对治疗提供指导作用。感觉分为浅感觉、深感觉、复合感觉 3 个领域;其中包含了触觉、痛觉、温度觉、压觉、位置觉、运动觉、振动觉、皮肤定位觉、两点分辨觉、图形觉、实体觉、重量觉、材质辨别觉 13 个项目。

(五)肌力评定

国际上普遍应用的肌力评定为徒手肌力检查方法,该方法是 1916 年美国哈佛大学矫形外科学教授 Robert Lovett 提出来的。此检查方法是根据受检肌肉或肌群的功能,让患者处于不同的受检体位,然后嘱患者分别在减重、抗重力和抗阻力的条件下做一定的动作,按照动作的活动范围及抗重力或抗阻力的情况将肌力来进行分级的。

根据 Lovett 分级评定标准,徒手肌力检查分 0~5 六级:0 级,无可测知的肌肉收缩;1 级,有轻微肌肉收缩但不能引起关节活动;2 级,在减重状态下可做关节全范围运动;3 级,可抗重力做关节全范围运动,但不能抗阻力;4 级,能在抗重力和部分阻力的状态下,做全范围的关节活动;5 级,能在抗重力和全部阻力的状态下,做全范围的关节活动。

(六)关节活动度评定

上肢骨折术后患者或未经手术保守治疗的患者在康复全程中需多次测量上肢关节活动度(ROM),目的是确定关节活动受限的部位、程度以及引起关节活动受限的原因或因素,制订合适的治疗方案,进行康复治疗指导。

(七)肢体围度、长度测量

肢体围度的评定包括肿胀的评定和肌肉萎缩的评定。其中受伤早期肌肉萎缩不明显,后期可能会出现失用性肌萎缩,关节周围软组织挛缩等。选取肌肉的肌腹部用皮尺或钢卷尺进行测量。测量时应注意皮尺与肢体纵轴垂直,松紧度适宜。

肢体的长度评定即用皮尺或钢卷尺测定骨的短缩和增长程度,测量时应注意先将两侧肢体放置于对称位置,然后利用骨性标志测量两肢体的长度,最后将两侧的测量结果进行比较。

(八)手功能评定

1. 肌腱总主动活动度(total active motion, TAM)评定 进行肌腱总主动活动度评定。

2. 明尼苏达手灵巧度评定(Minnesota Manualdexterity, MMDT) 对患者进行放置(将 60 枚棋子从某一位置按一定顺序放到指定位置所花费的时间)和翻转(将 60 枚棋子按一定顺序从一面翻至另一面所花费的时间)评定手灵巧度。

3. 普渡手精细运动评定(Purdue pegboard assessment systems, PPT) 对患者进行患手(30 秒内使用患手将钢柱插入指定槽内的根数)、双手(30 秒内双手将钢柱插入指定槽内的根数)、组装(60 秒内双手按"钢柱 - 垫圈 - 套筒 - 垫圈"的顺序进行组装的套数)评定手关节精细运动。

(九)心肺功能评定

1. 心功能评定 1928 年美国纽约心脏病学会心功能分级,代谢当量(metabolic equivalent, MET)量化心衰患者的心功能分级标准,也常用 6min 步行试验(6MWT)、心电运动试验(ECG)等。

2. 肺功能评定 一般包括通气功能检查,呼吸力学检查和小气道功能检查。常用呼吸困难分级检查量表:Borg 评分量表,通过 0~10 分渐进描述呼吸困难强度。要求患者对呼吸不适的总体感觉分级,0 分代表完全没有感觉,而 10 分代表想象得到的最严重感觉。临床还常用肺容积与肺通气功能测定、运动气体代谢测定、动脉血气分析、呼吸分析等方法来评定患者的呼吸功能情况。

不熟悉人体结构怎敢当医生！

——几代解剖学家集腋成裘，为你揭示人体结构的奥妙

购书请扫二维码

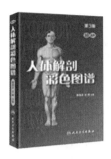

《人体解剖彩色图谱》（第3版/配增值）

——已是 100 万⁺读者的选择

读者对象：医学生、临床医师

内容特色：医学、美学与 3D/AR 技术的完美融合

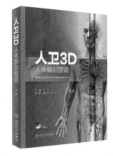

《人卫 3D 人体解剖图谱》

—— 数字技术应用于解剖学出版的"里程碑"

读者对象：医学生、临床医师

内容特色：通过数字技术精准刻画"系解"和
"局解"所需展现的人体结构

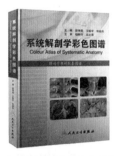

《系统解剖学彩色图谱》

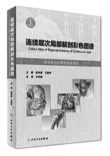

《连续层次局部解剖彩色图谱》

—— "系解"和"局解"淋漓尽致的实物展现

读者对象：医学生、临床医师

内容特色：分别用近 800 个和 600 个精雕细刻的标本"图解"
系统解剖学和局部解剖学

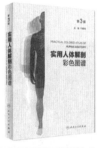

《实用人体解剖彩色图谱》（第3版）

——已是 10 万⁺读者的选择

读者对象：医学生、临床医师

内容特色：通过实物展现人体结构，
局解和系解兼顾

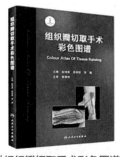

《组织瓣切取手术彩色图谱》

——令读者发出"百闻不如一见"
的惊叹

者对象：外科医师、影像科医师

容特色：用真实、新鲜的临床素材，
现了 84 个组织瓣切取手术入路及
管的解剖结构

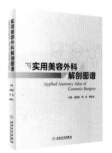

《实用美容外科解剖图谱》

——集美容外科手术操作与
局部解剖于一体的实用图谱

读者对象：外科医师

内容特色：用 124 种手术、176 个术
式完成手术方法与美学设计的融合

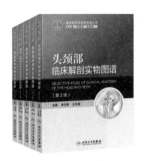

**《临床解剖学实物图谱丛书》
（第2版）**

——帮助手术医师做到"游刃有余"

读者对象：外科医师、影像科医师

内容特色：参照手术入路，针对临床
要点和难点，多方位、多剖面展现手
术相关解剖结构

临床诊断的"金标准"

——国内病理学知名专家带你一起探寻疾病的"真相"

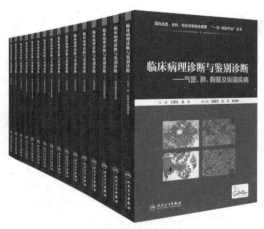

《临床病理诊断与鉴别诊断丛书》

——国内名院、名科、知名专家对临床病理诊断中能见到的几千种疾病
进行了全面、系统的总结，将给病理医师"震撼感"

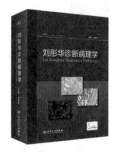

《刘彤华诊断病理学》
（第4版/配增值）

——病理科医师的案头书，二十年
打磨的经典品牌，修订后的第4版在
前一版的基础上吐陈纳新、纸数融合

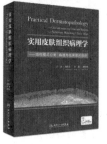

《实用皮肤组织病理学》
（第2版/配增值）

——5000余幅图片，近2000个二
维码，973种皮肤病有"图"（临
床图片）有"真相"（病理图片）

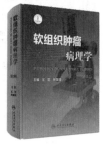

《软组织肿瘤病理学》（第2版）

——经过10年精心打磨，以4000
余幅精美图片为基础，系统阐述各
种软组织肿瘤的病理学改变

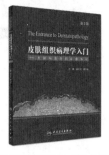

《皮肤组织病理学入门》（第2版）

——皮肤科医生的必备知识，皮肤
病理学入门之选

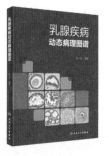

《乳腺疾病动态病理图谱》

——通过近千幅高清图片，系统展
现乳腺疾病病理的动态变化

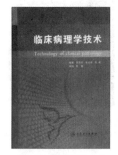

《临床病理学技术》

——以临床常用病理技术为单元，
系统介绍临床病理学的相关技术

（十）心理评定

1. 汉密尔顿焦虑量表（Hamilton anxiety scale, HAMA） 是英国学者汉密尔顿于1959年编制的一种医师常用的焦虑测验量表，它能很好地衡量治疗效果，一致性好、长度适中、简便易行，用于测量焦虑症以及患者的焦虑程度，是当今用得最广泛的焦虑量表之一。评分方法 HAMA 每项评定按症状轻重分为0~4分5个级别。0分：无症状；1分：症状轻微；2分：有肯定的症状，但不影响生活与活动；3分：症状重，需加以处理，或已经影响生活和活动；4分：症状极重，严重影响其生活。

2. 汉密尔顿抑郁量表（Hamilton depression scale, HAMD） 是由 Hamilton 于1960年编制，是临床上评定抑郁状态时应用的最为普遍的量表。量表有17项、21项和24项3种版本。这项量表由经过培训的两名评定者对患者进行 HAMD 联合检查，一般采用交谈与观察的方式，检查结束后，两名评定者分别独立评分；在治疗前后进行评分，可以评定病情的严重程度及治疗效果。评分方法：HAMD 大部分项目采用0~4分的5级评分方法，即0分：无；1分：轻度；2分：中度；3分：重度；4分：很重。少部分项目采用0~2分的3级评分方法，即0分：无；1分：中度；2分：重度。

（十一）日常生活活动能力评定

1. Barthel 指数评定 产生于20世纪50年代中期，一直沿用至今，Barthel 指数评定简单，可信度高，灵敏度高，是目前临床最常用的 ADL 能力评定方法之一。评定内容包括大小便控制、修饰、如厕、进食、转移、步行、穿着、上下楼梯、洗澡共10项。根据是否需要帮助及帮助程度分为0、5、10、15四个等级，总分为100分。100分为独立，>60分为轻度依赖，41~60分为中度依赖，21~40分为重度依赖，<20分为完全依赖。

2. FIM 评定量表 美国物理医学与康复学会1983年制定功能独立性评定量表（functional independence measure, FIM），它是"医疗统一数据系统"的核心部分。用来评定患者独立生活能力。目前已广泛应用于医疗机构中，是国际公认的独立生活能力评定量表，FIM 包括两大类，六个方面，共18项。126分：完全独立；108~125分：基本独立；90~107分：极轻度依赖或有条件的独立；72~89分：轻度依赖；54~71分：中度依赖；36~53分：重度依赖；19~35分：极重度依赖；18分：完全依赖。

3. ICF 活动和参与评价量表（ICF activities and participation assessment scale） 参照 ICF"活动和参与"成分的内容和体系及类目的定义，从理解交流、身体活动、自我照护、与人相处、生活活动和社会参与六个方面评定个人的整体健康状况。本标准适用于医务人员、公共健康管理系统及相关政府对18岁以上所有健康人群、非健康人群和亚健康人群近30天内的健康状况和与健康有关的状况的评定。

（十二）环境评定

环境评定可通过问卷调查或实地考察完成。推广评定各种环境，了解伤残者在家庭、社区及/或工作环境中的功能水平，安全性以及舒适和方便程度等。确定有针对性的康复治疗方案，及患者是否需要使用辅助用具或设备。

九、康复治疗

（一）治疗原则

在不影响固定情况下，尽快恢复患肢肌肉、肌腱、韧带、关节囊等软组织活动。早期合理功能锻炼，可促进患肢血液循环，消除肿胀，减少肌萎缩、保持肌肉力量防止骨质疏松，促进骨折愈合,是恢复患肢功能的重要保障。①早期诊断、早期干预、早期康复;②循序渐进、持之以恒、以被动运动开始逐渐转变为主动运动;③全面评定、全面康复;④个性化康复方案;⑤家庭、社会共同参与,共同支持。

(二)心理治疗

心理治疗是上肢骨折康复治疗中的重要环节,是整个疾病的必然反映,患者会出现焦躁、抑郁等表现,应贯穿整个疾病过程通过心理关怀和疏导、心理暗示等方法缓解患者焦虑、恐惧、悲观情绪,减轻患者孤独、紧张、压力感。鼓励患者积极参与,重拾信心,提高康复训练的主动性,提高康复治疗效果。

(三)心肺功能训练

老年心肺功能训练可提高最大心输出量,降低运动时的心率,提高机体最大耗氧量,改善体力,降低安静和亚极量运动时的心肌耗氧量。呼吸功能训练可提高机体能量储备,改善肺功能及心理状态,提高机体免疫力,改善全身状况。心肺功能训练可进行横膈肌阻力训练、吸气阻力训练、腹式呼吸、吹笛式呼吸。

(四)感觉治疗

Rood 技术又叫多种感觉刺激治疗法或皮肤感觉输入促通技术。此技术的主要特征是在特定皮肤区域内利用轻微的机械刺激或表皮温度刺激,影响该区的皮肤感受器,可获得局部促通作用。可进行触觉刺激、温度刺激和本体感觉刺激训练。

(五)物理治疗

物理因子治疗的作用主要有:①消炎作用;②镇痛作用;③抗菌作用;④镇静与催眠作用;⑤兴奋神经 - 肌肉;⑥缓解痉挛;⑦软化瘢痕、消散粘连;⑧加速伤口愈合;⑨加速骨痂形成;⑩增强机体免疫机制;⑪脱敏作用。

1. 直流及低频电疗法

(1)直流电疗法:直流电对静脉血栓、肿瘤、骨折愈合、陈旧性缺血性溃疡等疾病有明确的疗效,它是离子导入和低频电疗法的基础。直流电的阴极具有软化瘢痕和促进骨折愈合的作用。15~25min/ 次,1~2 次 /d。

(2)神经肌肉电刺激疗法:是应用低频脉冲电流刺激神经或肌肉使其收缩,以恢复其运动功能的方法,主要用以刺激失神经肌、痉挛肌和平滑肌。15~25min/ 次,1~2 次 /d。

(3)经皮电刺激神经疗法:是以一定技术参数的低频脉冲电流,经过皮肤输入人体,用于治疗急、慢性疼痛。30~60min/ 次,1~2 次 /d。3~6 次 / 周。

(4)低频高压电疗法:是一种应用 150~500V 高压的低频脉冲电流来治疗疾病的方法,既能兴奋感觉神经,又能兴奋运动神经,同时还可以促进血液循环,临床上主要用来治疗各种疼痛。15~25min/ 次,1~2 次 /d。

(5)功能性电刺激:用电流刺激已丧失功能或功能不正常的器官或肢体,以产生的即时效应来代替或矫正器官或肢体已丧失功能的治疗方法。给予恰当的电刺激可使肩部产生相应的肌肉收缩,刺激并传入神经,促进肢体运动功能的重建及恢复。15~25min/ 次,1~2 次 /d。

2. 中频电疗法 1~100kHz 的电流治疗疾病的方法,中频电疗法可分为:干扰电疗法、等幅中频电疗法、调制中频电疗法、低中频电混合调制疗法(音乐电疗法、波动电疗法)等。中频电流治疗的作用有:①镇痛作用;②促进血液循环;③促进淋巴回流;④锻炼骨骼肌;⑤消散慢性炎症等。15~25min/ 次,1~2 次 /d。

3. 高频电疗法　频率大于 100kHz 的交流电属于高频电流,应用高频电流作用于人体以治疗疾病的方法,称为高频电疗法,高频电疗法的主要治疗技术有:短波疗法,超短波疗法,微波疗法,高频电热疗等,作用于患者,可起到消炎、止痛、改善局部循环的作用。

(1)短波电疗法:短波电疗以温热效应为主,又称短波热透疗法。可改善组织的血液淋巴循环和镇静、止痛、缓解肌肉痉挛。10~20min/次,1~2次/d。

(2)超短波电疗法:可改善局部的血液循环,增强毛细血管的通透性,加强营养代谢,促进药物向病灶的进入和炎性介质、病理产物、细菌毒素的清除以及水肿的消散。10~20min/次,1~2次/d。

(3)微波电疗法:可使局部血管扩张促进水肿吸收及炎症产物、致痛物质等的排出,也可降低周围神经的兴奋性,具有镇痛作用。10~20min/次,1~2次/d。

4. 光疗法　利用人工光源或自然光源防治疾病和促进机体康复的治疗方法。照射时可改善局部血液循环,消除肿胀,促进肉芽组织生长,提高机体免疫力,促进骨折愈合等。光疗法可分为红外线疗法、可见光疗法、紫外线疗法、激光疗法等。治疗时间及剂量根据所选方法而有所不同。

5. 超声波疗法　运用机械作用、温热作用、空化作用,减轻肿胀,改善细胞膜的通透性,促进代谢物质的交换,促进骨痂的生成,改善血液循环,提高组织细胞的再生能力,多采用局部接触移动法。5~15min/次,1~2次/d。

6. 磁场疗法　磁场疗法是一种利用磁场作用于人体穴位、局部或全身,以达到治疗疾病目的方法。磁场影响人体电流的分布,电荷微粒的运动,膜系统的通透性和生物高分子的磁矩取向等。磁场的治疗作用有:①止痛;②镇静;③消炎;④消肿;⑤促进创面愈合;⑥软化瘢痕;⑦促进骨折愈合;⑧促进血液及淋巴循环。体内有金属固定物患者禁用磁场疗法。10~20min/次,1~2次/d。

7. 温热疗法　以各种热源为介体,将热直接传导于机体,从而达到治疗疾病以促进疾病康复的一种治疗方法。具有促进血液循环、消除炎症、消除水肿、镇痛、松解粘连及软化瘢痕等作用。目前临床常用的治疗方法有:石蜡疗法、蒸汽疗法、泥疗、沙疗等。30~40min/次,1~2次/d。

8. 气压疗法　可分为正压疗法与负压疗法,或两种压力交替的正负压疗法。主要通过对多腔气囊有顺序的反复充放气,形成了对肢体和组织的循环压力,对肢体的远端到肢体的近端进行均匀有序的挤压,促进血液和淋巴的流动及改善微循环的作用,加速肢体组织液回流有助于预防血栓的形成、防治肢体水肿。10~15min/次,1~2次/d。

(六)运动疗法

老年上肢骨折患者常伴有骨质疏松、骨折后愈合缓慢,保守治疗或术后卧床制动,患者会导致上肢肌群肌力下降,后期常伴有关节挛缩、心肺功能低下等问题。康复治疗可以增强骨折周围的血液循环,促进骨折的愈合和骨折部位功能的恢复,以维持骨折复位。因此,康复训练应尽早开始。

1. 骨折后非手术康复治疗(无移位骨折或骨折手法复位后)

(1)肩部骨折

1)第1~4周:应制动、休息,利用三角巾或低温板支具外固定肩部于功能位,以利于组织的修复和再生。①肌力训练以肘部肌群、腕部肌群和手指功能为主,肩周各肌群做等长收缩练习;②关节活动度训练可进行肘关节屈曲,腕关节背伸、屈曲和手指的屈伸功能练习。

2)第5~8周:可酌情去除外固定。①肌力训练可进行肩部肌群被动活动训练和主动助力训练;②关节活动度训练可使肩关节做无重力小幅度的钟摆训练,切记勿过度外展、外旋和内收。

3)第8周以后:可加大训练强度及活动范围。①肌力训练可进行肩部肌群的主动运动训练及阻力训练;②可行肩关节各方向全范围活动。

4)肩部骨折愈合期:根据肩关节情况可行关节松动训练,一般先用小级别手法(Ⅰ、Ⅱ级)缓解疼痛后,再用大级别手法(Ⅲ、Ⅳ级)改善活动,治疗中要不断询问患者的感觉,根据患者的反馈来调节手法强度。包含①盂肱关节牵引;②盂肱关节尾端滑动:改善外展活动度;③盂肱关节向前/向后滑动:增加肩关节伸展和外旋、屈曲和内旋活动度;④肩锁关节向前滑动:增大关节活动度;⑤胸锁关节向后/向前滑动:增大关节后缩、前突活动度;⑥胸锁关节向上/向下滑动:增大关节下压、上举活动度;⑦肩胛胸壁关节松动:改善肩胛上举、下降、前突、后缩、旋转等动作。

(2)上肢骨干骨折及腕部骨折

1)夹板外固定第1~2周:密切观察患肢血运情况,随时调整夹板松紧度。①患肢抬高:增加回心血量以消肿;②肌肉等长收缩肌力训练:患手握拳,可增快骨折周围血液循环,促进骨折愈合;③邻近关节的关节活动度训练:适度被动屈伸活动掌指、指间关节、肘关节、肩关节,以利于消肿,预防肌肉萎缩。

2)待患肢消肿后:及时调整夹板松紧度,防止固定失效、骨折移位,同时可增加患肢肩、肘、指及指掌关节主动运动的频率及幅度。

3)第3~4周:①除上述治疗外可加做患肢肘关节主动屈伸运动、患肢中立位前平举及肩关节运动,但前臂旋转运动禁做;②肌力训练常采取渐进抗阻训练方式,重复次数可少些;③耐力训练则采取中等负荷(抗阻),多次重复。

4)常规4~6周以后:根据复查X线片骨折愈合情况拆除夹板,必要时可适当延长夹板外固定时间,拆除夹板后继续进行上肢各肌群肌力训练及各方向关节活动度训练,同时加强腕关节屈伸、桡、尺偏及旋转活动。

5)肘部骨折愈合期:一般先用小级别手法(Ⅰ、Ⅱ级)缓解疼痛后,再用大级别手法(Ⅲ、Ⅳ级)改善活动,治疗中要不断询问患者的感觉,根据患者的反馈来调节手法强度。松动手法包含:①肱尺关节牵引:增大关节屈伸活动度;②肱尺关节远端滑动:增大关节屈曲活动度;③肱桡关节牵引;④桡骨的背侧/掌侧滑动:增大关节伸直、屈曲活动度。

6)腕部骨折愈合期:可采用腕关节松动术,松动范围包括桡腕关节、下尺桡关节和腕间关节,手法分级范围随着关节可活动范围的大小而变化,当关节活动范围减少时,分级范围相应减少,当治疗后关节活动范围改善时,分级也相应增大,一般先用小级别手法(Ⅰ、Ⅱ级)缓解疼痛后,再用大级别手法(Ⅲ、Ⅳ级)改善活动,治疗中要不断询问患者的感觉,根据患者的反馈来调节手法强度。松动手法包含:①纵向牵拉、挤压桡腕关节;②桡腕关节背侧/掌侧滑动:增加腕关节屈曲和伸展活动度;③桡腕关节尺/桡侧方向滑动:增加桡偏和尺偏活动度;④远端桡尺关节背侧/掌侧滑动:可增大腕关节旋后、旋前活动度;⑤近端桡尺关节背侧/掌侧滑动:增加前臂旋前、旋后的活动度;⑥腕骨间关节背侧/掌侧滑动:增大腕关节屈曲、背伸的活动度。

2. 骨折术后康复治疗（经手术复位且有金属内固定的骨折）

（1）肩部骨折

1）第1周：肩部以制动休息为主。①可在患者耐受的情况下做低强度的等张加等长收缩训练；②可进行肘关节屈曲、腕关节屈曲、背伸和手指的屈伸功能训练；③可进行Ⅰ级关节松动训练。

2）第2~4周：①进行肘关节、腕关节、手指的抗阻训练，肩部的主动训练；②可用上肢下垂的自然重力，屈肘做顺、逆时针弧线运动，康复训练时防止过度外展、内收、外旋；③对肩关节行Ⅱ、Ⅲ级关节松动训练。

3）第5周以后：①以肩关节功能训练为主，肩部肌群的抗阻训练和耐力训练；②主动训练或以手法辅助训练肩关节全范围外展、外旋、内收、后伸及前屈等功能训练，另辅以训练器械肋木、肩梯、高吊滑轮、墙拉力器、橡皮带体操棒等进行训练；③对肩关节行Ⅳ级关节松动训练。

（2）上肢骨干骨折

1）术后1周：①在健肢的帮助下，开始肩关节和肘关节的被动活动；②术后当天制动休息，2~3天内，可以进行手指的屈伸指训练，腕关节的背伸、屈曲训练；③上臂前臂肌群的等长收缩练习。

2）第2~3周：①增加前臂的内外旋活动度训练，肘关节屈伸功能训练；②上肢肌群的主动等张练习和等速练习，站立位，主动耸肩练习10~20次，做胸大肌、背阔肌肌群收缩训练，三角肌保护性的无阻力收缩训练，训练以主动收缩为主，不增加阻力，以患者感觉疲劳为限。

3）第4~6周：在上述训练的基础上，增加肩、肘、腕的抗阻力训练，加强前臂的内外旋功能训练。

4）第6周以后：患侧上肢自然下垂，以肩关节为轴心，做主动全旋训练，借助肋木、高吊、滑轮、墙拉力器、橡皮带、体操棒等器械进行功能训练。

（3）腕部骨折：骨折固定期，向患者讲解其颈腕带悬吊患肢的正确方法，教会患者如何检查石膏托外固定松紧度，持续地用颈腕带将患肢悬吊于胸前时，肢体远端必须高于近端，近端要高于心脏平面。

1）第1周：①将患肢离开悬吊带做肩与肘关节的各个轴位上的主动运动，必要时给予助力，逐渐增加活动强度；②患肢固定2~3天后做手指屈伸、对指、对掌主动训练，逐日增加动作幅度及用力程度。

2）第2~3周：①第2周起伸直型骨折的患者增加手握拳做屈腕肌静力性收缩训练，屈曲型骨折的患者增加伸指位的伸腕肌静力性收缩训练；②第3周增加屈指、对掌的抗阻训练。

3）第4~6周以后：①肌力和耐力训练，肌力训练常采取渐进抗阻训练方式，重复次数可少些，耐力训练的方法则取中等负荷（抗阻），多次重复；②关节主动运动，受累关节进行各活动轴方向的主动活动，包括摆动训练、牵张训练等，运动幅度应逐渐增大，在患者耐受范围内进行。

4）当骨折涉及关节面时：于固定2~3周后，即应每日取下石膏托，做腕关节不负重的主动运动。运动后，再予固定，每日进行1~2次。开始时幅度不宜过大，重复次数也宜较少，以后逐渐增大运动幅度、用力程度和重复次数。

（七）作业疗法

1. 肩部骨折　老年患者肩部骨折以后，日常生活能力会存在一定程度的功能障碍，需训练患者日常生活活动能力，提高患者的日常生活质量。主要训练内容包括：①穿脱衣服训练；②进食用餐训练；③个人卫生训练；④简单的家务训练等。

2. 上肢骨干骨折　增加手部的灵活性和手部精细运动，提高独立生活和劳动能力。

3. 腕部骨折　进行手功能训练，主要针对骨折患者的具体功能障碍，从日常生活活动、手工操作劳动和文体活动中选出一些有助于患肢功能和技能恢复的作业进行训练。强度由小到大，难度由易到难。如用锤子训练腕关节屈伸和桡尺偏功能；使用门把开关门，训练前臂旋转；用双手指交叉，翻过来使掌心向前，用力伸展掌指及腕关节；将手掌扶于桌面，用健手掌下压掌指关节，同时用力使腕关节背伸；练习梳头和向后背抓痒，训练整个上肢的协调动作。

（八）康复工程

1. 辅助器具　自助具多与上肢功能和日常生活活动有关，自助具的使用不仅是一种积极的治疗手段，而且还有助于树立患者重返社会的信心。①合适的肩部康复支具能够稳定肩关节，限制肩部的异常活动或活动范围，促进肩部骨头的愈合，还能矫正挛缩和畸形。如：肩托、肩外展固定架、肩肘固定带、夹板等。②辅助器具加长或加粗的叉、匙、把手等，可促进涉及腕部参与的日常活动功能。

2. 环境改造　调整作业活动的复杂程度，把活动的复杂程度调节到适合老人的功能状况。①治疗时需要帮助老人找到一些更安全的地方去存放那些可能引起绊倒危险的物品，家居重新摆放，腾出更多的空间，方便日常的生活活动。肩部骨折患者根据需要，对患者的卧室，门窗，卫生间，厨房进行合理改造，增加老年患者居住环境的安全性和便利性，还可以减小老年患者日常生活中跌倒风险，提高老年患者的生活质量。涉及房屋结构的改造，例如墙壁、地板、过道和楼梯的改造，这些需要与建筑师进一步讨论；②小物件的改造包括使物件更易于使用，或者是更加易于拿取，比如常用的物品放在容易拿得到的地方，厕所简单地安装一个扶手等；③使居住环境可以提供给老年人更多的便利，减少各种风险，根据老年人的功能障碍、潜能不同、照护人员的能力不同，因人而异地进行生活空间的设计和配置适老辅具，为老人们创造安全、便捷、舒适的生活环境，同时具有减轻照护人员护理风险和护理强度的作用。

（九）中医传统治疗

1. 中药塌渍

（1）活血散

1）配方：乳香、没药、无名异、赤芍、血竭、桂枝、白芷、羌活、紫荆皮、续断、栀子、骨碎补、楠香、三七、五加皮、木香。

2）功效：疏风散结，消肿定痛。用于骨折初期、中期及术后伤口皮肤愈合后。

3）用法：研成粉末，水或白酒适量，调成糊状，敷贴患处，1次/d，每次5小时以上。

（2）接骨散

1）配方：乳香、没药、透骨草、穿山龙、自然铜、接骨仙桃草、土鳖虫、地龙、狗骨、续断、当归、骨碎补、楠香、木香。

2）功效：温经行血、接骨续筋。用于骨折中期、后期及术后骨折延迟愈合者。

3）用法：研成粉末，水或白酒适量，调成糊状，敷贴患处，1次/d，每次6小时以上。

2. 灸法　艾条灸或雷火灸局部患处,微红为度,1 次 /d。

3. 针刺治疗

(1)肩部骨折

1)常规针刺疗法:①初期:局部阿是穴及对侧肢体阿是穴配肩髃、曲池、巨骨、天宗、肩贞、肩髎。可视病情取患侧或对侧穴位。留针 30min。亦可视病情加用电针、温针、埋线等方法。普通针刺、电针或温针 1 次 /d;治疗一周休息 1 天;埋线 1 次 / 周。②中末期:在初期穴位上加针阳陵泉、悬钟、足三里、条口。可视病情加用电针、温针 1 次 /d;治疗一周休息 1 天;埋线 1 次 / 周。

2)古典针法:①灵龟八法和飞腾八法:采用择时开穴和定时开穴法,开八脉交会穴,先取主穴,后取应穴,共 4 穴。顺序:先取健侧,再取患侧。然后可以根据病情,配伍其余穴位。1 次 /d;治疗一周休息 1 天。②子午流注开穴法:采用择时开穴和定时开穴法,择时开穴主要以手三阳经为主,顺序:先取健侧,再取患侧。纳甲法还应同取原穴,然后可以根据病情,配伍其余穴位。1 次 /d;治疗一周休息 1 天。

(2)上肢骨干骨折

1)常规针刺疗法:①初期:整复前:选穴肩髃、曲池、肩前、天泉、臂臑、曲泽、天宗、肩贞、肩井、支沟、三阳络、四渎、阳池。可视病情取患侧或对侧穴位。留针 30min。亦可视病情加用电针。普通针刺、电针 1 次 /d;治疗一周休息 1 天;埋线 1 次 / 周。整复时:条口透承山、阳陵泉透阴陵泉、留针配合整复完毕。健侧或者双侧取穴,留针 30min。可视病情加用电针或使用芒针针刺。整复后:风池、中渚、合谷、悬钟、大杼。健侧或者双侧取穴,留针 30min。可视病情加用电针。②中后期:针阿是穴、偏历、支正、足三里、三阴交。可视病情使用电针、温针 1 次 /d;治疗一周休息 1 天;埋线 1 次 / 周。成角加灸:向后突成角加肩前、天泉、曲泽;向外突成角加极泉、青灵、少海;向前突成角加肩髎、天井。桡神经损伤加手五里、手三里,阿是穴,普通针刺。

2)古典针法:①灵龟八法和飞腾八法:采用择时开穴和定时开穴法,开八脉交会穴,先取主穴,后取应穴,共 4 穴。顺序:先取健侧,再取患侧。然后可以根据病情,配伍其余穴位。1 次 /d;治疗一周休息 1 天。整复前后及整复时、中后期均可配合使用。②子午流注开穴法:采用择时开穴和定时开穴法,择时开穴主要以手三阳经为主,顺序:先取健侧,再取患侧。纳甲法还应同取原穴,然后可以根据病情,配伍其余穴位。1 次 /d;治疗一周休息 1 天。整复前后及整复时、中后期均可配合使用。

(3)腕部骨折

1)常规针刺疗法:①初期:合谷、阳池、腕骨、阿是穴、养老。可视病情取患侧或对侧穴位。留针 30min。亦可视病情加用电针或温针。普通针刺、电针、温针 1 次 /d;治疗一周休息 1 天;埋线 1 次 / 周。艾灸局部患处,微红为度,1 次 /d。②中期:合谷、阳池、腕骨、阿是穴、养老、大杼。健侧或者双侧取穴,留针 30min。可视病情加用电针或温针。③后期:针阿是穴、曲池、合谷、足三里、解溪。可视病情加用电针或温针、埋线。普通针刺、电针、温针 1 次 /d;治疗一周休息 1 天;埋线 1 次 / 周。

2)古典针法:①灵龟八法和飞腾八法:采用择时开穴和定时开穴法,开八脉交会穴,先取主穴,后取应穴,共 4 穴。顺序:先取健侧,再取患侧。然后可以根据病情,配伍其余穴位。1 次 /d;治疗一周休息 1 天。整复前后及整复时、中后期均可配合使用。②子午流注开穴法:采用择时开穴和定时开穴法,择时开穴主要以手三阳经为主,顺序:先取健侧,再取患侧。纳甲法还应同取原穴,然后可以根据病情,配伍其余穴位。1 次 /d;治疗一周休息 1 天。整复前后及整复时、中后期均可配合使用。

十、康复护理

(一)康复护理宣教及自我康复训练监督及指导

1. 心理护理　患者因环境陌生,容易出现紧张情绪,在入院时热情接待患者,做好入院宣教及告知,让其尽快熟悉病房环境。多关心、巡视患者、与其聊天、多鼓励及表扬,消除不良情绪。做好家属沟通工作,取得其配合。

2. 饮食护理　手术前常规 12 小时禁食,8 小时禁水。非手术治疗应多吃绿色的蔬菜水果,膳食纤维来保持营养的充足,同时给予老年患者多吃利于骨质恢复的食物,诸如含钙的食物,含蛋白质的食物及利于消化的食物。

3. 症状护理

(1)疼痛:术后 24 小时疼痛最明显,特别是麻醉药过后,患者诉疼痛明显,观察疼痛的性质及过程,及时给予情志护理,必要时使用冷疗及运用止痛剂。

(2)骨折局部:非手术治疗观察骨折部位肿胀、感觉、温度、皮肤色泽及活动情况,手术后观察有无渗血渗液,感染的情况。

4. 一般护理　术后给予去枕平卧位,禁食水 2 小时,注意观察有无恶心及其生命体征。注意观察伤肢肿胀、感觉、温度、皮肤色泽及活动情况,发现异常及时报告医师处理。清洗伤肢皮肤,便于病情观察,注意保暖。

(二)避免发生意外

1. 认真做好患者的安全知识宣教　①陪护管理:对老年患者嘱其留伴或者请陪护看护;②凡是烦躁患者,除常规使用床栏外,还要对其双上肢进行保护性约束(需征得家属同意),防止发生意外。

2. 基础设施管理　在病区楼梯、过道、洗涤间、厕所均放置"小心地滑"的标牌,尽量避免去防护措施不足的地点,如积水处,高处,路面不平处等;将病区内无床栏的病床换成带有床栏的病床。

(三)良姿位摆放

在老年患者卧床时,给予患者的肩胛区、肘部、坐骨结节、足跟等骨性突起处进行减压处理,如放置气压垫、软枕等。保持患肢处于功能位预防肌肉萎缩等。

(四)患者卫生护理

对老年上肢骨干骨折的患者提供个人卫生方面的照顾及帮助,如:手术患者加强用药,预防感染;帮助和教会患者进食、穿衣、洗脸等基础日常生活能力。

(五)出入院宣教

十一、并发症

骨折患者常伴感染、血管损伤、神经损伤。后期常伴缺血性肌挛缩、脂肪栓塞、坠积性肺炎、损伤性骨化、关节挛缩、缺血性骨坏死、迟发性畸形等。

十二、预防

积极预防并发症外,老年人应积极控制饮食结构避免酸性物质摄入过量,加剧酸性体质,避免摄取过多的盐以及蛋白质,增加钙流失;忌烟酒,过量饮酒不利于骨骼的新陈代谢;喝浓咖啡能增加尿钙排泄、影响身体对钙的吸收;多进行户外运动以及接受适量的日光照射,有利于钙的吸收,增强平衡协调能力,增强心肺功能等。

十三、预后

1. 基础疾病　慢性阻塞性肺疾病、冠心病、高血压、糖尿病等基础疾病,也是导致老年人骨折愈合缓慢的原因之一,一般预后较差。

2. 老年人骨质疏松　骨质疏松引起的骨折多属于完全性骨折,其骨折后骨愈合缓慢,且二次骨折的概率风险明显增加,预后较差。

3. 非手术治疗无移位骨折患者一般预后较好。

4. 手术治疗　粉碎性骨折、压缩性骨折、混合型骨折、合并神经损伤或移位性骨折或合并肩关节脱位的患者预后稍差,但生活可自理。

(叶　斌　赵胜挺　代龙艳)

第六节　老年下肢骨折康复

一、概述

下肢骨折包含髋部骨折、股骨干骨折、膝部骨折、胫腓骨骨折、踝部骨折及足部骨折,本章节着重介绍髋部骨折、膝部骨折及下肢骨干骨折的康复治疗。

髋部作为人体重要的负重结构,骨折后即使保守治疗,也需长期卧床,且老年人骨质疏松,机体调节能力差,骨折愈合缓慢。长期卧床常导致肌肉萎缩、关节挛缩、下肢静脉血栓、褥疮、坠积性肺炎、心肺功能下降等,危及生命,降低生存质量。髋部骨折的患者 1 年内死亡率 15%~20%,存活者 50% 终生致残。早期有效的、精准的康复治疗介入,将有效预防并发症的发生,促进骨折愈合及功能恢复。

膝关节是全身结构中最复杂、最大、所受杠杆作用力最强的一个关节,骨折后常出现关节僵直,康复难度大,影响患者步行能力,膝部骨折包含股骨远端骨折、髌骨骨折及胫骨平台骨折。

下肢长骨主要有股骨、胫骨、腓骨及跖趾骨,本节不涉及跖趾骨。下肢长骨骨干骨折的机制大多是由于直接或间接暴力造成或由于骨质疏松在肌肉极度收缩时也可造成骨干骨折。下肢长骨作为负重骨,骨干极易发生骨折,骨折后长期卧床,常导致原有基础疾病加重、功能进一步丢失等。早期的康复治疗将有效促进骨折愈合,预防功能丢失及并发症的发生。

二、定义与术语

(一)定义

髋部骨折一般是指股骨颈、粗隆部及髋臼骨折。骨质疏松症是老年人受到损伤时易发生骨折的最主要和最常见的原因,这也被称为"脆性骨折"。

长骨主要存在于四肢,呈长管状,可分为一体两端,体又叫骨干。因各种原因导致下肢骨干的连续性完全或部分中断,称下肢骨干骨折。

膝部骨折是指组成膝关节的骨性组织的连续性完全或部分中断,包含股骨远端骨折、髌骨骨折及胫骨平台骨折。

(二)术语表达

髋臼、股骨颈、股骨粗隆部均属于髋部结构,以上部位发生的骨折本指南统称为髋部骨折。

下肢长骨包括股骨、胫骨、腓骨,以上下肢长骨骨干骨折,本指南统称为下肢骨干骨折。

组成膝关节的骨性组织包括股骨远端、髌骨及胫骨平台,以上部位骨折本指南统称为膝关节骨折。

三、流行病学

我国是世界上老年人口规模最大的国家,老年人约占我国总人口的17.3%,目前正在进入一个持续40年的高速老龄化时期,这将使我国人口转向重度老龄化和高龄化。膝关节作为人体最复杂的关节和承重关节,随着老年人身体功能的衰退,膝关节稳定性下降,增加了骨折风险。下肢长骨作为承重骨,骨干骨折是老年人常发生的骨折。

75~84岁人群在10年内髋部骨折的发生率高达7%。与此同时,髋部骨折的发生率在男性人群中增长85%,在女性人群中增长306%。1996年全球新发老年髋部骨折约170万例,预计到2050年全球新发病例将高达630万例。

四、病因及病理生理

跌倒及骨质疏松是老年人极易发生骨折的重要原因。老年人成骨活动降低,钙吸收减少;雄性激素及雌性激素水平降低,血降钙素水平下降;户外活动减少,阳光照射不足,导致维生素D缺乏,造成骨质疏松。骨质疏松是老年骨折的内在原因,60岁以上时,女性患病率为40%~50%,男性为20%。

老年人随着年龄增加,机体的生理功能发生明显的老化及功能减退,其老化程度与年龄成正比。肌力减退,协调能力下降,致使老年人步伐紊乱,平衡失调,步行缓慢,行走时拖拉,举步抬脚不高,容易跌倒;关节软骨变化,关节滑膜分泌滑液减少,关节稳定性降低,膝髋关节出现骨质增生,关节活动障碍,诱发跌倒;视觉、前庭、本体感觉的老化,空间定向能力及前庭功能减退容易发生意外跌倒。跌倒是老年人下肢骨折的主要外因,老年人骨折85%是由于跌倒引起。

(一)直接暴力

暴力直接作用于骨骼某一部位而致该部骨折,使受伤部位发生骨折,常伴不同程度软组织损伤。

(二)间接暴力

间接暴力作用时通过纵向传导、杠杆作用或扭转作用使远处发生骨折。

(三)积累性劳损

长期、反复、轻微的直接或间接损伤可致使肢体某一特定部位骨折,又称疲劳性骨折,如远距离行走易致第二、三跖骨及腓骨下1/3骨干骨折。

(四)病理性骨折

因肿瘤、骨髓炎、结核等疾病造成骨质破坏,在轻微外力作用下即可造成骨折。

五、分型

（一）髋部骨折分型

1. 髋臼骨折　髋臼骨折分型包括：厚壁型、后柱型、前壁型、横断型、后柱加后壁型、T型、横断加后壁型、前柱加后半横型、双柱型。

2. 股骨颈骨折　主要分为四型。①头下型：骨折线完全位于股骨头下，整个股骨颈均在骨折远端，股骨头可在髋臼和关节囊内自由转动；②头颈型：即股骨颈斜行骨折；③经颈型：全部骨折面均通过股骨颈，此型较少见；④基底型：骨折线位于股骨颈基底。

3. 转子间骨折　分五型：①Ⅰ型：单纯转子间骨折，骨折线由外上斜向下内，无移位；②Ⅱ型：Ⅰ型的基础上发生移位，合并小转子撕脱骨折，但股骨矩完整；③Ⅲ型：合并小转子骨折，骨折累及股骨矩；④Ⅳ型：伴有大、小转子粉碎骨折，股骨颈和大转子冠状面暴裂骨折；⑤Ⅴ型：反转子间骨折，骨折线由内上斜向下外。

（二）下肢骨干骨折

1. 股骨干骨折　根据骨折的形状可分为：横行骨折、斜行骨折、螺旋型骨折、粉碎性骨折等。

2. 胫腓骨骨折　根据骨折的形状可分为：横形骨折、斜形骨折、T形骨折、粉碎性骨折、螺旋形骨折等。

（三）膝部骨折

1. 股骨远端骨折　AO分型：依据骨折线是否进入关节内，A型是完全不进膝关节的，处理相对简单。B型进去膝关节，但只会通过内外侧髁一个，另一个完好。C型就是骨折线进入关节后，把内外两个髁都损伤了，越来越严重，越来越难处理。

2. 髌骨骨折　根据骨折是否有移位可以分为无移位性骨折和移位性骨折，其中，移位性骨折包括髌骨的横行骨折与粉碎性骨折及下极粉碎性骨折及上极粉碎性骨折和髌骨的纵行骨折。

3. 胫骨平台骨折　胫骨平台骨折可由间接暴力、直接暴力引起，占成人骨折的1.9%。骨折分为六型：①外侧平台劈裂骨折，无关节面塌陷；②外侧平台劈裂，关节面压缩骨折，多发生于40岁以上的患者；③外侧平台单纯压缩骨折；④胫骨内侧平台骨折；⑤双侧平台骨折，高能暴力损伤所致，容易合并血管、神经损伤；⑥双侧平台骨折加胫骨干与干骺端分离，高能量暴力损伤所致，在X线片上显示为粉碎性爆裂骨折，常合并膝部软组织严重损伤。

六、临床诊断及表现

（一）影像学诊断

1. X线检查　凡疑为骨折者应常规进行X线拍片检查，可显示临床上难以发现的不完全性骨折、深部的骨折等，即使临床上已表现为明显骨折者，X线拍片检查也是必需的，可以了解骨折的类型和具体情况，对治疗具有指导意义。

2. CT检查　对于骨折不明确但又不能排除者，三维CT重建可以更直观便捷地进行骨折分型，对治疗方案选择帮助很大，目前临床上常用。

3. MRI检查　虽然显示骨折线不如CT检查，但对于软组织损伤的显示有独特优点，目前已广泛用于骨折后软组织的检查。

（二）全身表现

1. 休克　多发性骨折、严重的开放性骨折等常可引起有效循环血量锐减，出现失血性休克；但也有些患者因剧烈疼痛、恐惧等导致疼痛性休克。

2. 发热　骨折后一般体温正常，但有大量内出血、血肿吸收时可出现低热，通常不超过38°C。开放性骨折如持续高热时应考虑感染的可能。

（三）局部表现

1. 骨折的一般表现　①疼痛与压痛，活动患肢时加剧；②局部肿胀与瘀斑，由于骨折后可形成血肿，使软组织发生水肿，以及血红蛋白分解所引发的症状；③功能障碍，发生骨折的患处或多或少丧失正常活动功能。

2. 骨折的特有体征　①畸形，骨折端移位可使患肢外形发生改变，主要表现为缩短、成角、延长；②异常活动，正常情况下肢体不能活动的部位，骨折后出现不正常的活动；③骨摩擦音或骨摩擦感，骨折后两骨折端相互摩擦撞击，可产生骨摩擦音或骨摩擦感。

以上三种体征只要发现其中之一即可确诊，但未见此三种体征者也不能排除骨折的可能，如嵌插骨折、裂缝骨折。一般情况下不要为了诊断而检查上述体征，因为这会加重损伤。

（四）具体表现

对年龄≥65岁的老年人如怀疑髋部骨折，应详细询问病史，确定患者的损伤机制跌倒合并症和用药情况。独居的老年人可能由于延误就诊而伴发脱水、谵妄和营养耗竭，这类患者需评定其血流动力学、稳定性生命体征和尿量情况。①有移位的骨折表现为髋部疼痛，不能站立行走，患肢功能活动受限，动则疼痛，脚尖往往向外倒即患肢外旋、患侧肢体短缩，髋前方有按压痛，叩击髋部及足跟时均可有疼痛加重感。②无错位的嵌插型骨折或无移位骨折，往往症状轻微，患肢无畸形，只是在腹股沟即大腿根部或膝部有些疼痛，一般还可行走，仔细检查可发现髋关节活动范围减小，被动活动时出现防御性肌肉痉挛。

（五）合并神经损伤

1. 股神经损伤　股四头肌麻痹所致的伸小腿、屈大腿无力，不能登台阶和跳跃，容易跌倒，股四头肌萎缩，膝反射消失，股前及小腿内侧感觉障碍。

2. 坐骨神经损伤

（1）坐骨神经干损伤：损伤后表现依损伤平面而定。损伤部位高时，出现股后部及小腿、足部的所有肌肉全部瘫痪，表现为膝关节不能屈曲，踝关节及足趾运动完全消失。由于股四头肌健全，膝关节呈伸直状态，行走时呈"跨越步态"。跟腱反射消失，小腿外侧感觉障碍或出现疼痛，足底浅感觉丧失常导致损伤和溃疡。如在股后中、下部损伤，腘绳肌正常，膝关节屈曲功能保存。

（2）胫神经损伤：胫神经损伤后出现小腿后侧屈肌群和足底部肌肉的麻痹与瘫痪、足部感觉消失，可发生足底压疮或神经性溃疡。表现为足跖屈、足内收及内翻动作困难，呈外翻足，足趾亦不能跖屈，足弓的弹性和强度丧失，小腿消瘦。由于胫骨前肌挛缩而踝关节过度背伸，跟腱反射消失。如果损伤部位在腓肠肌和趾长屈肌分支以下时，只出现足趾运动障碍和足底感觉障碍。胫神经部分损伤时，常出现灼性神经痛，并伴有出汗和营养障碍。

（3）腓总神经损伤：腓总神经易在腘部及腓骨小头处发生损伤，导致小腿前外侧伸肌麻痹，出现足背屈、外翻功能障碍，表现足下垂并转向内侧而成为马蹄内翻足；足趾亦下垂，呈屈曲状态；行走时呈"跨越步态"。小腿前外侧及足背面感觉障碍，疼痛不多见。运动障碍比感觉障碍严重。

七、临床治疗

（一）非手术治疗

经临床诊断结合临床表现不需要手术治疗和不符合手术治疗的。非手术治疗又叫保守治疗，结合患者的病情及病因病史选择治疗方案。治疗方法一般为持续牵引、夹板固定及石膏固定等。同时预防并发症，经治疗3周左右定时拍片复查骨头的愈合情况及对位对线是否完好。

（二）手术治疗

非锁定钢板螺丝钉固定、锁定钢板螺丝钉固定、髓内钉系统内固定、外固定支架固定。对于老年患者，可减少软组织损伤、失血量和手术并发症。

八、康复评定

下肢长骨作为人体负重骨，骨折后长期卧床制动，加重肢体功能障碍，日常生活能力降低、感觉功能减弱、焦虑、抑郁，同时常伴有老年脑性改变、心肺功能减退等。本指南的康复评定主要从骨折愈合情况、认知功能、感觉功能、疼痛、肌力、心理、心肺功能、日常生活能力、环境等方面进行评定。

（一）愈合标准

1. 骨折的临床愈合标准　①局部无压痛，无纵向叩击痛；②局部无异常活动；③X线照片显示骨折线模糊，有连续性骨痂通过骨折线；④功能测定，在解除外固定的情况下，下肢能连续徒步步行3min，并不少于30步；⑤连续观察两周骨折处不变形，则观察的第一天即为临床愈合日期。②、④两项的测定必须慎重，以不发生变形或再骨折为原则。

2. 骨折的骨性愈合标准　①具备临床愈合标准的条件，见《成人常见骨折临床愈合时间参考表》。②X线照片显示骨小梁通过骨折线。

（二）认知知觉功能评定

认知知觉功能评定的目的在于了解患者认知功能是否存在异常，以及异常的类型、性质、程度和范围，为制订康复计划、判定康复疗效提供重要依据。可实施的方法有：①筛查法；②特异性检查法；③成套测验法；④功能检查法。

1. 认知障碍　评定内容包括：①注意障碍的评定；②记忆障碍的评定；③执行功能的评定。

2. 知觉功能障碍　评定内容包括：①躯体构图障碍的评定；②视空间关系障碍的评定；③失认症的评定；④失用症的评定。

3. 痴呆的评定　精神状态检查量表（Mini-Mental State Examination，MMSE）是国内外最普及、最常用的痴呆筛查量表。

4. 认知功能的成套测验　Halstead-Reitan 神经心理学成套测验（Halstead-Reitan Neuropsychological battery，HRB）是1974年美国心理学家 Halstead 以脑行为研究为基础制定的一套综合性能力测验，1955年经 Reitan 修订。洛文斯顿作业认知评定成套测验（the Loewenstein Occupational Therapy Cognitive Assessment Battery，LOTCA）是以色列耶路撒冷希伯来大学 Kate 博士和 Loewenstein 康复医院 Rahmain 心理学博士提出，常用于脑外伤、脑血管意外以及健康儿童、成人及老年人。

（三）疼痛评定

视觉模拟评分法（visual analogue scale，VAS），VAS 用于疼痛的评定。在国内外临床使用较为广泛，基本方法是使用一条长约 10cm 的游动标尺，尺的一面标有 10 个刻度，两端分别为"0"分端和"10"分端，"0"分表示无痛，"10"分表示难以忍受的最剧烈的疼痛。使用时将有刻度的一面背向患者，让患者在直尺上标出代表自己疼痛程度的相应位置，医务人员根据患者标出的位置给予评分，临床评定以"0~2"分为"优"，"3~5"分为"良"，"6~8"分为"可"，大于"8"分为"差"。临床治疗前后使用同样的方法进行评定即可较为客观地做出疼痛的评分，并对疼痛治疗的效果进行较为客观的评定，此方法使用简单易行，较为客观而且敏感，在临床广为应用。

（四）感觉评定

感觉分为浅感觉、深感觉、复合感觉 3 个领域；其中包含了触觉、痛觉、温度觉、压觉、位置觉、运动觉、振动觉、皮肤定位觉、两点分辨觉、图形觉、实体觉、重量觉、材质辨别觉 13 个项目。

（五）肌力评定

国际上普遍应用的肌力评定为徒手肌力检查方法，该方法是 1916 年美国哈佛大学矫形外科学教授 Robert Lovett 提出来的。此检查方法是根据受检肌肉或肌群的功能，让患者处于不同的受检体位，然后嘱患者分别在减重、抗重力和抗阻力的条件下做一定的动作，按照动作的活动范围及抗重力或抗阻力的情况将肌力来进行分级的。

根据 Lovett 分级评定标准，徒手肌力检查分 0~5 六级：0 级，无可测知的肌肉收缩；1 级，有轻微肌肉收缩但不能引起关节活动；2 级，在减重状态下可做关节全范围运动；3 级，可抗重力做关节全范围运动，但不能抗阻力；4 级，能在抗重力和部分阻力的状态下，做全范围的关节活动；5 级，能在抗重力和全部阻力的状态下，做全范围的关节活动。

（六）关节活动度评定

关节活动度（ROM）分为主动关节活动范围（AROM）和被动关节活动范围（PROM），下肢骨折术后患者或未经手术保守治疗的患者在康复全程中需多次测量下肢关节活动度，目的是确定关节活动受限的部位、程度以及引起关节活动受限的原因或因素，制订合适的治疗方案，进行康复治疗指导。

（七）肢体长度、围度测量

下肢长度有真性长度和假性长度之分，假性长度指从脐到内踝的距离，在临床上并不常用。下肢真性长度的测量方法是用皮尺测量髂前上棘通过髌骨中点至内踝（最高点）距离，测量时可以测量整个下肢长度，也可分段测量大腿长度和小腿长度，临床上常用。

进行肢体围度测量时，必须选择两侧肢体相对应的部位进行测量。为了解肌肉萎缩的情况，以测量肌腹部位为佳。测量时用皮尺环绕肢体已确定的部位一周，记录肢体周径的长度。患肢与健肢同时测量进行对比，并记录测量的日期，以作康复治疗前后疗效的对照。

（八）Harris 髋关节评分量表

Harris 髋关节评分量表（Harris hip score）从疼痛、关节畸形、关节功能和关节活动度四个维度对髋关节功能进行评定。评价效果：满分为 100 分；≥90 分优；80~89 分较好；70~79 分良；<70 分差。

（九）步态平衡功能检查

1. 步态定量分析法　通过器械或专门的设备获得的客观数据对步态进行分析的方法。所用器械或设备可以非常简单,如:卷尺、秒表、量角器等测量工具以及能留下足印的设备;也可以是较为复杂,如利用电子角度计,肌电图,录像,高速摄影,甚至步态分析仪等设备,通过获得的运动学参数、动力学参数、肌电活动参数和能量参数分析步态特征。

2. 平衡功能评定

1）Berg 平衡功能评定法(Berg Balance Scale, BBS):由 Katherine Berg 于 1989 年首先报道,最初用来预测老年患者跌倒的危险性。评定内容及评分标准:共 14 个项目,20min 左右完成,满分 56 分。按得分为 0~20 分、21~40 分、41~56 三组,其代表的平衡能力则分别对应于坐轮椅、辅助步行和独立行走三种活动状态、评分少于 40 分说明平衡功能有障碍、有跌倒的危险性。

2）Fugl-Meyer 平衡功能评定法:此法包括从坐位到站位的量表式的平衡评定,内容较全面,简单易行。七项检查均按 3 个等级记分,最高平衡评分为 14 分。评分少于 14 分说明平衡功能有障碍,评分越低,功能障碍程度越严重。

（十）心肺功能评定

1. 心功能评定　①1928 年美国纽约心脏病学会心功能分级;②代谢当量(metabolic equivalent, MET)量化心衰患者的心功能分级标准;③也常用 6min 步行试验(6MWT)、心电运动试验(ECG)等。

2. 肺功能评定　一般包括通气功能检查,呼吸力学检查和小气道功能检查。常用呼吸困难分级检查量表:Borg 评分量表,通过 0~10 分渐进描述呼吸困难强度。要求患者对呼吸不适的总体感觉分级,0 分代表完全没有感觉,而 10 分代表想象得到的最严重感觉。临床还常用肺容积与肺通气功能测定,运动气体代谢测定,动脉血气分析,呼吸分析等方法来评定患者的呼吸功能情况。

（十一）心理评定

1. 汉密尔顿焦虑量表(Hamilton anxiety scale, HAMA)　是英国学者汉密尔顿于 1959 年编制的一种医师常用的焦虑测验量表,它能很好地衡量治疗效果,一致性好、长度适中、简便易行,用于测量焦虑症以及患者的焦虑程度,是当今用得最广泛的焦虑量表之一。评分方法 HAMA 每项评定按症状轻重分为 0~4 分 5 个级别。0 分:无症状;1 分:症状轻微;2 分:有肯定的症状,但不影响生活与活动;3 分:症状重,需加以处理,或已经影响生活和活动;4 分:症状极重,严重影响其生活。

2. 汉密尔顿抑郁量表(Hamilton depression scale, HAMD)　量表内容有 24 项,评分方法:HAMD 大部分项目采用 0~4 分的 5 级评分方法,即 0 分,无;1 分,轻度;2 分,中度;3 分,重度;4 分,很重。少部分项目采用 0~2 分的 3 级评分方法,即 0 分,无;1 分,中度;2 分,重度。

（十二）日常生活活动能力评定

1. 改良 Barthel 指数　用来测量个体基本生活能力,提供残疾严重程度评分,判断预后的量表。Barthel 指数评定简单,可信度高,灵敏度高,是目前临床最常用的 ADL 能力评定方法之一。评定内容包括大小便控制、修饰、如厕、进食、转移、步行、穿着、上下楼梯、洗澡共 10 项。根据是否需要帮助及帮助程度分为 0、5、10、15 四个等级,总分为 100 分。100 分为独立,>60 分为轻度依赖,41~60 分为中度依赖,21~40 分为重度依赖,<20 分为完全依赖。

2. FIM 评定量表　美国物理医学与康复学会 1983 年制定功能独立性评定量表（functional independence measure, FIM），它是"医疗统一数据系统"的核心部分。用来评定患者独立生活能力。目前已广泛应用于医疗机构中，是国际公认的独立生活能力评定量表，FIM 包括两大类，六个方面，共 18 项。126 分：完全独立；108~125 分：基本独立；90~107 分：极轻度依赖或有条件的独立；72~89 分：轻度依赖；54~71 分：中度依赖；36~53 分：重度依赖；19~35 分：极重度依赖；18 分：完全依赖。

3. ICF 活动和参与评价量表（activities and participation assessment scale, ICF）　参照 ICF "活动和参与"成分的内容和体系及类目的定义，从理解交流、身体活动、自我照护、与人相处、生活活动和社会参与六个方面评定个人的整体健康状况。本标准适用于医务人员、公共健康管理系统及相关政府对 18 岁以上所有健康人群、非健康人群和亚健康人群近 30 天内的健康状况和与健康有关的状况的评定。

（十三）环境评定

环境评定可通过问卷调查或实地考察完成。推广评定各种环境，了解伤残者在家庭、社区及 / 或工作环境中的功能水平，安全性以及舒适和方便程度等。找出影响患者功能活动的环境因素。针对该因素，确定有针对性的康复治疗方案，并为患者、家属、雇主甚至政府有关部门提供符合实际的解决方案。通过评定，确定患者是否需要使用以及需要使用何种辅助用具或设备。

九、康复治疗

（一）治疗原则

在完善相关评定的基础上，开展全面的康复训练。①早期诊断、早期干预、早期康复；②循序渐进、持之以恒，以被动运动开始逐渐转变为主动运动；③全面评定、全面康复；④个性化康复方案；⑤家庭、社会共同参与，共同支持。

（二）心理治疗

老年下肢骨折患者常因失去活动的独立性而焦虑不安，加上环境改变、术后疼痛、长期卧床等，就会产生恐惧、焦虑、悲观、失望、易怒等不良心理反应。医护人员在积极治疗的同时，给予有效的心理健康干预尤为重要。对老年下肢骨折患者从改善患者的认知、进行个体化健康教育、改善社会家庭支持等方面进行针对性的心理干预，可以有效缓解患者的焦虑和抑郁情绪，对患者功能康复具有积极作用。方法有心理疏导法、合理情绪行为疗法等。

（三）心肺功能训练

老年下肢骨折术后卧床患者第一天即应开始心肺功能训练。其中心功能训练可提高最大心输出量，降低运动时的心率，提高机体最大耗氧量，改善体力，降低安静和亚极量运动时的心肌耗氧量。呼吸功能训练可提高机体能量储备，改善肺功能及心理状态，提高机体免疫力，改善全身状况。

（四）膀胱功能训练

膀胱功能训练是根据学习理论和条件反射原理，通过患者的主观意识活动或功能锻炼来改善膀胱的储尿和排尿功能。该项训练能控制或消除因老年人髋部骨折卧床引起的尿路感染，恢复排尿和膀胱储尿功能，减少残余尿和保护肾功能。康复治疗包括：①行为技巧、反射性排尿训练；②代偿性排尿训练（Valsalva 屏气发和 Grede 手法）；③肛门牵张训练；

④盆底肌训练。必要时用膀胱仪治疗,预防术后尿潴留。

(五)感觉训练

Rood 技术又叫多种感觉刺激治疗法或皮肤感觉输入促通技术。由美国人 Margaret Rood 提出。此技术的主要特征是在特定皮肤区域内利用轻微的机械刺激或表皮温度刺激,影响该区的皮肤感受器,可获得局部促通作用。较常用的训练方法包括触觉刺激、温度刺激、轻叩和挤压。

(六)物理因子疗法

物理因子治疗的作用主要有:①消炎作用;②镇痛作用;③抗菌作用;④镇静与催眠作用;⑤兴奋神经 - 肌肉;⑥缓解痉挛;⑦软化瘢痕、消散粘连;⑧加速伤口愈合;⑨加速骨痂形成;⑩增强机体免疫机制等。身体局部有金属物或骨折部有金属内固定及心脏起搏器植入者禁用。

1. 直流及低频电疗法

(1)直流电疗法和直流电药物离子导入疗法:①利用直流电作用于人体以治疗疾病,直流电的电流具有方向性,其电离子由阴极向阳极移动,不随时间的改变而改变,直流电作用于人体时,体内的各种阴、阳离子向直流电的两极定向移动,由此会产生不同的生理作用;②使用直流电将药物离子通过皮肤、黏膜导入体内进行治疗,在直流电的作用下,体内的带电离子、水分和胶体微粒产生定向移动,从而产生一系列的生物学效应。

其作用是:①局部血管扩张,改善局部组织的血液循环,促进组织的再生和修复;②组织及细胞内水分和蛋白质发生改变,细胞膜的通透性发生改变,有利于组织炎症及肿胀的消散;③强度较大的直流电可使静脉血栓向阳极侧松脱,血管逐渐开放;④直流电可以促进骨痂生长,加速骨折的愈合;⑤利用直流电将药物导入体内,药物进入血液循环后,则在局部或全身发生药物本身的作用。治疗以 15~25min/ 次,每日或隔日一次。

(2)神经肌肉电刺激疗法:是应用低频脉冲电流刺激神经或肌肉使其收缩,以恢复其运动功能的方法,主要用以刺激失神经肌、痉挛肌和平滑肌。15~25min/ 次,每天 1 次。

(3)经皮电刺激神经疗法:是以一定技术参数的低频脉冲电流,经过皮肤输入人体,用于治疗急、慢性疼痛。治疗时间一般为 30~60min,每天 1~2 次,每星期 3~6 次。戴有心脏起搏器的患者严禁使用,有认知障碍的患者应在治疗师监管下治疗。

(4)低频高压电疗法:是一种应用 150~500V 高压的低频脉冲电流来治疗疾病的方法,既能兴奋感觉神经,又能兴奋运动神经,同时还可以促进血液循环,临床上主要用来治疗各种疼痛。治疗以 15~25min/ 次,每天 1 次为宜。

2. 中频电疗法 电刺激治疗骨折,是一种公认的行之有效的治疗手段,可明显促进局部血液循环,加快骨缺损的连接以及骨痂形成与改建。中频电流治疗的作用有:①镇痛作用;②促进血液循环;③促进淋巴回流;④锻炼骨骼肌;⑤提高平滑肌张力;⑥消散慢性炎症。15~25min/ 次,每天 1 次为宜。

3. 高频电疗法 其作用是:①通过产热可以改善局部血液循环、镇痛、消炎、增强机体免疫力、促进组织生长修复、降低肌张力、缓解痉挛;②通过非热效应可以促进神经纤维再生,使急性炎症迅速消退。恶性肿瘤、出血倾向、结核病、妊娠、严重心肺功能不全、局部金属异物、植入心脏起搏器、颅内压增高等情况下禁用高频电疗法。

(1)短波电疗法:短波电疗以温热效应为主,又称短波热透疗法。可改善组织的血液淋巴循环和镇静、止痛、缓解肌肉痉挛。治疗 10~20min/ 次。

（2）超短波电疗法：可改善局部的血液循环，增强毛细血管的通透性，加强营养代谢，促进药物向病灶的进入和炎性介质、病理产物、细菌毒素的清除以及水肿的消散。治疗10~20min/次。

（3）微波电疗法：可使局部血管扩张促进水肿吸收及炎症产物、致痛物质等的排出，也可降低周围神经的兴奋性，具有镇痛作用。治疗10~20min/次。

4. 光疗法

（1）红外线疗法：应用波长400~760nm的辐射线照射人体治疗伤病的方法，红外线的主要生物学效应是热效应，具有改善血液循环、消炎消肿、缓解痉挛、镇痛的作用。治疗中以患者舒适温热感为宜，一般照射温度不应超过45℃。恶性肿瘤局部、有出血倾向、高热、活动性肺结核、急性损伤24小时内、急性感染性炎症的早期、闭塞性脉管炎、重度动脉硬化、局部皮肤感觉障碍、认知功能障碍等患者禁用。照射时间为20~30min/次，1~2次/d，15~20次为一个疗程。

（2）紫外线疗法：应用波长为180~400nm的人工紫外线治疗疾病的方法，经一定量的紫外线照射2~6小时后，局部会出现均匀的、界限清晰的红斑，是皮肤对紫外线的一种特殊反应。紫外线具有消炎、镇痛、杀菌、促进维生素D_3的形成等作用，并可加速组织再生修复，促进伤口愈合等。根据应用的目的及时期不同，选择不同的剂量。因其穿透深度较浅，仅用于治疗浅层炎症，适用于开放性损伤术后。主张在病灶中心用大剂量，病灶周围10~15cm亦照射中等剂量。炎症浸润期，采用红斑量2~3MED；化脓期，为强红斑量4~5MED；肉芽生长期，为亚红斑量1~2MED；愈合期，为无红斑量或亚红斑量0.5~1MED。用于止痛，5~10MED；促进伤口愈合时，小剂量既能促进上皮细胞分裂，又能避免细胞受损，故对清洁伤口，需要小剂量，照射间隔时间亦较长，在骨折局部或伤口照射。有禁忌证患者禁用。每日或隔日一次，3~5次为一个疗程。

（3）激光疗法：应用激光治疗疾病的方法称为激光疗法，激光是一种受激辐射光，具有方向性。激光具有改善血液循环、消炎、镇痛、消肿、促进组织修复和创面愈合的作用。有恶性肿瘤、皮肤结核、活动性出血、心肺肾衰竭等患者禁用。15~20min/次，1~2次/d，15~20天为一个疗程。

5. 超声波疗法　低强度脉冲超声波是一种有效地促进骨折愈合的方法。超声波具有镇痛、软化瘢痕、杀菌作用，小剂量超声波治疗可以促进骨痂的生成，可改善血液循环。以下情况者禁用超声波疗法：①活动性肺结核，严重支气管扩张，出血倾向，消化道大面积溃疡；②心绞痛，心力衰竭，安装心脏起搏器、心脏支架者；③严重心脏病的心区和交感神经节及迷走神经部位；④多发性血管硬化，血栓性静脉炎；⑤化脓性炎症，急性败血症，持续性高热；⑥恶性肿瘤；⑦高度近视患者的眼部及邻近部位；⑧放射线或放射性核素治疗期间及治疗后半年内的人群。治疗时间多选用5~15min/次，一般不超过15min。

6. 磁场疗法　低频电磁场作为能量的一种表现形式，有显著的促成骨活性作用。磁场的治疗作用有：①止痛作用；②镇静作用；③消炎作用；④消肿作用；⑤促进创面愈合作用；⑥软化瘢痕作用；⑦促进骨折愈合作用。治疗以15~25min/次，每日一次为宜。老年髋部骨折术后置有金属内固定物的患者及体内置有心脏起搏器的患者禁止做磁疗。

7. 温热疗法　是以各种热源为介体，将热直接传导给机体，而达到治疗疾病目的的一种治疗方法。传导热疗法的种类主要有石蜡疗法、温热敷疗法、蒸汽疗法、泥疗、蜡疗法、砂疗等，传导热刺激是其最重要的和共同的作用因素，除此之外，某些介体尚有机械和化学刺激作用。如石蜡疗法,是利用加热熔解的石蜡作为传导热的介质,将热能传至机体,达到治疗作用的方法。其作用有:①改善局部血液循环,促进水肿、炎症消散;②促进上皮组织生长、创面愈合,软化松解瘢痕组织及肌腱挛缩;③可使局部皮肤代谢增高,营养改善;④石蜡中的某些碳氧化合物能刺激上皮生长,加速表皮再生过程和真皮结缔组织增生过程,促进创面愈合;⑤此外,石蜡治疗的压迫作用对新鲜创面有止血作用,长时间的蜡敷可促进溃疡及骨痂愈合。皮肤对蜡过敏、高热、急性化脓性炎症、厌氧菌感染、肿瘤、结核、出血倾向、心肾功能衰竭、感觉障碍的患者禁用。治疗时间为 30~40min/ 次,每日1~2 次。

8. 冷疗法 应用制冷物质和冷冻器械所产生的低温作用于人体以治疗疾病的方法。一般温度在 0℃ 以上,不会引起组织破坏或组织细胞的死亡。冷疗法可降低局部温度,使血管收缩,可减少局部渗出,具有防止肿胀、止血、镇痛、解痉、麻醉等作用。可用于急性软组织扭伤、鼻出血、软组织感染早期、关节炎急性期、骨关节术后肿胀等治疗。治疗时间为5~20min/ 次,1~2 次 /d。

9. 气压疗法 可分为正压疗法与负压疗法,或两种压力交替的正负压疗法。气压治疗可减轻老年患者下肢骨折术后疼痛,可提高术后生活质量,改善患者的睡眠质量,促进术后康复。主要通过对多腔气囊有顺序的反复充放气,形成了对肢体和组织的循环压力,对肢体的远端到肢体的近端进行均匀有序的挤压,促进血液和淋巴的流动及改善微循环的作用,加速肢体组织液回流有助于预防血栓的形成、防治肢体水肿。15~20min/ 次,1~2 次 /d。

(七)运动疗法

老年下肢骨折患者常伴有骨质疏松、骨折后愈合缓慢,术后长期卧床制动会导致肌力下降、关节活动受限、直立性低血压、心肺功能减退、泌尿系统感染、褥疮、便秘等。术后立即开展系统性的功能训练,可有效促进血肿和渗出物吸收、防止关节粘连僵直、预防肌肉萎缩。训练要求:遵循早期开始、循序渐进、持之以恒、以主动辅助→主动→抗阻力的顺序进行。训练强度应控制在患者能耐受的范围之内,一般时间为 30~45min/ 次,1~2 次 /d。

(1)伤后 1~2 周:此时伤肢肿胀、疼痛、骨折断端不稳定,容易再移位。因此,功能锻炼的主要目的可以肌肉锻炼为主。在骨折早期主要目标在于保持肌肉张力和减轻局部肿胀,防止出现关节僵硬和肌肉萎缩,使骨折愈合与功能恢复相结合。早期卧床休息,将患肢置于舒适位置,并保持其略高于心脏水平,可促进静脉的回流,并作向心性按摩以利于肿胀消退。

主要训练方法有:①肌肉的等长收缩训练;②关节被动活动;③踝泵练习:通过踝关节的运动,起到像泵一样的作用,促进下肢的血液循环和淋巴回流。治疗时间为 30~45min/ 次,1~2 次 /d。

(2)伤后 2~4 周:这一时期,骨、关节、肌肉、韧带等组织的损伤及手术切口正在愈合,手术部位疼痛、肿胀明显缓解或消失,骨折端已有纤维连接,并正在形成骨痂。

主要训练方法有:①肌肉的等长收缩训练;②肌肉的等张收缩训练;③关节助力主动运动;④踝泵练习:通过踝关节的运动,起到像泵一样的作用,促进下肢的血液循环和淋巴回流;⑤持续关节被动活动(CPM 训练)的使用。治疗时间为 30~45min/ 次,1~2 次 /d。

(3)伤后 5~6 周:该期要锻炼关节和肌肉,扩大关节各方向的活动范围,恢复肌力,增加肢体运动功能。在此期间继续加强患肢关节的主动训练,使患肢功能恢复正常活动范围,根据骨折的情况,可扶双拐下床活动,尤其是活动患侧膝关节及髋关节,但是伤肢严禁负重。

　　主要训练方法有：①肌肉的等张收缩训练，抗阻、抗重训练；②肌肉的等速收缩训练；③负重、平衡功能训练；④ CPM 机的使用；⑤步行训练：a. 站立平衡达到 1 级后，利用助行器，拐杖等进行迈步训练；b. 减重支持训练。治疗时间为 30~45min/ 次，1~2 次 /d。

　　（4）伤后 6 周以后：康复训练的后期指从骨关节等组织已经愈合到恢复全身和局部正常功能的一段时间，此时骨折已达到临床愈合或已经去除外固定，此时骨性骨痂已形成，X 线检查已显影，骨骼有了一定的支撑力，但大多存在邻近关节的关节活动度下降、肌肉萎缩等功能障碍。

　　1. 骨折后非手术康复治疗

　　（1）髋部骨折

　　1）第 1~2 周：卧床制动、休息，①可指导患者进行心肺功能训练；②肌力训练包括股四头肌、腘绳肌、小腿三头肌及踝背伸肌等长收缩训练、踝泵训练；③维持关节活动度的训练可利用器械进行 CPM 训练，角度由小到大逐渐增加。

　　2）第 3~4 周：①在上述训练基础上增加床外股四头肌肌力训练、髋外展肌肌力训练、腰背肌肌力训练、同时强化上肢肌力，可做屈髋肌的辅助或主动屈髋训练；②增加髋关节、膝关节、踝关节的屈伸训练，练习时臀部不能离开床面，可在床上坐起至髋关节屈曲小于45°。活动度训练后即刻给予冰敷 15~20min。如平时感到关节肿、痛、发热明显，可再行冰敷，2~3 次 /d。

　　3）第 4~6 周：①增加屈髋肌主动或主动抗阻屈髋练习；②可使用电动起立床辅助站立，给予下肢纵向应力刺激，促进骨质再生及骨折愈合，预防老年髋部骨折患者因长期卧床所导致的坠积性肺炎及直立性低血压；③扩大关节活动范围可进行主动髋关节屈伸训练、仰卧抱膝、髋后伸训练、髋关节内收外展训练、髋关节内旋外旋训练、直腿抬高训练等；④可进行双拐下患肢不负重的步行训练。

　　4）第 6 周以后：①进行坐位伸髋、屈髋练习，注意屈髋不要超过 90°；②增加负重和平衡功能训练，主要训练内容包括坐位重心转移训练、站立位重心转移训练、左右负重训练、从静态平衡到动态平衡的训练；③根据患者骨折类型及愈合情况进行步行功能训练，早期的负重和步行训练可促进身体新陈代谢、改善身体的肌肉骨骼及心、肺功能，从而减少了便秘、深静脉血栓、关节僵硬、坠积性肺炎、压疮等的形成。

　　5）髋部骨折愈合期：根据髋关节骨折愈合情况、有无严重并发症以及骨质疏松程度可选择适应的髋关节松动手法，包括：①髋关节牵引；②髋关节向前滑动；③髋关节向后滑动。

　　（2）膝部骨折

　　1）第 1~2 周：①抬高患肢，患肢纵向牵引；②术后第一天进行患肢股四头肌的等长收缩训练及患肢足趾和踝关节的主动屈伸运动；③术后第二天在 CPM 机上进行膝关节的屈曲运动，需要逐渐缓慢地、匀速增加屈膝度数；④鼓励患者进行直腿抬高训练，从被动到主动，度数由少到多逐渐增加。

　　2）第 3~4 周：①增加助力或主动屈膝训练；②进行膝关节屈曲关节活动度训练。

　　3）第 4~6 周：①膝关节主动及抗阻力屈曲训练；②继续扩大膝关节活动范围训练。

　　4）第 6 周以后：根据骨折愈合情况，可增加双拐支撑下负重训练，或下地扶物锻炼膝关节下蹲活动。

5）膝部骨折愈合期：根据骨折部位及骨折愈合情况，可进行膝关节松动手法，一般先用小级别手法（Ⅰ、Ⅱ级）缓解疼痛后，再用大级别手法（Ⅲ、Ⅳ级）改善活动，治疗中要不断询问患者的感觉，根据患者的反馈来调节手法强度。包括：①膝关节纵向牵引；②膝关节向前、向后滑动；③髌股关节向远端滑动；④髌股关节内-外侧滑动；⑤近端胫腓关节松动；⑥远端胫腓关节向前或向后滑动。

（3）下肢骨干骨折

1）第1~2周：①肌力训练可进行患肢下肢的肌肉等长收缩；②维持关节活动范围可进行髋关节、膝关节的被动活动；③踝泵训练。

2）第3~4周：①增加患侧下肢肌群的等张收缩训练及助力主动运动；②扩大髋关节、膝关节及踝关节的关节活动范围。

3）第4~6周：①下肢肌肉的等张收缩训练，抗阻、抗重训练；②肌肉的等速收缩训练；③CPM机的使用。

4）第6周以后：增加步行训练。①负重、平衡功能训练；②步行训练。

2. 骨折后手术康复治疗

（1）髋部骨折

1）第1~2周：①术后第1天，指导患者活动脚趾，做股四头肌的等长收缩运动；②指导患者踝关节的屈曲和背伸运动，屈膝运动角度不超过90°，避免髋关节内旋、内收；③加强股四头肌和腘绳肌肌力训练，指导患者直腿抬高运动。

2）第3~4周：①在上述训练基础上增加床外股四头肌肌力训练、髋外展肌肌力训练、腰背肌肌力训练、同时强化上肢肌力，可做屈髋肌的主动或抗阻屈髋训练；②增加髋关节、膝关节、踝关节的屈伸训练。

3）第4~6周：①增加双拐支持下的负重及步行训练；②坐位时屈髋不超过90°，避免坐矮、软的椅子或跷二郎腿。

4）第6周以后：①继续强化肌力训练及扩大关节活动范围；②逐渐改为单拐步行训练，至最后弃拐或持手杖行走。

（2）膝部骨折

1）第1~2周：①抬高患肢，患肢纵向牵引；②术后第一天进行患肢股四头肌的等长收缩训练及患肢足趾和踝关节的主动屈伸运动；③术后第二天在CPM机上进行膝关节的屈曲运动，需要逐渐缓慢地、匀速增加屈膝度数；④鼓励患者进行直腿抬高训练，从被动到主动，度数由少到多逐渐增加。

2）第3~4周：①增加助力或主动屈膝训练；②进行膝关节屈曲关节活动度训练。

3）第4~6周：①膝关节主动及抗阻屈曲训练；②继续扩大膝关节活动范围训练。

4）第6周以后：根据骨折愈合情况，可增加双拐支撑下负重训练，或下地扶物锻炼膝关节下蹲活动。

（3）下肢骨干骨折

1）第1~2周：①向心性按摩；②患肢肌力的等长收缩训练；③踝关节的主动屈伸活动，髋、膝关节的屈伸训练；④CPM治疗。

2）第3~4周：①增加患肢肌肉的肌力训练；②扩大髋、膝、踝关节的关节活动范围训练。

3）第4~6周：①患肢髋、膝、踝各个方向的主动活动；②负重、平衡功能训练；③增加患肢肌肉的等张收缩训练,抗阻、抗重训练。

4)第6周以后:增加步行训练和关节松动训练。

(八)作业治疗

1. 日常生活活动能力的训练 指导患者利用实际生活情况进行日常生活活动的训练,主要包括吃饭、洗漱、转移、如厕、穿衣、脱衣等,教给患者一些技巧,必要时可配置辅助器具。①根据患侧下肢允许负重的体重百分比,治疗师应教会患者使用步行器或拐杖;②治疗师应教会患者安全地进行 ADL,该 ADL 应与医嘱及允许负重体重相一致;③根据骨折愈合进展及患者反应、患侧下肢负重和活动进展来决定;④对于那些不能负重,或接触式负重的患者最好采用坐位进行 ADL,例如手术侧髋关节不能主动或被动屈曲的,给患者提供长柄穿衣器及修饰用自助具,进行身体手术侧的洗澡、穿衣,避免过度屈髋或下肢过度内收位;⑤为了减少患者坐下和起立时的髋关节屈曲,应教育患者使用加高的厕所坐垫、床垫和椅垫。

2. 娱乐活动 主要适用于大关节、大肌群的训练。指导患者参加适当的娱乐活动,根据患者病情和年龄的不同选择不同的娱乐形式,如球类、跳绳、游戏、下棋、表演文艺节目、绘画、雕刻等。通过这些活动不仅可以使患者的机体功能得到锻炼,帮助患者调整情绪,还可以增加患者内在价值感和自尊感,增进患者与家人朋友的关系,以利于患者身心的康复。

3. 工作训练 工作训练是为最大程度使患者重返工作而设计的有目标的个体化治疗程序。是以真实的或模拟的工作活动作为手段。对患者的工作活动进行分析,评定患者身体功能状况,为患者设计工作活动。使患者体力得到恢复,肢体及器官功能得到改善,上班后能较快地适应工作和社会生活的要求。

4. 以训练患者站立和肢体负重为主 开始时进行患肢不着地的双拐单足站立和平行杠中健肢站立练习;X 线片上显示有明显骨痂形成时可扶双拐下地行走,患肢从负重 1/4 开始,逐渐过渡到 1/2 负重、3/4 负重、全负重,即从足尖着地开始,逐渐过渡到前足着地,再过渡到大部分足着地至全足着地,扶双腋拐步行。然后进行斜板站立练习、跨越障碍物练习、上下斜坡及上下楼梯等练习,以提高患者生活自理能力,尽早回归家庭和参与社会生活。

5. 预防教育 ①手杖的使用;②控制体重;③预防及控制感染;④避免重体力活动及需要髋关节大范围剧烈活动的运动项目;⑤避免将髋关节放置在易脱位的姿势;⑥避免在不平整或光滑路面行走,以防跌倒;⑦保持患者经常处于外展位或中立位。

(九)康复工程

1. 辅助器具 有些患者经过治疗和康复仍然需要使用矫形器或自助器具。要指导患者如何安全使用此器具。

(1)自助器具:患者一般选用拐杖,根据不同类型患者的需要,选用手杖、臂杖和腋杖。所有下肢骨折患者在骨痂形成期后开始离床下地锻炼均应扶双拐,进行不负重或轻负重行走,步幅不宜过大,速度不宜过快,每分钟不超过 25 步,小腿骨折有轻度向外成角者,应先去患侧拐,以保持在行走时患肢外展,纠正和防止成角加大,骨折愈合后应该及时弃拐。弃拐的原则是骨折部位达到骨性愈合。当患肢肌力较差时,可使用两根腋杖练习走路,以后逐渐改为两根手杖,注意不要只用一根,以免造成不平衡的行走习惯,只有在患肢肌力已经充分增强,步态正确时,才能弃杖行走,以免造成因支撑力不够而形成日后难以纠正的错误步态。

（2）矫形器：是一种以减轻骨骼肌肉系统的功能障碍为目的的体外支撑、保护、矫正、辅助或替代装置，它借助外部机械结构对运动器官起辅助治疗及康复作用。矫形器可以完全制动一个关节或身体某一节段，限制某一方向的运动，控制活动度、辅助运动或减轻承重力等。配置矫形器主要是为了改善患者功能。矫形器通过限制肢体或躯干关节的异常活动以保持关节的稳定性，恢复肢体的承重或运动功能；预防、矫正肢体的畸形或防止畸形加重，通过对病变肢体的固定和保护，促进病变痊愈，通过某些装置代偿已经失去的肌肉功能，或对肌力较弱的肢体或躯干予以一定的助力来辅助肢体产生运动。

2. 环境改造　环境同时提供机会和阻碍，从而造就了不同的行为方式可供选择。不同的人有不同的兴趣、习惯、角色、能力和价值观。因而，对环境的判断也会有所不同，人们会选择不同的行为方式和途径去达到目标。也就是说，环境对人类作业活动的影响因人而异。

（十）中医传统治疗

1. 中药塌渍

（1）活血散

1）配方：乳香、没药、无名异、赤芍、血竭、桂枝、白芷、羌活、紫荆皮、续断、栀子、骨碎补、楠香、三七、五加皮、木香。

2）功效：疏风散结，消肿定痛。用于骨折初期、中期及术后伤口皮肤愈合后。

3）用法：研成粉末，水或白酒适量，调成糊状，敷贴患处，1次/d，每次5小时以上。

（2）接骨散

1）配方：乳香、没药、透骨草、穿山龙、自然铜、接骨仙桃草、土鳖虫、地龙、狗骨、续断、当归、骨碎补、楠香、木香。

2）功效：温经行血、接骨续筋。用于骨折中、后期及术后骨折延迟愈合者。

3）用法：研成粉末，水或白酒适量，调成糊状，敷贴患处，1次/d，每次6小时以上。

2. 灸法　艾条灸或雷火灸局部患处，微红为度，1次/d。

3. 针刺治疗

（1）髋部骨折

1）常规针刺疗法

①初期：整复前：太冲、合谷、阳陵泉、阳交、昆仑、三阴交，骨盆前移位加阿是穴，骨盆后移位加八髎穴。可视病情取患侧或对侧穴位。留针30min。亦可视病情加用电针。普通针刺、电针1次/日；治疗一周休息1天。整复时：阳陵泉透阴陵泉、丘墟透照海。留针配合整复完毕。健侧或者双侧取穴，留针30min。可视病情加用电针或使用芒针针刺。整复后：太冲、合谷、悬钟、风市、大杼、阳陵泉。健侧或者双侧取穴，留针30min。可视病情加用电针。

②中后期：针阿是穴、曲池、足三里、悬钟、居髎、维道、五枢、气冲、髀关、伏兔。可视病情加用电针、温针1次/d；治疗一周休息1天；埋线1次/周。

2）古典针法：

①灵龟八法和飞腾八法：采用择时开穴和定时开穴法，开八脉交会穴，先取主穴，后取应穴，共4穴。顺序：先取健侧，再取患侧。然后可以根据病情，配伍其余穴位。1次/d；治疗一周休息1天。整复前后及整复时、中后期均可配合使用。

②子午流注开穴法：采用择时开穴和定时开穴法，择时开穴主要以足三阳经为主，顺序：先取健侧，再取患侧。纳甲法还应同取原穴，然后可以根据病情，配伍其余穴位。1次/d；治

疗一周休息1天。整复前后及整复时、中后期均可配合使用。

（2）下肢骨干骨折

1）常规针刺疗法

①初期：整复前：箕门、风市、足三里、阳陵泉、悬钟，偏于上段骨折加居髎、维道；偏于中段骨折加足五里、阴市；偏于下段骨折加髀关、伏兔、解溪、冲阳。可视病情取患侧或对侧穴位。留针30min。亦可视病情加用电针、温针。普通针刺、电针、温针1次/d；治疗一周休息1天。②整复时：阳陵泉透阴陵泉、丘墟透照海、曲池透少海、肩髎透极泉。留针配合整复完毕。健侧或者双侧取穴，留针30min。可视病情加用电针或使用芒针针刺。③整复后期：针阿是穴、曲池、足三里、悬钟、风市、大杼、阳陵泉。健侧或者双侧取穴，留针30min。可视病情加用电针、温针及埋线。普通针刺、电针、温针1次/d；治疗一周休息1天；埋线1次/周。股神经损伤：加梁丘、阴陵泉、地机、太冲、阿是穴，普通针刺。

2）古典针法

①灵龟八法和飞腾八法：采用择时开穴和定时开穴法，开八脉交会穴，先取主穴，后取应穴，共4穴。顺序：先取健侧，再取患侧。然后可以根据病情，配伍其余穴位。1次/d；治疗一周休息1天。整复前后及整复时、中后期均可配合使用。

②子午流注开穴法：采用择时开穴和定时开穴法，择时开穴主要以足三阳经为主，顺序：先取健侧，再取患侧。纳甲法还应同取原穴，然后可以根据病情，配伍其余穴位。1次/d；治疗一周休息1天。整复前后及整复时、中后期均可配合使用。

（3）膝部骨折

1）常规针刺疗法

①初期：整复前：内膝眼、外膝眼、血海、梁丘、鹤顶。可视病情取患侧或对侧穴位。留针30min。可视病情加用电针、温针。普通针刺、电针、温针1次/d；治疗一周休息1天；埋线1次/周。②整复时：阳陵泉透阴陵泉、丘墟透照海、曲池透少海、天井、支正。留针配合整复完毕。取健侧或者双侧取穴，留针30min，可以视病情加用电针或使用盲针针刺。③整复后期：阿是穴、足三里、悬钟、大杼、阳陵泉。取健侧或者双侧取穴，留针30min，可以视病情加用电针、温针及埋线。普通针刺、电针、温针1次/d；治疗一周休息1天；埋线1次/周。

2）古典针法

①灵龟八法和飞腾八法：采用择时开穴和定时开穴法，开八脉交会穴，先取主穴，后取应穴，共4穴。顺序：先取健侧，再取患侧。然后可以根据病情，配伍其余穴位。1次/d；治疗一周休息1天。整复前后及整复时、中后期均可配合使用。②子午流注开穴法：采用择时开穴和定时开穴法，择时开穴主要以足三阳经为主，顺序：先取健侧，再取患侧。纳甲法还应同取原穴，然后可以根据病情，配伍其余穴位。1次/d；治疗一周休息1天。整复前后及整复时、中后期均可配合使用。

十、康复护理

1. 康复护理宣教　在下肢骨折康复中，积极主动的参与、自我康复训练及监督指导具有重要的意义。

2. 增加营养　多吃绿色的蔬菜水果，膳食纤维来保持营养的充足。

3. 避免意外　不管是在床上活动还是室内外活动应注意安全，预防跌倒和摔伤，预防再次损伤,应在监护人陪同下进行。

4. 良肢位摆放　预防肌肉萎缩和促进骨生长和愈合程度。

5. 避免压疮　定时翻身及气垫床使用或肉垫及膜类保护等。

6. 预防静脉血栓　使用弹力袜和气汞药物等治疗。

7. 减轻肺部感染　有效的呼吸或咳嗽及定时拍背和雾化吸入治疗等。

8. 排尿管理　自行排尿和留置尿管相关护理。

9. 排便管理　进行腹部顺时针按摩,健康的饮食指导和排便观察等。

10. 功能锻炼的护理　不能长期卧床,应多做功能性锻炼。

11. 出入院宣教　防止跌倒,安全注意事项。

十一、并发症及合并症

下肢长骨作为负重骨,骨折后需长期卧床。且老年人骨质疏松,机体调节能力差,骨折愈合缓慢,长期卧床常并发肌肉萎缩、关节挛缩、下肢静脉血栓、褥疮、坠积性肺炎、心肺功能下降等。

十二、预防

主要预防肌肉萎缩、肌力减弱、关节挛缩、内固定及外固定架松动、骨折的畸形愈合、骨折断端再次移位、术后感染、静脉血栓及活动量减少后骨钙流失、心肺功能衰退等。后期合理饮食,加强锻炼,增强心肺功能等。

十三、预后

老年人由于细胞增生能力下降,组织和多器官的老化及生理功能逐渐衰退,吸收能力差,身体抵抗力下降,且老年人基础慢性疾病多,骨质疏松、高血压、冠心病、糖尿病、呼吸系统疾病等影响骨折的愈合及功能恢复,所以骨折后愈合缓慢,病程较长。手术治疗的预后周期短,住院周期短,后遗症较轻。非手术治疗的预后周期长,住院周期长,后遗症较重。

(叶　斌　陈友燕　单彩芬)

参 考 文 献

1. 汪强,贾杰.肩关节周围炎疗效评估量表的改良与临床应用[J].中国临床康复杂志,2018,33(4):424-428.

2. 陈滢如,杨金生,王亮,等.《肩周炎循证针灸临床实践指南》解读[J].中国针灸,2017,37(9):991-994.

3. 金洁,王艳,宫双,等.肩关节周围炎临床治疗的研究进展[J].针灸临床杂志,2018,34(3):81-84.

4. Jie Wang-jun, Fang Xiao-Li, Zhang Ao. Bucca1acupuncture plus exercise therapy for scapulohumeral periarthrisis[J]. Journal of Acupuncture & Tuina Science, 2016, 14(2):131-134.

5. 郭越.肩周炎的临床康复治疗进展[J].医学综述,2014,20(15):2752-2754.

6. 赵萌,韩森森,刘斌.针灸远端取穴结合肩部运动疗法治疗肩周炎30例临床观察[J].湖南中医杂志,2016,32(6):101-102.

7. GBD 06 Disease and Injury Incidence and Prevalence Collaborators. Global, regional, and national incidence, prevalence, and years lived with disability for 328 diseases and injuries for 195 countries, 1990-2016: a

systematic analysis for the Global Burden of Disease Study 2016[J]. Lancet. 2017, 390(10100): 1211-1259.

8. 中华医学会骨科学分会关节外科学组. 骨关节炎诊疗指南(2018 年版)[J]. 中华骨科杂志, 2018, 38(12): 705-715.

9. Woods B1, Manca A1, Weatherly H1, et al. Cost-effectiveness of adjunct non-pharmacological interventions for osteoarthritis of the knee[J]. PLoS One, 2017, 12(3): e0172749.

10. Bennell KL1, Hunter DJ2, Paterson KL3. Platelet-Rich Plasma for the Management of Hip and Knee Osteoarthritis[J]. Curr Rheumatol Rep, 2017, 19(5): 24.

11. Le May S, Ballard A, Khadra C, et al. Comparison of the psychometric properties of 3 pain scales used in the pediatric emergency department: Visual Analogue Scale, Faces Pain Scale-Revised, and Colour Analogue Scale [J]. Pain, 2018, 159(8): 1508-1517.

12. Mii S, Guntani A, Kawakubo E, et al. Barthel Index and Outcome of Open Bypass for Critical Limb Ischemia[J]. Circ J, 2017, 82(1): 251-257.

13. Brosseau L, Taki J, Desjardins B, et al. The Ottawa panel clinical practice guidelines for the management of knee osteoarthritis. Part two: strengthening exercise programs[J]. Clin Rehabil, 2017, 31(5): 596-611.

14. Lu M, Su Y, Zhang Y, et al. Effectiveness of aquatic exercise for treatment of knee osteoarthritis: Systematic review and meta-analysis[J]. Z Rheumatol, 2015, 74(6): 543-552.

15. Chen LX, Zhou ZR, Li YL, et al. Transcutaneous Electrical Nerve Stimulation in Patients With Knee Osteoarthritis: Evidence From Randomized-controlled Trials[J]. Clin J Pain, 2016, 32(2): 146-154.

16. Zeng C, Li H1, Yang T1, et al. Electrical stimulation for pain relief in knee osteoarthritis: systematic review and network meta-analysis[J]. Osteoarthritis Cartilage, 2015, 23(2): 189-202.

17. Wang H, Zhang C, Gao C, et al. Effects of short-wave therapy in patients with knee osteoarthritis: a systematic review and meta-analysis[J]. Clin Rehabil, 2017, 31(5): 660-671.

18. Zhou XY, Zhang XX, Yu GY, et al. Effects of Low-Intensity Pulsed Ultrasound on Knee Osteoarthritis: A Meta-Analysis of Randomized Clinical Trials[J]. Biomed Res Int, 2018, 2018: 1-7.

19. Zhang C, Xie Y, Luo X, et al. Effects of therapeutic ultrasound on pain, physical functions and safety outcomes in patients with knee osteoarthritis: a systematic review and meta-analysis[J]. Clin Rehabil, 2016, 30(10): 960-971.

20. Mansour R S, Ahmad R S, Saeed H, et al. Safety and Effectiveness of Low-Level Laser Therapy in Patients With Knee Osteoarthritis: A Systematic Review and Meta-analysis[J]. Journal of Lasers in Medical Sciences, 2017, 8(Suppl 1): S12-S19.

21. Huang Z, Chen J, Ma J, et al. Effectiveness of low-level laser therapy in patients with knee osteoarthritis: a systematic review and meta-analysis[J]. Osteoarthritis Cartilage, 2015, 23(9): 1437-1444.

22. Choi YL, Kim BK, Hwang YP, et al. Effects of isometric exercise using biofeedback on maximum voluntary isometric contraction, pain, and muscle thickness in patients with knee osteoarthritis[J]. J Phys Ther Sci, 2015, 27(1): 149-153.

23. Richards RE, van den Noort JC, van der Esch M, et al. Effect of real-time biofeedback on peak knee adduction moment in patients with medial knee osteoarthritis: Is direct feedback effective? [J]. Clin Biomech (Bristol, Avon), 2018, 57: 150-158.

24. Chang WD, Chen S, Lee CL, et al. The Effects of Tai Chi Chuan on Improving Mind-Body Health for Knee Osteoarthritis Patients: A Systematic Review and Meta-Analysis[J]. Evid Based Complement Alternat Med,

2016，2016：1813979.

25. Chen N，Wang J，Mucelli A，et al. Electro-Acupuncture is Beneficial for Knee Osteoarthritis：The Evidence from Meta-Analysis of Randomized Controlled Trials[J]. Am J Chin Med，2017，45（5）：965-985.

26. Lin X，Huang K，Zhu G，et al. The Effects of Acupuncture on Chronic Knee Pain Due to Osteoarthritis：A Meta-Analysis[J]. J Bone Joint Surg Am，2016，98（18）：1578-1585.

27. Li JQ，Guo W，Sun ZG1，et al. Cupping therapy for treating knee osteoarthritis：The evidence from systematic review and meta-analysis[J]. Complement Ther Clin Pract，2017，28：152-160.

28. Wang YL，An CM，Song S，et al. Cupping Therapy for Knee Osteoarthritis：A Synthesis of Evidence[J]. Complement Med Res，2018，25（4）：249-255.

29. Uros M，Grosprêtre Sidney，Armin P，et al. Motor Imagery during Action Observation of Locomotor Tasks Improves Rehabilitation Outcome in Older Adults after Total Hip Arthroplasty[J]. Neural Plasticity，2018，2018：1-9.

30. Baek J，Park N，Lee B，et al. Effects of Repetitive Peripheral Magnetic Stimulation Over Vastus Lateralis in Patients After Hip Replacement Surgery[J]. Annals of Rehabilitation Medicine，2018，42（1）：67-75.

31. Joice M，Vasileiadis G I，Amanatullah D F. Non-steroidal anti-inflammatory drugs for heterotopic ossification prophylaxis after total hip arthroplasty[J]. The Bone & Joint Journal，2018，100-B（7）：915-922.

32. 励建安，黄晓琳. 康复医学[M]. 北京：人民卫生出版社，2016.

33. 夏维波，章振林，林华，等. 中华医学会骨质疏松和骨矿盐疾病分会. 原发性骨质疏松症诊疗指南 2017[J]. 中国实用内科杂志，2018（2）：127-150.

34. 马远征，王以朋，刘强，等. 中国老年骨质疏松症诊疗指南（2018）[J]. 中国骨质疏松杂志，2018，24（12）：1541-1567.

35. 邹军，章岚，任弘，等. 运动防治骨质疏松专家共识[J]. 中国骨质疏松杂志，2015，21（11）：1291-1302，1306.

36. 中国营养学会. 中国居民膳食指南[M]. 北京：人民卫生出版社，2016.

37. 中国营养学会膳食指南修订专家委员会老年膳食指南修订专家工作组，孙建琴，张坚，等. 《中国老年人膳食指南（2016）》解读与实践应用[J]. 老年医学与保健，2017，23（2）：69-72.

38. 夏维波，章振林，林华，等. 维生素 D 及其类似物临床应用共识[J]. 中华骨质疏松和骨矿盐疾病杂志，2018（01）：1-19.

39. 周建烈，刘忠厚. 补充钙和维生素 D 防治骨质疏松症的全球临床指南进展[J]. 中国骨质疏松杂志，2017，23（3）：371-380.

40. 束莉，周强，赵凤莲，等. 蚌埠市部分社区中老年居民膳食模式与骨密度关系研究[J]. 营养学报，2017，39（06）：565-569，573.

41. 季庆辉，颜玉，薛宇，等. 中老年骨质疏松症膳食营养素与骨密度关系研究[J]. 微量元素与健康研究，2018，35（04）：45-47.

42. 王娟，高飞. 长期缺铁与骨质疏松的研究现状[J]. 世界最新医学信息文摘，2018，18（18）：52-53.

43. 辛金梅，韦艳丽，杨意都. 老年性骨质疏松症疼痛护理干预现状[J]. 世界最新医学信息文摘，2017，17（30）：30-32.

44. 李会川，郭文琴，周萍. 健康教育对老年骨质疏松骨折患者认知度和康复效果的影响[J]. 临床心身疾病杂志，2018，24（5）：97-101.

45. 杨丽君，吴永华，张俐. 肌少症、骨质疏松症的关系及研究进展[J]. 中国骨质疏松杂志，2017，23（8）：

1112-1116.

46. 廖书雯, 刘利利, 赵柯湘, 等. 重庆市养老院人群肌肉减少症患病率调查及相关危险因素分析[J]. 国际老年医学杂志, 2018, 39(1): 1-5, 21.

47. 周鹏, 卫洋洋, 黄涛, 等. 上海市枫林社区老年人骨质疏松性骨折的相关因素分析[J]. 上海预防医学, 2017, 29(12): 942-944.

48. 戴静, 尚芬兰, 何畏, 等. 二次髋部骨折相关因素研究进展[J]. 中国骨质疏松杂志, 2017, 23(5): 676-682.

49. 胡德洪, 何斌, 谢学文, 等. 佛山市三水地区老年人骨质疏松性骨折危险因素调查与分析[J]. 中国医药科学, 2016, 6(24): 154-157.

50. 王聪, 唐海英, 李建中. 高龄老人慢性病与骨质疏松症的相关性研究进展[J]. 中国骨质疏松杂志, 2018, v.24(06): 136-140.

51. 季艳萍, 丁庆彬, 张静, 等. 老年骨质疏松性髋部骨折术后患者生活质量现状及其影响因素研究[J]. 中国护理管理, 2016, 16(9): 1289-1294.

52. 张元梅, 刘俊. 膳食类黄酮对骨健康影响的观察性研究现状[J]. 中国骨质疏松杂志, 2018, 24(09): 140-145.

53. 郭杨, 马勇, 潘娅岚, 等. 中药内服治疗原发性骨质疏松的系统评价[J]. 中国老年学杂志, 2017, 37(4): 941-945.

54. 贺丽英, 孙蕴, 要文娟, 等. 2010-2016年中国老年人骨质疏松症患病率Meta分析[J]. 中国骨质疏松杂志, 2016(12): 1590-1596.

55. Li F, Eckstrom E, Harmer P, et al. Exercise and Fall Prevention: Narrowing the Research-to-Practice Gap and Enhancing Integration of Clinical and Community Practice[J]. Journal of the American Geriatrics Society, 2016, 64(2): 425-431.

56. Milazzo V, De M M, Cosentino N, et al. Vitamin D and acute myocardial infarction[J]. World Journal of Cardiology, 2017, 9(1): 14-20.

57. 周瑞明, 王全兵, 管义红, 等. 无痛运动疗法对老年骨质疏松性椎体压缩性骨折患者术后疼痛及运动功能的影响[J]. 中医药导报, 2017, 23(15): 109-110.

58. 许凌华, 胡奇哲, 等. 不同方法治疗老年骨质疏松性胸腰椎压缩性骨折的疗效评估[J]. 中国农村卫生事业管理, 2015, 35(1): 121-123.

59. 冯宪煊, 施慧鹏, 白跃宏, 等. 老年骨质疏松性骨折的康复治疗[J]. 中华老年骨科与康复电子杂志, 2018, 4(1): 48-50.

60. 赵卫侠, 刘波, 张鑫, 等. 综合康复疗法治疗上肢骨折术后肘关节功能障碍[J]. 中医正骨, 2014, 26(9): 36-38.

61. 何召兵, 姜波, 等. 关节松动术结合物理疗法治疗肩关节功能障碍疗效观察[J]. 浙江中西医结合杂志, 2017, 27(8): 695-702.

62. 余翔, 顾小华, 王拥军, 等. 四肢骨折术后的康复治疗进展[J]. 中国临床康复杂志, 2018, 3(22): 249-251.

63. 孙丹, 边平达, 江萍. 老年人腕部骨折发生率的调查研究[J]. 浙江医学教育, 2018, 17(6): 60-62.

64. 刘金豹, 李刚. 老年人桡骨远端闭合骨折的中医治疗与康复[J]. 山东中医药杂志, 2018, 37(3): 198-200.

65. 欧阳明. 老年创伤性骨折的特点及流程治疗[J]. 中国继续医学教育, 2017, 9(20): 131-132.

66. 方清清. 低频脉冲电磁场通过cAMP/PKA和p38信号通路促进骨形成的研究[M]. 兰州理工大学, 2016.

67. 文京蕊. 气压治疗对老年髋部置换术后的效果观察[M]. 湖南中医药大学, 2017.

第五章

老年脏器疾病康复

第一节　老年心血管病康复

一、概述

随着科学技术的发展,人民生活水平的提高,社会保障体系及医疗水平的逐步改善,人均寿命逐渐延长,因此,人口老龄化现象日益显现。心血管疾病是老年人最常见的疾病,也是 65 岁以上老年人群死亡的首要原因,而且老年心血管疾病病残率亦很高,亟需采取有效手段降低老年心血管疾病发病率及病死率,而老年心脏病康复是有效措施。据研究以运动为核心的老年心脏康复给老年心血管病患者可以带来很多益处,包括可以改善运动耐力、改善生活质量、改善情绪、改善心脏功能、改善自主神经功能、改善炎症免疫、改善内皮功能、改善直立性低血压、改善视觉、改善多重危险因素(血糖、血脂、血压等)。因此,开展老年心脏康复具有重要的意义。

二、定义与术语

(一)心脏康复

1964 年 WHO 对其进行定义。确保心脏病患者获得最佳的体力、精神、社会功能的所有方法的总和,以便患者通过自己的努力在社会上尽可能恢复正常的功能,过一种主动的生活。心脏康复的内容:医学评估、运动训练、心理和营养咨询、教育及危险因素控制等方面的综合医疗,其中运动训练是心脏康复的重要组成部分,称为奠基石。

(二)老年

按照衰老的进程,老年期分为 3 个阶段:老年前期、老年期及长寿期。我国通用标准是 45~59 岁为老年前期,60~89 岁为老年期,≥90 岁为长寿期。北美及多数欧洲国家以≥65 岁称为老年人。

(三)老年心血管病

老年人患有的心血管疾病,常见有冠心病、心律失常、高血压病、心力衰竭等。

三、流行病学

我国正进入人口老龄化进程,是世界上老年人口最多的国家,2019 年底,全国大陆总人口数达 14 亿人,其中 60 岁以上达到 18.1%,据预测,2050 年将增加到 4 亿左右。近年来研究表明,随着年龄增长,心血管病逐渐成为老年人的首要死因。

我国常见老年心血管病中高血压的流行病学情况,据 2002 年全国营养健康调查,60 岁以上人群高血压患病率男性为 49.9%,女性为 52.8%,合计为 51.3%。据《2015 年中国卫生和计划生育统计年鉴》报告,2014 年我国 60 岁以上冠心病年龄段死亡率显示,无论是城市还是农村男女冠心病死亡率都是随着年龄增加而增加。据 2008 年中国卫生服务调查研究第四次家庭健康询问调查结果显示,缺血性心脏病患病率随着年龄增加而增加,60岁以上缺血性心脏病患病率在城市、农村分别为53.9%、18.1%。

四、病因及病理生理

(一)病因

1. 增龄相关心血管改变

(1)心肌的变化:随着年龄的增大,正常功能的心肌细胞逐渐减少(坏死或凋亡),结缔组织及心肌间质退行性变化,心肌胶原合成与分泌增多,从而可导致心脏结构的改变、泵功能及舒张功能降低、心脏瓣膜的退行性改变。

(2)血管壁结构改变:随着年龄增长,主动脉及其分支管壁胶原纤维增生,弹性纤维减少,从而导致管壁增厚、管腔增大,动脉僵硬度增大。

(3)心脏传导系统的退化:可导致病态窦房结综合征、房室传导阻滞、室内阻滞等。

(4)其他心律失常:如心房颤动、房性期前收缩、室性期前收缩随着年龄增大而增多。

(5)自主神经调节能力及颈动脉窦和主动脉弓压力感受器反射减弱。

(6)端粒酶活性降低/长度缩短与动脉粥样硬化、高血压病、冠心病、糖尿病、心肌病有关。

2. 多重危险因素 高血压病、高脂血症、糖尿病、吸烟、肥胖、缺乏运动、精神压力、心理障碍、感染等。

(二)病理生理

近年来,越来越多的研究发现炎症免疫紊乱对心血管疾病发生发展发挥了关键作用,包括对动脉粥样硬化、高血压、心肌梗死、脑卒中、心力衰竭等老年常见病的作用影响。

炎症免疫紊乱主要表现在包括T淋巴细胞、巨噬细胞、NK细胞、中性粒细胞等炎症免疫细胞及其分泌的炎症因子以及趋化因子共同作用形成了炎症微环境造成对心血管系统的损伤。炎症免疫紊乱是关键因素,它也可以为始动因素,从而刺激交感神经系统与肾素-血管紧张素-醛固酮系统兴奋,再进一步刺激炎症免疫系统的过度激活,形成恶性循环。

五、老年心血管病种类

60岁以上的老年人1/2患有高血压,因此老年高血压是老年心血管病最多见的类型,其次是老年冠心病,包括慢性稳定性冠心病、急性冠脉综合征等。其他有心力衰竭、老年肺源性心脏病、老年肺栓塞、老年心肌病、老年先天性心脏病、老年心脏瓣膜病、老年心包疾病、老年主动脉疾病、老年心脏肿瘤、老年外周动脉疾病、老年静脉疾病、晕厥与低血压、老年心律失常等。

六、临床诊断与治疗

老年心脏病种类较多,遵循各自的诊断标准进行诊断,并按照指南要求进行规范治疗。

七、康复评定

针对老年心血管病患者进行心脏康复有别于非老年患者,因为老年心血管疾病患者具有如下特点:女性患者、心脏手术及心衰患者居多;具有功能状态差(心肺耐力、视力、听力、肢体运动能力等);合并疾病较多,包括衰弱、动脉粥样硬化、慢性呼吸功能衰竭、慢性肾病、脑卒中、认知功能障碍、骨关节疾病、视觉及听觉功能障碍等；老年人心脏康复计划由于种种原因不能持续，包括疾病复发、交通不便、家庭人员支持力度不够、经济等诸多问题。因此老年心脏病康复在必要的前提下，困难也更大。

为了安全有效地进行老年心血管病康复，心脏康复前的评定更加重要。一般来讲，心脏康复评定不仅了解老年心脏病患者的现患疾病史，还需要了解患者的合并症情况，以及听力、视力、骨骼肌肉系统情况。需要系统地对患者进行体格检查，注意血肝肾功能、电解质、血糖等生化指标，必要时需要了解心肌损伤标记物及 BNP、D-dimmer。特殊辅助检查项目需要评估 EKG、心脏超声心动图、下肢血管 B 超，必要时需要评估冠状动脉情况。对于运动试验推荐适宜老年人的方式，比如 6min 步行试验、2min 踏步试验、限时登楼梯试验等，当然可以为合适的患者进行心肺运动试验（可以采用斜卧式踏车）。值得强调的是，老年心脏病患者各自情况差异较大，不能面面俱到要求所有患者完成上述评估内容，见表 5-1-1，但是评估基本要素需要包括认知状态分析、智力、记忆、步态、活动度、平衡功能、听力、视力、社会心理、营养状态及日常生活活动（ADL）等。

表 5-1-1　老年心脏康复患者评定内容

项目	内容
病史	与本次心血管病相关的诊断、并发症以及既往病史
体格检查	心肺功能评估
	肌肉骨骼系统功能评估，特别是四肢和腰部
	听力、视力、智力状态、认知、记忆
静息心电图	了解有无静息心电图 ST-T 改变、严重心律失常等
心脏损伤相关标志物	血肌钙蛋白浓度、BNP/NT-proBNP、Dimmer
超声心动图	心腔大小、左心室射血分数
血生化指标	肝肾功能、电解质等
用药情况	包括药物种类、名称、剂量和次数
心血管病危险因素	不可校正的危险因素
	年龄、性别、心血管病家族史
	可校正的危险因素
	吸烟情况，包括一手烟和二手烟
	高血压病史及控制情况
	血脂异常病史及控制情况
	饮食结构，特别是膳食脂肪、饱和脂肪、胆固醇和热卡摄入量
	身体构成：体重、身高、体重指数、腰围、腰臀比、体脂含量
	空腹血糖、糖化血红蛋白及糖尿病病史和血糖控制情况
	体力活动状态：休闲运动情况、最喜欢的运动形式、每日静坐时间
	心理社会功能评估：抑郁、焦虑情况，精神疾病家族史
	其他问卷资料，如睡眠障碍和睡眠呼吸暂停（匹兹堡睡眠质量量表）
运动能力	运动试验
	心肺运动试验
	6min 步行试验
	2min 踏步试验

项目	内容
平衡能力	功能性前伸试验
步态分析	可采用简易步态检测法,有条件采用步态分析系统
营养评估	理想体重 /BMI
心理评估	GAD-7、PHQ-9、躯体化症状自评量表、EQ-5D
ADL	工具性日常生活活动能力(IADL)量表

尽管运动试验是心脏康复患者常规的评估手段,但是对于老年心脏康复患者需要根据患者的实际情况选用,对于状态较好的老年心血管病患者在有条件的情况下建议采用心肺运动试验(评估心肺储备能力及耐力的"金标准"),而其他患者可选用简单易行的 6min 步行试验(6 minutes walking test, 6MWT),状态较差者可以不进行运动试验。

1. 6min 步行试验　6MWT 是临床常用的运动试验方式,其简单易行,不需要特别设备,尤其适合在基层社区开展。直线长度 25m,标准 30m 长的水平封闭走廊。患者按照试验要求,通过尽可能快地持续走,在 6min 内完成尽可能多的地面距离,运动能力用步行的距离定量。

(1)适应证:①心力衰竭和肺动脉高压患者治疗前后比较;②心力衰竭和心血管病患者功能状态评价;③心力衰竭和肺动脉高血压患者心血管事件发生和死亡风险的预测。

(2)禁忌证:①绝对禁忌证:近 1 个月出现过不稳定性心绞痛或心肌梗死。②相对禁忌证:静息心率 >120 次 /min,收缩压 >180mmHg,舒张压 >100mmHg。③测试过程中,下列情况应终止测试:胸痛;难以忍受的呼吸困难;下肢痉挛;步履蹒跚;虚汗;面色苍白;患者无法耐受。

(3)评价等级:①1 级:<300m;②2 级:300~374.9m;③3 级:375~449.5m;④4 级:>450m。

2. 心肺运动试验　心肺运动试验是综合评价人体呼吸系统、心血管系统、血液系统、神经生理,以及骨骼肌系统对同一运动应激的整体反应,是测定人体在休息、运动及运动恢复期的每次呼吸的氧摄取量(VO_2)、二氧化碳排出量(VCO_2)和通气量(VE)以及心率、血压、心电图变化;是结合患者运动时出现的症状,全面客观把握患者的运动反应、心肺功能储备和功能受损程度的检测方法。

心肺运动试验终止指征:①达到目标心率;②出现典型心绞痛;③出现明显症状和体征:呼吸困难、面色苍白、发绀、头晕、眼花、步态不稳、运动失调、缺血性跛行;④随运动而增加的下肢不适感或疼痛;⑤出现 ST 段水平型或下斜型下降 ≥0.15mV 或损伤型 ST 段抬高 ≥2.0mV;⑥出现恶性或严重心律失常,如室性心动过速、心室颤动、R On T 室性期前收缩、室上性心动过速、频发多源性室性期前收缩、心房颤动等;⑦运动中收缩压不升或降低 >10mmHg;血压过高,收缩压 >250mmHg;⑧运动引起室内传导阻滞;⑨患者要求结束运动。

八、康复治疗

(一)老年心血管病康复益处

1. 心血管益处　减轻症状(胸痛、气短、心悸、下肢跛行)、改善运动耐力、提高生活质量、提高回归体力活动和运动信心、改善焦虑或抑郁情绪、改善生活自理能力、降低失能风险。也可以降低血糖、血脂、肥胖等危险因素、改善炎症免疫及自主神经功能,降低心血管事件及心血管原因死亡率,减轻药物的副作用(他汀肌肉损伤)。

2. 非心血管益处　改善力量和平衡,降低跌倒风险;改善肌少症和衰弱;加强情感支持系统,减少孤独感;改善认知功能、提高自我管理能力、提高药物依从性;改善营养状态;减少药物种类;减少并发症。

可见老年心脏康复意义重大,但是由于种种限制因素,老年心脏康复患者参与率很低,因而宣教显得尤为重要。

(二)老年心血管病康复宣教

首先要识别学习障碍者,对于智力障碍、记忆障碍、认知功能障碍者宣教作用有限。主动运动项目必须在专人指导与监管下进行。对于感觉受损的患者提供合适的宣教材料,比如针对听力受损的患者,提供大字体的印刷品,而对于视力受损的患者,提供音频宣传资料。多提供白天的项目,同时建议家属及陪护一起参加,每次宣传的内容宜少不宜多。

(三)老年心血管病康复方法

1. 运动康复　心脏康复是以运动为核心的全面管理,运动康复是核心,老年心血管病患者运动康复建议有氧运动及抗阻运动,其中有氧运动作为最基本的运动方式,因为可以提高心肺耐力、改善预后、改善个体日常生活能力,抗阻运动可以改善骨骼肌肉耐力、平衡及协调性。

(1)绝对禁忌证:①生命体征不稳定、病情危重需要抢救;②不稳定型心绞痛、近期心肌梗死或者急性心血管事件病情未稳定者;③血压反应异常者,直立引起血压明显变化并伴有症状、运动中收缩压不升反降 >10mmHg 或血压过高、收缩压 >220mmHg;④存在严重的血流动力学障碍,如重度或有症状的主动脉瓣狭窄或其他瓣膜疾病、严重主动脉弓狭窄、肥厚型梗阻性心肌病(左心室流出道压力阶差≥50mmHg 等;⑤未控制的心律失常(快心室率的心房颤动、阵发性室上性心动过速、室性恶性心律失常);⑥Ⅲ度房室传导阻滞;⑦急性心力衰竭或慢性失代偿性心力衰竭;⑧夹层动脉瘤;⑨急性心肌炎或心包炎;⑩可能影响运动或因运动加重病情的非心源性疾病(例如:感染、甲状腺毒症、血栓性疾病等)或不愿意的患者。

(2)相对禁忌证:①电解质紊乱;②心动过速或严重的心动过缓或静息心电图显示明显的心肌缺血;③Ⅱ度房室传导阻滞;④未控制的高血压(静息收缩压≥160mmHg 或舒张压≥100mmHg);⑤低血压(静息收缩压 <90mmHg 或舒张压 <60mmHg);⑥血流动力学障碍,如肥厚型梗阻性心肌病(左心室流出道压力阶差 <50mmHg,中度主动脉弓狭窄(压力阶差 25~50mmHg);⑦未控制的代谢性疾病,如糖尿病、甲状腺功能亢进等;⑧室壁瘤或主动脉瘤;⑨有症状的贫血。

(3)运动康复方式

1)有氧运动:①运动形式:走路最常用,根据个体情况可以选用其他有氧运动方式,比如老年医疗体操、有氧舞蹈等体操类运动及门球等。中医的传统拳操太极拳及八段锦糅合了有氧运动元素。②运动强度:60%peakVO$_2$;50% 最大功率;心率法:70% 最大心率;心率储备法,靶心率 =(最大心率 - 静息心率)×(0.4~0.6)+ 静息心率;在静息心率基础上增加 20~30/min,相对比较粗略;无氧代谢阈值(Anerobic threshold, AT),心肺运动试验直接测得代表亚极量强度;Borg RPE(Rating of Perceived Exertion)11~13。③运动时间:每次 20~60min,运动前应有 5~10min 的热身活动,运动后有至少 5min 的放松活动。④运动频率:

2~5 次 / 周。

2）抗阻训练：①运动强度：40~60% 1RM，每套 11~15 次重复，每次 2~3 套；②运动频率：3 次 / 周。

3）平衡及柔韧性运动：平衡及柔韧性训练是老年人防跌倒重要措施。训练方法：每一部位拉伸时间 6~15 秒，逐渐增加到 30 秒，如可耐受可增加到 90 秒，其间正常呼吸，强度为有牵拉感觉同时不感觉疼痛，每个动作重复 3~5 次，总时间 10min 左右，每周 3~5 次。

（4）注意事项：老年人运动训练安全性应该为首要关注的问题，首先地面要干净、防滑。对于肌肉骨骼功能异常、灵活性下降、感觉及记忆能力下降、平衡性差、合并症较多的患者，需要做好充分的热身运动，包括关节的充分活动，防止运动中受伤。选择固定运动设备，可以为设备增加安全附件（比如自行车的踏凳及划桨的扶手等），也可以选择一些特殊装置（斜卧式踏车），需要有足够空间可进行上下活动或来回移动，运动中注意需要帮助患者，且环境要符合老年人的特点要求。运动宜循序渐进，逐步增加运动强度，避免运动过量，对于体弱者，可以采用单次运动时间缩短，增加运动频次方法。对于患者指导时应该耐心地反复指导，以指导患者的日常活动为重点，提倡娱乐活动。

2. 危险因素控制

（1）高血压病：血压控制目标：65~79 岁的普通老年人，血压 ≥150/90mmHg 时推荐开始药物治疗，≥140/90mmHg 时可考虑药物治疗；≥80 岁的老年人，收缩压 ≥160mmHg 时开始药物治疗。

65~79 岁的老年人，首先应降至 <150/90mmHg；如能耐受，可进一步降至 <140/90mmHg；≥80 岁的老年人应降至 <150/90mmHg。患者如收缩压 <130mmHg 且耐受良好，可继续治疗而不必回调血压水平。双侧颈动脉狭窄程度 >75% 时，中枢血流灌注压下降，降压过度可能增加脑缺血风险，降压治疗应以避免脑缺血症状为原则，宜适当放宽血压目标值。衰弱的高龄老年人降压注意监测血压，降压速度不宜过快，降压水平不宜过低。

（2）糖尿病：血糖控制目标；合理的 HbA1c 控制目标为 <7%；更严格的 HbA1c 控制目标（如 <6.5%，甚或尽可能接近正常）适合于病程较短、预期寿命较长、无并发症、未合并心血管疾病的 2 型糖尿病患者，其前提是无低血糖或其他不良反应。相对宽松的 HbA1c 目标（如 <8.0%）更适合于有严重低血糖史、预期寿命较短、有显著的微血管或大血管并发症。

生活方式干预是 2 型糖尿病的基础治疗措施，应贯穿于糖尿病治疗的始终。单纯生活方式不能使血糖控制达标时，应开始药物治疗。2 型糖尿病药物治疗的首选是二甲双胍。若无禁忌证，二甲双胍应一直保留在糖尿病的治疗方案中。一种口服药治疗而血糖仍不达标者，采用两种，甚至三种不同作用机制的药物联合治疗。如血糖仍不达标，则应将治疗方案调整为多次胰岛素治疗。

（3）高脂血症：国内外血脂异常防治指南均强调，低密度脂蛋白胆固醇（Low Density Lipoprotein Chesterol, LDL-C）在动脉硬化性心血管疾病（arteriosclerotic cardiovascular disease, ASCVD）发病中起着核心作用，提倡以降低血清 LDL-C 水平来防控 ASCVD 危险。所以，推荐以 LDL-C 为首要干预靶点。①临床上应根据 ASCVD 危险程度，决定是否启动药物调脂治疗。②将降低 LDL-C 水平作为防控 ASCVD 危险的首要干预靶点，非 LDL-C 可作为次要干预靶点。③调脂治疗需要设定目标值：极高危者 LDL-C<1.8mmol/L，高危者 LDL-C<2.6mmol/L，中危和低危者 LDL-C<3.4mmol/L。④LDL-C 基线较高不能达目标者，LDL-C

至少降低 50%。极高危者 LDL-C 基线在目标值以内者，LDL-C 仍应降低 30% 左右。⑤临床调脂目标，首选他汀类调脂药物，起始宜用中等强度他汀，根据个体调脂疗效和耐受情况，适当调整剂量，若胆固醇水平不能达标，与其他调脂药物联合应用。

饮食与非药物治疗者，开始 3~6 个月应复查血脂水平，如血脂控制达到建议目标，则继续非药物治疗，但仍须每 6 个月 ~1 年复查，长期达标者可每年复查 1 次。服用调脂药物者，需要进行更严密的血脂监测。首次服用调脂药者，应在用药 6 周内复查血脂及转氨酶和肌酸激酶。如血脂能达到目标值，且无药物不良反应，逐步改为每 6~12 个月复查 1 次；如血脂未达标且无药物不良反应者，每 3 个月监测 1 次。如治疗 3~6 个月后，血脂仍未达到目标值，则需调整调脂药剂量或种类，或联合应用不同作用机制的调脂药进行治疗。每当调整调脂药种类或剂量时，都应在治疗 6 周内复查。治疗性生活方式改变(therapeutic lifestyle change，TLC) 和调脂药物治疗必须长期坚持，才能获得良好的临床益处。

（4）吸烟

1）目标：彻底戒烟，并远离烟草环境，避免二手烟的危害。

2）推荐措施：每次询问吸烟情况并记录在病历中，劝导每个吸烟者戒烟，评估戒烟意愿的程度，拟定戒烟计划，给予戒烟方法指导、心理支持和 / 或戒烟药物治疗，定期随访；对所有吸烟者加强戒烟教育和行为指导，建议应用戒烟药物辅助戒烟，减少戒断症状；每次就诊对患者强调避免在工作时或家中暴露于烟草环境。

3）5A 戒烟干预法：包括询问(ask)、建议(advice)、评估(assess)、帮助(assist) 和安排随访(arrange follow-up)，为患者制订个性化戒烟方式，对其讲述吸烟的危害，帮助其树立成功戒烟的信心，此法切实可行有效，值得推广。

（5）久坐不动：缺乏运动可造成多种不良后果。随着肌纤维萎缩、肌肉力量下降和肌肉体积减小，肌肉氧化能力随之下降，最终导致运动耐量降低和体能明显下降。老年患者缺乏运动导致体能(肌肉和身体功能)进一步下降，如果最大摄氧量下降不能维持日常活动(如安全穿过街道等)，老年患者的生活质量将明显下降。按照运动处方指导运动。

3. 心理干预

（1）老年心脏病患者的心理特点：焦虑、抑郁情绪合并孤独感、缺乏信任、相对自私等社会心理问题。健康教育：心血管科患者常因对疾病不了解、误解和担忧导致情绪障碍，需要从心理上帮助患者重新认识疾病，合理解释患者心脏疾病转归和预后，纠正患者不合理的负性认知，恢复患者的自信心，可使很多患者的焦虑抑郁情绪得到有效缓解。

（2）心理支持及必要时专科药物治疗：充分与患者沟通，详细解释精神心理障碍的治疗必要性，解释药物使用过程中的特点和注意事项，以取得患者对疾病诊断的充分理解和对治疗的积极配合。

4. 营养　老年心脏病患者营养评估及营养干预方法。

（1）食物多样化，粗细搭配，平衡膳食。考虑老年心脏病患者牙齿欠佳，食物宜烂、细。

（2）总能量摄入与身体活动要平衡，保持健康体重指数 BMI 在 $18.5~24.0kg/m^2$。

（3）低脂肪、低饱和脂肪酸膳食：膳食中脂肪提供的能量不超过总能量的 30%，其中饱和脂肪酸不超过总能量的 10%，尽量减少摄入肥肉、肉类食品和奶油，尽量不用椰子油和棕榈油。每日烹调油用量控制在 20~30g。

（4）减少反式脂肪酸的摄入，控制其不超过总能量的 1%，少吃含有人造黄油的糕点、含有起酥油的饼干和油炸油煎食品。

（5）摄入充足的多不饱和脂肪酸（总能量的 6%~10%），n-6/n-3 多不饱和脂肪酸适宜（5%~8%/1%~2%），即 n-6/n-3 比例达到 4~5∶1。适量使用植物油，每人每天 25g，每周食用鱼类≥2 次，每次 150~200g，相当于 200~500mgEPA 和 DHA。素食者可以通过摄入亚麻籽油和坚果获得 α- 亚麻酸。提倡从自然食物中摄取 n-3 脂肪酸，不主张盲目补充鱼油制剂。

（6）适量的单不饱和脂肪酸：占总能量的 10% 左右。适量选择富含油酸的茶油、玉米油、橄榄油、米糠油等烹调用油。

（7）低胆固醇：膳食胆固醇摄入量不应超过 300mg/d。限制富含胆固醇的动物性食物，如肥肉、动物内脏、鱼子、鱿鱼、墨鱼、蛋黄等。富含胆固醇的食物同时也富含饱和脂肪，选择食物时应一并加以考虑。

（8）限盐：每天食盐不超过 6g，包括味精、酱菜、调味品中的食盐，提倡食用高钾低钠盐（肾功能不全者慎用）。

（9）适当增加钾：使钾 / 钠 =1，即每天钾摄入量为 70~80mmol/L。每天摄入大量蔬菜水果获得钾盐。

（10）足量摄入膳食纤维：每天摄入 25~30g，从蔬菜水果和全谷类食物中获取。

（11）足量摄入新鲜蔬菜（400~500g/d）和水果（200~400g/d），包括绿叶菜、十字花科蔬菜、豆类、水果，可以减少患冠心病、卒中和高血压的风险。

（12）增加身体活动：身体活动每天 30min 中等强度，每周 5~7 天。

5. 药物干预　老年心脏病患者合并症、并发症多，用药种类相对也多。用药时须注意保护心脑肾重要脏器，注意药物剂量及毒副作用，尤其肾功能（因为随着年龄增大，epidermal growth factor receptor，eGFR 下降）。常见药物如下：

（1）缓解症状、改善缺血的药物：主要包括 β- 受体拮抗剂、硝酸酯类药物和钙通道阻滞剂、曲美他嗪、尼可地尔、伊伐布雷定。

（2）改善预后的药物：此类药物可改善冠心病患者的预后，预防心肌梗死、死亡等不良心血管事件的发生。主要包括抗血小板药物、调脂药物、β- 受体拮抗剂和血管紧张素转换酶抑制剂（Angiotensin-converting Enzyme Inhibitor，ACEI）或血管紧张素 Ⅱ 受体拮抗剂（Angiotonin Receptor Blocker，ARB）。

（3）降压药：常用降压药五大类，即利尿剂、β- 受体拮抗剂、钙通道阻滞剂、血管紧张素转换酶抑制剂及血管紧张素受体拮抗剂。

（4）降糖药：主要有胰岛素及其类似物、磺酰脲类促泌剂、二甲双胍类、α- 葡萄糖苷酶抑制剂、噻唑烷二酮类衍生物促敏剂、苯茴酸类衍生物促泌剂、GLP-1 受体激动剂、DPP-4 酶抑制剂和中成药九大类多个品种。

（5）调脂药：①贝特类：主要有非诺贝特、吉非贝齐、苯扎贝特 3 种；②他汀类：目前主要有洛伐他汀、辛伐他汀、普伐他汀、氟伐他汀、阿托伐他汀、瑞舒伐他汀，还有以洛伐他汀为主要成分的血脂康；③胆汁酸螯合剂：主要有考来烯胺、考来替泊；④烟酸及其衍生物：主要有烟酸、烟酸肌醇酯、阿昔莫司；⑤其他：包括弹性酶、普罗布考、泛硫乙胺、鱼油制剂等。

（6）利尿剂：①噻嗪类：氢氯噻嗪；②袢利尿剂：呋塞米、托拉塞米；③保钾利尿剂：醛固酮受体拮抗剂 - 螺内酯。

（7）洋地黄类正性肌力药物：地高辛。

6. 注意事项

（1）将心率作为运动靶目标时应考虑药物对心率的影响：一些药物可能会钝化心脏对急性运动负荷的反应能力，如β受体拮抗剂和非二氢吡啶类 CCB，服用后患者的心肌变时性（心率反应）和变力反应（泵血功能）都相应下降。更改上述药物剂量或服药时间，需重新评估和制订新的运动处方，避免仍然继续使用原心率靶目标，或使用自我感觉用力程度分级（Borg 评分）来判断患者的运动强度。

（2）关注药物不良反应对运动康复的影响：硝酸酯类和 CCB 都具有外周血管扩张作用，运动时骨骼肌血管扩张，在服用降压药物的基础上，可能会进一步增加外周血管的扩张。使用扩张外周血管的药物后，在运动康复时需注意低血压和直立性低血压的发生，避免让患者突然改变体位或从事其他活动。同时，导致外周血管扩张的其他因素，如环境温度过高或高强度运动，可能导致患者发生低血压相关的头晕或晕厥。心脏康复医师在给患者开运动处方以及治疗师在指导患者运动时，应注意调整运动强度和运动方式。合并糖尿病的老年心脏病患者运动时应该避开降糖药的作用高峰（一般服药后 1~2 小时运动比较合适）以免发生低血糖，运动时随身携带糖果类，以便低血糖时急用。有水钠潴留的心衰患者应用利尿剂，注意水电解质紊乱，包括低钾、低钠发生及加重肾功能损害，有电解质紊乱应该注意纠正。合并肾功能损害的患者应用洋地黄类药物，注意洋地黄药物中毒。

九、康复护理

1. 老年心脏病患者　应该注意营养均衡，增强抵抗力（食物或者疫苗），季节变换时注意加减衣服、室内注意空气流通，谨防感冒发生。注意口腔卫生及泌尿系护理，卧床患者勤翻身，防褥疮发生。

2. 避免意外发生　老年心脏病患者户外活动时随身携带急救药品及紧急联系信息卡片，防止心血管不良事件发生，也注意防跌倒等意外发生。

3. 培养个体生活自理能力　通过康复提高自己吃饭、穿衣、自主如厕等生活自理能力，从而提高生活质量。

4. 促进情感交流　通过情感交流，注意了解患者心理状态，改善不良情绪，减轻孤独感。

十、预防

老年心脏康复有助于降低老年心血管病患者不良心血管事件，包括再次心肌梗死、心衰急性发作、猝死等严重心血管事件。慢性稳定性心血管病患者通过康复有助于保持稳定，或有良好转归。

十一、预后

老年心血管病预后与病情严重程度、合并症有无、诊断是否正确、处理是否及时规范、康复是否执行等有关。

（沈玉芹　庄　波）

第二节 老年缺血性心脑血管疾病
增强型体外反搏的康复治疗

一、概述

老年病中常见的多发疾病是以心脑血管疾病为主的缺血性疾病,动脉粥样硬化引起的血管病变是老年缺血性病变的基础。既往的老年性缺血性心脑血管疾病常见的治疗方法为控制危险因素、血液抗凝和扩张血管等,康复手段主要有物理治疗和指导运动等。增强型体外反搏(Enhanced External Counterpulsation, EECP)技术是一种无创的体外辅助循环技术,通过包裹下半身的特制的气囊,应用气体动力充气挤压和排气释压被气囊包裹的人体,把气体的动能转化成人体血液流动的动能,促进血液流动和血液循环。目前国内外已有多个多中心临床研究报告证明体外反搏治疗心脑血管为主的缺血性疾病安全有效。2002年以后,美国心脏病协会及学会(American Heart Association AHA/American College of Cardiology, ACC),中华医学会心血管病学分会将 EECP 治疗纳入冠心病治疗指南,2013 年欧洲心血管病学会(European Society of Cardiology, ESC)将 EECP 治疗纳入欧洲冠心病治疗指南。本节结合国内外体外反搏临床应用的理论和实践,为增强型体外反搏技术治疗老年缺血性心脑血管疾病提供参考。

二、定义与术语

老年缺血性心脑血管疾病以动脉粥样硬化发生发展为基础,包括缺血性心血管病(冠心病)和缺血性脑血管病(缺血性脑卒中)。

增强型体外反搏是通过实时监测心电波信号,在心脏舒张期充气气囊套,驱动下半身动静脉血回流,增加舒张期前主动脉根部血压,提高冠状动脉舒张期的血流灌注及心输出量;在心脏收缩期前气囊同步排气,下肢减压,使得动脉收缩期压力降低,心脏射血负荷降低的无创的体外辅助循环治疗技术。

隐匿型冠心病(Latent Coronary Heart Disease, LCHD)无临床症状,但有心肌缺血客观证据(心电活动、心肌血流灌注及心肌代谢等异常)的冠心病,亦称无症状性冠心病。其心肌缺血的心电图表现可见于静息时,或在增加心肌负荷时才出现,常为动态心电图记录所发现,又被称为无症状性心肌缺血。

稳定性劳力型心绞痛(Stable Exertional Angina, SEA)是在冠状动脉固定性严重狭窄的基础上,由于心肌负荷的增加引起的心肌急剧的、短暂的缺血缺氧临床综合征,通常表现为一过性的胸部不适,其特点为短暂的胸骨后压榨性疼痛或憋闷感,可由运动、情绪波动或其他应激诱发。其临床表现在 1~3 个月内相对稳定,即每日和每周疼痛发作次数大致相同,诱发疼痛的劳力和情绪激动程度相同,每次发作疼痛的性质和疼痛部位无改变,疼痛时限相仿,服用硝酸甘油后也在相近时间内产生疗效。

缺血性心肌病(Ischemic Cardiomyopathy, ICM)由于长期心肌缺血导致心肌局限性或弥漫性纤维化,从而产生心脏收缩和/或舒张功能受损,引起心脏扩大或僵硬、慢性心力衰竭、心律失常等一系列临床表现的临床综合征。

急性冠状动脉综合征（Acute coronary syndrome，ACS）冠心病中急性发病的临床类型，包括 ST 段抬高型心肌梗死、非 ST 段抬高型心肌梗死及不稳定性心绞痛。ACS 之后稳定的病程阶段通常无症状，表现为长期、静止、无典型缺血症状的状态。

三、体外反搏对老年缺血性心脑血管疾病的作用机制

（一）改善血管内皮功能

血管内皮细胞作为人体一种内在屏障，其产生的一氧化氮（NO）除能够促进血管舒张外，还具有抗动脉粥样硬化作用。NO 可抑制血小板黏附、聚集，抑制白细胞的迁移，减少氧自由基及氧化型低密度脂蛋白胆固醇的产生，同时能够抑制血管平滑肌的增殖。近年来多项研究均提示 EECP 可促进血管内皮细胞 NO 生成，减少人内皮素 -1（Endothelin-1，ET-1）的产生，同时减少过氧化物的生成，最终改善冠心病患者的血管内皮细胞功能。而既往有关缺血性脑病的临床研究显示，缺血性脑血管疾病患者大多存在血管内皮细胞功能障碍，其血浆中 NO 水平较正常人群低而过氧亚硝基阴离子浓度较正常人群高，从而导致血管内皮细胞功能异常。EECP 通过改善血管内皮细胞功能可能对缺血性脑病患者亦具有重要的临床价值。

（二）增加心脑血流灌注

EECP 增加脑血流灌注的机制可能与反搏过程中特殊的血流动力学特点有关。EECP 通过在心脏舒张早期对小腿、大腿、臀部的序贯式加压及心脏舒张末期快速解压的方式，既增加了舒张期组织器官的血液灌注，又提高了血流的切应力；同时，EECP 通过对下肢容量血管的挤压作用，增加静脉回流量，进而增加心脏舒张期约 25% 的回心血量，心输出量亦随之增加。EECP 可能通过上述两种机制，最终增加缺血性脑血管疾病患者舒张期的血流灌注。

（三）促进心脑侧支循环形成

无论在急性心肌梗死患者抑或是急性脑梗死患者中，良好的侧支循环对患者的长期预后均具有重要的临床意义。就侧支循环形成的途径而言，主要包括以下两种方式：原有侧支循环的开放及血管再生。在临床研究过程中发现，EECP 可能通过以下机制促进侧支循环的形成：①EECP 过程中，由于血流速度及血管内压力增加所产生的机械冲击力，有可能促进原有侧支循环的开放；②EECP 过程中对血管壁产生较强的血流切应力，一方面促进 NO 的生成，同时又可抑制 ET-1 的合成，从而导致 NO/ET-1 比值增大，局部血管扩张，有利于侧支循环的开放；③EECP 过程中产生的波动式血流切应力可促进血管内皮生长因子（vascular endothelial growth factor，VEGF）的分泌，进而促进血管新生，促进侧支循环的生成。国内有关 EECP 在稳定性心绞痛患者临床疗效的多项研究均发现受试者血浆中 VEGF 水平增高现象。由于此方面相关的证据均来自缺血性心脏病的研究，而对于缺血性脑病患者侧支循环的影响尚需临床进一步研究。

（四）促进血管新生

运动在促进血管及组织新生方面所具有的重要作用在临床中并不陌生。长期的运动训练可促进血液中 VEGF 水平增高。而 VEGF 在促进血管内皮细胞有丝分裂方面具有强大的特异性作用，可促进内皮细胞的增殖、分化、迁移、黏附及毛细血管管腔的生成。同时，VEGF 可通过血脑屏障，引起脑组织局部 VEGF 水平的升高，进而诱导脑血管新生，延缓脑细胞退行性改变的发生及发展。EECP 作为一种"被动"运动，长期坚持能够对心脑血管疾

病患者产生多种临床效应。

（五）促进神经功能重塑

近年来,围绕大脑可塑性的研究层出不穷,在一定程度上为临床卒中后神经功能的恢复提供了理论依据,其中神经发生是大脑可塑性理论的重要基础。神经发生,简而言之,即为大脑新的神经元的产生及生长。同其他组织的生长一样,在神经发生的过程中,亦需要充足的营养及能量的供应,因此也必然需要充足的代谢和血流的支持,事实上神经发生通常出现于靠近血管部位即证明了此点。如上所述,EECP 作为运动形式的另一种表现,在促进循环及脑组织局部 VEGF 水平升高方面发挥了重要作用。VEGF 在促进血管新生的同时亦为神经发生提供重要的物质基础。然而,临床中 VEGF 除能够诱导血管新生外,还能够直接刺激神经干细胞(neural stem cell, NSC)或通过诱导内皮细胞产生其他生长因子(如脑衍生营养因子 Brain-derived neurotrophic factor, BDNF)等作用刺激神经发生。此外,临床研究显示,长期运动锻炼还能增加血液循环中胰岛素生长因子(Insulin-like growth factor 1, IGF-1)水平及脑组织局部 IGF-1 基因的表达,IGF-1 则在刺激神经元新生方面发挥着重要的临床作用。

四、EECP 治疗老年缺血性心脑血管疾病的应用方法

（一）EECP 治疗老年缺血性心血管疾病的应用方法

EECP 治疗老年缺血性心脏主要应用于稳定性冠心病的康复治疗。稳定性冠心病包括隐匿性冠心病、稳定性劳力型心绞痛、缺血性心肌病和急性冠状动脉综合征之后稳定的病程阶段。稳定性冠心病是老年缺血性心脏病最常见的一种疾病,其临床康复主要是危险因素的控制和管理及指导性运动处方的应用。体外反搏介入稳定性冠心病的康复治疗,有益于强化其康复治疗的效应。

1. 稳定性冠心病体外反搏康复治疗的适应证　隐匿型冠心病,微血管病变导致的心绞痛,稳定性劳力型心绞痛,缺血性心肌病以及急性冠状动脉综合征后症状相对稳定阶段。

2. 稳定性冠心病体外反搏康复治疗的禁忌证　中、重度的主动脉瓣关闭不全;夹层动脉瘤;显著的肺动脉高压(肺动脉压力≥50mmHg)伴右心功能不全;各种出血性疾病或出血倾向;严重瓣膜病、先天性心脏病、严重肥厚性梗阻型心肌病;活动性静脉炎、静脉血栓形成;下肢有感染灶;未控制的高血压(>170/110mmHg);未控制的心律失常,包括频发过早搏动(≥5 次/min),快速性心律失常,房颤患者心室率大于 100 次/min;严重的心力衰竭(仍在采用经静脉血管活性药物或正性肌力药物,纽约心脏病协会(New York Heart Association, NYHA)分级在Ⅲ～Ⅳ级者;妊娠。

3. 体外反搏康复治疗的压力设定和时间疗程　康复治疗压力主要是体外反搏充气气囊挤压人体的压力,分低压力区(压力值 150~200mmHg),中压力区(压力值 200~250mmHg),高压力区(压力值 250~300mmHg)。根据安全性、依从性、年龄以及下半身肢体胖瘦等考虑,同时关注患者病情风险高低的,推荐从低压适应,逐渐增加,再过渡到中压或高压区的治疗。康复疗程每次康复治疗时间约 60min,每天 1 次,一个疗程为 35 次(可以每周 5 次,连续 7 周),推荐每年康复治疗 2 个疗程(疗程间隔时间 3~6 个月)。

4. 不同类型稳定性冠心病体外反搏治疗方法的应用。

（1）隐匿型冠心病:临床表现轻,心脏功能正常,基础病和并发症少。推荐隐匿型冠心病,在无禁忌的情况下,给予体外反搏康复治疗,建议采用中和高的压力康复治疗,治疗时

间及疗程可以不做严格限制。行 EECP 治疗均要进行近期和远期疗效评定，近期疗效评定关注心电图等缺血表现的演变，远期疗效评定推荐观察隐匿型冠心病的演变，特别需要大数据分析，观察隐匿型冠心病向其他类型，尤其是向急性冠状动脉综合征演变，严重性心律失常的发生是否降低。推荐隐匿型冠心病在社区或一级医疗机构进行体外反搏治疗，并进行信息化网络化管理。

（2）稳定性劳力型心绞痛：严格遵循适应证标准，排除禁忌证进行治疗，国内外研究表明体外反搏治疗稳定性劳力型心绞痛安全有效，推荐稳定性劳力型心绞痛给予体外反搏的康复治疗。建议从低和中压治疗开始，逐步增加治疗压力，治疗时间和疗程可以根据症状的改善或不改善去调整，建议连续治疗整个疗程，每年至少治疗 2 个疗程。近期疗效评定主要观察心绞痛等症状改善的程度，运动能力的改善以及心肌缺血临床检查（如心电图）的变化。远期疗效评定观察稳定性劳力型心绞痛向急性冠脉综合征演变率，严重心律失常的发生率以及其他终点事件的发生率。推荐稳定性劳力型心绞痛由二级医院以上的医疗机构评定和确定方案，可以先在二级医院以上医疗机构治疗一段时间，然后转社区或一级医院继续 EECP 治疗。治疗中如果有心绞痛的发生或心律失常出现，应停止治疗，寻找原因，待重新评定后确定治疗安全性前提下继续治疗。EECP 治疗室应具备抢救人员和急救常规药品及设备。

（3）缺血性心肌病：体外反搏康复治疗主要是改善心肌缺血，缺血性心肌病经过体外反搏治疗，心肌缺血得到改善，进而改善心脏的功能。建议在康复治疗前，仔细评定缺血性心肌病的心功能（如测定射血分数，N 末端 B 型利尿钠肽原等），同时观察如传导阻滞，Q-T 间期延长，异位搏动等心律失常。NYHA 心功能分级在 Ⅲ～Ⅳ 级的缺血性心肌病，不推荐体外反搏康复治疗；束支损伤导致严重的传导阻滞或 Q-T 间期明显延长或多发性室性异位搏动，同样不推荐体外反搏康复治疗。治疗时建议半卧位治疗（上半身可抬高 >15°），治疗压力从低压开始。应密切观察患者是否有胸痛、胸闷、气促等症状，观察患者治疗中心率及指尖氧饱和度（SaO_2）的变化，若上述出现明显异常或 SaO_2 低于 90% 或心率突然变快或减慢，出现新的心律失常，建议中止治疗，若继续治疗需进行再次评定。近期康复疗效评定心功能是否改善，心肌扫描观察缺血心肌灌注是否改善。远期康复疗效评定观察硬终点指标，如生存时间，死亡率，恶性心律失常的发生率，终末期心衰的发生率等。缺血性心肌病 EECP 治疗建议在二级以上医院充分评定，治疗 1 个疗程后，若各方面指标有改善，可转至一级医院或社区医疗机构继续 EECP 治疗。EECP 治疗室需要配备抢救人员及常规急救药品和器械。

（4）急性冠状动脉综合征（ACS）后的稳定阶段：急性冠状动脉综合征血运重建后 EECP 康复治疗，对于维护改善血运和预防血管的再狭窄有着积极的意义；对于急性冠状动脉综合征未进行血运重建的稳定阶段，EECP 可以参与综合康复治疗，同样受益。推荐在专业心血管康复医生严格观察和指导下进行 EECP 介入急性冠脉综合征后稳定期的康复治疗，康复治疗压力从低压开始，根据情况，可以逐渐增加压力至中度压力，康复治疗时间建议每次约 30min，每天治疗 2 次。近期康复疗效评定主要观察硬终点事件（生存期、死亡率、重度心衰及恶性心律失常等）的发生率。不推荐二级以下或不具备血运重建技术的医院开展 EECP 治疗急性冠脉综合征后稳定期。EECP 参与急性冠脉综合征后稳定期的康复治疗的医疗机构，应具备较强的急性心肌缺血及严重并发症的救治能力。

（二）体外反搏治疗老年缺血性脑血管疾病的应用方法

研究显示 EECP 能在机体的循环系统中形成搏动性高灌注压力，尤其是提高了主动脉舒张期血压水平,从而能够增加全身各器官血液灌注,此种效应对于受血压水平影响显著的脑血管灌注意义重大。EECP 促使主动脉舒张期血压水平的升高,进而引起舒张期颈部血管血流量增加,脑血液灌注增加,缓解颈动脉狭窄引起的脑缺血、缺氧;同时,亦有研究显示 EECP 形成的血流切应力增加效应,除作用于冠状动脉、主动脉等血管外,亦可改善脑血管内皮细胞功能,促进脑血管侧支循环生成。美国的一项研究曾指出,在 EECP 过程中,采用颈部多普勒超声发现颈部血管平均血流速度从治疗前的 27cm/s 增高至 33cm/s,治疗前后颈动脉血流量约增加了 22%。有学者在研究中采用经颅多普勒超声发现,在 EECP 治疗开始后的 5min 和 20min 时,患者双侧大脑中动脉的舒张期峰值流速及平均血流速度均明显增加,而在 EECP 结束时血流速度则自行恢复至反搏前水平。临床已有研究显示,EECP 过程中,经颅多普勒(TCD)测定及 SPECT 均发现颈动脉及颅内血管血流速度及血流量均明显增加。坚持每天 1 小时,连续 30 天的 EECP 治疗后,头颅核磁可见大脑缺血半暗带的侧支循环开放,半暗带血液供应较治疗前明显增加;患者的临床症状表现为治疗前后患者的精神状态,如焦虑、抑郁、失眠、烦躁等躯体化症状得到明显改善。另有研究发现,EECP 对前部缺血性视神经病变(AION)患者视物模糊、视野缺损等症状改善亦可产生明显效果。体外反搏通过改变血管内血流切应力、改善血管内皮细胞功能、调节血管内舒缩功能相关因子表达、抑制内皮细胞增殖、抑制炎症反应等机制,改善了脑部血液供应、促进侧支循环形成、促进新生血管及脑功能恢复,最终在缺血性脑病的临床治疗中发挥重要作用。

(1)老年缺血性脑血管病体外反搏康复治疗适应证:短暂性脑缺血发作;可逆性缺血性神经功能障碍;缺血性脑卒中预兆;腔隙性脑梗死;动脉粥样硬化血管斑块和狭窄性慢性脑缺血;完全性缺血性脑卒中血运重建后(溶栓和介入治疗等)的稳定阶段;脑梗死后遗症;其他与缺血相关的慢性脑病。

(2)老年缺血性脑血管病体外反搏康复治疗禁忌证:稳定性冠心病体外反搏康复治疗的禁忌证同样是稳定期缺血性脑血管病体外反搏康复治疗的禁忌证;但同时也有以下禁忌证和注意事项:脑出血或出血倾向是绝对禁忌证;不能确定性质的脑卒中不推荐治疗;动脉粥样硬化斑块狭窄性脑缺血要评定斑块的稳定性,对于容易脱落的软斑块等,不推荐做体外反搏的康复治疗;对于栓塞的脑卒中,要对栓子的情况(来源和性质)进行分析,评定体外反搏康复治疗是否与再次发生脑栓塞有关联。

(3)操作及不同缺血性脑血管疾病治疗应用方法:老年稳定期缺血性脑血管病体外反搏康复治疗的压力设定和时间疗程同稳定性冠心病体外反搏康复治疗一样。

1)短暂性脑缺血发作和可逆性缺血性神经功能障碍:推荐短暂性脑缺血发作和可逆性缺血性神经功能障碍,在无禁忌的情况下,给予体外反搏康复治疗,建议采用中和高的压力康复治疗,治疗时间及疗程可以不做严格限制。近期康复疗效评定重点是关注临床症状和发作频率等改变,远期康复疗效评定推荐观察是否向完全脑梗死演变,特别是向急性脑卒中演变的时间和概率。推荐短暂性脑缺血发作和可逆性缺血性神经功能障碍患者在社区或一级医疗机构进行体外反搏康复治疗,并进行信息化网络化管理。

2)缺血性脑卒中预兆和腔隙性脑梗死:在排除禁忌证的情况下,推荐缺血性脑卒中预兆和腔隙性脑梗死患者进行体外反搏康复治疗,康复治疗压力可以从中压开始,逐步过渡到高压。推荐按规范时间疗程实施。近期康复疗效评定主要观察临床症状和体征的改善;远期康复疗效评定主要观察缺血性脑血管疾病的发展和演变,观察缺血性脑卒中预兆和腔隙性脑梗死向急性缺血性脑卒中和中、大型脑梗死的发展情况。推荐缺血性脑卒中预兆和腔隙性脑梗死的患者在社区或一级医疗机构进行体外反搏康复治疗。

3）动脉粥样硬化血管斑块和狭窄性慢性脑缺血：在排除禁忌证的情况下，推荐动脉粥样硬化血管斑块和狭窄性慢性脑缺血患者进行体外反搏康复治疗，康复治疗压力可以从中压开始，逐步过渡到高压。推荐按规范时间疗程实施。该类患者血管外科内膜斑块去除术后或狭窄动脉支架术后，在确定术后完全愈合且无出血倾向后，建议进行体外反搏康复治疗，有益于术后重建动脉血路的维护和血运的维持。体外反搏康复治疗有助于缓解小脑缺血，且安全有效。但体外反搏康复治疗不能缓解颈椎病椎体病变对神经和血管压迫症状。

4）急性完全性缺血性脑卒中血运重建后（溶栓和介入治疗等）的稳定阶段：急性完全性缺血性脑卒中血运重建后（溶栓和介入治疗等）稳定阶段的 EECP 康复治疗，对于血运的维护及进一步改善和预防血运重建血管的再狭窄有着积极的意义；对于急性完全性缺血性脑卒中未进行血运重建的稳定阶段，EECP 可以参与综合康复治疗，同样受益。推荐 EECP 介入急性完全性缺血性脑卒中血运重建后（溶栓和介入治疗等）的稳定阶段的康复治疗，操作需在专业脑血管康复医生严格观察和指导下进行，康复治疗压力从低压开始，根据情况，可以逐渐增加压力至中度压力，康复治疗时间建议每次约 30min，每天可以治疗 2 次，每年可以康复治疗 2~3 个标准疗程。近期康复疗效评定主要观察硬终点事件（致残程度和致残率，生存期、死亡率等）。不推荐二级以下或不具备血运重建技术的医院开展。EECP 参与此疾病康复治疗的医疗机构，应具备较强的急性缺血脑血管病及严重并发症的救治能力。

5）脑梗死后遗症与缺血相关的慢性脑病：脑梗死及后遗症主要表现为大脑循环障碍后神经病变，体外反搏康复治疗一方面通过改善大脑血液循环，促进神经损伤的修复；另一方面，体外反搏康复治疗通过气囊包裹下肢，对包裹气囊进行充气和排气而交替挤压按摩功能障碍的肢体，达到对患肢物理治疗的作用。康复治疗压力从低压开始，根据情况，可以逐渐增加压力至中度压力，康复治疗时间建议每次约 30min，每天可以治疗 2次，每年可以康复治疗 2~4 个标准疗程。近期康复疗效评定主要观察残疾肢体的功能恢复及生活质量等评定；远期康复疗效评定重点观察生存率，再次脑卒中的发生率及合并心血管事件的情况。有临床研究表明体外反搏的康复治疗有助于阿尔茨海默病和帕金森病临床症状的改善，分析认为体外反搏康复治疗通过促进大脑循环，改善了上述老年疾病大脑缺血关联的退行性病变，从而缓解它们的临床症状。推荐社区和一级医疗机构开展这方面的治疗，医院康复科和康复医院可以广泛开展这方面的临床应用和研究。

（陈志君）

第三节　老年慢性阻塞性肺疾病康复

一、概述

慢性阻塞性肺疾病（chronic obstructive pulmonary disease，COPD）目前居全球死亡原因的第 4 位，预计到 2020 年将升至第 3 位。2012 年有超过 30 万的患者死于 COPD，占全球总死亡人数的 6%。COPD 是一个可以预防和治疗的重要的公众健康问题,是全世界慢性致残和致死的主要原因。在全球范围内,COPD 的疾病负担在未来几十年里还将逐渐增加,其原因是危险因素的持续暴露和人口的老龄化。目前 COPD 在预防和治疗策略上已经有了很大的进步,从控烟、药物治疗、肺介入微创手术、家庭氧疗到有创及无创机械通气治疗,使患者的生存期显著延长,但对其生活质量的提高尚且不足。大量的循证医学证明呼吸康复减轻了慢性呼吸道疾病患者生理、病理症状,改善了社会心理和健康经济的效益,但在世界范围内尚未得到充分利用。本指南主要参考 2019 年 GOLD 慢性阻塞性肺疾病全球倡议:COPD 诊断、治疗与预防全球策略;2015 年 ATS/ERS 政策声明:加强肺康复的实施、使用和交付;2017 澳大利亚和新西兰肺康复指南以及 2013 年 BTS 肺康复指南等,并吸纳了我国呼吸康复的临床实践成果,旨在规范我国呼吸康复医疗工作,促进广大呼吸康复工作者正确认识并提高 COPD 的治疗和康复水平。

二、定义

慢性阻塞性肺疾病是一种常见的、可以预防和治疗的疾病,以持续存在的呼吸道症状和气流受限为特征,通常是由于明显暴露于有毒颗粒或气体引起的气道和 / 或肺泡异常所导致。炎症仍是 COPD 疾病进展的核心机制,会导致肺结构性变化,小气道狭窄和肺实质破坏,最终导致肺泡与小气道的附着受到破坏,降低肺弹性回缩能力。

慢性气流受限是 COPD 的特征,由小气道疾病(阻塞性支气管炎)和肺实质破坏(肺气肿)共同引起,二者在不同患者中所占比重不同。这些变化并不总是同时出现,但随着时间以不同的速度进展。慢性炎症导致气道结构改变、小气道狭窄和肺实质的破坏,从而导致肺泡与小气道的附着丧失以及肺弹性回缩力的降低;随即,这些改变又会极大地削弱气道在呼气时保持开放的能力。小气道损伤同样参与气流受限的发生,而黏膜纤毛功能失调则是本疾病的一个特征性特点。用于检测气流受限的肺量计普遍用于肺功能检查,具有重复性好的特点。

三、流行病学

由于调查方法、诊断标准和分析方法的差异,目前 COPD 患病率的数据差异较大。COPD 的患病率在吸烟者和既往吸烟者中高于非吸烟者;年龄大于 40 岁者高于年龄小于 40 岁者;男性高于女性,COPD 的患病率在每个国家中都随着年龄的增长而逐步升高,大于 60 岁人群的发病率最高,如墨西哥的墨西哥城患病率最低为 7.8%,乌拉圭的孟都患病率最高为 19.7%,但男性发病率均比女性高。

根据 2018 年王辰院士牵头所做的 COPD 的流行病学调查显示:中国 COPD 患者近 1 亿,20 岁及以上成人的患病率为 8.6%,男性患病率 11.9%,高于女性患病率 5.4%,40 岁以上则达 13.7%,60 岁以上患病率已超过 27%。但是我国有 88% 的 COPD 患者没有做过肺功能检查。

四、病因及病理生理

吸烟是 COPD 主要的危险因素,环境暴露例如生物燃料和空气污染也是重要因素。除了危险因素暴露,还有宿主因素(如遗传异常,肺部发育异常和加速老化)也会导致个体易发生 COPD。

尽管吸烟是研究最透彻的导致 COPD 的危险因素,它却不是唯一因素,来自流行病学研究的证据一致证实非吸烟者也可发生慢性气流受限。COPD 是遗传因素 - 环境因素经过复杂的相互作用导致的结果。吸烟是 COPD 主要的环境危险因素，然而即便是重度吸烟者，他们一生中罹患 COPD 的比例仍低于 50%。尽管遗传可能在改变吸烟 COPD 患者的风险中起到重要作用，也可能存在其他相关的危险因素。例如：性别可能影响个体是否吸烟，或经历一定的职业或环境暴露；社会经济状态可能与婴儿的出生体重（会影响肺脏的生长与发育，进而对疾病的易感性产生影响）有联系。存活时间越长则暴露于危险因素的时间越多。被动吸烟（又称为环境性吸烟）也会导致呼吸症状和 COPD，这是由于吸入的颗粒物和气体增加了肺脏的总负担。职业性暴露是一个被低估的 COPD 危险因素，这些暴露包括有机与无机粉尘、化学物质和烟雾。在通风条件较差的室内燃烧生物性燃料进行取暖或烹饪而造成室内空气污染也是导致 COPD 的一个很重要的危险因素。因为有越来越多证据表明，在很多发展中国家，做饭时暴露于生物燃料的女性可能易发生 COPD。较低的社会经济状态和 COPD 的风险增加有关，可能反映了低社会经济状态与暴露于室内及室外空气污染物、拥挤、营养状态差、感染或其他因素相关，但证据尚不明确。

哮喘可能是发生慢性气流受限和 COPD 的危险因素之一。气道高反应在临床上可不被诊断为哮喘而独立存在，其在普通人群研究中显示作为 COPD 的独立危险因素。幼年时有严重的呼吸道感染史与成年后的肺功能下降及呼吸症状增加有关。对感染的易感性在 COPD 急性加重期有重要作用。

呼吸困难、咳嗽和 / 或咳痰是最常见的症状；患者可能漏报这些症状。COPD 患者可能会出现呼吸道症状的急性恶化，从而病情发生显著改变，称之为"COPD 急性加重"。

我国 COPD 患者的高风险因素包括吸烟（≥20 包 / 年），空气污染（暴露于平均颗粒物直径小于 2.5μm 与大气污染物含量 50~74μg/m³ 中或大气污染物含量 75μg/m³ 中），低体重（体重指数 <18.5kg/m²），有儿童慢性咳嗽（1.48，1.14~1.93）或频繁咳嗽，父母有呼吸道疾病史。COPD 的较低风险与初中或高中教育和大学或高等教育有关。

烟草和其他如生物燃料等产生的有害颗粒吸入肺内可引起肺部炎症。这种正常的反应在 COPD 患者中发生了改变。慢性炎症反应可引起肺实质的破坏（引起肺气肿），并且破坏正常的修复及防御机制（引起小气道纤维化）。这些病理改变引起气道陷闭及进行性加重的气流受限。COPD 的特征性病理改变表现在气道、肺实质及肺血管，肺组织不同部位出现特异性炎症细胞增多的慢性炎症，以及反复损伤与修复后出现的结构改变。

COPD 从病理解剖上是以小气道和肺实质的慢性炎症反应为主要特点。在肺部可见吞噬细胞、中性粒细胞和淋巴细胞的增加。近年来许多研究证明了多种炎症介质参与 COPD 的病理生理改变。主要包括脂类、炎症多肽、氧自由基、含氮物质、化学因子、细胞因子和生长因子。一些蛋白酶也参与了组织的破坏，最终导致气道的纤维化和肺泡破坏，引起气道阻塞及肺气肿。

炎症及外周气道的狭窄会引起第 1 秒用力呼气容积（Forced expiratory volume in one second，FEV_1）降低。肺气肿引起的肺实质破坏会导致气流受限及气体交换减少。更多的证据也显示除了气道狭窄，小气道丧失也可能促进气流受限。气体交换异常导致低氧血症和高碳酸血症。黏液高分泌引起慢性咳嗽咳痰，往往与香烟及其他有毒颗粒引起气道慢性炎症刺激产生的杯状细胞增多及黏膜下腺体增大有关。肺动脉高压在 COPD 病程晚期出现，主要与低氧刺激肺小动脉血管收缩有关。

五、临床诊断

任何有呼吸困难,慢性咳嗽或咳痰,有反复下呼吸道感染史,和/或有危险因素暴露史的患者,需考虑 COPD 这一诊断。需通过肺功能检查来确诊 COPD;使用支气管扩张剂后,FEV_1/FVC(forced vital capacity)<0.70,确认存在持续性气流受限。COPD 评定的目标是确定气流受限的程度,疾病对患者健康状况的影响,以及未来事件(例如急性加重,入院或死亡)的发生风险,并对治疗进行指导。COPD 的分级见表 5-3-1。

表 5-3-1　COPD 的分级

GOLD 分级	严重度	肺功能
GOLD 1	轻	$FEV_1/FVC<70\%$;$FEV_1 \geq 80\%$ 预计值
GOLD 2	中	$FEV_1/FVC<70\%$;$50\% \leq FEV_1<80\%$ 预计值
GOLD 3	重	$FEV_1/FVC<70\%$;$30\% \leq FEV_1<50\%$ 预计值
GOLD 4	极重	$FEV_1/FVC<70\%$;$FEV_1<30\%$ 预计值

研究发现,来源于初级保健机构电子病历常规数据的 COPD 危险评分,有助于 COPD 的病例诊断和发现。初级保健机构主动发放 COPD 筛查问卷,也是一种有效发现未确诊 COPD 患者的方式。

慢性进行性加重的呼吸困难是 COPD 最特征性的症状,这些症状会出现日间变异,可先于气流受限多年而存在。典型者常把呼吸困难描述为呼吸费力、胸部紧缩感、气不够用或者喘息。约 30% 的患者可伴有咳嗽和咳痰。慢性咳嗽通常是 COPD 的首发症状。初起咳嗽呈间歇性,以后每天或整日均有咳嗽。COPD 的慢性咳嗽可以不伴有咳痰,但也有部分患者虽有明显气流受限,但并无咳嗽症状。COPD 患者通常咳嗽时伴有少量黏液性痰,有些患者痰量较多,可能会合并支气管扩张。喘息和胸闷在不同时间变化很大,甚至在一天之内的不同时间段也会存在变异。重度和极重度患者常有乏力、体重下降和食欲减退。长时间的剧烈咳嗽,胸腔内压力会快速升高,可能会导致咳嗽性晕厥。同时剧烈咳嗽也可导致肋骨骨折,有时甚至是无症状性的。踝部水肿可能提示患者并发肺心病。同时,COPD 患者常合并抑郁和/或焦虑。

六、共患病

由于 COPD 常发生于长期吸烟的中老年人,因此,患者在初步诊断时通常与不同程度的老龄化、吸烟、酗酒、营养不良、活动不便等共同存在。COPD 本身也可以有明显的肺外(全身)效应,包括体重下降、营养不良、骨骼肌功能障碍等。常发生于 COPD 患者的共患疾病包括心血管疾病、骨骼肌功能障碍、代谢综合征、骨质疏松、抑郁和肺癌。COPD 的存在确实也可以增加其他疾病的患病风险,尤其是 COPD 和肺癌的关系。共患疾病在轻、中、重度气流受限患者均可发生,是影响 COPD 患者住院和死亡风险的独立危险因素。这些并发症可能独立影响 COPD 的死亡和入院,因此需要正确评定和恰当治疗。

七、临床治疗

戒烟是关键。药物治疗和尼古丁替代疗法可以增加长期戒烟的成功率。目前电子香烟作为戒烟的方法其有效性和安全性还不确定。

药物治疗可以减轻症状，减少急性加重的频率和严重程度，改善患者健康状况，提高运动耐力。每种药物治疗方案均应个体化，根据患者病情的严重程度、急性加重的风险、副作用、共患疾病、药物的可及性和花费、患者对治疗的反应以及对于不同给药装置的偏好和使用能力来选择药物。

支气管扩张剂可以使 FEV_1 升高或者改善其他肺功能参数，其改善呼气相气流的原理是通过改变气道平滑肌的张力引起气道扩张，主要包括 β_2 受体激动剂或抗胆碱能药物，一般不推荐规律使用短效支气管扩张剂。

茶碱是应用最广的甲基黄嘌呤，所有显示茶碱在 COPD 治疗有效的研究均是缓释剂型。联合使用不同作用机制和作用时间的支气管扩张剂，与增加单一支气管扩张剂药量相比，可以增加支气管扩张的程度并降低副作用的风险。流感疫苗与肺炎链球菌疫苗均能降低下呼吸道感染的发生率。

严重静息性慢性低氧的 COPD 患者，建议长期氧疗改善生存率。

稳定期 COPD 患者和静息或运动导致的中度氧合减低，并不常规推荐长期氧疗。但评定患者是否需要吸氧时必须考虑个体因素。对于严重的慢性高碳酸血症和因急性呼吸衰竭有住院史的患者，长期无创机械通气可降低死亡率和预防再次入院。

对于某些晚期难治性肺气肿患者最佳治疗可能是外科手术或支气管镜介入治疗，姑息疗法对于控制晚期 COPD 患者症状是有效的。

八、康复评定

（一）肺功能评定

目前对于 COPD 肺功能的评定多采用肺功能检查，根据肺功能的结果判断疾病对肺的损害程度、类型，从而做出正确的诊断和制定治疗方案。评定肺功能的常用指标有肺活量、残气量、功能残气量、肺总量、时间肺活量、最大通气量、分钟通气量、流速容量、弥散量、通气血流比例等。

肺功能的测定需要被测定者与医生配合良好，主观努力，并受性别、年龄、身高、体重、体位等多种因素的影响。被测定者的测定值若是在正常预计值的 80%~120%，则为正常。根据 GOLD 慢性阻塞性肺疾病全球倡议的 COPD 诊断标准来判定肺通气功能的受损程度（表 5-3-1）。

肺的主要功能是进行气体交换，O_2 和 CO_2 通过弥散进出肺泡是非常重要的。O_2 和 CO_2 在肺内的弥散包括气相弥散、膜弥散、血相弥散。弥散功能的测定方法主要有单次呼吸法、恒定状态法、重复呼吸法。影响弥散的主要因素有肺组织结构改变、肺外结构改变、气道阻塞性疾病、肺叶切除、肺部肿瘤、肺大疱、肺囊肿等。

（二）症状评定

COPD 是以呼吸困难为主要特征的疾病，多采用改良后的呼吸困难程度量表（Modified British Medical Research Council，mMRC）进行评定（表 5-3-2）。

表 5-3-2　改良后的呼吸困难程度量表(mMRC)

分数	呼吸困难程度
0	只在剧烈运动时感到呼吸困难
1	快步走或上缓坡时感到呼吸困难,需停下来喘气
2	由于呼吸困难比同龄人走得慢,或者以自己的速度在平地上行走时需停下来喘气
3	在平地上步行 100m 或数分钟需要停下来喘气
4	因为明显呼吸困难而不能离开房间或穿衣服时也感到气短

Fletcher CM.BMJ,1960,2:1662.

(三)呼吸肌功能评定

近年来,国内外对呼吸肌功能评定的方法进行了广泛深入的研究,从肌力、肌电图谱、肌肉负荷试验、中枢驱动、膈神经电刺激或磁刺激等多角度多方法研究。主要包括:呼吸肌力量测定;呼吸肌耐力测定、呼吸肌的疲劳测定。

(四)影像学评定

正位胸片显示肺过度充气,膈肌低平,肋间隙增宽,心影狭长,可有肺大疱形成;合并肺动脉高压者,右下肺动脉影增宽,肺心病有右心增大的表现。胸部 CT 或高分辨 CT 可见小叶中心型或全小叶型肺气肿。CT 能更全面清楚地显示肺气肿的严重程度及肺大疱的数量。

(五)运动功能的评定

客观评定机体运动功能的方法有很多,从易到难包括:登梯、6min 步行试验、往返步行试验、心肺运动试验等。

1. 心肺运动负荷试验(cardiopulmonary exercise testing,CPET)　是采用呼吸代谢的方法来确定测试者运动能力的一种方法,它通过在递增运动负荷过程中测定最大做功量、最大耗氧量、最大心率、无氧阈等变量及运动中心电图改变对全身运动的反应进行评定,并客观的显示个体的运动能力和受损程度,对其限制运动的因素进行了量化,为医生制订康复运动处方提供依据。

中至重度 COPD 患者的最高功率和摄氧量峰值降低,呼吸频率更高,潮气量更低。COPD 患者静息时血氧分压低,在运动中可以上升、下降或保持不变,但中至重度 COPD 患者的氧分压降低。

2. 6min 步行试验(six-minutes' walk test,6MWT)　简便易行,耐受性好,比其他步行试验更有效反应运动能力。这个试验是让患者在平的硬地上尽可能快地行走 6min,然后测量行走距离。6MWT 是评价运动能力的次极量水平的试验。

3. 递增往返步行试验(incremental shuttle walk test,ISWT)　是用于测定 COPD 患者运动容量的试验,所采用的步行速度是预先设定好的。ISWT 是症状限制性运动试验,与峰值耗氧量的相关性比 6MWT 更强。

(六)日常生活活动能力的评定

日常生活活动(activities of daily living,ADL)能力是指个人为了满足日常生活的需要每天所进行的必要的活动能力。通常分为基础性日常生活活动能力和工具性生活活动能力。常用的评定方法有很多,如 Barthel 指数、FIM 等。

（七）生活质量的评定

现代医学模式已转变为生物-心理-社会医学模式。生命活动不但表现在维持的时间（寿命），还表现在水平的高低（质量）。慢性呼吸问卷（CRQ）和圣乔治呼吸问卷（SGRQ）是非常全面的疾病特异性健康相关的生活质量或健康状况问卷，但太复杂并不适合在日常实践中应用。目前已开发出2个较短的比较适合临床应用的综合评定量表，即COPD评定测试（CAT™）（表5-3-3）和COPD临床问卷（CCQ）。

表 5-3-3　CAT™

对于以下每一项，请打√，以选出最适合您目前状况的描述		
例如：我极开心	0　1√　2　3　4　5	我极不开心　　　　　　　分数
我从不咳嗽	0　1　2　3　4　5	我一直在咳嗽
我一点痰也没有	0　1　2　3　4　5	我有很多很多痰
我一点也没有胸闷的感觉	0　1　2　3　4　5	我有很严重的胸闷的感觉
当我爬坡或上一层楼梯时，我没有气喘的感觉	0　1　2　3　4　5	当我爬坡或上一层楼梯时，我感觉非常喘不过气
我在家里能做任何事情	0　1　2　3　4　5	我在家里任何活动都很受影响
尽管我有肺部疾病，但我对外出离家很有信心	0　1　2　3　4　5	由于我的肺部疾病，我对外出离家一点信心也没有
我的睡眠非常好	0　1　2　3　4　5	由于我的肺部疾病，我的睡眠非常差
我精力旺盛	0　1　2　3　4　5	我一点精力都没有
		总分

（八）心理的评定

COPD患者常合并抑郁、焦虑的心理状态，故心理评定也是康复评定的一个重要组成部分。常用的方法包括观察法、访谈法、主观标尺法、心理测试法等。

（九）COPD的综合评定

COPD的综合评定包括症状、气流受限、急性加重风险的评定，如图5-3-1所示。

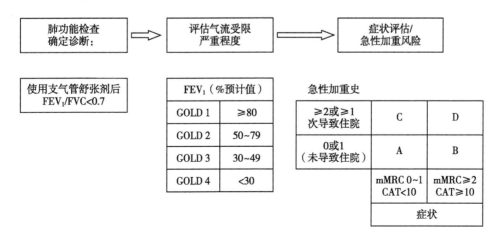

图 5-3-1　COPD 的综合评定

九、康复治疗

（一）治疗原则

在完善相关评定的基础上，开展全面的康复训练。总的训练原则：①早期筛查、早期诊断、早期干预、早期康复；②全面评定、全面康复；③个体化治疗；④家庭、社会共同参与，共同支持。

（二）呼吸康复的定义

基于整体评定，为患者量身打造的全面干预，包括但不局限于运动训练、教育、自我管理干预，目的在于通过改变行为模式，改善慢性呼吸疾病患者的身体和精神状态，并促进长期坚持增强健康的行为。

呼吸康复应该作为患者整体管理的一部分，通常包括一系列医疗专业人员，以确保优化覆盖各个方面。患者在登记之前应该进行仔细的评定，包括患者目标的确认、特殊的医疗需求、吸烟状态、营养状态、自我管理能力、健康素养、心理健康状态、社会环境、并发症、运动能力和局限性。方案最好持续 6~8 周，推荐 5 次/周运动训练，包括耐力训练、间歇训练、抗阻/力量训练；理想状态下，上下肢训练包括步行运动、灵活性、吸气肌训练和神经肌肉的电刺激。所有的康复方案（种类和强度）应该个体化，以达到最大的功能获益。

（三）呼吸康复中的物理治疗

呼吸康复中的物理治疗是通过徒手疗法和物理因子疗法改善肺通气功能，通过换气运动和改善呼吸方式提高呼吸效率；另一方面指导 COPD 患者咳嗽、咳痰，必要时物理治疗师给予帮助，同时促进肺残余功能最大限度的利用，达到维持和改善患者运动耐力的目的。

1. 呼吸训练

（1）呼吸训练的目的在于改善肺部、胸部的弹性；维持和增大胸廓的活动度；强化有效的咳嗽；强化呼吸肌、改善呼吸的协调性，缓解胸部的紧张，增强患者的体质。尽可能在安静的环境中进行训练，并充分向患者说明呼吸训练的目的和合理性，患者穿着轻便，保持放松，可采取屈膝仰卧位，也可以采用坐位、立位等其他体位进行治疗。

（2）对患者进行放松技术的指导，包括胸锁乳突肌、斜方肌、肩胛提肌、斜角肌。主要包括缩唇呼吸、腹式呼吸。缩唇呼吸是指吸气时用鼻子，呼气时嘴呈缩唇状慢慢呼气的方法。缩唇呼吸能防止气道过早陷闭，使每次通气量上升，呼吸频率、每分通气量下降。吸呼比为 1:2 至 1:4，目标吸呼比为 1:5。

（3）腹式呼吸又称横膈呼吸，是指呼吸时主要使用横膈，减少胸锁乳突肌、斜方肌等呼吸辅助肌的活动，从而使每次通气量、呼吸效率上升，而呼吸频率、每分通气量下降。吸呼比为 1:2。

（4）强化呼吸肌的训练：利用各种呼吸训练器增强呼吸肌的肌力及耐力。利用此类器具可节省治疗师和护师指导的时间，并能计量。

2. 辅助呼吸训练 辅助呼吸训练包括下部胸部辅助法、上部胸部辅助法、一侧胸部辅助法，其目的能减轻呼吸急促、维持并增强胸廓的活动性，并有利于排痰。

3. 胸廓的放松训练 胸廓的放松训练通过对 COPD 患者进行徒手胸部伸张，包括肋间肌松动术、胸廓松动术，以及胸部放松，呼吸体操等有效维持和改善胸廓的活动度，增强吸气深度和调节呼气节律。呼吸体操是换气运动和身体运动，特别是躯干和上肢运动的组合运动。可在治疗师的组织下进行群体训练，并辅以音乐，以达到放松全身，特别是辅助呼吸肌放松的目的,维持并改善胸廓运动范围,改善其活动度,并维持和获得良好姿态。

4. 体位排痰　排痰是去除呼吸道中分泌物的方法,减轻气流在气道中的流通障碍,降低细菌繁殖可能。当 COPD 患者痰多不易咳出,体弱咳痰乏力,支气管内分泌物不能完全排出时可实施体位排痰。但由于老年 COPD 患者易造成胃食管反流,不推荐头低脚高位。排痰时首先需确定痰的部位,尽量让其与主支气管垂直,在重力的影响下使痰向口腔方向移动。机械的刺激有助于痰的排出,在体位排痰时可辅以机械震荡。

5. 有氧运动　有氧运动是康复运动的核心。能提高患者的耐力,改善心肺功能。COPD 患者在有氧运动后有适当的疲劳感,适度的气急、出汗及肌肉酸痛感属于正常反应,可继续运动。但出现胸痛、重度呼吸困难、强烈的疲劳感、眩晕及恶心等自觉症状时应中止运动。运动强度的确定主要取决于患者的自觉症状、心率、呼吸频率、血氧饱和度、氧的消耗量等指标综合判断决定。需给予适宜的运动处方。有氧运动可采用步行训练、活动平板训练、四肢/躯干肌力训练、日常生活动作训练等。

(1)运动方式:多采用大肌群运动,如步行、慢跑、游泳、骑自行车等方式。对于老年患者功率自行车、活动平板、四肢联动等运动方式安全有效。

(2)运动强度:通常用最大摄氧量和代谢当量作为运动强度的客观指标。心率与运动强度之间存在线性关系,所以也可以应用心率作为强度指标。中强度运动对老年患者最有利。低强度运动对于改善心肺能力的作用不确定,但对于老年没有运动基础的患者,可从低强度开始,逐渐加大运动强度。

(3)运动持续时间:可根据患者个体情况、治疗目的、患者的能力与兴趣决定运动持续时间。患者可在理想的运动强度下运动 30min。

(4)运动频率:每次运动能保证足够的运动强度及运动时间,运动效应可维持 2~3 天,这种情况下每周运动 2~3 次即可。但老年 COPD 患者一般采取中低强度运动,则每周至少3~5 次及以上。

(5)运动周期:目前多数临床研究报告的运动周期为 6~8 周,延长到 12 周或更长没有显示更有优势。但对于老年 COPD 患者来说,已经存在呼吸疾患,呼吸康复通过改变行为模式,改善这类患者的身体和精神状态,并促进长期坚持增强健康的行为,故应长期坚持运动训练,也可以理解为需要终身进行康复治疗。

(6)运动程序:包括预备运动、运动训练及整理运动 3 个程序。预备运动是从休息状态到运动状态时机体自主神经对内脏调节的适应过程,也叫热身运动,一般 10min 左右,可以步行、体操等。

(7)运动方法:包括持续运动、间歇运动、循环运动及循环-间歇运动等。

(8)运动方式:根据运动部位不同分为上肢运动和下肢运动。根据运动效果又分为等张运动和等长运动。

(9)运动量的调整:需个体化调整运动量。综合 COPD 患者的身体状况、性别、年龄及对初始运动的反应等。老年、康复前运动量较少者、功能储备低的患者应从低运动量开始,根据患者适应情况逐渐增大运动量。

(10)运动监测:由于老年 COPD 患者年龄大,合并多种基础疾病,故所有患者的康复治疗必须在康复治疗师和护士的指导下进行,在进行运动训练时应密切观察患者的症状变化,如有无呼吸困难的加重、发绀、面色苍白等,有条件时应监测患者的心率、血压、呼吸频率、血氧饱和度等。

（四）呼吸康复中的作业治疗

作业治疗是指导患者参与选择性活动的一种康复医学方法，其目的是增强手、眼和脑的协调性及对动作的控制和运动能力，进一步提高和改善患者的日常生活活动能力，以消除病态，保持健康，增强职业能力，增强患者参与社会、适应环境、创造生活的能力。

COPD 患者的作业治疗主要为环境改良、适应性训练、体力节省等。通过作业治疗来提高患者对运动及环境的适应性。其中环境改良主要包括房间通风、通道畅通、供氧设施和助行装置等；体力节省的原则是适当地安排活动、利用工具简化活动、工作节奏适中、避免体力消耗和阻碍呼吸的姿势、运用合适的身体力学、呼吸与动作的相互配合，可根据这些原则来确定体力节省的具体方法。适应性训练则是让患者就每一项活动内容制订相应的训练，掌握体力节省的技巧。

（五）教育与自我管理

患者教育通常是由医护工作者为患者提供信息和建议，并且认为这些知识会导致患者行为方式改变。尽管加强患者知识是改变行为的重要一步，但是促进自我管理技巧的教育仍然不足，且老年 COPD 患者长期的不良生活习惯已养成，教育与自我管理更需加强。教育内容包括戒烟、正确使用吸入装置、早期识别急性加重、作出决定、采取行动、何时寻求帮助、外科干预、考虑遗嘱以及其他方面，这些内容通过自我管理干预能够更好地实现。

COPD 自我管理干预的概念为：COPD 自我管理的干预是结构化，同时也是个体化的，通常包含多种组分，目的在于促进、吸引和支持患者积极地调整他们的健康行为，并提高技巧来更好的管理疾病。这种方法要求患者与具有传授自我管理干预能力的医疗专业人员进行反复互动，可以使用一些改变行为的技巧来激发患者的动力、信心和能力，用文字敏感方法来加强理解力。

（六）COPD 患者的心理康复

老年 COPD 患者由于长期疾病折磨、活动受限、生活和工作能力减退，可存在一定的心理障碍，如焦虑、压抑、抑郁、自卑、悲观、孤独、躯体症状化等。因此对患者进行心理方面的康复治疗是非常必要的。常用的方法有心理咨询、放松训练、气功锻炼等。

（七）康复营养

老年 COPD 患者存在营养不良，建议加强营养摄入。系统综述发现，老年 COPD 患者（尤其是营养不良患者）单纯提供营养补充，或在开展体育锻炼的同时辅助营养补充，将有效改善患者的体重、脂肪量和去脂体重指标。目前，还没有明确对患者进行营养补充的最佳数量和持续时间。老年 COPD 患者（仅限于营养不良者）在接受营养补充后，6min 步行试验、呼吸肌力量和健康状况会得到明显改善。

（八）社区与家庭康复

社区与家庭是患者接受社会生活、人际交往的最佳场所之一。社区与家庭能给患者提供关心的方式多种多样，每个社区、每个家庭的训练计划都是独特的。在家庭康复训练中家属承担了康复训练的主要任务，而且要长期稳定地参与康复训练，并得到其他家庭成员的支持和配合。

（九）传统中医治疗

传统中医治疗如中药、针灸、推拿、拔罐、气功与拳操等常被用来改善和治疗患者的功能。

1. 中医治疗应辨证施治，分型施药。

（1）痰湿型：痰多、白稀、胸闷、舌苔白腻者。宜健脾燥湿，化痰逐饮方剂用二陈汤。验方有：薏仁米，茯苓粉，加水适量煮粥食用。宜久服。

（2）肺肾气虚型：咳嗽时作，面色少华，声低气促，舌淡苔薄，脉搏细弱，宜温肾助阳，剂用肾气丸加减。

（3）肺燥型：宜养阴润肺，止咳生津，用沙参麦冬知母汤。

（4）痰热型：宜清热化痰，选用麻杏石甘汤。

2. COPD 稳定期配合针灸治疗，能获一定疗效。常用的针刺穴位有：肺俞、天突、素髎、内关、膻中等，留针 15min，每天 1 次或 2 天 1 次。在 COPD 患者胸部选取穴位，针刺要特别慎重，手法、进针深度要特别注意，否则有引起医源性气胸的危险。

3. 对于老年 COPD 患者来说，气功通过运用姿势的调整或应用一定的动作（即调身）、呼吸锻炼（即调息）、意念集中与运用（即调心），使身心得到松弛与安静，这三者结合，以内练、内省、内向性探索为主的自我身心锻炼方法。其主要特点是强调三调、三炼——调身炼形、调息炼气、调心炼意。气功流派较多，且各具特色，但基本要领一致：三调为要，即调身、调息和调心；松静自然；动静相兼；意气合一；上虚下实。应用的主要原则为整体性、主动性、自然性、经常性、渐进性。

4. 太极拳是我国传统武术中的一种拳操，每一动作圆柔连贯，绵绵不断，也有气功三调的特点。太极拳共有五大流派，即陈式、杨式、吴式、武式和孙式，其中杨式太极拳舒展和缓，平衡中正，无明显腾空跳跃，最适合老年 COPD 患者。

十、康复护理

康复护理是老年 COPD 康复的重要组成部分，在各种康复医疗环境中对患者进行一般的基础护理和各种专门的功能训练，以达到减轻症状和促进健康的目的，使患者最大限度地恢复生活和活动能力，早日回归社会。主要包括：

（一）康复护理计划

改善通气功能，降低呼吸肌氧耗；控制和减少对呼吸肌的刺激；预防为主，防止疾病的进一步进展；增强体力，保护心脏。

（二）康复护理措施

1. 观察要点　①定期测量记录体温，观察痰量、痰液性状；②观察呼吸情况，尤其是康复训练时呼吸的节律、频率、深度等；③观察呼吸困难和缺氧的程度，尤其是康复训练时，注意口唇，四肢末端等部位是否发生发绀；④观察神志变化，二氧化碳潴留者，可有烦躁、嗜睡、昏迷等神经精神症状；⑤观察患者的心理状态和情绪变化。

2. 康复护理

（1）环境：安静、舒适的休养环境，可使患者心情舒畅，精神愉快，从而提高机体抗病能力。室内要定时通风换气，室温宜保持在 18~20℃，湿度保持在 60% 左右。冬季应有保暖设备，以免患者受凉感冒加重病情。

（2）休息：老年 COPD 患者仅有通气障碍者可适当活动，如静坐、散步、打太极拳等；有缺氧和二氧化碳潴留者，应卧床休息；呼吸困难者，应取半卧位。同时，护理人员应加强心理护理，使其保持愉快的心情和安宁的情绪，并保证充分的休息。

（3）饮食：给予高热量、高蛋白、多维生素、易消化的饮食。多食瘦肉、鸡、鸭、鱼、蛋及豆制品等蛋白质含量丰富的食物，但又不能过量。忌烟、酒及辛辣刺激性食物。每日要保证 2 500~3 000ml 的进水量，以防止气道分泌物干结，保持呼吸道通畅。

（4）心理护理：COPD 患者常以急躁、焦虑、忧郁等消极心理反应为主，老年患者还有认知下降，护理人员应根据患者心理的特点，给予帮助、支持，努力创造条件，使之能够自主性的增长，恢复健康自信心。

（5）排痰和化痰：护士应鼓励患者咳嗽，多饮水。对卧床患者可帮助其变换体位，震荡排痰，促进痰液排出，改善通气功能。如有痰液黏稠干结者，可应用雾化吸入，以降低痰液黏稠性，促进痰液排出。在帮助患者排痰过程中，要注意患者的心率、呼吸等。如出现呼吸困难、心率加快、发绀时，应暂停排痰，稍事休息或吸一段时间氧后再进行。

（6）吸氧：老年 COPD 患者常伴有二氧化碳潴留，宜采用鼻导管低流量持续给氧，浓度以 25%~30% 为宜，流量采用 1.5~2.0L/min。避免高浓度给氧，以防止发生因改善缺氧降低外周化学感受器对呼吸中枢的兴奋作用，致使通气量降低，加重二氧化碳潴留。

（7）危重患者要做好口腔、皮肤和生活护理，并准确记录出入量。

十一、预防

1. 戒烟是关键　药物治疗和尼古丁替代疗法可以增加长期戒烟成功率。积极倡导全民戒烟，不但提高控烟环境，而且减少二手烟的被动吸入。

2. 药物治疗　可以减轻症状，减少急性加重的频率和严重程度，改善健康状况，提高运动耐力。但每种药物治疗方案均应个体化，根据患者病情的严重程度、急性加重的风险、副作用、共患疾病、药物的可及性和花费、患者对治疗的反应以及患者对于不同给药装置的偏好和使用能力来选择药物。定期评定吸入技术。

3. 流感疫苗、肺炎链球菌疫苗降低了下呼吸道感染的发生率。

4. 个体化的适宜的康复训练能改善呼吸困难症状、提高生活质量，并提高患者参加日常活动的体力和兴趣。

5. 严重静息性慢性低氧的患者，长期氧疗改善生存率。稳定期 COPD 患者和静息或运动导致的中度氧合减低，长期氧疗并不常规推荐。但评定患者是否需要吸氧时必须考虑个体因素。严重的慢性高碳酸血症和因急性呼吸衰竭住院史，长期无创机械通气可降低死亡率和预防再次入院。

十二、预后

随着患者的增龄，即使得到了最好的康复，其肺功能依然可能会恶化，因此对老年 COPD 患者的常规随访是必要的。相关症状、急性加重以及气流受限客观指标应被详细跟踪，以确定何时修改病情管理方案，识别任何并发症以及可能出现的共患疾病。根据目前的文献报道，在通常情况下，就患者的健康状况而言，综合性自我管理或常规监测并没有表现出优于常规护理的远期效益。

（一）评定方法

可以通过肺功能，每年至少监测一次患者的 FEV_1 下降情况，从而发现 FEV_1 快速下降的患者，此外，其他与过度充气和气体交换相关的肺功能指标也具有参考价值。通过计时步行试验（6min 步行试验或往返步行试验）测定其运动能力，可更好地评定患者预后。通过测定患者的静息状态下动脉血氧合状态，有助于识别严重静息状态低氧血症患者中通过供氧能改善症状和生存率的患者。

（二）症状

在每次随访时，应当收集上次随访的相关信息，如咳嗽、咳痰、呼吸困难、疲劳、活动受限以及睡眠障碍等数据。可以使用问卷调查，如慢阻肺评定测试（COPD Assessment Test，CAT）等。评定病情发展的趋势和变化特征比单次的评定结果更具参考价值。

（三）急性加重

应监测老年 COPD 患者急性加重发作的频率、严重程度、类型以及所有可能的相关病因。痰量以及是否出现脓痰也应当被记录。特别要询问对既往治疗的反应、计划外访视、电话求助以及急救就诊等。应记录住院情况，包括医院的基本情况、住院时间、是否重症监护和机械通气支持等情况。

（四）影像学检查

如果症状明显恶化，则可能需要进行影像学检查。当脓痰反复成为病情急性加重的特征时，则患者应当进行影像学检查明确是否存在支气管扩张。

（五）吸烟

在每次随访过程中，都应注意患者是否吸烟、周边环境是否有人吸烟，并采取相应的应对措施。

老年 COPD 患者随着病程进展，健康状况逐渐下降，症状加重，反复发生急性加重，这些都会增加死亡的风险。尽管目前 COPD 急性加重住院后的病死率有所下降，但据报道波动在 23%~80% 之间。其主要死因是进行性呼吸衰竭、心血管疾病、恶性肿瘤和其他疾病。对于晚期或终末期患者，临终关怀可能提供额外的获益。国家临终关怀和姑息治疗组织为一些诸如 COPD 这样的非肿瘤患者使用临终关怀服务提供指导（例如静息时就有呼吸困难，对支气管扩张药反应差，晚期疾病进一步恶化，表现为反复住院和急诊就诊）。可应用镇静剂、神经肌肉电刺激、吸氧和风扇往脸部吹气以缓解呼吸困难；营养不良的患者营养支持可以提高呼吸肌的肌肉力量和整体健康状态；疲劳可以通过自我管理、教育、康复、营养支持和身心干预有所改善。

（任　蕾　杜井波　沈宏华）

第四节　老年坠积性肺炎康复

一、概述

坠积性肺炎（falling product pneumonia）属老年人常见的疾病，是导致其致死的主要原因之一，多见于严重消耗性疾病，尤其是晚期或终末期患者，长期卧床，呼吸道分泌物难于咳出，淤积于中小气管，随重力流向肺底部，时间一久造成细菌定植继发感染，故坠积性肺炎也是备受关注的康复医学和社会学问题。本指南总结并吸纳了我国老年坠积性肺炎患者呼吸康复的临床实践成果，旨在规范我国老年康复医疗工作，促进广大老年康复工作者正确认识并提高其治疗和康复水平。

二、定义与术语

（一）定义

老年坠积性肺炎是由于各种原因造成的长时间卧床，使患者呼吸道分泌物难于咳出，淤积于中小气管，并随重力流向肺底部并淤积于此，成为细菌良好的培养基，所致的肺部感染;或者存在意识障碍和咽部肌肉功能障碍的患者,微量误吸,又无自主咳嗽动作,不能主动清除支气管内分泌物及反流物,即为坠积性肺炎。老年及重症患者多见。

（二）术语表达

坠积性肺炎属于病因性诊断,又称吸入性肺炎。属于细菌感染性疾病,多为混合感染,以革兰氏阴性菌为主。

三、流行病学

坠积性肺炎属于病因性诊断,流行病学依据不足。

四、病因及病理生理

老年人特别是高龄,长期卧床,呼吸肌力量下降,呼吸道分泌物难于咳出,气道内痰液、分泌物随重力流向肺底部并淤积于此,时间一久造成细菌定植继发感染。患者常合并老年性肺气肿或慢性阻塞性肺疾病,肺纤毛功能减低,支气管廓清能力下降;肺泡长期处于充血、淤血状态;老年患者食管下段括约肌功能下降,胃食管反流增加,酸性物质可直接损坏支气管黏膜,所致的肺炎常合并厌氧菌感染。长期卧床使患者胸廓的活动度受到限制,双肺野后部易蓄积分泌物。老年人膈肌出现退行性变,使之肺活量、最大通气量下降。重症患者存在意识障碍和咽部肌肉功能障碍,微量误吸,又无自主咳嗽动作,不能主动清除支气管内分泌物及反流物。合并阻塞性睡眠呼吸暂停低通气患者,呼吸暂停一方面可导致低氧,另一方面导致胸内负压增高,食管内压下降,引起反流。口腔卫生差,导致大量微生物寄生,误吸造成坠积性肺炎。

吸入口腔、胃内容物后,异物刺激支气管痉挛,发生支气管上皮的急性炎症反应和支气管周围的炎症细胞浸润。肺泡上皮破坏、变性并累及毛细血管壁,血管壁通透性增加,肺泡毛细血管壁破坏,形成间质性肺水肿、肺泡水肿。数日后肺泡内水肿和出血逐渐吸收并形成透明膜,可引起纤维化。吸入同时将咽部定植菌带入肺内,产生以厌氧菌感染为主的继发性细菌感染,可形成肺脓肿。

部分患者由于气管切开等侵入性操作,破坏了呼吸道原有的屏障功能,增加细菌入侵的概率,并发坠积性肺炎。

五、临床诊断标准

对任何长期卧床,无/或少有自主咳嗽动作,和/或有呼吸困难的患者都应该考虑坠积性肺炎的可能。影像学检查是必备条件。胸部X线常显示单肺或双肺中下部多发小片状不规则高密度影,边缘密度可显示不均匀。常见于肺叶的后下部位,以右肺为多见。肺部CT可显示单肺或双肺肺野可见斑片状密度增高影沿支气管走向分布,部分成大片状融合。部分可呈支气管阻塞的三角形肺不张致密影,重症患者可见双肺毛玻璃样改变。

临床上普遍起病隐匿,老年患者咳嗽反射减弱,肺炎的常见症状如畏寒、高热、寒战、胸痛、咳嗽等临床症状表现常不典型,极易被原发病掩盖。高危患者如昏迷、免疫低下、胸腹部手术、人工气道机械通气者,出现不明原因发热或者热型改变,咳嗽咳痰加剧,痰量增加或者脓性痰,有些患者在早期会表现出心动过速、呼吸急促的症状,肺部炎症病变广泛时才出现如嗜睡、意识模糊,表情迟钝等症状。呼吸困难也是坠积性肺炎的主要表现,是使患者致残和焦虑不安的主要原因。

实验室检查可见白细胞计数、中性粒细胞增高伴核左移,动脉血气分析显示低氧血症,伴或者不伴高碳酸血症。

六、共患病

坠积性肺炎多见于长期卧床患者,通常伴有不同程度的吸烟、酗酒、营养不良、活动不便及老龄化,并与其他慢性疾病如脑卒中、慢性阻塞性肺疾病、心脏病、骨质疏松症、神经肌肉疾病、肌肉骨骼疾病、恶性肿瘤等共同存在。由于合并多种共患疾病导致活动受限、长期卧床。

七、临床治疗

主要为病因治疗及对症治疗。对已经查明病因者,如脑卒中,吞咽困难,胃食管反流、慢性消耗性疾病、长期营养不良,应尽可能设法去除病因。对症治疗包括抗感染、呼吸治疗如吸氧和机械通气、免疫治疗、支持治疗以及痰液引流等。

(一)减少胃食管反流

有吞咽功能障碍者使用鼻胃管进食,一次管饲量不超过 250ml,管饲后尽量让患者保持一定时间的坐位;腹压高者可应用持续胃肠泵。对于长期管饲的患者实施胃造瘘术更为理想,可以减少部分反流。同时可加用胃肠道动力药物。

(二)控制感染

需进行呼吸道分泌物培养,结果意义的判断需参考细菌浓度,可进行血培养。对于部分重症患者经验性用药无效时,应尽早衡量利弊选择侵袭性技术如支气管镜下防污染样本毛刷和支气管肺泡灌洗采样,进行病原学检查。病原学诊断的重要价值在于证实诊断,并为其后更换治疗特别是改用窄谱抗感染药物提供可靠依据。抗感染疗程在遵循普遍规律的同时提倡个体化,取决于感染的病原体、严重程度、基础疾病及临床治疗反应等。

(三)气道管理

感染严重,分泌物多,不能排出者应立即气管插管,予以清理呼吸道,防止肺不张;分泌物干且黏稠者,可给予气管插管内湿化并给予祛痰药。

(四)机械通气

合并呼吸衰竭者应给予机械通气。因老年患者咳痰能力差,在通气的同时须保证气道分泌物的吸引。

八、康复评定

由于老年坠积性肺炎患者合并多种基础疾病,需进行全面的体格检查。特别对患者吞咽功能、呼吸功能、发音功能等方面评定。

(一)吞咽功能评定

吞咽造影检查是目前最可信的吞咽功能评定方法。调制不同黏度的造影剂,让患者于不同体位下吞服,在荧光屏幕下摄录整个吞咽过程,然后进行反复和全面的观察,分析舌、咽、软腭、喉等部位的活动状况,评定吞咽反射有无减弱、喉是否关闭不全、环咽肌扩张情况,食物有无误吸入气管,口腔、咽后壁、梨状隐窝和会厌处有无食物潴留等异常。

1. 反复唾液吞咽测试　是测定随意引发吞咽反射的方法。

2. 饮水吞咽试验　是方便、常用的鉴别方法。以吸入性肺炎为参照,诊断吞咽困难的敏感性为 77%，特异性为 68.1%。但对于 Glasgow 昏迷量表小于 13 分或在帮助下不能维持坐位的患者不能应用。

3. 简易吞咽激发试验　将 0.4ml 蒸馏水注射到患者咽部上部，观察患者的吞咽反射，从注射后到发生反射的时间差。

4. 量表评定法　包括多伦多床边吞咽筛查测试，Frenchay 构音障碍评定量表等。

5. 咳嗽反射测试　是了解咳嗽反射是否存在的一种试验。

（二）发音功能评定

改良后的 Frenchay 构音障碍评定量表，包括反射、呼吸、唇、颌、软腭、喉、舌、言语 8 个方面进行评定。

（三）呼吸功能评定

详见慢性阻塞性肺疾病的康复评定。

九、康复治疗

（一）物理治疗

1. 翻身拍背排痰　是预防和治疗坠积性肺炎的首要措施。若不能建立良好的气道引流，就不能康复。老年患者生命体征稳定，就须每 2 小时翻身一次，多拍背，使患者上气道的痰液排出，防止误吸。

2. 胸廓治疗　是指治疗师通过手法操作对患者的胸廓进行被动运动并起到主动运动的效果，目的在于增加肺活量及清除呼吸道分泌物。胸廓治疗可以改善肺容量使呼吸储备能力增加，胸廓弹性回缩力量增大，增强咳痰动作的效果，有助于预防肺不张和肺纤维化。

特别针对高位脊髓损伤患者需做预防性胸廓治疗。C_4 以下损伤的患者肺活量降至正常的 58%，上胸段损伤的患者大约为正常的 73%。对于这类患者肺活量的测定是主要的评定指标，能大致反映患者呼吸恢复的程度。

3. 呼吸锻炼　对于能主动配合的患者均需进行呼吸锻炼。为鼓励患者充分利用膈肌吸气。在患者进行有效呼气的期间，治疗师用两手放在患者胸壁上施压，并尽量将手分开。应用这种手法对胸壁有挤压作用，使之形成轻度的被动呼气。

4. 辅助咳嗽法　对于腹肌部分麻痹或完全麻痹的患者，不能做咳嗽动作，治疗师要用双手在其膈肌下面施压，以代替其腹肌的功能，帮助患者完成有效的咳嗽动作。每天给予 3~4 次辅助咳嗽治疗，可明显减少坠积性肺炎的发生。

5. 辅助排痰　使用震荡排痰器，针对不同患者应用不同频率，可有效帮助患者将粘在支气管壁上的痰液排出。无该类设备时，振动、叩击患者胸部，也能起到辅助排痰的效果。

6. 体位引流　根据各肺叶解剖位置的不同，通过采取各种体位，利用重力使体液流向低处的原理，达到消耗较少的体能就将痰液排出的目的。但需排除禁忌证，如颅脑外伤、胃食管反流、心脏疾病等。

7. 膈肌起搏器的应用　体外膈肌起搏（External diaphragm pacer, EDP）是将起搏电极粘贴在颈部距膈神经最表浅部位的体表进行功能性电刺激，提高膈神经的兴奋性，增加膈肌收缩，发挥功能性治疗作用。

8. 呼吸训练器的应用　患者可以从呼吸训练器的刻度上了解自己每次吸气量，并根据每次的吸气量调整自己的呼吸方式以达到最大，这样就形成类似生物反馈的机制。

（二）作业治疗

坠积性肺炎患者的作业治疗主要为环境改良、体力节省、加强日常生活活动能力的训练等。环境改良主要包括房间通风、通道畅通、供氧设施等；体力节省主要是避免体力消耗和阻碍呼吸的姿势、运用合适的身体力学、呼吸与动作的相互配合。日常生活活动能力主要包括穿、脱衣服，吃饭，洗漱，上厕所，洗澡等活动。

（三）言语治疗

吞咽困难的治疗包括直接治疗与间接治疗。直接治疗是指直接口饲食物以改善吞咽行为的治疗方法，利用不同性质的食物让患者做吞咽练习，以提高实际吞咽能力。口饲食物的顺序一般由软食、半固体、固体到液体。间接治疗是通过改善吞咽过程中必需的神经肌肉运动活动而间接治疗的方法，如冷刺激。

口腔肌肉力量训练包括促进下颌运动、口唇运动、面颊运动、舌运动、腭咽闭合训练等。

（四）康复医学工程

康复医学工程主要是矫形器的应用。对于躯干肌肉非对称性的瘫痪，患者出现脊柱侧弯，并伴有胸廓的变形，导致患者肺活量下降、肺通气血流比值异常。可应用不同的矫形器使脊柱处于前凸姿势，并避免患者长期卧床造成坠积性肺炎。

十、康复护理

发现坠积性肺炎的高危患者，要早期及时地进行预防和康复治疗，此外还应进行相应的护理干预，主要措施如下：

（一）良姿位

最佳位置一般让患者取 30° 仰卧位，头部前屈。在床上进食时，一般让患者取 30°~45° 仰卧位；患者可以坐立时，应尽量伸直座位或坐在轮椅上进食；当患者能行走时，患者应坐在椅上和靠近餐桌就餐。若患者偏瘫，则患侧肩部垫起，辅助者位于患侧，鼓励患者用患侧咀嚼，开始就把食物放在患侧。患者能坐时，应尽量端坐在饭桌前，患臂放在桌子上，防止患侧屈曲，从而使头保持直立位。这样可使食物减少从鼻腔逆流及误咽的危险。

（二）口腔护理

漱口是利用液体含漱从而清洁口腔的方法。传统漱口液如过氧化氢溶液、氯己定（洗必泰）溶液等，虽然对细菌有较好抑制作用，但是刺激性大，患者治疗依从性低。可采取比较温和的漱口液涂擦口腔，以保证口腔干净，防止细菌定植，避免发生溃疡、真菌感染等情况。

（三）肢体活动

保持下肢活动，防止下肢血栓形成。需每天检查下肢周径，早期发现血栓形成的征象，必要时给予抗凝溶栓治疗。

（四）摄食-吞咽训练指导

在脑卒中患者因异常的肌张力，感觉缺乏，合并摄食-吞咽障碍的患者容易引起脱水及营养不良，并且经常发生误咽性肺炎，护士配合言语治疗师对患者的吞咽功能进行评定，明确病因、吞咽障碍的程度和患者的意识状态，以选择最佳的进食技巧，对患者进行吞咽训练指导。

1. 进食技巧　对于意识不清、强烈的咬合反应、反射性吞咽延迟、气道保护机制功能减退的患者，采用鼻饲；对于意识清醒，经训练已达到安全标准，简单命令可作出正确反应，能够随意进行吞咽动作的患者,实行治疗性饮食,这种方式可使脑卒中患者的吞咽功能得到不同程度的改善。

2. 摄食-吞咽训练　将长柄金属勺子置于冰水10秒或放置冰箱的冷冻室中,使金属勺子的温度达到4°左右,取出后放置前咽门,刺激患者吞咽反射活动。增加口腔肌群运动,嘱患者每日开闭颌,噘嘴,发"a"和"k"音,然后夸张咀嚼,触摸喉部,鼓励吞咽,休息1min再进行。

（五）气道护理

观察患者吞咽、咳嗽、咳痰情况,每2~3小时翻身、叩背。对于肺部感染严重,痰液过多者,通过肺部听诊,判断痰液位置,给予对应体位排痰,配合吸痰、雾化,促进痰液排出。

（六）营养护理

根据患者的活动能力、吞咽、意识状况,康复护士对不同患者的日常进食给予相应的指导,使患者能够尽早独立进食。如有吞咽障碍,应留置胃管进食,随着吞咽功能的改善,逐步从吃流食过渡到普食。饮食要选富于营养易消化的食品,进餐环境应舒适安静,宜集中就餐,以通过交流增进患者食欲。

（七）健康教育

在患者病情稳定后,定期对患者讲解坠积性肺炎相关知识。对于记忆力差、文化程度低的患者,护士采取丰富多样的宣教手段,如电视、MP3、手机微信、报纸、小册子等,通过多途径反复教育,让患者掌握坠积性肺炎的发病特点、发病诱因、预防措施。教育的时间可以根据患者的作息时间进行调整,如每日早查房进行宣传教育一次,患者午饭前后进行一次。

十一、预防

（一）一级预防

目的在于消除引起坠积性肺炎的病因,预防疾病的发生,主要包括以下几个方面:

1. 对于长期卧床患者每2小时翻身,防止气道分泌物在肺底部的坠积。

2. 对于昏迷、延髓性麻痹或吞咽困难的患者,需及时采用替代饮食。昏迷患者最初1~2天禁食,病情稳定后鼻胃管进食。需长期鼻饲的患者可进行胃造瘘术。

3. 患者可采取半卧位,头部抬高30°~45°可有效减少吸入和院内感染的发生。

4. 尽量避免使用可能抑制呼吸中枢的镇静药、止咳药。

5. 对昏迷患者要定时吸引口腔分泌物,定时进行口腔护理。

6. 对于应用机械通气,尽量使用无创通气。对于不同患者之间使用的呼吸机及其管路,包括接管、呼气活瓣、湿化器等需经过高水平消毒。湿化器水要用无菌水。

（二）二级预防

目的在于早期发现坠积性肺炎的患者,尽可能在症状未出现之前,作出诊断,进行早期干预,主要包括以下几个方面:

1. 对于坠积性肺炎的高危患者进行识别。早期进行康复综合评定并给予个体化干预。

2. 医护人员的手卫生需严格执行。

3. 增强患者免疫力。

4. 加强营养。

（三）三级预防

目的对坠积性肺炎的高危患者采取综合治疗措施,防止其发展为坠积性肺炎。因各种原因已经发生坠积性肺炎者,目的在于采取综合措施提高患者存活率,降低其功能受损程度。

1. 接种疫苗　多价肺炎链球菌疫苗对易感人群如老年、慢性心肺疾病、糖尿病等患者有一定的预防作用。

2. 加强控烟　积极倡导全民戒烟,不但提高控烟环境,而且减少二手烟的被动吸入。

3. 注意口腔卫生。

4. 增强体质。

十二、预后

坠积性肺炎的预后与其患者的病情严重程度、确诊时间、对症治疗疗效、营养状态、康复干预的开展时间、康复方法等因素密切相关。坠积性肺炎多见于老年、长期卧床患者,并合并多种严重的消耗性疾病,尤其是晚期或终末期患者,故预后差,死亡率高。

（任　蕾　沈宏华　许轶明）

第五节　老年糖尿病康复

一、概述

糖尿病是一组以慢性高血糖为特征的代谢异常综合征。随着中国社会经济的飞速发展,机械化程度的不断提高,获取高热量食物的途径越来越多且唾手可得,人们普遍采取的是久坐少动的生活方式,我国糖尿病的患病率呈现井喷样的增长态势,2017 版糖尿病防治指南指出我国糖尿病患病率达 10.4%,其中 60 岁以上的老年人糖尿病患病率在 20% 以上。很遗憾的是我国糖尿病患病率位居世界之首,给国家、社会、家庭和个人造成了沉重的经济和精神负担。糖尿病逐渐成为一个慢性非传染性疾病中的世界难题。

二、定义与术语

糖尿病是一组由于胰岛素分泌缺陷及 / 或其生物学作用障碍引起的以高血糖为特征代谢性疾病,老年糖尿病是指年龄 ≥ 60 岁的糖尿病患者,包括 60 岁以前诊断和 60 岁以后诊断的糖尿病患者。2 型糖尿病是我国老年糖尿病的主要类型。

三、流行病学

近 30 年来,我国糖尿病患病率显著增加。2017 年 20~79 岁之间的人中,大约有 400 万死于糖尿病。由于需要终生服药,糖尿病也是最大的用药领域之一。我国约有 1.14 亿糖尿病患者,患病率高达 11.6%,位居世界第一。2007—2008 年全国糖尿病调查报告显示 60 岁以上老年糖尿病患病率达 20.4%。而最新一次中国糖尿病横断面调查显示,截至 2013 年中国糖尿病患者知晓率及治疗率只有 1/3,而控制率不足 50%,仍处于较低的水平。

四、病因

不同类型的糖尿病其病因不同,即使在同一类型中也存在差异性。概括而言,引起糖尿病的病因可归纳为遗传因素及环境因素两大类。发病机制可归纳为不同病因导致胰岛 β 细胞分泌胰岛素缺陷和 / 或外周组织胰岛素利用不足,而引起糖、脂肪及蛋白质等物质代谢紊乱。

五、病理生理

糖尿病时,葡萄糖在肝、肌肉和脂肪组织的利用减少以及肝糖原输出增多是发生高血糖的主要原因。而在糖尿病发生发展过程中出现的高血糖和脂代谢紊乱可进一步降低胰岛素敏感性和损伤胰岛 β 细胞功能。

因脂代谢紊乱,脂蛋白酯酶活性降低,血液循环中血游离脂肪酸浓度过高及非脂肪细胞(主要是肌细胞、肝细胞、胰岛 β 细胞)内脂质含量过多,导致胰岛素抵抗的发生以及引起胰岛 β 细胞的脂性凋亡和分泌胰岛素功能缺陷。

六、分型

糖尿病分为 4 型:1 型糖尿病、2 型糖尿病、其他特殊类型糖尿病和妊娠糖尿病。但老年糖尿病不考虑妊娠糖尿病。

七、临床表现

(一)代谢紊乱症状群

1. 多尿、多饮、多食和体重减轻。
2. 皮肤瘙痒。
3. 其他症状 四肢酸痛、麻木、腰痛、性欲减退、阳痿不育、月经失调、便秘、视力模糊等。

(二)并发症

1. 糖尿病急性并发症 糖尿病酮症酸中毒、高渗高血糖综合征、糖尿病乳酸酸中毒。
2. 感染。
3. 糖尿病慢性并发症 糖尿病大血管病变、糖尿病微血管病变、糖尿病神经病变、糖尿病足。

八、临床治疗

糖尿病治疗强调早期、长期、综合治疗及治疗方法个体化的原则。综合治疗包括:健康教育、饮食治疗、运动锻炼、药物治疗、自我检测和心理疏导 6 个方面,以及降糖、降压、调脂和改变不良习惯 4 项措施。

九、康复评定及康复治疗

老年糖尿病患者随着增龄、病程的延长,周围血管病变及周围神经病变是老年糖尿病患者常见的慢性并发症,早期介入康复护理可以有效防治慢性并发症的发生与发展。

(一)老年糖尿病周围血管病变的评定与康复训练方案

糖尿病周围血管病变(peripheral arterial disease,PAD)是指糖尿病患者周围动脉粥样硬化导致动脉狭窄,甚至发生闭塞,使远端组织出现相应缺血痉挛或坏死,主要累及下肢动脉。糖尿病患者 PAD 的发病率比非糖尿病患者高 11 倍,尤其是老年糖尿病患者,随着病情的进展极易诱发 PAD。糖尿病 PAD 是 2 型糖尿病患者中常见的慢性并发症之一,也是导致糖尿病患者致残和死亡的主要原因之一。

1. 老年糖尿病周围血管病变的评定 糖尿病周围血管病变(PAD)患者存在下肢缺血,临床表现为足背动脉搏动消失、皮肤色泽及温度的改变、间歇性跛行、静息痛等,会引起患者不适主诉及行走能力下降,若不及早干预,足溃疡发生风险增高,严重影响患者的生活质量。因此,需要对老年 PAD 患者进行全面整体的评定,包括下肢血管情况、下肢肌力及行走受损能力的评定。

(1)客观指标

1)糖尿病足部动脉触诊:触摸足部动脉搏动情况是探测 PAD 缺血最重要的物理检查,通常首先检查足背动脉和胫后动脉搏动情况。动脉搏动可分为正常、减弱、可疑和消失。如果以上两条动脉搏动可以触到,且搏动有力、规律,则为正常;搏动明显减弱或消失为异常。

2)足表皮温度检查:红外线足部皮肤温度检查是一种简单、实用的评定足部组织供血的方法,常用于患处与健处的表皮温度对比。正常时皮肤温度为 24~25℃,PAD 患者皮肤温度降低,如双下肢或足部皮肤温度不对称,相差≥2℃,提示温度低侧存在血管病变。

3)足动脉多普勒超声检查:多普勒超声检查可了解动脉粥样斑块的情况、动脉峰值血流速度、均值流速及血流波形等,配合血压计可测量下肢血压,可听诊足背动脉、胫后动脉血流声音,检查踝部、足趾血压,踝肱指数(ankle/brachial index, ABI)。ABI 是通过测量踝部胫后动脉或胫前动脉以及肱动脉的收缩压,得到踝部动脉压与肱动脉压之间的比值,可用来评定 PAD 严重程度和下肢血液循环情况。ABI 正常值为 1.0~1.3,ABI<0.9 提示存在下肢血管病变,0.7~0.9 为轻度缺血,0.5~0.7 为中度缺血,<0.5 为重度缺血,ABI>1.4 提示存在动脉钙化。

4)下肢肌力测试:下肢肌力是行走应当具备的首要要素,良好的肌肉力量可以促使患者完成一系列的运动动作。采用 30 秒连续坐椅试验评定患者下肢肌力,简单易行。用秒表计时,记录受试者 30 秒内符合要求的连续坐椅动作完成次数,不正确的动作不被计数。不能完成 30 秒连续坐椅试验或完成次数 <15 次,则表明下肢肌力减退。

(2)主观指标

1)行走受损问卷:间歇性跛行是 PAD 最早及最典型的症状,常会导致患者行走能力受损。行走受损问卷(Walking Impairment Questionnaire, WIQ)是美国学者 Regensteiner 于 1990 年编制的疾病特异性量表,2010 年,王洁等将量表进行了汉化,在糖尿病 PAD 人群中,WIQ 量表总的 Cronbach's α 系数为 0.94,各维度的 Cronbach's α 系为 0.84~0.91。中文版行走受损问卷具有较好的信效度及反应度,可用于评定 PAD 患者的行走能力。中文版 WIQ 量表对反映 PAD 患者日常活动的 3 个方面(行走距离、行走速度和爬梯能力)进行了评定,主要有 14 个问题。WIQ 量表计分方法:分别评定三个方面得分,考察各部分对患者行走能力的影响,即得分最低部分对患者行走受损影响最大。同时将这三部分得分均值作为 WIQ 量表总评分。分数越高,则代表行走能力越好。

2)皮肤颜色观察:观察足部尤其是足趾颜色变化,颜色的改变可能是局限或广泛的。PAD 患者的早期皮肤为红色,提示局部缺血,而后变成暗紫色,最后若局部组织坏死,则为黑色。

2. 老年糖尿病周围血管病变的康复训练方案 2010 年美国运动医学会(ACSM)和美

国糖尿病学会（American Diabetes Association, ADA）联合声明推荐，糖尿病（PAD）患者除每周至少 150min 的中等强度有氧运动外，应至少进行 2~3 次 / 周的轻中度抗阻力运动。目前，国外针对老年 PAD 患者的运动方法多样、干预方案完善、效果显著。

（1）步行运动训练：是最常用的运动方式，包括常规步行训练、平板步行训练和持杖行走训练。常规步行训练指不借助任何辅助器具的下肢有氧运动训练方式。常规步行训练操作简单、运动强度适中、易被老年患者接受。

（2）平板步行训练（treadmill-walking exercise, TWE）：模拟正常步态不断循环练习，其训练的节律性和重复性更接近于正常人的生理步态，能够改善患者动态平衡功能，提高行走能力，促进下肢运动功能恢复。此外，TWE 依靠平板，能够及时获得客观数据、了解疗效，但因价格相对昂贵、需要场地放置等原因在家庭和社区中难以开展。

（3）北欧健步走（Nordic pole walking, NPW）：是借助专用行走手杖，让上肢也参与到步行运动中。研究表明，NPW 不仅能像 TWE 一样提高患者的步行距离，还能减轻疼痛。因此，对于因身体功能下降、担心摔倒、产生疼痛等原因难以或不敢快速行走的老年 PAD 患者来说，使用手杖步行可使行走更加稳定、安全、自信。且因手杖经济、使用方便、无需特定运动区域，更适合在家庭和社区使用。

（4）功率车训练（Ergometry cycle training, ECT）：包括手摇 ECT 和脚踏 ECT，在改善患者的行走能力方面与步行训练具有相似的效果，手摇功率车作为上肢有氧运动训练，能够提高心肌细胞获氧率和心脏利用氧的能力，改善心肺功能，增加全身血液循环，从而间接地促进下肢的血流，改善步行能力。此外，还能很好地避免下肢运动所带来的疼痛。若患者下肢疼痛可耐受，可进行脚踏 ECT，其效果与手摇功率车类似，且能够直接促进下肢血液循环，提高步行能力。

（5）抗阻力运动（resistance training, RT）：包括不同强度的抗阻力训练及借助阻力带的抗阻力训练，可帮助老年患者储备肌糖原，增强肌肉，减轻因 PAD 导致的肌肉无力和萎缩的症状，已被许多研究证实几乎可以改善所有已知的风险因素。RT 适用于高龄或各种原因导致的活动能力不佳的老年患者。借助弹力带进行训练既可以保证动作强度的到位、保证运动质量，又可以增加运动的乐趣、提高依从性。

（6）Buerger 运动：是国内学者多用于 PAD 患者的非负重运动方式。通过患肢动静脉系统被动性快速的充盈和排空，加速患肢侧支循环的建立，侧支代偿能部分改善病变血管远端的组织供血，减轻患肢缺血症状。Buerger 运动适用于轻、中度下肢血管病变，且结合步行训练能达到更好的运动效果，适用于居家康复训练。

（7）被动运动：用以促进下肢血流，调节运动神经，防止肌肉萎缩，增加腿部肌肉力量，防止足部溃疡的发生及行走无力，适用于因重度下肢血管病变等原因而无法进行主动运动的患者。另外，被动运动可在其他运动方案中作为辅助运动，增加整个运动训练的效果。

（二）老年糖尿病周围神经病变的评定与康复训练方案

1. 老年糖尿病周围神经病变的评定　糖尿病周围神经病变（diabetic peripheral neuropathy, DPN）是老年糖尿病患者最常见的一种慢性并发症，国际上将 DPN 定义为"在排除其他原因的情况下，糖尿病患者出现周围神经功能障碍的症状和 / 或体征"。分为感觉神经病变、运动神经病变和自主神经病变，其中感觉神经病变表现为保护性感觉缺失，对疼痛、冷热、针刺等感觉不敏感，容易发生外伤、烫伤等且对已发生的损伤无法及时察觉；运动神经病变易引起足部肌肉萎缩及形成鹰爪样脚趾,足底压力异常分布,导致平衡不稳、步态异常而发生跌倒的可能性增加;自主神经病变引起交感神经张力缺失,血液供应相应减少,且汗腺神经病变导致足部干燥、开裂,容易使皮肤受损。

目前,临床有多种筛查 DPN 的方法。临床评分系统如多伦多临床评分系统(Toronto Clinical Scoring System, TCSS)、密歇根神经病变筛选法(Michigan neuropathy screening instrument, MNSI)和神经症状(Neurological symptom score, NSS)/ 神经缺陷评分(Neurological deficit score, NDS)等。

(1)多伦多临床评分系统(TCSS):2001 年美国多伦多大学糖尿病及神经病学专家提出的用于筛查 DPN 及评定其严重程度的方法,包括神经症状、神经反射、感觉功能评定 3 个部分。总分 19 分,≥6 分即存在 DPN。可根据 TCSS 分值将 DPN 进行严重程度分级,6~8 分为轻度 DPN,9~11 分为中度 DPN,12~19 分为重度 DPN。

1)神经症状:询问受试者是否存在下肢麻木(或无知觉)、疼痛、针刺、乏力等感觉,是否出现走路不稳的情况,以及上肢是否存在与下肢相似的症状,如存在以上情况计 1 分,如感觉正常计 0 分,共计 6 分。

2)神经反射:踝反射、膝反射,实行双侧计分。神经反射正常计 0 分,减弱计 1 分,消失计 2 分,共计 8 分。①踝反射:受试者坐在高度适中的床边或椅子上,使双腿自然下垂,检查者一手轻轻托住受试者足部,另一手持叩诊锤快速敲击受试者跟腱处。如果反射被引出,表明踝反射"正常";如果反射不能被引出,嘱受试者做 Jendrassik 动作,如果 Jendrassik 动作反射被引出,说明踝反射"减弱"。如果 Jcndrassic 动作反射仍不能被引出,说明踝反射"消失"。②膝反射:受试者坐在高度适中的床边或椅子上,使双腿自然下垂,检查者右手持叩诊锤快速敲击受试者膝盖处髌骨下方的股四头肌肌腱,膝反射判断方法与踝反射相同。

3)感觉功能检查:包括痛觉、温度觉、触压觉、振动觉和位置觉检查,感觉正常计 0 分,感觉异常则计 1 分,共计 5 分。①痛觉:用尖锐物体(如注射器针头)轻轻刺向受试者足底皮肤,询问受试者疼痛情况,如受试者无疼痛感觉或疼痛感觉异常,说明痛觉异常。②温度觉:用冷热觉测试棒两端分别贴于受试者足底皮肤 1~2s,如受试者能正确区分前后两次温凉情况,则温度觉正常,如受试者不能区分或回答错误,说明温度觉异常。③轻触觉:将医用棉球撕出一条细长的棉纤维,在受试者足部皮肤上轻轻划过,如受试者感觉不到有物体触碰,说明轻触觉异常。④振动觉:嘱受试者闭眼,敲击音叉(128Hz)使其振动后放置于受试者足部趾间关节处,询问受试者是否感觉到震颤,如受试者感觉不到震颤,说明振动觉消失,如受试者感觉到震颤,嘱受试者在感觉不到震颤时告知检查者,此时若检查者在自己手指上感觉震颤时间达到 10s 或以上,说明振动觉减退,重复测试 3 次,至少 1 次为虚假应用,受试者能准确回答其中两次再计分。⑤位置觉:轻轻夹住受试者足部姆趾两侧,并上下移动,询问受试者足趾被扳动方向,不能正确回答者,存在位置觉异常。

TCSS 赋值说明见表 5-5-1。

(2)密歇根神经病变筛选法(MNSI):MNSI 包括:①足部外观检查,即观察是否有畸形、干燥、胖胀、裂痕或感染,无计 0 分,有计 1 分。②足部溃疡无计 0 分,有计 1 分。③踝反射正常计 0 分,重叩击出现计 0.5 分,消失计 1 分。④大踇趾振动觉正常计 0 分,减弱计 0.5 分,消失计 1 分。双侧检查,共 8 分。MNSI>2 分诊断为 DPN。

表 5-5-1　TCSS 赋值说明

神经症状	神经反射	感觉功能	TCSS 神经病变分级
足部感觉:			
疼痛		痛觉	
麻木		温度觉	0~5 分: 无 DPN
针刺	膝反射	轻触觉	6~8 分: 轻度 DPN
乏力	踝反射	振动觉	9~11 分: 中度 DPN
走路不稳		位置觉	12~19 分: 重度 DPN
上肢相似症状			

注: 神经症状: 有 =1 分, 无 =0 分;

神经反射: 双侧计分, 消失 =2 分, 减弱 =1 分, 正常 =0 分;

感觉功能检查: 异常 =1 分, 正常 =0 分。

总分为 19 分, 根据 TCSS 得分将 DPN 按严重程度分为四级

（3）神经症状 / 神经缺陷评分（NSS/NDS）: NSS 为患者下肢有麻木、烧灼样痛或刺痛计 2 分, 乏力、隐痛计 1 分, 无计 0 分; 上述症状出现在"足部"计 2 分,"小腿"计 1 分,"其他部位"计 0 分; 上述症状只出现在日间计 0 分, 日间及夜间均出现计 1 分, 夜间症状加剧计 2 分; 若患者曾因疼痛或不适而从睡眠中惊醒则再加 1 分; 以下方法能否减轻疼痛或不适, 即"坐位"或"卧位"计 0 分,"站立位"计 1 分,"行走"计 2 分。NSS3~4 分为轻度神经病变症状, 5~6 分为中度神经病变症状, 7~9 分为重度神经病变症状。

NDS 根据踝反射、大踇趾振动觉、针刺觉及温度觉评分。①踝反射正常计 0 分, 减弱计 1 分, 消失计 2 分。②大踇趾振动觉为将 128Hz 音叉末端置于患者足踇趾背面的骨隆突处, 检查者持音叉手的拇指较患者感觉到的振动时间 >5 秒且 <10 秒为正常, 计 0 分, 若 ≥10 秒或感觉不到振动均计 1 分。③针刺觉为用大头针均匀轻刺患者足部皮肤, 如患者感到针刺疼痛, 计 0 分, 感觉消失计 1 分。④温度觉用冷热觉测试棒两端分别贴于受试者足底皮肤 1~2 秒, 如受试者能正确区分前后两次温凉情况, 则温度觉正常, 计 0 分, 如受试者不能区分或回答错误, 说明温度觉异常, 计 1 分双侧检查, 总分 10 分。NDS3~5 分为轻度神经病变体征, 6~8 分为中度神经病变体征, 9~10 分为重度神经病变体征。

MNSI、TCSS 诊断 DPN 准确性中等, 价值相当, 而 NSS/NDS 价值较低。国外研究表明, NSS/NDS 并不适合临床筛查及诊断 DPN。MNSI 操作相对简单, 耗时短, 患者易于配合, 但未对 DPN 严重程度进行评定。Bril 等研究证实, TCSS 神经病变分级与神经肌电图检查的相关性好, 建议可将 TCSS 作为 DPN 严重程度评定, 但操作相对烦琐, 耗时较长, 患者不易配合。

2. 老年糖尿病周围神经病变康复训练方案　2010 年荷兰马斯特里赫特大学公共卫生和初级保健学院 L.Allet 教授和日内瓦大学医学院 S.Armand 教授共同研发了针对老年 DPN 患者的运动训练方案（下肢肌力训练结合平衡训练）; 2016 年国内臧娴等人将此方案应用于社区老年糖尿病周围神经病变患者, 进行可行性和有效性的研究, 取得良好的效果, 具体运动训练方案如下:

（1）热身（10min）

1）摆胯及绕胯练习: 身体自然挺直, 双腿分开略比肩宽, 微微弯曲膝部, 手放在胯骨

上。上身保持直立,利用腰胯力量使胯部左右摆动各10次,注意腹部收紧;然后顺时针逆时针环绕各10圈。

2)扭膝旋转练习:身体自然挺直,使双腿并拢,然后弯曲膝盖呈半蹲姿势,将双手放在膝盖上,轻轻转动膝部,先从左至右转动10~15次,再从右至左转动10~15次。

3)脚跟环绕练习:身体自然挺直,双手叉腰,抬起右脚脚跟使脚尖着地脚跟离地,脚尖固定脚跟画圈,顺时针、逆时针各10圈,然后换左脚重复以上动作。

(2)下肢肌力训练、平衡训练交替进行:在稳定平面进行训练,每个训练任务做2次,每次1min,每一训练周期结束后可休息5min。训练过程中如有必要,可手扶椅背、桌旁或墙面,以防跌倒。

1)下肢肌力训练:

①起坐训练:坐在约45cm左右高、有靠背的椅子上,一手扶住椅背、桌旁或墙面,从坐位到站立位连续变换姿势,完成"起立 - 坐下"动作,站立时身体保持直立,坐位时要坐实椅子,重复15~20次。

②爬台阶训练:身体自然挺直,站在高约30cm台阶旁,双脚分开与臀部等宽,双手叉腰,左脚踏上台阶,弯曲左腿使膝盖呈侧弓步,右腿尽量绷直直至感觉小腿肌肉被拉伸,上身保持直立,维持10~15秒,收回左脚,恢复最初准备姿势,重复10~15次,然后换右脚重复以上动作。

③斜坡行走训练:身体自然挺直,站在约15°斜坡下,以日常行走自然步态走上斜坡,到达斜坡顶点后,再走下斜坡,返回原地,重复10~15次,行走时可手扶墙壁,研究者在旁保护,防止跌倒等意外情况发生。

2)平衡训练

①静态平衡训练:

提脚跟:身体保持直立,双脚对齐并拢,双脚脚尖着地,慢慢提起脚跟,使脚跟尽量上提到所能达到的高度,将小腿绷直至感觉小腿肌肉被拉伸,维持几秒后脚跟缓慢落地,动作要舒缓,重复15~20次。提脚尖:身体保持直立,双脚对齐并拢,双脚脚跟着地,慢慢提起脚尖,脚尖尽量上提到所能达到的高度,将小腿绷直至感觉小腿肌肉被拉伸,维持几秒后脚尖缓慢落地,动作要舒缓,重复15~20次。

双脚串联站立:身体保持直立,双手叉腰,双脚一前一后站立,前脚脚跟尽量与后脚脚尖紧贴,使双脚保持在一条直线上,上身自然挺直,尽量维持5~10秒,站立不稳时松开双脚,恢复最初的准备姿势,重复10~15次。

单腿站立:身体保持直立,双手叉腰,两腿并拢,脚尖向前,单腿站立在平地上,另一腿屈膝,提起脚离开地面,离地腿尽量上提,使大腿与身体成直角,尽量维持5~10秒,站立不稳时放下,恢复最初的准备姿势,重复10~15次。

②动态平衡训练:训练中尽量保持身体重心平稳,灵活协调。

前向行走:身体自然挺直,站在开阔平地上,双眼平视前方,以正常步行方式向前行走,并尽量保持直线行走,重复10~15次。

背向行走:身体自然挺直,站在开阔平地上,双眼平视前方,以正常步行方式倒退行走,并尽量保持直线行走,重复10~15次。

横向行走:身体自然挺直,站在开阔平地上,双眼平视前方,向左或向右水平方向行走,并尽量保持直线行走,重复10~15次。

足尖行走：身体自然挺直，站在开阔平地上，双眼平视前方，行走提起足跟，以双脚足尖作为支撑向前行走，并尽量保持直线行走，重复10~15次。

足跟行走：身体自然挺直，站在开阔平地上，双眼平视前方，行走时提起脚尖，以双脚足跟作为支撑向前行走，并尽量保持直线行走，重复10~15次。

3）居家运动建议：运动结束后，发放老年糖尿病周围神经病变运动训练指导手册、运动训练演示视频和老年糖尿病周围神经病变患者运动锻炼记录表，告知患者在家需参照运动手册及视频进行运动训练，每周至少3次，每次60min，并详细记录。

十、康复护理

（一）糖尿病足部保护鞋的使用

1. 鞋袜的选择

（1）鞋子的选择

1）鞋面：应该是皮革或者其他舒适的材料制作，鞋子里衬应该光滑，脚趾附近不能有笨重的缝合接线。

2）适合的鞋长：在脚长的基础上增加1cm作为鞋长。

3）适合的深度：鞋子前端有足够的空间以避免足趾之间过度挤压。

4）适合的宽度：当鞋子被穿上时应该相对宽松，鞋边不应该凸起。

5）鞋跟：鞋跟要低，鞋跟小于等于2cm。

6）松紧度：应该有鞋带或魔术贴用来调节，以防止脚向前滑动。

7）有缓冲的内外底，前脚掌处应该有0.5~1cm的缓冲垫。

8）包裹脚跟，后脚跟暴露在外容易皮肤受伤，导致脚趾用力以保证脚跟处于鞋底内，这样容易增加溃疡的风险。

9）鞋底防滑。

（2）袜子的选择

选择浅色、无破损的棉袜，袜口勿太松或太紧；每日更换袜子；必要时可选用5趾袜。

2. 个性化定制矫形鞋垫在糖尿病患者中的应用　周围神经病变和关节活动度变化是糖尿病患者的足部压力改变的主要影响因素。当感觉神经病变使足失去自我保护机制时，容易损伤，运动神经病变使足部小肌肉萎缩，足（趾）畸形和跖骨头突出，前足的纤维脂肪垫前移，前足和跖骨头部位局部压力升高，还可致步态异常、足和踝关节运动受限、胼胝形成。糖尿病患者往往会伴有一些足病，常见的有足内翻、足外翻、足底筋膜炎、跖痛、平足、高弓足、莫顿神经瘤等。个性化定制型矫形鞋垫应用在该类糖尿病患者中效果明显，在消除足底压力异常增高的同时，改善生物力学结构，减轻腰腿部疲劳，让行走更轻松。常见足部异常处理如下。

（1）胼胝：摩擦及压力增高易形成胼胝，胼胝又增加了压力负荷，破损时易形成溃疡。往往存在足的过度旋前或旋后，在矫形鞋垫相对应部位或溃疡点增加减压的同时矫正旋前或旋后。

（2）踇外翻：第1跖趾关节底面侧面增大，踇趾外翻，在矫形鞋垫上增加踇趾垫限制其旋前，同时注意鞋内空间，防止鞋面对踇趾内侧及顶部挤压摩擦。

（3）足底筋膜炎：往往表现为足跟、足底痛，矫形鞋垫上加深跟杯的同时可矫正旋前或旋后。

（4）跖痛及莫顿式神经瘤：通常疼痛位于第2到第4跖骨头下方，矫形鞋垫上加跖骨圆拱支撑跖骨头同时矫正旋前。

（5）足内翻、足外翻：矫形鞋垫上增加内外翻填充，让足保持中立位。

（6）平足：通常由过度旋前引起，矫形鞋垫上矫正过度旋前的同时加大支撑足弓。

（7）高弓足：通常由过度旋后引起，足部僵硬顶压足背足踝，矫形鞋垫需增厚足底缓冲层，同时注意鞋内空间，防止鞋面对足背足踝部挤压摩擦。

（8）截肢：截肢过后的足部，有一些原本不会接触到鞋内面的部位开始与鞋有接触，很容易将这些部位磨损，发生溃疡。矫形鞋垫要对缺损部位进行填充。

3. 糖尿病患者矫形鞋垫使用时注意事项

（1）新鞋垫初次穿着时有适应期，以每日2~3小时累积逐渐增加，通常1周后可全天使用，如果出现疼痛或步态异常，需重新评定调整，避免产生损伤。

（2）矫形鞋垫放置在非糖尿病矫形鞋内时，因为矫形鞋垫比较厚，鞋内需有合适的空间，避免足趾过度挤压。

（3）使用新鞋垫时需要每周仔细检查足部，查找有无损伤迹象，3~4周后再次评定足底压力。

（4）配置多双矫形鞋垫，交替更换，延长使用寿命。因为矫形鞋垫多由高分子材料制作，长期受压和弯曲会有一定的形变，建议每年更换。

（5）定期清洗，保持干燥，防止细菌繁殖，保证鞋内卫生，祛除异味。

（二）老年人胰岛素注射技术

1. 注射部位的选择　注射部位应选取皮下脂肪丰富的部位，包括腹部、大腿外侧、上臂外侧和臀部外上侧。在腹部，应避免以脐部为圆心、半径1cm的圆形区域内注射。不同注射部位吸收胰岛素速度快慢不一，腹部最快，其次依次为上臂、大腿和臀部。

2. 注射部位的轮换　注射胰岛素后产生局部硬结和皮下脂肪增生是胰岛素治疗的常见并发症之一，注射部位的轮换是有效的预防方法，轮换方法包括不同注射部位之间的轮换和同一注射部位内的轮换。注射部位不同，其胰岛素吸收速率不同。因此，为了准确预测每次注射胰岛素后的药效，必须严格遵守"每天同一时间，注射同一部位"、"每天不同时间，注射不同部位"或"左右轮换"。一旦发现注射部位有疼痛、凹陷、硬结的现象出现，应立即停止在该部位注射，直至症状消失。

3. 胰岛素规范注射九步骤

（1）注射前洗手。

（2）核对胰岛素类型和注射剂量。

（3）安装胰岛素笔芯。

（4）预混胰岛素需充分混匀。

（5）安装胰岛素注射笔用针头。

（6）检查注射部位和消毒。

（7）选择合适的注射方法，根据胰岛素注射笔用针头的长度明确是否需要捏皮以及进针的角度。绝大多数成人4mm或5mm针头无需捏皮，垂直进针即可。

（8）注射完毕以后，针头滞留至少10秒后再拔出。

（9）注射完成后立即将针头取下，丢弃在加盖的硬壳容器中。

4. 针头重复使用的危害　所有型号一次性注射笔用针头仅限一次性使用，在完成注射后应立即卸下,当患者自我注射时,套上外针帽后废弃,而不应留置在胰岛素笔上。这样可避免空气(或其他污染物)进入笔芯或笔芯内药液外溢,进而影响注射剂量的准确性。此外,针头重复使用与脂肪增生相关,并会造成针尖钝化,切面受损,针头表面的润滑层脱落,增加疼痛。

十一、预防

1. 多吃五谷杂粮,如玉米、燕麦、芹菜等高纤维食物。

2. 规律饮食,控制食量,尤其是含糖量高的食物和高脂肪的食物要少吃或不吃。细嚼慢咽,不暴饮暴食。

3. 注意休息,保证每天 6~8 小时睡眠,过多或过少均会增加患糖尿病概率。

4. 避免体重增加,适量运动。

5. 戒除吸烟饮酒等不良嗜好。

(白姣姣　王　峥　孙　皎)

第六节　老年肾脏病康复

一、概述

慢性肾脏病(Chronic Kidney Disease,CKD)是目前全球范围内的公共健康问题,也是我国最常见的慢性病之一,严重威胁人类健康并消耗大量医疗卫生资源。慢性肾脏病在老年人群中的发病率明显升高,并长期影响其生活质量及预后。本指南主要参考 2012 年改善全球肾脏病预后组织(Kidney Disease:Improving Global Outcomes,KDIGO)发布的慢性肾脏病临床指南的诊断标准,借鉴了欧美慢性病康复的临床实践成果,并收集了我国老年慢性肾脏病及康复相关方面内容,旨在规范指导我国老年慢性肾脏病康复工作,促进广大肾脏科及康复工作者了解肾脏康复提高治疗水平。

二、流行病学

据 2008 年全国性调查显示,我国 CKD 发病率已达到 10.8%。其中不同年龄段人群的患病情况均有差别,以北京地区为例:60~69 岁、70~79 岁和 80 岁以上老年人群 CKD 的患病率分别为 20.8%、30.5% 和 37.8%,而 65 岁以上老年人群中肾小球滤过率(Glomerular Filtration Rate,GFR)低于 60ml/min 者达到 26.3%。2015 年一项针对全国 28 个省 450 个城市及农村社区的调查研究数据显示,我国 60~79 岁老年人群 CKD 患病率为 16.3%,80 岁及以上高龄老年人 CKD 患病率高达 64.1%。我国 2015 年中国肾脏疾病数据网络(China Kidney Disease Network,CK-NET)全国数据报告调查显示:≥65 岁的住院患者中有近 6.0% 患有慢性肾脏病,其中男性及女性分别约为 6.4% 和 5.5%,而有近 50% 的 CKD 住院患者年龄≥60 岁。我国血液透析(hemodialysis,HD)和腹膜透析(peritoneal dialysis,PD)的患病率分别为每百万人 402.18 例和 39.95 例,经年龄调整后的透析发病率为每百万人 122.19 例,其中 65 岁及以上的老年透析患者占 73.1%。除了发病率高,≥65 岁的老年透析患者死亡率每年高达 91.69/1 000,远远高于 <65 岁的透析患者。其中 18~44 岁及 45~64 岁透析患者死亡率每年

分别为 11.8/1 000 及 31.57/1 000。

三、定义及分期

（一）慢性肾脏病定义

2012 年 KDIGO 关于 CKD 评定及管理的临床实践指南：慢性肾脏病是指肾脏结构或功能异常或 GFR<60ml/（min·1.73m²）超过 3 个月，并对健康造成影响。肾脏结构及功能异常包括肾脏病理形态学异常、血尿成分异常、肾小管功能紊乱导致电解质及其他异常、肾脏影像学检查异常或有肾移植病史。CKD 分期标准见表 5-6-1，蛋白尿分级标准见表 5-6-2。

表 5-6-1 CKD 分期标准

分期	GFR/[ml/（min·1.73m²）]	描述
1	≥90	正常或高于正常
2	60~89	轻度降低
3a	45~59	轻度到中度降低
3b	30~44	中度到重度降低
4	15~29	重度降低
5	<15	肾衰竭

表 5-6-2 蛋白尿分级标准

分级	AER mg/24h	ACR（大致等同） mg/mmol	mg/g	描述
A1	<30	<3	<30	正常或轻度升高
A2	30~300	3~30	30~300	中度升高
A3	>300	>30	>300	重度升高

注：AER：albumin excretion rate 尿白蛋白排泄率；
ACR：the urinary ratio of albumin to creatinin 尿白蛋白与肌酐比值

（二）肾脏康复定义

康复是指患者重新获得稳定的健康状态，拥有积极的心理状态，乐于且有能力参加社会活动。最早的肾脏康复（renal rehabilitation）是指通过提供拯救生命的透析治疗，使患者达到理想的工作和生活状态。但后来认为，这种目标不现实，多数透析患者是失业状态。现代的肾脏康复概念是在 1995 年由 Life Option Rehabilitation Advisory Council（LORAC）正式发布：肾脏康复是集医学治疗、教育、咨询、饮食及运动训练为一体的综合项目，目的是使肾脏病患者达到最佳的职业潜能、功能状态及生活质量。肾脏康复的内容包括 encouragement（鼓励）、education（教育）、exercise（运动）、employment（就业）、evaluation（评定）五部分（5E）。

四、病因和病理生理

老年肾脏代偿能力差。随着年龄的增加，肾脏的解剖结构和生理功能方面都发生了不同程度的退化,从而导致肾脏发生了老年性功能改变。老年肾组织的丧失主要表现为肾皮质变薄及功能性肾单位数目减少,在肾活检组织中表现为局灶节段性肾小球硬化、肾间质纤维化及小动脉的玻璃病变。一般情况下,老年肾脏可维持正常代谢功能,但倘若处于应激或某种疾病状态下,则可能无法迅速反应调整,表现出各种临床异常。此外由于老年人多并发有糖尿病、高血压、心脏病、高尿酸血症及肿瘤等,而这些又常常导致肾脏疾病,因此老年慢性肾脏病将愈来愈多成为临床工作者所面临的问题。

五、老年慢性肾脏病种类

老年慢性肾脏病病因复杂,并发症多。我国慢性肾脏病 2015 年 CK-NET 全国数据报告调查显示:住院的老年慢性肾脏病患者中病因首位为糖尿病(31.5%),其次分别为高血压(25%)、原发性肾小球肾炎(7.4%)、梗阻性肾病(7.9%)、慢性肾小管间质性肾炎(1.7%)。在老年原发性肾小球疾病的患者中则以膜性肾病(61.02%)较常见,其后为 IgA 肾病(18.22%)、微小病变肾病(9.32%)、以及局灶节段小球硬化(6.78%)。临床上除了较常见肾小球疾病外,还应加强对老年患者肾小管间质疾病和功能损伤的监测。此外,老年人免疫力低下易发生各种感染,并且常服用多种药物,这些都会导致急性肾损伤的发生,造成对肾脏的永久损伤。

六、老年慢性肾脏病诊断和治疗

(一)诊断

对于老年人的 GFR 下降,目前仍存在较大的争议,但鉴于目前针对性研究证据较少,KDIGO 指南对于老年人群 CKD 的诊断标准并无特殊推荐。目前推荐应用 CKD 流行病学联合研究(Chronic Kidney Disease Epidemiology Collaboration, CKD-EPI)公式,但由于老年人的血肌酐受肾外影响因素比较大,因此 2012 年 KDIGO 指南建议对 GFR 处于 $45\sim59ml/(min \cdot 1.73m^2)$ 且无肾脏损伤证据的人群进一步以胱抑素 C 为基础估算 GFR 来判断是否为 CKD,以减少对 CKD3a 期的过度诊断。因此,该指南也推荐以胱抑素 C 为基础的 GFR 评定公式可以更加准确地判断老年人的肾功能水平。

(二)治疗

慢性肾脏病的治疗应包括调整生活方式、营养治疗(避免高蛋白饮食、保证热量摄入、低盐饮食)、控制蛋白尿、控制高血压、控制高血糖、调整血脂异常、控制高尿酸血症。

七、老年肾脏病患者综合评定

慢性肾脏病患者均存在不同程度的功能障碍,因此有必要对患者从全方面进行定期的生理状况、心理状况和身体功能的评定,并据此制定个体化康复处方,帮助患者实现家庭和社会的回归。对于老年肾脏病患者而言,疲乏与肌肉消耗更显著,并常常合并谵妄、认知功能减退、焦虑抑郁等多种心理功能障碍表现,因此必须对老年肾脏病患者进行综合评定。

(一)病史

对 CKD 患者的评定需要了解病史,包括触发 CKD 的病因、疾病分期、合并症、包括心血管疾病在内的疾病并发症和进展风险,并根据定期评定的肾小球滤过率,估算肾功能的变化率。此外，还包括个人史、家族史、婚育史等。

（二）体格检查

体格检查的内容需要结合慢性肾脏病的病因、并发症和合并症情况进行针对性查体。

（三）辅助检查

1. 体液检查

（1）血液检查：血常规、肝功能、肾功能、血脂、血糖及糖化血红蛋白、电解质、碳酸氢盐、甲状旁腺激素等；

（2）尿液检查：尿常规、尿微量蛋白/尿肌酐、24小时尿蛋白定量等。

2. 影像学检查　CKD早期影像学检查多无异常。肾小球肾炎所致CKD晚期肾脏体积缩小，多囊肾、淀粉样变、糖尿病肾病、副蛋白血症所致的CKD则肾脏大小正常或增大。梗阻性肾病所致CKD则可出现积水、结石等表现。肾血管病变所致CKD则可出现单侧肾脏萎缩、血管狭窄等异常。

3. 肾活检　CKD早期，尤其是肾小球疾病、不明原因肌酐升高以及急性肾损伤患者，应及时进行肾活检明确病理诊断以确定最佳治疗方案。若肾病晚期肾脏萎缩或皮质较薄，则失去肾活检机会。

（四）药物应用

1. 控制蛋白尿　肾素-血管紧张素系统阻断剂、糖皮质激素及免疫抑制剂（在应用这些药物时，特别要注意药物副作用，如感染、血压及血糖升高、肾功能恶化、诱发肿瘤、严重肝损害及水电解质紊乱）。

2. 控制高血压　一般来说，如无禁忌应首选肾素-血管紧张素系统阻断剂，以达到降压和器官保护的双重效果；如降压效果不佳，可考虑加用噻嗪类利尿剂、双氢吡啶类钙通道阻滞剂（Calcium Channel Blockers，CCB）、α/β受体拮抗剂等。

3. 控制高血糖　应根据GFR调整胰岛素及口服降糖药物的剂量，以防止低血糖及其他不良反应的发生。GFR为$10{\sim}50ml/(1.73m^2 \cdot min)$时胰岛素用量宜减少25%，$GFR<10ml/(1.73m^2 \cdot min)$时胰岛素用量应减少50%。口服降糖药物尽量选择短效、以肝脏代谢为主的药物。

4. 血脂异常　他汀类或加依折麦布适用于50岁以上慢性肾脏病未透析患者、成人肾移植和开始透析时已经使用这类药物的患者，对18~49岁未透析、未肾移植，但合并以下至少一项及以上情况时建议使用他汀类药物（冠心病、糖尿病、缺血性卒中、10年发生冠心病风险大于10%）；对于高甘油三酯患者，建议改变生活方式。

5. 高尿酸血症　适当碱化尿液，降低尿酸的药物包括抑制尿酸合成的药物（别嘌醇、非布司他）和增加尿酸排泄的药物（苯溴马隆、丙磺舒），需要根据高尿酸血症的分型及GFR水平选择药物、调整用量。

6. 贫血管理　积极补充造血原料，规范使用铁剂及促红细胞生成素，纠正影响贫血治疗效果的其他因素。近年来还有针对肾性贫血的新型药物出现（低氧诱导因子脯氨酰羟化酶抑制剂）。

7. CKD矿物质骨代谢异常管理　限磷饮食，使用磷结合剂，避免高钙血症，可使用骨化三醇或维生素D类似物以及拟钙剂控制甲状旁腺激素水平。

（五）日常生活活动能力评定

在康复医学中日常生活活动能力（Activities of Daily Living，ADL），反映了人们在家庭（或医疗机构内）和在社区中最基本的能力，因而在康复医学中是最基本和最重要的内容。

ADL 是在童年期逐步形成获得,并随着实践而发展,最终趋于完善。这些活动对健康人来说是简单易行的,但对于病、伤、残者来说,则可能变得相当困难和复杂。若无力去完成日常生活活动,就可能导致自尊心和自信心的丧失,进而又会加重生活能力的丧失。

1. 基本的或躯体的日常生活活动能力 BADL 是指每日生活中与穿衣、进食、保持个人卫生等自理活动和坐、站、行走等身体活动有关的基本活动。

BADL 评定量表:Barthel 指数评定(the Barthel index of ADL)由美国 Florence Mahoney 和 Dorothy Barthel 设计并应用于临床,是国际康复医学界常用的方法。Barthel 指数评定简单,可信度高,灵敏度也高,使用广泛,而且可用于预测治疗效果、住院时间和预后。Barthel 指数 40 分以上者康复治疗效益最大。

2. 工具性日常生活活动能力 IADL 是指人们在社区中独立生活所需的关键性的较高级的技能,如家务杂事、炊事、采购、骑车或驾车、处理个人事务等,大多需借助工具进行。常用的 IADL 评定有功能活动问卷(the functional activities questionary, FAQ)、快速残疾评定量表(rapid disability rating scale, RDRS)等。

IADL 评定量表:①直接观察:ADL 的评定可让患者在实际生活环境中进行,评定人员观察患者完成实际生活中的动作情况,以评定其能力。也可以在 ADL 专项评定中进行,评定活动地点在 ADL 功能评定训练室,在此环境中指令患者完成动作,较其他环境更易取得准确结果,且评定后也可根据患者的功能障碍在此环境中进行训练。②间接评定:有些不便完成或不易完成的动作,可以通过询问患者本人或家属的方式取得结果。如患者的大小便控制、个人卫生管理等。

(六)生活质量评定

1. 健康调查简表(the MOS item short from health survey, SF-36) SF-36 是在 1988 年由 Stewartse 研制的一个普适性医疗结局研究量表(Medical Outcomes Study, MOS)基础上,由美国波士顿健康研究发展而来。含有 36 个条目的健康调查问卷,包含生理功能(Physical Functioning, PF)、生理职能(Role-Physical, RP)、躯体疼痛(Bodily Pain, BP)、一般健康状况(General Health, GH)、精力(Vitality, VT)、社会功能(Social Functioning, SF)、情感职能(Role-Emotional, RE)和精神健康(Mental Health, MH)8 个领域。

2. 肾脏疾病生存质量量表(Kidney Disease Quality of Life short Form, KDQOL-SF™) KDQOL-SF™ 是 1994 年为肾脏疾病和透析患者研制的、由患者自我评价的量表,目前最新版本为 1.3,内容包括了 43 条有关肾脏疾病的条目,以及 36 条有关一般要点和评价总体健康的条目。KDQOL-SF™ 1.3 疾病相关条目主要关注肾脏疾病患者及透析患者特殊的健康相关性问题。症状 / 问题(12 个条目),肾脏疾病对日常生活的影响(8 个条目),肾脏病的压力(4 个条目),工作状态(2 个条目),认知功能(3 个条目),社交质量(3 个条目),性功能(2 个条目),睡眠(4 个条目)。同时包括了 3 个另外的生存质量维度:社会支持(2 个条目),透析工作人员的支持鼓励(2 个条目),和患者满意度(1 个条目)。

(七)运动功能评定

1. 心肺及耐力评定

(1)心肺运动试验(Cardiopulmonary Exercise Testing, CPX):心肺运动试验是目前国际上普遍使用的衡量人体呼吸和循环功能水平的肺功能检查之一,是在负荷递增的运动中反映人体的心肺功能指标,经过对各项参数的综合分析,了解心脏、肺脏和循环系统之间的相互作用与贮备能力。心肺耐力的评定是制订运动处方的重要参考依据。CPX 常选用踏车及运动平板为运动模式，踏车的峰值氧耗量（peak oxygen uptake，peakVO₂）平均低于运动平板 peakVO₂ 的 10%~20%。基于踏车的安全与方便性，在临床上选用踏车方式的比例高。踏车运动试验采用分级递增运动方案（Ramp 方案）。运动平板采用的有 Bruce 方案和 Naughton 方案。测定 VO_2、VCO_2、呼吸次数、潮气量，同时监测心电和血压的变化。

（2）6min 步行试验（6MWT）：6MWT 评定测定患者 6min 内在平坦、硬地上快速步行的距离。该试验作为心肺耐力的一个简易评定指标，临床中已被广泛使用，它评价了运动过程中所有系统全面完整的反应，包括肺、心血管系统、体循环、外周循环、血液、神经肌肉单元和肌肉代谢。6MWT 主要适用于中到重度心脏或肺疾病患者对于医疗干预的反应，也可用于评价患者功能状态或预测发病率和死亡率，但所提供的信息应作为心肺运动试验的补充而不是替代。近年来，在 CKD 及透析患者中进行的 6MWT 评定显示步行距离与长期预后状况显著相关。目前该试验应用的标准为美国胸科协会（the American Thoracic Society，ATS）于 2002 年发布的六分钟步行试验指南（ATS 2002）。

2. 肌肉力量评定

（1）握力试验：握力是个体在抓握物体时产生的力量，主要是测量上肢肌群的发达程度，测试受试者前臂和手部肌肉力量是反映人体上肢力量发达水平的一种指标。握力测量在临床上也用于疾病所致上肢功能损伤的评定、治疗效果的评定以及预后的判断。在慢性肾脏病以及透析患者中，握力被认为是一种评定患者营养和预测结果的重要方法。握力测量方法采用 1992 年美国手功能师治疗协会（American Society of Hand Therapy，ASHT）提出的标准化握力测量指南，两次测量之间应间隔至少 15 秒，测量 3 次取平均值记录。

（2）坐立试验：坐立试验由于其简单易行，常被用来评定老年人下肢功能、平衡及移动能力，也用于评定脑卒中、膝关节炎、小脑功能障碍患者的功能情况。由于下肢肌肉是负重的大肌群，因此老年慢性病患者其萎缩与功能障碍的表现更为明显。下肢肌肉功能包括肌肉力量与肌肉耐力，坐立试验常选择两种方式：①5 次坐立计时；②30 秒内坐立次数。相对后者对于肌肉的耐力测试稍偏重些。

3. 平衡灵活性评定　计时起走试验（Timed up and go Test，TUGT）是一种快速评定功能性步行能力的方法，常用来评定体弱或老年患者行动能力以及日常活动所需要的静态和动态平衡能力，还有预测跌倒风险等作用。由于评定方法简单，其广泛用于老年慢性病患者的功能评定和研究。评分标准：<10 秒可自由活动；10~20 秒大部分可独立活动；20~30 秒活动不稳定；>30 秒存在活动障碍。14 秒或更长时间表明跌倒风险增加。

（八）心理评定

1. 抑郁评定

（1）汉密尔顿抑郁量表（Hamilton depression scale，HAMD）：1960 年汉密尔顿编制了HAMD，是目前临床上评定抑郁状态时应用最普遍的量表，该量表在慢性肾脏病人群也具有很好的信度和效度，能够较敏感地反映患者抑郁症状的变化，被认为是抑郁治疗方面最佳的评定工具之一，总分可以较好地反映抑郁的严重程度。

（2）抑郁自评量表（Self-rating Depression scale，SDS）：SDS 含有 20 个分值项目，是分为4 级评分的自评量表，其原型是 Zung 抑郁量表。其特点是使用方便，并能直观地反映抑郁患者的主观感受。主要适用于具有抑郁状态的成年人，包括门诊及住院患者。该量表不仅可以帮助判断有无抑郁症状，还可以辨别抑郁的轻重程度。因此，其除了作为辅助诊断，还可以用来观察治疗过程中病情的变化，作为疗效的判定。

2. 焦虑评定

（1）汉密尔顿焦虑量表（Hamilton Anxiety Scale，HAMA）：1959 年汉密尔顿编制了 HAMA，也是最早精神科常用的量表之一，包括 14 个项目，主要涉及躯体性焦虑和精神性焦虑两大类。一般来说，HAMA 总分大于 14 分，提示患者具有临床意义的焦虑状态。

（2）焦虑自评量表（Self-rating Anxiety Scale，SAS）：SAS 量表的构造形式和具体评定的方法，与 SDS 相似，也含有 20 个项目，分为 4 级评分的自评量表，是分析患者主观症状的相当简便的临床工具。该量表可以较好反映有焦虑倾向的精神病求助者的主观感受。

3. 认知评定

（1）简易认知状态检查量表（Mini-mental State Examination，MMSE）：MMSE 包括 7 个方面内容：时间定向力、地点定向力、即刻记忆、注意力和计算力、回忆能力、语言能力、视空间，共 30 项题目。该量表是一种有效的筛查工具，重点是评定记忆和注意力，对轻度认知功能损害的敏感性略低。

（2）蒙特利尔认知评定（Montreal Cognitive Assessment，MoCA）：MoCA 是用来对轻度认知功能异常进行快速筛查的评定工具，它评定了不同的认知领域，包括注意与集中、执行功能、记忆、语言、抽象思维、计算和定向力。其涵盖的内容较 MMSE 更广，有研究发现 MoCA 较 MMSE 更适合作为血液透析患者认知功能的筛查工具。

（3）韦氏成人智力测验：1955 年韦克斯勒编制了韦氏成人量表，并于之后修订过 3 次。其优点：可同时提供 3 个智商分数和多个分测分数，能较好反映智力的整体和各个侧面；各量表之间相互衔接，使用年龄范围广泛；首先使用离差智商代替比率智商，克服了计算成人智商困难；临床应用方面积累了大量资料。可研究人格，也可以作为神经心理学主要测量量表，研究情绪和行为。

（九）营养评定

蛋白能量消耗（Protein Energy Wasting，PEW）是国际肾脏营养与代谢学会于 2008 年基于生化检测、人体测量和膳食摄入调查的数据而发布的关于肾脏疾病相关营养不良的规范化诊断标准，其与普通营养不良的区别在于：后者为饥饿所致，食欲增加，早期以消耗脂肪为主，后期才会消耗肌肉，增加营养可改善；而前者为慢性疾病所致，食欲减退，早期即以消耗肌肉为主，伴或不伴脂肪的消耗，增加营养不一定能够改善。

PEW 评定标准：

1. 白蛋白小于 38g/L，前白蛋白小于 300mg/L，总胆固醇小于 100mg/dl。

2. BMI<23kg/m²，非特意的体重 3 个月内减少 5% 以上，6 个月内减少 10% 以上，总脂肪百分比小于 10%。

3. 肌肉质量 3 个月内减少 5% 以上，6 个月内减少 10% 以上，上臂肌围和面积减少大于 10%，肌酐水平下降。

4. 非特意的饮食蛋白摄入（Dietary Protein Intake，DPI）小于 0.8g/（kg·d）（透析患者）或 0.6g/（kg·d）（CKD2-5 患者），持续至少两个月；非特意的饮食热量摄入（Dietary Energy Intake，DEI）小于 25kcal/（kg·d）。

（十）危险因素

研究显示，相当一部分没有 CKD 病史的人可能会有亚临床症状。罹患 CKD 风险增加的个体应接受肾脏损害标志物检测，并评定 GFR 水平风险因素包括但不限于以下情况：高龄；糖尿病；高血压；心力衰竭；吸烟；肥胖；自身免疫性疾病，例如系统性红斑狼疮、血管炎；肿瘤；全身性或复发性尿路感染遗传性肾病；急性肾损伤（Acute Kidney Injury, AKI）恢复期；肾脏体积萎缩；持续接触肾毒性药物，例如止痛药、造影剂；高脂血症；低出生体重；社会经济地位低；CKD、终末期肾病（End-stagerenal Disease, ESRD）家族史。

八、老年慢性肾脏病康复策略

（一）老年慢性肾脏病康复益处

目前我国成年人群中，慢性肾脏病患病人数高达 1.2 亿人，其中老年慢性肾脏病患者约占 50%~70%。随着病程的进展，1%~2% 的慢性肾脏病患者将进入终末期肾衰竭，需要依赖肾移植、腹膜透析、血液透析等肾脏替代治疗维持生命。

大多数老年慢性肾脏病患者（包括透析、非透析患者）常合并心血管疾病、营养不良、酸中毒、贫血、蛋白能量消耗等一种或多种合并症。由于这些并发症的存在，患者普遍存在倦怠、乏力、活动能力下降，他们很难积极主动地进行运动训练。流行病学调查发现，超过 50% 的血液透析患者，其每周进行的有氧运动次数不足 1 次。国内外研究已经证实，活动能力下降可导致慢性肾脏病患者心肺功能下降，促进心血管事件的发生。心血管事件是影响慢性肾脏病患者预后的独立危险因素。美国肾脏病数据系统（U.S.Renal Data System, USRDS）数据显示，心血管事件发生率约 49.6%，是导致终末期肾脏病患者死亡的首位原因，占全因死亡的 42.3%。

运动训练是指通过指导患者进行适当的运动锻炼，来改善患者的躯体、生理及心理等功能障碍的重要康复方案。近 5 年来大量的临床流行病学研究提示长期适量规律的运动训练不但不会加重肾功能障碍，还可以增加心肌收缩力、心血管储备功能、降低心血管并发症出现的风险，改善体内炎症状态，调节血压、血糖、血脂，预防肌肉萎缩，缓解焦虑抑郁心理，改善睡眠质量，减少疲乏感，提高生活质量。

老年慢性肾脏病患者和年轻患者在疾病特征上存在不同，个体差异大，并发症多，更容易合并失用综合征，认知功能低下，听觉障碍、视觉障碍等，临床问诊及指导较为困难。因此，在运动方案的制订上需要肾内科医生和康复治疗师相互合作，结合患者个体状况，制订个体化的运动康复处方。

运动处方的目的是能够全面地提高患者的躯体活动能力，即增加最大摄氧量，改善心肺功能，增加骨骼肌纤维，降低血压，改善血脂及精神状态。

（二）运动康复方法

1. 运动禁忌证　虽然鼓励全体慢性肾脏病透析患者进行运动疗法，但如果有骨科手术后活动受限，心血管系统安装起搏器等特定问题，应根据相关科室就诊意见制订运动处方。新发心肌梗死、心力衰竭症状、不稳定心绞痛、重度瓣膜病、主动脉狭窄、活动性心肌炎、未控制的高血压、未控制的高血糖、急性感染疾病、潜在的致命性心律失常、透析前容量负荷过重、痛风持续发作、严重骨质疏松等为运动康复训练的禁忌证，应停止运动康复治疗。

2. 运动处方制订原则　2015 年英国慢性肾脏病患者运动康复的专家共识，以及 2018 年中国慢性肾脏病患者功能障碍及康复策略提出，需要遵循个体差异，充分了解患者常规并发症、生活习惯情况，明确患者是否存在认知障碍，对于独居老人要经常保持和监护人的信息交流，在肾内科医师和康复治疗师的指导下进行运动能力评定（见慢性肾脏病功能评估），即根据运动能力评定结果制订包括运动频率（frequency）、运动强度（intensity）、运动时间（time）和运动类型（type）四方面内容的个体化运动处方。

3. 运动处方　运动类型主要有四类：有氧运动、抗阻运动、柔韧性训练以及平衡运动。此后基于患者的运动强度、时间进行循序渐进的调整。低 - 中等强度的运动康复训练有较好的有效性、安全性。本节详细介绍老年慢性肾脏病非透析患者、腹膜透析患者、血液透析患者三类人群运动处方。

4. 老年慢性肾脏病非透析患者

（1）有氧运动

1）运动频率：研究显示，当运动频率为 2~3 次 / 周或 4~5 次 / 周，患者的死亡风险要低于每天运动的患者，而每周进行超过 5 次较大强度运动，发生肌肉骨骼损伤的可能性就会增高。推荐老年慢性肾脏病非透析患者每周运动 3~5 次。

2）运动强度：有研究提示中等强度的有氧运动可以更好地帮助慢性肾脏病非透析患者控制血压、血糖、血脂，提高自理能力，而心肺运动试验是心肺功能评定的"金标准"，根据心肺运动试验所测定的 peak VO$_2$（峰值摄氧量）可制订患者的运动强度，中等运动强度即 40%~60% 的 peak VO$_2$。因心肺运动试验对设备、运动试验质量控制、数据解读都需要很高的要求，因此，检查手段耗时、操作步骤繁琐，许多医院难以实施。另外一种常见方法是使用目标心率，通过年龄预测最大心率（220– 年龄）×（60%~75%）。但是由于慢性肾脏病患者可能合并口服影响心率的药物，且慢性肾脏病患者对运动的心率反应与健康人群存在差异。因此，我们推荐无法给与心肺功能评定的患者使用 Borg 主观运动感觉评分系统（表 5-6-3），建议运动处方制定者，初期的运动强度为轻度，此后可以基于患者的运动量，且时间循序渐进的逐步进行调整，达到中等运动强度。每次运动后得分控制在 11~13 分（即为中等强度），有轻微疲劳，但无筋疲力尽的感觉，仍可轻松交谈。

表 5-6-3　Borg 主观疲劳感觉评分表

6	毫不费力	15	累
7	非常轻松	16	相当累
8		17	
9	相当轻松	18	
10	轻松	19	非常累
11		20	筋疲力尽
12	稍微有些累		
13			
14			

3）运动时间：建议每次运动时间控制在 20~60min；若患者如果不能耐受，可以进行每段 3~5min 的间歇运动，共累计 20~60min。

4）运动类型：有氧运动范围较广，包括健步走、慢跑、游泳、自行车、太极拳、八段锦、瑜伽等。老年人运动时不宜对骨骼施加过大压力，游泳、骑自行车可减轻自身重力对骨骼的影响。另外，一些家务活动，如打理花草、打扫房间也属于有氧运动。

（2）抗阻运动

1）运动频率：推荐老年慢性肾脏病非透析患者每周对每一个大肌群（即胸部、肩部、背部、腹部、臀部和下肢）进行训练 2~3 次，同一肌群的练习时间至少间隔 48h。可以根据时间安排，选择在一次训练中完成，或是每次仅对部分肌群进行训练，通过增强运动频率来完成所有肌群的训练。

2）运动强度：老年慢性肾脏病非透析患者的运动普遍降低，因此在运动训练的开始阶段推荐每组重复 10~15 次，换算成阻力大约是 1 次最大重复次数（one-repetition maximum，1RM）的 60%~70%，也就相当于仅能举起一次的最大重量的 60%~70%，Borg RPE 评分为 11~13 分。

3）运动时间：建议老年慢性肾脏病非透析患者选择 8~10 个主要肌肉群的动作，每次训练至少重复 1 组练习。待肌肉力量和耐力逐渐提高之后可增加运动量至 2~4 组 / 次，组间休息 2~3min；或是增加负荷，重复 8~12 次 / 组。

4）运动类型：常见的抗阻运动包括负重或不负重状态下肢体的抬举、伸展、卷腹运动、俯卧撑、台阶踏步、下蹲等。抗阻运动可有效地提高肌肉力量，老年慢性肾脏病非透析患者可通过使用拉力绳等体育器材或自身重量来完成。运动训练应包括多关节练习，同时练习相应肌群，如腰部和腹部，可采用腰部伸展和仰卧起坐分别进行锻炼。

（3）柔韧性训练：

1）运动频率：建议每周至少进行 2~3 次，柔韧性训练也可以作为拉伸活动安排在热身和放松运动之后进行。

2）运动强度：拉伸达到拉紧或轻微疼痛状况即可。

3）运动时间：拉伸时保持感到肌肉轻微紧张的姿势 10~30 秒，能达到提高关节活动度的目的，延长拉伸时间对老年慢性肾脏病非透析患者更有益，建议将时间延长至 30~60 秒，每个拉伸动作重复 2~4 次。

4）运动类型：包括动力性和静力性拉伸两种，前者指通过反复多次重复动作，使身体从一个体位逐步过渡到另一体位，同时逐步增加动作范围和关节活动度；后者指缓慢地拉伸肌肉或韧带到某一位置后静止不动，保持一段时间，包括主动静力拉伸（最常见的是瑜伽）和被动静力拉伸（同伴帮助或借助于弹力带等）。

（4）平衡训练：

1）运动频率：建议每周至少 2~3 次平衡性训练。

2）运动强度：目前尚无有效训练强度的数据。

3）运动时间：每天至少练习 20~30min。

4）运动类型：建议老年慢性肾脏病非透析患者通过太极、瑜伽等锻炼方式来提高控制能力，降低跌倒的风险。

5. 老年腹膜透析患者　对于老年慢性肾脏病腹膜透析患者在灌注腹透液的情况下运动，会增加运动训练的腹内压，可能会影响导管、导致漏液。在干腹时，可使膈肌达到最大舒张，这样可能会使患者感到更加舒适。中等强度的运动康复训练有较好的有效性、安全性。因此，要求患者一定要将腹透液放出，在干腹或者接近干腹的情况下选择中等强度的运动康复训练。此后基于患者的运动量，时间上循序渐进的逐步调整。

（1）一般情况好的患者老年慢性肾脏病腹膜透析患者：有氧运动、抗阻运动、柔韧性训练、平衡训练，可参考老年慢性肾脏病非透析患者运动处方。但不建议老年慢性肾脏病腹膜透析患者选择游泳，即使严格的防水保护也可能增加腹膜透析导管相关性感染甚至是腹膜炎的风险。

（2）一般情况较差、无法下床活动的老年慢性肾脏病腹膜透析患者：主要表现为疲劳、四肢无力和营养障碍。可以在康复治疗师的帮助下进行床边功能训练，从低强度开始逐渐增加活动强度。患者平卧在床上，双腿伸直，在康复治疗师的帮助下进行上肢或下肢关节的主动或被动屈伸运动，每组 10~12 次，依次完成各关节运动为 1 个循环，每次 3 个循环，每周 3 次，每次累计 20~30min。

6. 老年血液透析患者　根据运动场地和运动时间的不同，老年慢性肾脏病血液透析患者运动训练分为透析中及透析间期的两种运动方式。透析中的运动训练是指在每周透析过程中，在透析床上进行的运动训练；透析间期的运动训练是指在非透析日进行的运动训练。

（1）透析中运动训练

1）有氧运动：透析中的有氧运动训练的运动方式主要为卧式踏车。透析过程中的前 2 小时，多数患者疲乏感不明显，且血流动力及血压更稳定，此时进行运动训练具有较好的安全性。运动强度建议低 - 中等强度；每周 2~3 次；每次运动持续时间为 30min，包括以下三个阶段：①热身阶段：约 5min，使用踏车装置的最低功耗做下肢伸展运动；②有氧运动阶段：约 20min，按照个体化运动方案调整阻力系数（运动强度）持续进行踏车运动；③放松阶段：约 5min，使用踏车装置的最低功耗，放松下肢。建议每 3 个月复查心肺运动试验，根据患者 peak VO_2 值，调整运动强度。

2）抗阻运动：透析中的抗阻运动训练的运动方式主要包括负重肌力训练，即利用沙袋、哑铃、弹力带等运动器械，选取 8~10 个肌群，在负重或非负重的状态下进行肢体的抬举、伸展训练。每次运动每组肌群涉及的抬举或伸展动作进行 15~30 次，每组动作重复 3 次，总训练时间控制在 30min 左右，运动强度控制在 Borg 主观疲劳感觉评分 11~13 分为佳。

多项国内外研究提示单纯有氧运动、抗阻训练对年慢性肾脏病血液透析患者肌力、心肺耐力等运动功能均有改善作用。与单纯有氧、抗阻运动相比，有氧运动联合抗阻训练可以更好的改善年慢性肾脏病血液透析患者的肌力、耐力、疲乏感及心血管功能。

（2）透析间期运动训练

1）一般情况好的患者老年慢性肾脏病血液透析患者：有氧运动、抗阻运动、柔韧性训练、平衡训练，可参考老年慢性肾脏病非透析患者运动处方，运动强度建议低 - 中等强度；每周 2~3 次；每次运动累计时间为 30min。

2）一般情况较差、无法下床活动的老年慢性肾脏病血液透析患者：可参考老年慢性肾脏病腹膜透析患者相关运动处方。

7. 老年肾脏病患者运动康复的主要风险及预防措施　运动康复训练中最常见的风险是骨骼肌肉的损伤，最严重的运动相关风险是心脏疾病，包括心律失常、心肌缺血甚至猝死。因此对于老年慢性肾脏病患者要慎重进行运动耐量的评定。预防措施：

（1）在进行运动康复治疗前应对老年慢性肾脏病患者病情进行全面评定，以确定是否存在心血管系统、骨骼肌肉系统、认知障碍等临床并发症。

（2）定期进行运动能力评定，循序渐进的制订合理的运动强度。

（3）选择合适的运动方式，有利于降低风险。此外，老年患者需在家人或医护人员的陪同下做好充分的运动前热身工作，注意运动过程血压、心率的监测，选择空气指数较好的场地进行有规律的运动锻炼。

（4）相较于老年慢性肾脏病非透析患者，腹膜透析、血液透析患者心肺储备能力更低，考虑到运动训练的安全性，运动前必须在康复医师指导下进行运动能力评定，制订严格的个体化运动方案,并在家人或医护人员的陪同下进行有效的、规律的运动训练。每次运动前需做好运动前热身工作,运动结束后放松工作;注意运动过程血压、心率的监测。

(5)患者同时合并糖尿病时,医务工作人员和患者需要注意服药、注射胰岛素和饮食的时间,以及运动前后血糖水平的变化。当患者空腹血糖 13.9mmol/L 以上、尿酮体(+)、合并糖尿病视网膜病时应停止运动康复训练。

(6)患者同时合并高血压病时,患者需要注意按时服用降压药物,老年慢性肾脏病患者运动前后需要严密检测患者血压、心率,当血压高于 180/100mmHg,心电图提示合并重度心律失常,眼底变化 IIb 以上的高血压应停止运动康复训练。

(7)老年慢性肾脏病患者合并矿物质和骨异常(Chronic Kidney Disease-mineral and Bone Disorder, CKD-MBD)的概率较高,可能有较高的骨折或肌腱断裂的风险,在运动康复治疗前要评定患者骨质疏松及肾性骨病的情况,在运动中如感到关节不适的患者可能需要改变为非负重活动,如骑自行车。运动治疗以柔韧性练习和低强度的抗阻运动训练为主。

(8)运动训练期间一旦出现以下情况,请立即停止运动训练,休息后仍不缓解请至医院就诊:

1)心率达到次极量心率。

2)出现症状限制的体征:呼吸困难、腿部肌肉酸痛、全身疲劳。

3)怀疑急性心肌梗死:剧烈的胸痛,面色苍白、皮肤湿冷、严重呼吸困难。

4)血压异常:随运动时间及运动量的递增,收缩压下降 >10mmHg,或持续低于基线血压水平;血压异常增高:收缩压 >240mmHg,舒张压 >115mmHg。

5)严重心律失常:如 II～III 度房室传导阻滞、持续室性心动过速、室扑,快速心房颤动、房扑等。

6)中枢神经系统症状:如眩晕、视觉障碍、共济失调、意识障碍。

7)肢体障碍:下肢痉挛、间歇跛行或意外摔倒。

(三)心理障碍的康复治疗

慢性肾脏病患者特别是透析替代治疗患者焦虑、抑郁、认知功能障碍等多种心理障碍往往并存,且相互影响,导致慢性肾脏病患者的临床预后不良。其次由于透析患者在不做肾移植的情况下,必须要进行固定的透析治疗直至死亡,由于病程长、病情重、加上社会因素、经济因素、个人因素等多方面的影响,这种沉重的精神压力难以估测。同时随着年龄的增长,老年患者合并认知能力衰退、智力及情绪、人格的改变,亦进一步导致老年慢性肾脏病患者出现一系列生理和心理上的退行性变化。且由于临床医生和慢性肾脏病患者对患者心理障碍认识不足,导致目前只有少数患者心理障碍能够明确诊断和及时治疗。因此医护人员应关注透析治疗患者的心理康复。

1. **心理特征** 维持性透析患者借助透析治疗可以像正常人一样生活,常年的治疗费用使很多家庭无力承受,如果不做透析,对患者意味着死亡,因此患者总是面临健康与疾病的矛盾、生存与死亡的矛盾心理;其次抑郁和焦虑是透析患者最为突出的心理状态,患者对透析治疗的效果、安全性、经济负担等问题顾虑重重,出现抑郁心境、悲观、失望、自我评价下降、睡眠障碍、食欲性欲下降、社交退缩等表现,因而出现焦虑、抑郁情绪。其次由于透析治疗的特殊性,和治疗中的各种限制,如限盐、限水等造成患者出现孤独、压抑及敌对情绪。

2. **心理障碍的非药物治疗** 常用的心理康复治疗技术包括心理支持、家庭治疗、音乐疗法及集体心理治疗等方面。

（1）心理疏导法：康复治疗师应了解掌握患者负面情绪反应症结所在，针对心理矛盾和人格特质进行情绪调节及应对方式的调节，使患者了解到慢性肾脏病及尿毒症在现今医疗水平下存活率和生活质量都很高，调动和开发患者内在潜能抵抗疾病。通过消除患者疑虑，鼓励患者面对现实、以乐观饱满的情绪配合治疗、战胜疾病。

（2）家庭治疗：家庭治疗的目的首先是帮助家属认清自己的角色，认识患者心理问题产生的原因及其复杂性，使其能配合康复治疗师消除患者的负性情绪，充分调动患者家属对患者的积极作用。部分透析患者会伴有不同程度的并发症，他们身心痛苦、心情烦闷、脾气暴躁，而良好的家庭氛围尤为重要，能让患者感受到家庭的温暖。其次教育家属在日常生活中，多观察、多询问、多安慰、多鼓励、多交流，使患者精神放松，积极康复。

（3）音乐疗法：音乐疗法是科学系统地运用音乐的特性，通过音乐的特质对人的影响，协调个人在疾病或残障的治疗过程中达到生理、心理、情绪的整合，并通过和谐的节奏，刺激身体神经、肌肉，使人产生愉快的情绪，是患者在疾病治疗过程中身心改变的一种治疗方式。在进行音乐疗法前，医生与患者进行诊断性会谈，了解患者当前的自身疾病情况、家庭社会情况、情绪状态等，然后有针对性选择适合的音乐。有荟萃研究发现音乐治疗可以显著改善维持性透析患者的抑郁状态，但对疼痛无明显改善。良好的音乐能提高大脑皮质的兴奋性，可以改善情绪，激发情感、振奋精神。同时有助于降低或消除心理、社会因素所造成的紧张、焦虑、忧郁和恐惧等负性情绪，提高应激能力。但是在进行音乐疗法时也要注意保持室内光线明亮柔和，空气清新、在开始聆听音乐前要最好洗洗脸、清醒头脑，静坐片刻等，效果会更好。

（4）集体心理治疗：集体心理治疗是在团体中提供心理帮助的一种心理治疗形式。通过团体内人际交互作用，促使患者在互动中通过观察、学习、体验、认识自我、探讨自我，接纳自我，调整和改善与他人的关系。对于慢性肾脏病及透析患者可以通过定期开展患者宣教，病友会的方式，提高患者的参与积极性，适度引导，宣教正确积极对疾病的认识，来改善患者抑郁及负面情绪。但由于老年慢性肾脏病患者均存在行动迟缓、活动不便的特征，故在集体心理治疗中要密切注意患者安全性保护，防止跌倒等风险。

近年来，大量的文献报道显示运动康复治疗能够改善慢性肾脏病患者躯体功能、心理功能障碍状态，但在开展合适的运动康复治疗前进行正确的评定及制订合适的运动处方和运动中的防护亦非常重要。

3. 心理功能障碍的药物治疗　临床对于慢性肾脏病患者焦虑、抑郁等药物治疗报道文献不多，有部分研究表明氟西汀等药物治疗慢性肾脏病患者重度抑郁是有效的，或能够改善其临床预后。但应注意的是，慢性肾脏病患者存在在不同程度的肾功能下降，部分抗抑郁药物药代动力学受到影响。由于抗抑郁药物血浆蛋白结合率高、部分经过肝脏代谢、无法通过透析清除，其相对活性成分及代谢产物清除的不确定性，其临床安全性受到临床医生和患者的质疑，没有统一的药物治疗标准，增加了临床用药的难度和风险，还需要进一步的研究。

（四）老年慢性肾脏病患者的营养治疗

对于透析前慢性肾脏病患者，饮食营养干预治疗的主要目的，在于减少含氮代谢产物的积蓄、延缓肾脏病进展，同时防止发生营养不良。营养治疗的关键在于适量的蛋白质和足够的能量。慢性肾脏病患者注意限钠（盐）饮食中钠的含量，每日烹调盐限制在 2~3g 或者酱油 10~20ml，忌用腌制加工食物。注意减少饮食脂肪的摄入量或少油饮食，注意低磷及低嘌呤饮食，并注意监测电解质，特别是血钾水平，根据患者血钾水平，进行相应的饮食调节。

慢性肾脏病非透析患者注意低蛋白饮食，可采用低蛋白的淀粉类食物来代替普通面粉、大米，选用优质蛋白食物，每日蛋白摄入量应控制在 0.6~0.8g/（kg·d）。对于维持性透析患者，因普遍存在蛋白质能量消耗（protein-energy wasting, PEW），其发生率为 20%~50%。透析患者营养治疗的目的在于改善营养不良，关键在于保证热量和蛋白质的供应。按照 2005 年中国《慢性肾脏病蛋白质营养治疗专家共识》推荐，透析患者蛋白摄入量 1.2~1.3g/（kg·d），可进一步提高生存率。

（五）老年慢性肾脏病患者药物治疗

老年慢性肾脏病的药物治疗包括控制蛋白尿、控制高血压、高血糖、脂代谢异常、高尿酸血症等治疗，同时要注意兼顾合并肾性贫血、矿物质和骨代谢异常等的药物治疗。但应根据 GFR 水平调整慢性肾脏病患者的用药剂量，GFR<45ml/（$1.73m^2$·min）患者在一些药物诱导下发生 AKI 风险增高，应暂停潜在有肾毒性和经肾排泄的药物，如 RAS 阻断剂、利尿剂、非甾体抗炎药、二甲双胍、地高辛等。慢性肾脏病患者应在医师或药师的指导下使用非处方药或蛋白质营养品。

（六）慢性肾脏病危险因素防治

对于老年慢性肾脏病患者如存在血容量不足、感染、尿路梗阻、心力衰竭和严重心律失常，肾毒性药物、急性应激状态、高血压（包括恶性高血压或高血压的降压过快过剧）、高钙血症、高龄血症或转移性钙化等，及时去除诱因可减轻甚至逆转肾脏损伤。

九、老年慢性肾脏病康复护理

老年慢性肾脏病患者的康复护理策略一般包括常规护理、饮食管理护理、健康教育、运动和心理康复护理等护理内容。

（一）常规护理

评定患者的一般情况：神志、生命体征、皮肤情况、日常生活活动能力评估表、跌倒/坠床风险、营养状况、尿量、体重等。对于老年透析患者要评定血液透析通路、腹膜透析管路及其他引流管路留置与维护情况；老年患者往往并发基础疾病、认知功能低下，视觉听觉障碍、动作迟缓等，需要耐心仔细了解患者长期服用药物情况，包括降压药物、降糖药物，大声、清晰、慢速地说话非常重要，不可随意停药或频繁改变治疗方案，以及相关使用药物的并发症和不良反应，定期复查。

（二）饮食护理

对于老年慢性肾脏病患者实施饮食治疗时必须对于患者顺应性及营养状况进行密切检测，以防营养不良的发生。

定期对老年慢性肾脏病患者进行饮食指导，饮食宣教，定期对患者进行蛋白摄入量及热量摄入的监测，鼓励患者饮食记录及简单计算实际摄入的热量。治疗初期或存在营养不良时推荐每月监测 1 次，而后每 2~3 个月监测 1 次，包括体重指数、肱三头肌皮褶厚度和上臂肌围等，生活指标包括血清蛋白、转铁蛋白、前白蛋白及血清胆固醇等，主观综合营养评定等进行综合分析。

（三）运动护理

运动康复对于老年慢性肾脏病患者有多方面益处，有氧运动训练应采取渐进的方式，在运动处方实施过程中，护理人员的指导、监督和管理尤为重要。老年患者行动迟缓，平衡功能减低，在运动过程中要做好防护，防止摔倒风险，老年患者缺乏主观症状的理解力，并发心力衰竭、肺部感染等症状开始阶段往往不易发觉，要注意患者运动前后精神状态及生命体征。在每天运动训练完成之后,家属及护理人员需要密切关注患者的身体情况,根据患者运动后的自我感觉及功能改善状况酌情调整运动处方。

对于腹膜透析患者,应该在干腹或接近干腹的情况下进行,同时注意导管出口护理,避免感染的风险。

对于血液透析患者,在透析中的运动前后及运动中应注意监测血压、脉搏,当血压过高或过低、严重的电解质紊乱、心力衰竭要避免运动,同时要注意逐渐增强、循序渐进的开始运动。而非透析日的运动同样需要监测心率、血压,合并糖尿病患者要注意监测血糖,如有不适仍要避免运动。

护理人员对慢性肾脏病患者运动康复指导、监督和管理可有效提高患者运动康复的依从性和有效性,因此,医护人员的有效监督、积极鼓励十分必要。

(四)评定

评定是康复护理计划中一个必不可少的部分,贯穿于康复护理的始终。通过评定找出患者存在功能障碍问题,判断其康复护理效果,并据此及时调整其护理方案,从而为其制订有针对性的、个体化的康复护理计划。康复护理开始前,需要评定患者营养状况、体力水平、疲劳感的强度等,制订适宜的饮食与运动方案。康复护理实施后评定内容包括目标评定、实施评定和效果评定三部分。而效果评定,可采用肾脏病康复自我评定系统来评定。一般早期每3个月至半年评估一次,也可以是定期评定—治疗—评定—治疗,如此循环进行。

在运动疗法过程中,尤其要针对患者的运动能力进行首次评定,制订合适的运动处方,在运动开始1个月左右需要对患者进行初期随访,此后每1~3个月进行一次,并随时关注患者运动状况及不良事件发生的情况,对患者进行定期监督和评定,提高运动效果。

十、老年慢性肾脏病的预防

由于慢性肾脏病是累及多器官多系统的疾病,其并发症也相当复杂,因此对CKD患者进行一体化治疗,包括生活方式调整,饮食和营养治疗,原发疾病的治疗以及并发症的处理和肾替代治疗,只有全面一体化治疗才能改善患者的预后、延缓肾功能恶化、推迟肾脏替代治疗、提高患者的生活治疗。

(一)老年慢性肾脏病的一级预防

目的在于增强健康教育,改变生活方式,定期筛查,消除引起慢性肾脏病的病因,预防疾病的发生。

首先应该在全民中进行泌尿系统疾病的健康教育,增强健康意识,增强全民对泌尿系统疾病预防和早期信号识别的知识普及。改变生活方式,定期筛查,早期诊断。对泌尿系统疾病高发危险人群,如高血压、糖尿病、肥胖、结缔组织病等患者,要定期筛查尿常规,肾功能和泌尿系统B超。

其次避免或去除加重肾损害的危险因素和诱因。老年肾脏代偿能力差,随着年龄的增加,肾脏的解剖结构和生理功能方面都发生了不同程度的退化,更容易发生各种感染,发生急性肾损伤,如存在血容量不足、感染、尿路梗阻、心力衰竭和严重心律失常、肾毒性药物、急性应激状态、恶性高血压或高血压降压过快过剧、高钙血症、高磷血症等,需要及时去除诱因,减轻甚至逆转肾损伤。

(二)老年慢性肾脏病的二级预防

主要目的在于积极治疗原发病。包括内科治疗、外科手术治疗和介入手术治疗。内科治疗主要包括针对病因的药物如免疫抑制药等，其他药物如一系列减少尿蛋白、保护肾脏的综合措施限制蛋白、限制盐分的摄入、控制血压、控制血糖、控制高脂血症、控制高尿酸血症、血管紧张素转化酶抑制剂 / 血管紧张素 Ⅱ 抑制剂的应用以及中药如大黄、黄芪、虫草等。但是由于疾病的复杂性和疾病晚期脏器的不可逆器质性损伤，往往靠单纯的内科药物治疗已不能达到有效的治疗，可能需要多学科的整合和交叉，如肾动脉粥样硬化所致缺血性肾病，靠降压、他汀、抗血小板等药物治疗已不能达到有效的缩小斑块、改善肾血供的目标，可能需要介入手术治疗才能达到治疗目标。

（三）老年慢性肾脏病的三级预防

主要目的在于延缓老年慢性肾脏病的进展，提高患者生活治疗，改善远期生存率。如积极纠正水、电解质平衡的失调，积极纠正心血管和肺的并发症，改善贫血，控制感染，改善神经精神和肌肉系统症状等。患者如果已经慢性肾脏病 4~5 期，积极对患者及家属宣教替代治疗的方法，同时为肾脏替代治疗做好准备，肾脏替代治疗包括血液透析、腹膜透析和肾移植，三种方式均存在优缺点。让患者根据自身情况自主选择肾脏替代的方式，有计划地准备建立透析通路。但不管哪种治疗方式，目标都是提高患者生活质量和远期生存率。

十一、老年慢性肾脏病预后

慢性肾脏病是一个全球关注的公共卫生问题。疾病的发展和预后不仅是心身功能的恢复，也要综合考虑到健康状态，个人因素、环境因素、活动等，需要分别做好对策。

老年慢性肾脏病患者的常规治疗包括透析治疗是以延长生命作为主要目的，而康复的主要目的是生活质量的改善，二者结合有助于患者健康，因此，肾功能康复是同时实现改善生活质量和延长寿命的必须医疗，成功的肾康复策略能让广大的老年慢性肾脏病患者回归美好生活和社会，持续提高慢性肾脏病患者的生活质量。

（周明成　张　昆　余　晨）

参 考 文 献

1. 韩雅玲，周玉杰，陈韵岱. 老年心脏病学［M］. 4 版. 北京：人民卫生出版社，2018.

2. Schopfer DW, Forman DE. Cardiac Rehabilitation in Older Adults［J］. Canadian Journal of Cardiology, 2016, 32: 1088-1096.

3. 中国康复医学会心血管病专业委员会. 中国心脏康复与二级预防指南［M］. 北京：北京大学医学出版社，2018.

4. Ragupathi Loheetha, Stribling Judy, Yakunina Yuliya, et al. Availability, Use, and Barriers to Cardiac Rehabilitation in LMIC［J］. Glob Heart, 2017, 12: 323-334. e10.

5. Servey JT, Stephens M. Cardiac Rehabilitation: Improving Function and Reducing Risk［J］. Am Fam Physician, 2016; 94（1）: 37-43.

6. Schopfer DW, Forman DE. Cardiac Rehabilitation in Older Adults［J］. Can J Cardiol, 2016; 32（9）: 1088-1096.

7. Boothby CA, Dada BR, Rabi DM, et al. The Effect of Cardiac Rehabilitation Attendance on Sexual Activity Outcomes in Cardiovascular Disease Patients: A Systematic Review［J］. Can J Cardiol, 2018; 34（12）: 1590-1599.

8. Kovacs AH, Kaufman TM, Broberg CS. Cardiac Rehabilitation for Adults With Congenital Heart Disease: Physical and Psychosocial Considerations［J］. Can J Cardiol, 2018; 34（10S2）: S270-S277.

9. Lin YY, Lee SD. Cardiovascular Benefits of Exercise Training in Postmenopausal Hypertension[J]. Int J Mol Sci, 2018；19(9): 2523.

10. Schopfer David W, Forman Daniel E. Growing Relevance of Cardiac Rehabilitation for an Older Population With Heart Failure.[J]. J. Card. Fail, 2016, 22: 1015-1022.

11. Ruano-Ravina Alberto, Pena-Gil Carlos, Abu-Assi Emad, et al. Participation and adherence to cardiac rehabilitation programs. A systematic review.[J]. Int. J. Cardiol, 2016, 223: 436-443.

12. Forman Daniel E, Maurer Mathew S, Boyd Cynthia, et al. Multimorbidity in Older Adults With Cardiovascular Disease[J]. J. Am. Coll. Cardiol, 2018, 71: 2149-2161.

13. Taylor R S, Anderson L J. Cochrane corner: cardiac rehabilitation for people with heart disease[J]. Heart, 2015, 101(16): 1256-1260.

14. 邢辰. 2018 中国高血压防治指南(征求意见稿)[J]. 中华医学信息导报, 2018, 33(19): 20.

15. 中华医学会糖尿病学分会. 中国 2 型糖尿病防治指南(2017 年版)[J]. 中华糖尿病杂志, 2018, 10(1): 4-67.

16. 中国成人血脂异常防治指南修订联合委员会. 中国成人血脂异常防治指南(2016 年修订版)[J]. 中华全科医师杂志, 2017, 16(1): 15-35.

17. 中华医学会老年医学分会 75 岁及以上稳定性冠心病患者运动康复中国专家共识写作组. 75 岁及以上稳定性冠心病患者运动康复中国家共识[J]. 中华老年医学杂志, 2017, 36(6): 599-607.

18. Kim V, Crapo J, Zhao H, et al. Comparison between an alternative and the classic definition of chronic bronchitis in COPD Gene[J]. Annals of the American Thoracic Society 2015; 12(3): 332-9.

19. Quach A, Giovannelli J, Cherot-Kornobis N, et al. Prevalence and underdiagnosis of airway obstruction among middle-aged adults in northern France: The ELISABET study 2011-2013[J]. Respir Med, 2015; 109(12): 1553-61.

20. Wang C, Xu J, Yang L, et al. Prevalence and risk factors of chronic obstructive pulmonary disease in China(the China Pulmonary Health[CPH]study): a national cross-sectional study[J]. Lancet. 2018, 391(10131): 1706-1717

21. Vogiatzis I, Rochester CL, Spruit MA, et al. American Thoracic Society/European Respiratory Society Task Force on Policy in Pulmonary Rehabilitation. Increasing implementation and delivery of pulmonary rehabilitation: key messages from the new ATS/ERS policy statement[J]. Eur Respir J, 2016; 47(5): 1336-41.

22. Alison JA, McKeough ZJ, Johnston K, et al. Australian and New Zealand Pulmonary Rehabilitation Guidelines [J]. Respirology, 2017; 22(4): 800-19.

23. Barnes PJ. Inflammatory mechanisms in patients with chronic obstructive pulmonary disease[J]. J Allergy Clin Immunol, 2016; 138(1): 16-27.

24. Sze MA, Dimitriu PA, Suzuki M, et al. Host Response to the Lung Microbiome in Chronic Obstructive Pulmonary Disease[J]. Am J Respir Crit Care Med, 2015; 192(4): 438-45.

25. Putman RK, Hatabu H, Araki T, et al. Association Between Interstitial Lung Abnormalities and All-Cause Mortality[J]. Jama, 2016; 315(7): 672-81.

26. Kim V, Crapo J, Zhao H, et al. Comparison between an alternative and the classic definition of chronic bronchitis in COPD Gene[J]. Annals of the American Thoracic Society, 2015, 12(3): 332-339.

27. van Eerd EA, van der Meer RM, van Schayck OC, et al. Smoking cessation for people with chronic obstructive pulmonary disease[J]. Cochrane Database Syst Rev, 2016, (8): CD010744.

28. Frazer K, Callinan JE, McHugh J, et al. Legislative smoking bans for reducing harms from secondhand smoke

exposure, smoking prevalence and tobacco consumption[J]. Cochrane Database Syst Rev, 2016, 2: Cd005992.

29. Garvey C, Bayles M P, Hamm L F, et al. Pulmonary Rehabilitation Exercise Prescription in Chronic Obstructive Pulmonary Disease[J]. Journal of Cardiopulmonary Rehabilitation and Prevention, 2016, 36(2): 75-83.

30. McCarthy B, Casey D, Devane D, et al. Pulmonary rehabilitation for chronic obstructive pulmonary disease[J]. Cochrane Database Syst Rev, 2015, 2(2): CD003793.

31. Sahin H, Naz I, Varol Y, et al. Is a pulmonary rehabilitation program effective in COPD patients with chronic hypercapnic failure? [J]. Expert Rev Respir Med 2016, 10(5): 593-8.

32. Cardim A B, Marinho P E, Nascimento J F, et al. Does Whole-Body Vibration Improve the Functional Exercise Capacity of Subjects With COPD? A Meta-Analysis[J]. Respiratory Care, 2016, 61(11): 1552-9.

33. Beaumont M, Forget P, Couturaud F, et al. Effects of inspiratory muscle training in COPD patients: A systematic review and meta-analysis[J]. Clin Respir J 2018; 12(7): 2178-88.

34. Chuang HY, Chang HY, Fang YY, et al. The effects of threshold inspiratory muscle training in patients with chronic obstructive pulmonary disease: A randomised experimental study[J]. J Clin Nurs 2017; 26(23-24): 4830-8.

35. Beaumont M, Mialon P, Le Ber C, et al. Effects of inspiratory muscle training on dyspnoea in severe COPD patients during pulmonary rehabilitation: controlled randomised trial.[J]. Eur Respir J. 2018, 51(1): 1-9.

36. 胡永善. 新编康复医学法[M]. 上海: 复旦大学出版社有限公司, 2017.

37. 王玉龙. 康复功能评定学.[M]. 2版. 北京: 人民卫生出版社, 2016.

38. 钟南山, 刘又宁. 呼吸病学[M]. 2版. 北京: 人民卫生出版社, 2016.

39. Garvey C, Bayles MP, Hamm LF, et al. Pulmonary Rehabilitation Exercise Prescription in Chronic Obstructive Pulmonary Disease: Review of Selected Guidelines: An official statement from the American Association of Cardiovascular and Pulmonary Rehabilitation[J]. J Cardiopulm Rehabil Prev. 2016, 36(2): 75-83.

40. McCarthy B, Casey D, Devane D, et al. Pulmonary rehabilitation for chronic obstructive pulmonary disease[J]. Cochrane Database Syst Rev 2015; 2(2): CD003793.

41. 施大美. 强化气道护理对脑外科气管切开患者坠积性肺炎的影响[J]. 临床医学研究与实践. 2016, (1)8: 89-89, 91.

42. 孙桂君, 王秀丽, 李景春. 吸气肌训练对脑卒中康复患者坠积性肺炎的影响[J]. 齐鲁护理杂志. 2018, (24)12: 118-120.

43. 石晓丽. 综合护理干预预防老年长期卧床患者坠积性肺炎的效果[J]. 中国卫生标准管理. 2017, (8)16: 176-177.

44. 刘飞. 原发性颅内脑血管病长期卧床病人的CT肺血容坠积效应、坠积性改变及坠积性肺炎的影像学探讨与诊断建议[J]. 现代医用影像学. 2018, (27)2: 502-503.

45. 施秉银, 阮瑞霞. 糖尿病足全程管理与护理[M]. 北京: 人民卫生出版社, 2017.

46. 上月正博. 肾脏康复[M]. 北京: 人民军医出版社, 2017: 6.

47. 梅长林. 肾脏病临床实践指南[M]. 上海: 上海科学技术出版社, 2017: 1.

48. 陈香美. 肾脏病学高级教程[M]. 北京: 中华医学电子影像出版社, 2016: 12.

49. 马迎春. 慢性肾脏病患者的功能障碍及康复策略[M]. 北京: 科学出版社, 2018: 7.

50. 周郁秋, 张渝成. 康复心理学[M]. 2版. 北京: 人民卫生出版社, 2014: 8.

51. Wang F, Yang C, Long J, et al. Executive summary for the 2015 Annual Data Report of the China Kidney Disease Network(CK-NET). Executive summary for the 2015 Annual Data Report of the China Kidney Disease Network(CK-NET)[J]. Kidney Int. 2019 Mar; 95(3): 501-505.

第六章

老年综合征康复

第一节　认知障碍康复

一、概述

老年综合征是指随着年龄的增加,各器官系统功能退化,在老年人中出现的一系列非特异的症状和体征。这些症状严重影响老年人的生活功能、生活质量,显著缩短预期寿命。老年人认知障碍是老年综合征的一种,是老年人因各种原因导致的各种程度的认知功能损害,损害程度包括从轻度认知功能损害到痴呆。目前我国老年痴呆症患者900多万,预计到2050年,这一数字将超过4 000万。认知障碍包括长时和短时记忆障碍、定向障碍、语言障碍、视空间能力受损、计算能力下降和判断解决问题能力下降等。认知障碍影响老年人的生活质量和寿命,严重者生活自理能力丧失,需他人辅助,给患者和家人带来沉重的负担,已成为越来越严重的公共卫生问题和社会问题。

二、定义与术语

认知(cognition)是人脑接受外界信息,经过加工处理,转换成内在的心理活动,从而获取知识或应用知识的过程,即人脑对感觉输入信息的获取、编码、操作和使用的过程,是输入与输出之间发生的内部心理过程,这一过程包括知觉、注意、记忆、语言及执行等。

认知过程是高级脑功能活动,是通过脑这一特殊物质实现的。任何原因造成的大脑皮层或皮层下病变均有可能造成认知功能障碍(cognitive impairment)。不同脑区的损伤引起的认知障碍可表现为注意、知觉、记忆、执行等功能中的一项或多项受损,不同程度地影响患者家庭生活与社会生活的参与能力,甚至影响其处理个人日常事务和保护自身安全的能力,从而降低其本人和家属的生活质量。

三、流行病学

老年认知障碍包括增龄相关记忆障碍、轻度认知障碍、老年痴呆三种。增龄相关记忆障碍是随着年龄增长出现的记忆减退,发病率占老年人的20%~30%;轻度认知障碍(mild cognitive impairment, MCI)是介于老化和痴呆(dementia)之间的认知损伤状态,在自然人群中的发病率达3%~42%,在医疗机构中发病率为6%~85%,且随着时间的延长大多数轻度认知障碍病情会加重发展为痴呆;老年痴呆主要包括阿尔茨海默病(Alzheimer disease, AD)、路易体痴呆、帕金森病痴呆、血管性痴呆(vascular dementia, VaD)及其他如颅脑损伤、肿瘤引起的痴呆。其中阿尔茨海默病占所有痴呆类型的50%~70%。

四、病因及病理生理

认知障碍受多种因素影响,包括脑老化、多巴胺等神经递质及受体异常、神经肽异常、神经营养因子缺乏、脑组织蛋白质异常聚集、慢性脑缺血性损伤、环境及代谢毒素对脑的损害、脑外伤、慢性全身性疾病、精神心理异常、社会地位及受教育程度低等。认知功能一般随年龄增高（约 60 岁以后）而下降。如帕金森病患者黑质多巴胺能神经元、酪氨酸羟化酶和多巴脱羧酶活力、纹状体多巴胺递质自 30 岁以后随年龄增长而逐年减少或降低。老年人脑内血液供应减少，合成和分解代谢以及对毒素的清除能力均降低，这些都是造成老化脑神经细胞死亡，认知功能降低的主要因素。

五、认知障碍分类

（一）按病因分类

1. **原发神经系统疾病导致的认知障碍或痴呆**　包括阿尔茨海默病，血管性认知障碍（vascular cognitive impairment，VCI）或血管性痴呆，感染性痴呆，正常颅压脑积水、脑外伤、脑肿瘤、脱髓鞘病等所致认知障碍或痴呆等。

2. **神经系统以外疾病导致的认知障碍或痴呆**　包括甲状腺功能低下、维生素缺乏等代谢性疾病、中毒性脑病（乙醇中毒、毒品、药物慢性中毒等）认知障碍或痴呆。

3. **同时累及神经系统以及其他脏器的疾病导致的认知障碍或痴呆**　例如艾滋病所致艾滋病痴呆综合征以及梅毒、肝豆状核变性等疾病所致认知障碍或痴呆。

（二）按认知障碍的程度分类

1. **认知功能老化**（normal brain aging，NBA）　是指老年人存在同龄正常范围内与老化相关的正常的认知衰退。国际老年心理学会（International Psychogeriatric Association）认为其属于随年龄增长而出现的正常生理现象。然而，有部分最初表现为正常认知功能老化的患者会逐渐发展为阿尔兹海默病。

2. **轻度认知障碍**　是介于正常衰老和痴呆之间的一种中间状态。与年龄和教育程度匹配的正常老人相比，患者存在轻度认知功能减退，但日常能力没有受到明显影响。轻度认知障碍的核心症状是认知功能的减退，根据病因或大脑损害部位的不同，可以累及记忆、执行功能、语言、运用、视空间结构功能等一项或一项以上，导致相应的临床症状。根据损害的认知域，轻度认知障碍症状又可以分为两大类：

（1）遗忘型轻度认知障碍（amnesic mild cognitive impairment，aMCI）：患者表现有记忆力损害。根据受累的认知域数量，又可分为单纯记忆损害型（只累及记忆力）和多认知域损害型（除累及记忆力，还存在其他一项或多项认知域损害），前者常由阿尔茨海默病的早期导致，后者可由阿尔茨海默病、脑血管病或其他疾病（如抑郁）等引起。

（2）非遗忘型轻度认知障碍（non-amnesic mild cognitive impairment，naMCI）：患者表现为记忆功能以外的认知域损害，记忆功能保留。也可以进一步分为非记忆单一认知域损害型和非记忆多认知域损害型，常由额颞叶变性、路易体痴呆等的早期病变导致。

3. **痴呆**　是大脑多方面高级心理功能减退的综合征，是一种获得性、持续性智能障碍，即在无意识障碍的情况下，在认知、记忆、语言、视空间功能、情感或人格等五项心理活动中，有认知和记忆功能障碍和后三项中至少一种功能缺损，且影响患者的日常生活以及社会和职业功能。根据痴呆患者的具体表现和对日常生活的影响，还可进一步将痴呆分为轻度痴呆、中度痴呆和重度痴呆三个等级。

六、临床诊断标准

（一）轻度认知障碍（MCI）的诊断标准

1. 患者或知情者报告，或有经验的临床医师发现认知的损害。
2. 存在一个或多个认知功能域损害的客观证据（来自认知测验）。
3. 复杂的工具性日常能力可以有轻度损害，但保持独立的日常生活能力。
4. 尚未达到痴呆的诊断。

（二）痴呆的诊断标准

国际疾病分类（international classification of diseases，ICD）1992 年第 10 次修订本（ICD-10）痴呆诊断标准，见表 6-1-1。此外还有美国精神病学会的《精神疾病诊断与统计手册》第 4 版修订版（DSM-Ⅳ-R）和美国神经病学、语言障碍和卒中 - 老年性痴呆和相关疾病学会工作组（NINCDS-ADRDA）标准，见表 6-1-2。2007 年柳叶刀神经病学刊载了修订 NINCDS-ADRDA 标准的新 AD 诊断标准。新标准直接以 AD 的临床特征和客观标记物为诊断条件，有利于对 AD 的早期诊断，并提高了诊断的特异性。

表 6-1-1　ICD-10 痴呆诊断标准

1. 痴呆的证据及严重程度

（1）学习新事物发生障碍，严重者对以往的事情回忆有障碍，损害的部分可以是词语或非词语部分。不仅是根据患者的主诉，而且通过客观检查作出上述障碍的评定。根据下列标准分为轻、中和重度损害：

1）轻度：记忆障碍涉及日常生活，但仍能独立生活，主要影响近记忆，而远记忆可以受或不受影响

2）中度：较严重的记忆障碍，已影响到患者的独立生活，可伴有括约肌障碍

3）重度：严重的记忆智能障碍，完全需他人照顾，有明显的括约肌障碍

（2）通过病史及神经心理检查证实智能减退，思维和判断受到影响

1）轻度：其智能障碍影响到患者的日常生活，但患者仍能独立生活，完成复杂任务有明显障碍

2）中度：其智能障碍影响到患者的独立生活能力，需他人照顾，对任何事物完全缺乏兴趣

3）重度：完全依赖他人照顾

2. 上述功能障碍不只出现在意识障碍或谵妄时期

3. 可伴有情感、社会行为和主动性障碍

4. 临床诊断出现记忆和 / 或智能障碍至少持续 6 个月以上。出现下述皮质损害体征时更支持诊断，如：失语、失认、失用。影像学出现相应改变，包括：CT、MRI、单光子发射断层扫描（single-photon-emission computer tomography，SPECT）和正电子发射断层扫描（positron emission computed tomography，PET）等

表 6-1-2　NINCDS-ADRDA 修订标准

临床很可能的 AD		
核心证据（A）	存在早期，显著的情景记忆损害	1. 持续进展的，由患者或知情者反映的记忆损害，时间超过 6 个月； 2. 客观监测发现有情景记忆损害，包括延迟记忆受损，且经线索或多选提示改善不明显（训练后）； 3. 情景记忆损害可在 AD 早期或进展阶段单有或合并其他认知损害
支持证据（B）	存在内侧颞叶萎缩	MRI 定性或定量分析显示海马、内嗅区，杏仁核结构的萎缩（根据年龄匹配正常人群对照）

临床很可能的 AD		
支持证据（C）	异常的脑脊液标志物	1. Aβ$_{1-42}$ 含量降低和 / 或总 Tau 和 / 或过磷酸化 Tau 升高 2. 其他可能被证实的标志物
支持证据（D）	分子神经影像学提示特定脑区代谢异常	1. 双侧颞顶皮质糖代谢下降 2. 其他分子标志物 PIB 或 FDDNP 等
支持证据（E）	家族遗传性基因异常	21 号染色体（APP），或 14 号（早老素 1），或 1 号（早老素 2）等
排除性证据	病史	1. 突发局灶性神经功能缺损 2. 早期出现步态异常，癫痫发作，行为异常等
	临床表现	1. 局灶定位体征包括偏瘫，感觉障碍，视力（野）损害等 2. 早期锥体外系表现
	可以解释记忆障碍及相关症状的其他疾病	1. 非 AD 痴呆、抑郁、脑血管病、中毒及代谢性疾病等； 2. 癫痫，脑炎，脑血管病等导致海马、内侧颞叶的异常改变

临床确诊的 AD：临床症状 + 实验室检查确诊 + 基因确诊

七、临床治疗

临床主要针对认知症状进行药物治疗，包括胆碱酯酶抑制剂、美金刚和其他药物。多奈哌齐是第二代特异的可逆性中枢乙酰胆碱酯酶抑制剂，对外周乙酰胆碱酯酶抑制作用很小，可提高细胞突触间的乙酰胆碱浓度，能改善血管性认知障碍患者认知功能和执行能力，提高日常生活能力。加兰他敏对混合性认知障碍（VaD 和 AD 同时存在）有更好疗效。美金刚是一种电压依赖性、非竞争性和中等结合力的 N- 甲基 -D- 天冬氨酸受体拮抗剂，可阻断谷氨酸浓度病理性升高导致的神经元细胞损害，对皮质下认知有更好的疗效，可改善痴呆各阶段认知功能，提高日常生活能力。

八、康复评定

（一）临床评定

1. 病史　通过询问患者家属了解患者是否存在头部外伤史、脑血管因素（高血压、糖尿病、冠心病、卒中史）、帕金森病、精神疾病、药物、毒品、颅内感染、肿瘤、代谢性疾病（肝性脑病以及甲状腺功能减退、尿毒症、维生素 B$_{12}$/ 叶酸缺乏）、中毒（乙醇、毒品及其他有毒化学品）等病史，有利于初步判断患者认知功能障碍或痴呆的类型、进程及预后。

2. 个人史　了解患者的教育水平、生活经历、工作经历及性格特点有利于在做认知功能康复计划时挑选患者乐于接受的康复训练形式，以便最大程度调动患者的积极性，更好地配合训练。

3. 体格检查及颅脑影像学表现　震颤及共济运动迟缓、笨拙等锥体外系的异常体征常提示帕金森病或路易体病等皮质下损害；面颊、手臂、大腿等部位的非凹陷性黏液性水肿体征提示需注意是否存在甲状腺功能低下所致认知障碍；颅脑影像学表现，如脑组织内存在缺血病灶提示 VaD 可能，海马和颞叶的萎缩提示 AD 的可能性较大。体格检查及颅脑影像学表现均有助于明确患者的认知障碍或痴呆类型。

（二）认知功能评定

1. 认知功能评定的目的和作用

（1）筛查：了解患者的认知功能是否存在异常？存在哪些方面的异常？

（2）诊断：明确患者在哪些认知域存在功能障碍，并进行鉴别诊断。

（3）制订康复计划：在了解患者的需求、认知障碍的范围及程度以及保留较好的可用于代偿的高级皮层功能的基础上，需要进行行为评价，明确有无行为异常。

（4）疗效评定：通过康复中期评定，了解干预和治疗是否有效，并据此预测患者经过认知功能康复是否能够在一定程度上提高生存质量。

2. 认知功能评定的方法　包括筛查类评定，对具体认知域（注意、知觉、记忆、执行功能等）的特异性评定和对整体认知功能的成套评定。针对老年患者筛查类评定多用简明精神状态检查（MMSE）和蒙特利尔认知评估（MoCA），其中 MoCA 适用于对 MCI 的筛查，对 MCI 具有较高的敏感性和特异性，成套认知功能评定一般采用韦氏成人智力测验（Wechsler adult intelligence scale，WAIS）和洛文斯顿作业疗法认知评定量表（Loewenstein occupational therapy cognitive assessment，LOTCA），LOTCA 具有项目简化、费时少等优点。上述认知功能评定的具体方法如下：

（1）简易精神状态量表（MMSE）：MMSE 是国内外应用最广泛的认知筛查量表，对痴呆诊断的敏感度和特异度较高，但是对识别 MCI 不够敏感。本量表的优点在于操作简便，整个检查耗时 5~10min，特别适用于老年人群，MMSE 的低分及其下降速度可以作为痴呆预后的预测因素。MMSE 缺点是易受教育程度的影响，文化程度较高的老年人可能有假阴性，文化程度低的可能假阳性。

（2）蒙特利尔认知评估（Montreal cognitive asse ssment，MoCA）：是一种对 MCI 进行快速筛查的评定工具。MoCA 量表评定的认知领域，包括注意、记忆、语言、视空间与执行功能、命名、抽象思维、计算和定向力。本量表总分 30 分，英文原版的测试结果显示正常值为≥26 分。

（3）韦氏成人智力测验（Wechsler adult intelligence scale，WAIS）：是应用较广的成套记忆测验，可用于 7 岁以上儿童及成人。中国的标准化量表共计 10 项分测验。内容包括瞬时记忆、短时记忆、长时记忆。韦氏记忆量表有助于鉴别器质性和功能性记忆障碍。

（4）洛文斯顿作业疗法认知评定成套测验（Loewenstein occupational therapy cognition assessment battery，LOTCA battery）：用于作业治疗的认知检测，内容分为四类：定向检查、知觉检查、视运动组织检查和思维运作检查。该测验操作简便实用，测量时间约 30~40min，也可分为 2~3 次完成。

九、康复治疗

（一）治疗原则

1. 尽可能延长患者维持生活自理状态的时间　尽早开始康复干预至关重要，可在发现其出现认知障碍的早期即进行干预。此时患者仍存在一定的自知力、主动康复的意愿和表达能力，可以参与到康复计划的制订过程中，康复专业人员共同确定康复目标，根据自己的兴趣、目标选择合适的训练项目。

2. 通过支持和鼓励，使患者尽可能参与喜爱的活动，以保持一定的生活质量　一方面安排丰富的、多样化的活动，另一方面，随着患者痴呆症状的逐渐显现和加重，分析患者参与各类活动所需要的代偿策略，逐步由看护者提供确实必要的帮助。

3. 根据患者的兴趣和功能，个体化地为患者选择康复训练的具体方法。

4. 全面康复　对于患者的认知功能障碍，应将桌面作业活动、电脑辅助训练、虚拟情景训练、文娱活动和实际生活相结合开展综合的认知康复训练，同时，还应鼓励患者坚持肌力、柔韧性、有氧运动等运动功能训练。

5. 由于患者进入老年，特别是已处于痴呆状态的患者，即使长期坚持康复训练，认知功能仍有可能持续性衰退。康复医师和康复治疗师对于自己的患者认知障碍进行性加重的情况不应感到气馁，还需根据患者的训练作业完成情况做出训练任务的相应调整：如患者有进步，则应循序渐进地增加难度；如患者有退步，则应适当降低作业难度，使患者保持一定的正确率，以激励患者坚持康复训练。

（二）常用方法

1. 传统作业活动　利用纸笔练习、桌面作业活动器具，如纸牌、棋类、积木、拼图、模型图片及零件等，可因地制宜地安排较为丰富多彩的康复训练活动，且与日常生活联系较为紧密。

2. 电脑辅助认知功能康复（computer-assisted cognitive rehabilitation，CACR）　是目前逐渐普及的训练方法，由专业人员针对不同认知障碍的类型及其程度编写训练软件，可从基本训练开始，根据患者的成绩逐步增加难度，过渡到较为复杂的认知功能训练。电脑辅助认知功能训练方法包括经典认知训练任务、神经心理学软件和视频游戏。

3. 远程康复技术（teletherapy）　利用互联网远程进行 CACR，使患者足不出户即可使用家中的电脑进行认知功能训练，减轻家属接送患者的负担，但应考虑到部分患者及其照护人员缺乏对有计划康复训练的依从性，不能持之以恒坚持训练的问题，应进行定期随访和督导。

4. 虚拟现实（virtual reality，VR）训练　近年来不断发展完善的虚拟现实训练是一项将集成技术、计算机图形学、传感技术、人机交互技术和人工智能等领域的高新技术综合运用产生的三维虚拟人工环境。可向使用者提供关于视觉、听觉、触觉等感官的模拟，使其形成身临其境一般的体验，实时、没有限制地观察三维空间内的事物。当使用者进行位置移动时，系统通过专用的 3D 时差测距摄像头，捕捉患者的三维运动轨迹，将精确的 3D 世界影像传回，令使用者感到作为主角存在于模拟环境中。理想的模拟环境应该使用户难以分辨真假，使用户全身心地投入到计算机创建的三维虚拟环境中，并且能直接对模拟环境内物体进行操作并得到反馈，引导患者完成特定的动作任务。患者可以在虚拟的复杂环境中进行复杂活动，较真实环境中的训练更具安全性。虚拟现实技术通过各种游戏的反复训练，不仅有助于维持和提高患者的逻辑推理、思维、记忆、协调、注意力等认知功能，还可以用于运动功能的训练，从而综合提高患者处理复杂事物的能力。

5. 物理因子治疗

（1）经颅直流电刺激（transcranial dirext-current stimulation，tDCS）：置于乳突部，通过产生仿真生物波，通过颅脑屏障，对大脑皮质进行刺激治疗。能改善脑循环，增加脑血供，有利于脑缺血区侧支循环的建立，保护脑神经细胞。作为简单安全和非侵入性的调节技术，在卒中后认知功能障碍的各种类型中均有一定疗效,具有良好的应用前景。

(2)经颅磁刺激(transcranial magnetic stimulation, TMS):通过时变磁场作用于大脑皮质产生感应电流,改变皮质神经元的动作电位,影响神经电活动及脑内代谢,能够促进神经元突触的可塑性变化。经颅磁刺激可以引起皮层图的明确改变,越来越多的证据证明,重复经颅磁刺激有利于脑卒中后失语症患者命名、语言表达和理解的改善。对于认知功能的改善,有待于进一步观察。

(三)注意障碍的康复

根据患者注意力障碍的类型和生活、工作的需要,有针对性、有重点地选择训练方式。注意功能的训练包括反应时训练、注意的稳定性训练、注意的选择性训练、注意转移训练、注意分配训练。康复的主要内容包括视觉目标或听觉目标出现后反应、倒数数字、轨迹连线、连加连减、删除作业(字母和符号)、选择作业(字母和图形)、交替选择删除作业、听到不规则声音或数字后做出拍桌子或按键反应以及播放音乐同时按键目标信号等双重任务训练。除电脑辅助训练外,也可以训练患者通过其他作业疗法训练注意力,例如,为患者准备两种不同的作业,当治疗师发出"换"的指令时,患者立即停止当前的作业而改做另一项作业,训练患者的注意转移能力;在电视机或收音机播放节目的同时,让患者做注意稳定性训练,提高注意分配能力等。

(四)知觉障碍的康复

知觉障碍的康复主要包括躯体构图障碍的康复训练,视、听、触觉失认的康复训练。

1. 躯体构图障碍的康复训练 训练过程中可采用感觉整合疗法——将特殊的感觉输入与特定部位相联系和概念强化疗法:①左右失认的训练;②躯体失认;③手指失认。见表6-1-3。

表 6-1-3 躯体构图障碍的康复训练

类型	感觉整合疗法——将特殊的感觉输入与特定部位相联系	概念强化疗法
左右失认	对患者的左侧或右侧肢体的皮肤进行摩擦和本体感觉刺激以帮助患者区分左右	在训练活动中,结合任务反复使用"左"和"右"的口令,提示患者正确使用左、右手,左、右下肢,正确完成向左、向右转体等动作
躯体失认	用患者的手触摸身体的某部位并同时说出部位名称	治疗师指向患者某一身体部位,让患者说出部位名称;也可利用人体拼图,让患者按部位名称指图或指图上的部位让患者命名
手指失认	增加手指皮肤的触觉和压觉输入	要求患者按照手指名称找到自己、治疗师或手指图上的相应手指,或对治疗师点到的手指进行命名

2. 视、听、触觉失认的康复训练 见表6-1-4。

3. 空间定位障碍的康复训练

(1)让患者按要求完成火柴或积木的搭建,例如将三角积木摆到方形积木的上方,再将长条形积木放在方形积木左侧,将圆柱形积木放到长条形积木后面。

(2)摆好积木后让患者逐一说出每一块积木的相对位置。

表 6-1-4　视、听、触觉失认的康复训练

失认类型		辨识训练	特征描述练习	利用其他感官帮助认知
视觉失认	物品失认	图形-名称匹配：看图片说物品名称，按物品名称指出相应图片。 实物-名称匹配：看实物说物品名称，按物品名称指出相应实物	练习描述图画、物品的形象特征；也可以通过做出使用该物品的动作示范以及语义提示，来帮助患者辨认该物品，掌握其名称和用途，例如用毛巾做出擦脸的动作同时说：这是用来擦脸、擦手的毛巾	触摸实物，与视觉信息相结合，对该物品及其零部件进行命名
	颜色失认	颜色-颜色名称匹配：给仅有轮廓的自然景物（如树木、香蕉、柑橘、草莓、西瓜、虎、豹等颜色比较固定的动植物或包括天空、花草、树木、江河湖海的风景）图片按写实风格进行着色	练习用水彩混合颜料，了解色彩变化规律；描述不同色系的特征；按颜色变化的规律（红-蓝紫）排列水彩笔或色卡	通过结合实物或图片听讲解重新学习颜色知识（视、听结合）
	面容失认	照片-姓名匹配：请患者家属准备某几位亲友在不同场景、不同距离、不同角度的照片，让患者进行辨认；准备合影照片，让患者在人群中找出其熟悉的某个人	描述照片上人物的面部特征	播放照片上人物的说话或唱歌的录音，再让患者说出人物的姓名
	同时失认	描述图画，画面内容从简单到复杂	描述复杂图画（风景、叙事）的局部特征	根据语言总结的画面各个部分特征，叙述出整幅画所要表现的主要内容或故事
听觉失认	环境音失认	听声音命名，例如：播放犬吠的声音，让患者在若干词汇中指出"狗"； 听声音指图，例如：听犬吠声音，在若干图片中找到画着狗的图片	听声音指出声音的类别，比如属于动物还是交通工具发出的声音	播放某人说话或唱歌的录音，如患者不能说出人物的姓名，则给患者看该人物的照片，再让患者说名字
	感觉性失语	听词指图练习：呈现若干图片（不少于3张），治疗师说出某一物品名称，让患者指出相应图片，交换图片位置后，再次让患者指出上一物品名称对应的图片	由于感觉性失语的患者往往也不能进行准确的口头表达，故无法进行此类练习	指导患者按指令听写并绘图，例如：苹果，患者不能画出时，治疗师一边画一边描述苹果的基本特征，并在旁边注明"苹果"二字，再让患者临摹、抄写，

续表

失认类型		辨识训练	特征描述练习	利用其他感官帮助认知
听觉失认	感觉性失语	听故事指图:同上方法,呈现若干描述不同情节的图片,让患者按照治疗师的描述的内容指出相应图片		以加深对"苹果"这一来自听觉的词语的综合理解
触觉失认		1)闭目时用手感觉和分辨不同的材料、形状,或命名物品,先睁眼,后闭眼。2)将1)中练习触摸过的物品放入不透明的箱子中,让患者按指令到箱中摸出相应的物品	刺激触、压感受器,让患者描述该感觉	触摸的同时结合观看,说出物品的材料、形状,或命名物品

（3）让患者按要求完成家具的摆放,例如:请将椅子放到左侧靠墙的位置。

（4）让患者记住目前家具的位置,然后走出房间等待,治疗师重新摆放家具,然后患者回到房间将家具恢复到原位,每次挪动家具的数目从一件、两件开始,根据患者的实际能力逐渐增多。

（5）根据治疗师的提示画路线图,例如:从老张的家出门向右走到第二个十字路口,向左拐,经过一家超市,就可以看到马路的左侧有一个公园。

（6）治疗师在地图上标出甲地和乙地,让患者看地图按照（5）的方法说出从甲地去往乙地的最佳路线。

4. 单侧忽略的康复训练

（1）不断提醒患者集中注意于忽略的一侧。

（2）站在忽略侧与患者谈话和训练。

（3）对忽略侧给予触摸、拍打、挤压、冰刺激等感觉刺激。

（4）将患者所需物品放置在忽略侧,要求其用健手越过中线去拿取。

（5）鼓励患侧上下肢主动参与翻身,必要时可用健手帮助患手向健侧翻身。

（6）在忽略侧放置色彩鲜艳的物品或灯光提醒其对患侧的注意。

（7）患者阅读文章时,在其忽略侧一端放上色彩鲜艳的规尺,或使其用手摸着书的边缘,从边缘处开始阅读。

5. 失用症的康复训练 见表6-1-5。

表6-1-5 各类失用症的康复训练方法

类型	康复训练方法
意念运动性失用	设法触动患者无意识的自发运动,如让患者刷牙,患者不能完成;让他假装刷牙或模仿刷牙都不能完成时可以将牙刷放在患者手中,通过触觉提示完成一系列刷牙动作。 在实际动作训练前和过程中,给予视觉、触觉、本体感觉和运动刺激,以加强正常运动模式和运动计划的输出。 在实际动作训练前,要求患者进行流畅、准确、协调的运动模式的想象

类型	康复训练方法
意念性失用	可通过视觉暗示帮助患者,如让患者倒一杯茶,患者常会出现顺序上的错误,这时可以把动作一个个分解开来,演示给患者看,然后分步进行训练,上一个动作要结束时,提醒下一个动作,启发患者有意识的活动,或用手帮助患者进行下一个运动,直到有改善或基本正常为止
肢体运动性失用	先训练粗大运动,再逐步练习精细动作
结构失用	可训练患者对家庭常用物品进行排列、堆放等,可让治疗师先示范一下,再让患者模仿练习,开始练习时一步一步给予较多的暗示、提醒,有进步后逐步减少暗示和提醒,并逐步增加难度。 可让患者进行图表对拼,完成图形的组合等
穿衣失用	(1)建立一个容易让患者本人识别衬衫袖子的左右关系的场景。 (2)让患者先穿麻痹侧的袖子,并拉到肩部。 (3)系纽扣时,要对着镜子,边看边系,注意不要上下错位。 (4)如果出现错误,要让患者重新再来,否则在错误的状态下,继续进行反复的更衣动作,会使患者变得更糊涂
口颜面失用	可以通过指令让患者做口颜面动作、复述等训练,也可以利用镜子进行有目的的面部动作的模仿练习

(五)记忆障碍的康复

1. 记忆功能的训练　虽然已有改善记忆的药物用于临床,但其疗效不尽人意,且持续时间短暂。相对而言,非药物的、直接针对记忆功能的训练效果更为明显。

(1)内辅助——记忆的内在策略:即通过对记忆力的训练和记忆技巧的学习,提高、改善患者记忆能力的方法。

1)恢复记忆法:

①复述法:要求患者无声或大声重复要记住的内容(如一组数字、名称、词汇等),复述一遍,背诵一遍,可循环数次,提高信息储存能力。

②无差错学习法:大多数人可以从犯过的错误中学习或吸取教训,从而避免在今后再犯类似错误,而对于记忆障碍患者,不仅不能记住并纠正错误,还有可能会出现强化错误行为的现象。因此,对于严重记忆障碍患者,康复训练应保证患者要强化的行为是正确的。无差错学习法主要通过提示来增强对正确事物的记忆,避免患者随意猜测。例如,在词汇记忆练习中,需要记忆的3个词汇分别是:汽车、火车、飞机。当患者不能马上背诵出上述词汇时,治疗师给予正确的引导:这3个词都是交通工具的名称,第一个词是……(患者没有答出),在马路上行驶的……(患者仍没有答出),汽……患者说出"汽车",治疗师立即予以肯定:非常正确!是汽车!那么第二个词还是交通工具,不过是在铁轨上行驶的……(患者没有答出),很多车厢连在一起长长的……(患者仍没有答出)火车(在患者随意猜测之前给出整个词),请跟我读一遍:火车。

③逐渐减少提示法:即通过在学习中逐渐减少提示来训练患者的记忆能力。

④PQRST训练:PQRST五个字母分别代表记忆力训练的五个步骤:

P(preview):浏览阅读材料的大概内容。

Q（question）：就有关内容向患者提问。

R（read）：患者再次仔细阅读。

S（self-recitation）：患者复述阅读内容。

T（test）：通过回答问题检查患者是否记住了有关信息。

2）重新组织记忆法——助记法（mnemonic）：是指利用记忆游戏和训练，以另外一种记忆方式弥补丢失的记忆存储技能，从而增强记忆。

①利用视觉意向：把需要记忆的内容在头脑中形成一幅图以巩固记忆，也可以由治疗师为其画一幅"记忆图"。例如，为了记住"钢琴"和"狗"这两个词，可以想象狗在弹钢琴的卡通画面。该方法可提高记忆的提取能力。

②面容 - 姓名联合记忆。

③首词记忆法：把需要记住的每一个词语或短句的第一个字组成熟悉或便于记忆的成语或句子。

④谐音记忆法：例如背诵圆周率 π 的数值：3.1415926535⋯⋯可以编成诗句：山巅一寺一壶酒，尔乐苦煞吾⋯⋯

⑤精细加工法：帮助患者对需要记忆的信息进行详细的分析，找出各种有联系的细节，通过编一个句子或简单的故事来帮助巩固需要记忆的信息。

对于上述内在策略的学习和练习，需要患者具有明确的目的性，能够积极主动地参与训练，因此，痴呆患者很难完成训练。临床研究的结果亦显示，主诉记忆力减退的正常老年人（正常衰老伴随的记忆减退者）即使年龄很大也可以学习这些策略并且获益，而对于痴呆患者效果有限且短暂。

（2）外辅助——记忆的外在策略：这是一类减少对良好记忆力的需求而通过外在设施的帮助代偿受损记忆力的方法，对于改善记忆力明显减退的老年人的生活状态更为实用、有效。

1）利用日历、日记、掌上电脑，要求患者记录重要的谈话内容，对需要做的事情进行列表。

2）多功能手表或计时器。

3）购物清单。

4）保持特定物品的特定位置。

5）给房间里的抽屉和橱柜贴标记、标签，以增加患者的定位能力。

6）语音记录，记忆辅助设备。

7）运用患者的穿着或者携带的东西作为提示物来提示重要的事件或任务。

8）将家庭用具与声音联系在一起，以便提醒可能会忘记关掉用具的患者。如可鸣叫的烧水壶，在水烧开时鸣叫，以提示患者关闭加热源。

9）在家庭以外的场所的设计能够提示患者周围环境中各种场所可能在什么地方。如彩色的标示箭头等。

内在策略与外在策略的区别见表6-1-6。

2. 记忆障碍的代偿策略

（1）为患者提供一个外部刺激最小的环境以使患者不易发生注意力分散。

（2）帮助患者集中注意力，要求患者一次只做一件事。

（3）为患者提供信息时，要用眼睛注视他们。

表 6-1-6　内在策略与外在策略的比较

内在策略所需条件	外在策略所需条件
主观上存在努力训练的意愿	习惯性地,自动处理
积极回忆——主动进行	经验和实践——机械地执行
内在监视——在自身头脑中的信息处理,包括对事物的描述和再现,保存的时间和准确性很难确定	外在监视——外部环境中的物品,是以实物的形式存在的,能可靠保存的

（4）多为患者提供他们感兴趣的信息。

（5）多为患者提供重复的信息。

（6）鼓励患者提问。

（7）建立日常活动常规,培养患者养成固定的生活习惯。

（六）执行功能障碍的康复

1. 执行功能的训练

（1）对比与分类训练:对不同事物进行对比,分类。

1）分类列举:请说出 5 种蔬菜的名称;请说出 5 种家具的名称;请说出 5 个国家的名称等。

2）相似性比较:请患者判断成对列出的物品、问题是否存在共性或相似之处,并用一个概念贴切地概括两个词,例如:茄子 - 西红柿(同为植物的果实,蔬菜),诗词 - 小说(同为文学作品)等。也可采用韦氏成人智力量表中等相似性分测验进行测试。

3）差异性测验:请患者指出所列的成对词语之间的差异,例如:狼 - 狗(狼是野生动物,狗是经过驯养的动物),鹰 - 飞机,歌曲 - 雕像,等。

（2）社会适应能力和判断力训练:向患者提问有关生活常识、社会价值观念、社会习俗和一些现象的理由等问题。例如:油锅里起火应该怎么办?

（3）抽象与概括能力训练:分析成语或谚语。例如:"过河拆桥"是什么意思?"条条大路通罗马"是什么意思?

（4）推理训练:利用图形或数字的排列、填空游戏来进行推理训练。

1）数字 - 字母连线:纸上有 25 个圆圈(图 6-1-1),其中 13 个分别任意标上数字 1~13,另外 12 个圆圈则任意标上 A、B……L 诸字母,要求患者按 1-A-2-B-3……13-L 的顺序连接数字和字母。

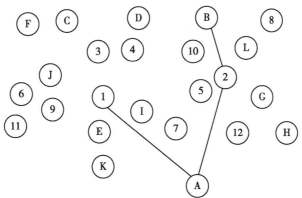

图 6-1-1　数字 - 字母连线

2）数字 - 符号转化：首先呈现印刷好的数字 - 符号对应关系表（表6-1-7）。

表 6-1-7　符号 - 数字对应关系表

符号	(	⊤	⊢	⌐	⊣	>	+	)	⊥
数字	1	2	3	4	5	6	7	8	9

再请患者根据规定的对应关系，将题目中无规律排列的符号（表6-1-8）转化为相应数字。

表 6-1-8　符号 - 数字转换练习

符号	⊣	+	(	>	⊥	⊤	⌐	⊣	)	>
数字										
符号	⊢	⊢	⌐	⊤	>	+	(	+	⌐	⊥
数字										

3）数字推理：列出由若干数字组成的数列，该数列中的数字按一定规律排列，请患者找出其中的规律，并按照这一规律在所给出的空格上填写适当的数字。如：1、4、7、10、_____。

4）字母推理：与数字推理类似，列出按一定规律排列的若干字母或字母串，请患者在指定的空格处填写适当的字母。如：AZ、BY、CX、D____、EV，等。

5）图形推理：举例如图6-1-2。

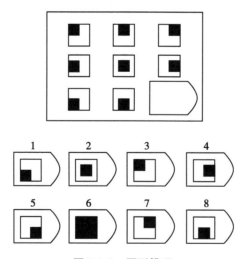

图 6-1-2　图形推理

引自：瑞文标准推理测验（Raven's standard progressive matrices）

6）语言逻辑的推理：例如，甲是男的，乙是女的。甲是乙的哥哥，丙是甲的儿子，9岁，丁是乙的女儿，13岁。丙是丁的什么亲戚？

（5）解决问题的能力训练：训练患者综合运用积累的知识、常识（长时记忆）、结合判断力、抽象概括能力、推理能力、工作记忆等认知能力解决实际问题的能力。

1）计算力：主要包括心算和笔算。心算可进行简单的个位数加、减、乘、除，根据患者的成绩逐步将难度提高，如两位数的加减法等；笔算则应进行两位数、三位数的加、减、乘、除等，也可以是应用题，例如：汽车每小时行驶 60km，行驶 420km 需要几小时？一斤土豆1元3角，老李买了4斤土豆，给了商贩10元钱，应找回多少零钱？

2）实际操作：如拼图、迷宫、汉诺塔游戏等。

2. 改善执行功能障碍

（1）重复训练以改进行为。

（2）给患者提供从基本到复杂的有等级的任务。

（3）充分利用仍保存的技能或功能，补偿已损伤的功能。

（4）改变患者的生活环境、社会或工作角色，或个人的资源。

（5）使每天的活动尽可能规律。

（6）指导患者调整自己的节奏，以保证有充足的、额外的时间以避免感觉匆忙。

（7）训练不要超过患者能够承受的限度。

十、康复护理

认知障碍患者的护理极为重要，以维持其日常生活活动能力。并通过调整周围环境使之与患者生活能力相适应。

1. 穿着护理 严重认知障碍老年人不能根据气候加减衣服，应随时根据天气变化为患者更换衣物。

2. 营造安全的居家环境 居室要宽敞，设施简单，光线充足，室内无障碍，床边设置护栏，患者生活环境要固定，减少室内物品的变动。

3. 均衡膳食营养 提供愉快轻松的就餐氛围，采用地中海饮食，以蔬菜水果、鱼类、五谷杂粮、豆类和橄榄油为主的饮食风格，低盐低钠均衡饮食。

4. 出行护理 认知障碍老年人外出一定要有人陪同，以免迷路，在严重认知障碍老人衣服醒目处标上姓名，住址，联系电话，以防走失。

5. 服药护理 老年人服药时需有人在旁，帮助老年人服用，以免遗忘。

6. 肯定患者价值，尊重患者意愿，减少患者挫败感。

十一、预防

可开展全生命周期的危险因素防控，提高早期受教育程度，防控中年期高血压、肥胖、糖尿病，老年期提高体力活动，促进老年人社会交往。如适量服用维生素 B6 和维生素 E，有助于缓解大脑萎缩；进行适当的运动锻炼，如快走、跳舞、太极拳等；保持心情舒畅，避免焦虑抑郁；多动脑，经常进行下棋、看报纸、学习新语言等，保持大脑活跃。

十二、预后

认知功能下降是一个缓慢、连续的过程。轻度认知障碍向阿尔茨海默病转化的年均转化率达 10%~15%，3 年转化率达 21.9%，5 年转化率大于 50%。目前没有药物肯定能预防轻度认知障碍向痴呆转变，但健康的生活方式、积极控制血管性危险因素和科学的锻炼肯定对增强体质、提高免疫力与改善精神状态是有好处的。早发现早预防早治疗有助于延缓疾病进程,提高患者的生活质量。

(郑洁皎 高 文 周媚媚)

第二节 老年肌肉衰减综合征康复

一、概述

肌肉衰减综合征又称"老年性骨骼肌减少症"、"骨骼肌减少症"等,严重影响老年人健康寿命和生活品质。肌肉衰减症发病原因复杂多样,目前认为与衰老有直接关系,同时与营养不良和少动有关,其机制尚未完全明确,营养和运动是治疗的主要方法。

二、定义与术语

肌肉衰减综合征(sarcopenia)是与增龄相关的进行性骨骼肌量减少、伴有肌肉力量的或肌肉功能减退的综合征。1989 年,Rosenberg 第一次提出了"Sarcopenia"的概念。具体来说,肌肉衰减综合征是一种随着年龄增加,以肌肉流失、丢失、衰退、衰减为表现形式,以骨骼肌细胞体积和数量减少、肌力下降、结缔组织和脂肪增多而导致躯体功能减低、跌倒、虚弱及不同程度残疾为特征的临床综合征,又称为年龄相关性肌肉减少症。2016 年 10 月,肌少症被正式纳入国际疾病分类 ICD-10 疾病编码中,肌少症是老年人衰弱的生理基础,是造成成年人跌倒风险、降低活动能力的重要原因之一,是衡量老年人衰弱的标志。

根据发病原因,欧洲老人肌肉减少症工作组(the European Working Group on Sarcopenia in Older People,EWGSOP)将肌肉衰减综合征分为原发性、继发性和营养相关性三类。原发性肌肉衰减综合征除明显老化,没有其他任何原因。继发性肌肉衰减综合征包括活动相关性和疾病相关性肌肉衰减综合征。活动相关性肌肉衰减综合征可能是由于长期卧床,久坐的生活方式,或零重力条件所引起。疾病相关性肌肉衰减综合征即由合并心、肺、肝、肾、脑等器官功能衰竭,炎症性疾病,或内分泌疾病等引起。营养相关性肌肉衰减综合征主要由于能量和 / 或蛋白质摄入不足,胃肠功能紊乱,消化吸收障碍或服用药物,造成厌食等引起。

三、流行病学

肌肉衰减综合征的发病率受多种因素影响,流行病学研究显示,人体骨骼肌随年龄增加不断衰减,50 岁以后,骨骼肌量平均每年减少 1%~2%;60 岁以上慢性肌肉丢失估计30%;80 岁以上约丢失 50%。青壮年时男性的四肢骨骼肌比女性发达,但是随着年龄的增长,男性骨骼肌衰减的速率比女性快。肌肉减少 30% 将影响肌肉的正常功能。西方国家的研究数据提示,60~70 岁的老年人中肌肉衰减综合征发生率 5%~13%,在 80 岁以上的人群中发生率达 11%~50%。亚洲地区中,日本 65 岁以上老年人中男性和女性肌肉衰减综合征的发生率分别为 11.3% 和 10.7%。国内上海地区的研究发现在 ≥70 岁的健康老年人中,女性肌肉衰减综合征的发生率为 4.8%,而男性的发生率为 13.2%,但上述的上海研究并不是根据目前最为推荐的欧洲老年人肌肉衰减综合征工作组提出的诊断方法,仅测定肌肉的含量,未进行肌肉力量和躯体功能测试。我国人群发病率资料多来自于台湾和香港地区,男、女性发病率分别为 6.7%~8.4%、0.4%~2.6%。有研究对中国城市与农村老年人群进行筛查显示,60 岁以上人群总体发病率为 9.8%,男性 6.7%,女性 12.0%;农村发病率为 13.1%,城市为 7.0%。在中国的西部地区,农村老年人较城市老年人更易患肌肉衰减综合征。

美国与欧洲报道,老年人肌肉组织的增龄性流失,常伴发脂肪组织的蓄积或增加,称之为"肌肉衰减性肥胖"(sarcopenic obesity, SO)。将显著增加代谢综合征等慢性病危险。韩国一项新近研究,用四肢骨骼肌量及内脏脂肪面积评定健康老年人 SO,结果显示:男性高达 35.1%、女性高达 48.1%,而且患代谢综合征的危险性高于单纯肥胖及单纯肌肉衰减综合征者。

伴随着我国人口老龄化的日益加剧,老年人的健康问题越来越受到社会的关注,而肌肉衰减综合征已经成为老年常见疾病,能够引起骨质疏松、关节炎、跌倒损伤,并增加糖尿病等疾病的发病风险,已经成为严重影响中老年人正常生活和自理能力的一个突出问题,目前已成为老年医学的研究热点之一。

四、病因、病理及生理

肌肉衰减综合征的发病机制尚未完全明确,已知众多因素与其发生和发展密切相关,其中个体内在因素包括老龄化、内分泌系统功能变化、骨骼肌去神经支配、体力活动量下降、营养失衡与基因遗传等,外在因素则包括各种原发疾病和全身慢性炎症,各种因素间相互影响,共同促进疾病的进展。

(一)内因

最重要的影响是老年人体内合成代谢的激素减少,如睾酮、雌激素、生长激素、胰岛素样生长因子 -1,使肌肉蛋白的合成减少;肌纤维凋亡活性增强,促炎症因子增加,特别是肿瘤坏死因子 -α、白介素 -6,自由基积聚引起的氧化应激,肌细胞线粒体功能的改变和 α- 运动神经元数目的减少,均造成肌细胞蛋白分解增加,最终导致分解代谢大于合成代谢。

(二)外因

蛋白质营养不良是最主要的因素之一,维生素 D 摄入减少或合成能力不足均会导致肌肉质量的减少和功能的下降,引起跌倒和骨折。同时,由于老年人味觉嗅觉减退、牙齿残缺、抑郁、胃肠功能紊乱、消化吸收障碍或服用药物等因素,极易造成食欲缺乏甚至厌食等,引起能量营养素摄入不足和吸收率下降。而安静久坐的生活方式、长期卧床休息或零重力条件也可引起肌肉蛋白的丢失。不可忽视的是,老年人还可能因合并有心、肺、肝、肾、脑等器官功能衰竭、炎症性疾病、恶性肿瘤或内分泌疾病等,从而进一步加剧肌肉容积的减少。

(三)病理

老年性肌肉衰减在解剖学上的表现是肌肉量与横断面积下降、脂肪与结缔组织渗入肌肉、快肌纤维(Ⅱ型)与慢肌纤维(Ⅰ型)数量均减少,但纤维面积只在Ⅱ型肌纤维有减少,提示老年肌肉强度减弱与肌肉纤维的变化有关。光镜下显示内核、破残肌纤维蓄积。电镜下显示肌丝与 Z 线紊乱、肌质网增殖、脂褐素与线性杆状结构畜积。肌电图显示,腰胝段脊髓的运动神经元数降低一半,导致具有最快运动单位的快肌纤维减少很多。此时的生化变化是肌肉蛋白质主要是肌球蛋白合成率降低约 28%,导致肌肉量与收缩功能下降,但肌浆蛋白质不变。老年肌肉内糖酵途径的酶活力无变化,但线粒体标志酶活力降低,相应老年人肌肉的呼吸能力也降低。钙 -ATP 酶蛋白浓度下降 35%,而钙通道释放蛋白却增加,这些变化导致老年性肌肉收缩变慢。

（四）发病机制

肌肉衰减综合征的发生是机体骨骼肌合成代谢和分解代谢失衡的结果。与年龄相关的性激素水平、线粒体功能下降、细胞凋亡、神经系统的退行性疾病、多种慢性疾病、体内炎症状态、运动减少以及营养不良等多种因素有关。其中多种因素是不可改变的，但可以进行运动和营养干预，锻炼时肌肉收缩可以释放肌肉生长因子如胰岛素样生长因子（insulin like growth factor，IGF）和机械生长因子（mechano growth factor），促进卫星细胞核蛋白质合成，从而促进肌肉再生。另外，肌肉衰减综合征也与低 BMI、低体重有关。蛋白质、能量摄入不足，骨骼肌则分解代谢增加，充足的营养摄入也是保证肌肉质量的必需条件，并且衰老的机体存在合成代谢阻力（anabolic resistance），因此需要更多的蛋白质摄入才能促进机体的骨骼肌的蛋白质合成反应。

关于肌肉衰减综合征的发生机制，近年来从分子、细胞、组织、整体水平及行为生活方式等多方面进行了研究。概括起来，包括神经元数量及传导速度下降、肌纤维变化、兴奋 - 收缩偶联减少、氧化应激损伤、卫星细胞激活 / 增殖减少、收缩蛋白基因表达减少、收缩蛋白 mRNA 转录减少、肌肉分解代谢有关的细胞因子白介素 -1（IL-1）、肿瘤坏死因子（tumor necrosis factor，TNF）增高，肌肉蛋白质分解产物 3- 甲基组氨酸（3-Me-His）从尿中排出、生长激素（growth hormone，GH）、类胰岛素样生长因子（IGF-1）、雌激素、睾酮、雄酮不能合成及组织对激素的反应下降、味觉嗅觉减退、牙齿不好、抑郁等形成老年性食欲不振，以致蛋白质摄入不足而致营养不良、负氮平衡、血清白蛋白下降，及失去活动能力等多种机制。

五、临床表现及功能障碍

肌肉衰减综合征最主要的表现为四肢骨骼肌质量与功能的下降。部分患者出现呼吸肌群受累，特别是慢性阻塞性肺疾病、慢性充血性心力衰竭患者。除对骨骼肌结构与功能直接影响外，肌肉衰减综合征还可增加患者跌倒与骨折风险、降低体力活动表现、提高入院概率与次数、加重护理负担，甚至增加死亡风险等。

（一）跌倒

肌肉衰减综合征造成肌肉力量的下降，在日常生活中下肢抗重力肌表现尤为突出，踝背屈肌、股四头肌肌肉衰减 30% 即可明显增加跌倒风险，同时伴随肌容积的减少，下肢本体感觉减退、神经反应速度下降均使老年人无法很好应对变化的外周环境，进一步增加了跌倒的风险。

（二）骨折

肌容积的减少导致骨所受应力的下降，骨缺乏刺激，骨母细胞活动减少引起骨质疏松。同时在跌倒时，萎缩的肌肉对骨骼的保护不足也使骨折的风险增加。

（三）生活质量下降

主要表现为提重物、下肢负重、久行久站等活动受限，职业活动能力和日常生活活动能力逐渐减退，并导致生活质量的下降。

（四）增加死亡风险

老年人过快地出现严重的四肢肌肉减少，死亡率随之增加。最近在新英格兰医学上发表一项关于亚洲人 BMI 与死亡率的关系研究，对 110 万亚洲人群长达 9.2 年的队列研究表明，体重过低（BMI≤15）死亡率增加 2.8 倍。体重过低或过高都可增加死亡率，亚洲人 BMI 在 22.6~27.5 死亡率最低。

六、辅助检查

（一）肌肉质量评定

1. CT 和 MRI 是最常见的肌肉质量评定影像学手段，两者均能清晰地区分人体的不同组织成分，并通过合适的算法计算相应组织的体积与质量，是现有评定肌肉质量的"金标准"。但 CT、MRI 设备占地体积庞大，不能移动，费用高昂，不适用于社区人群筛查，且 CT 具有一定的辐射暴露，而 MRI 则不能应用于体内放置金属或电子设备如起搏器等个体，因此在实际应用中有一定的局限性。

2. 双能 X 线吸收法（dual energy X-ray absorptiometry，DXA） 是另一种常用的肌肉质量评定影像学手段，具有放射暴露量低、清晰区分不同组织成分等优点，是 CT、MRI 理想的替代工具。但设备的不可移动性限制了其广泛应用，尤其是在社区大规模筛查时。

3. 生物电阻抗分析（bio-impedance-analysis，BIA） 是近年来大规模筛查的常用方式，通过放置于体表不同位置的多个电极向检测对象发送微弱交流测量电流或电压，检测相应的电阻抗及其变化，通过各种算法，推算出个体的脂肪体积与全身肌肉质量。BIA 具有无创、无害、廉价、操作简单、功能信息丰富及便携等优点，但其结果的精确性严重依赖于算法，而近年随着算法的不断完善，已经逐渐有取代其他测量评定手段的趋势。

（二）肌肉力量的评定

目前通用方法为采用电子握力计测量优势手的握力，界值标准为男性≤26kg，女性≤18kg。

（三）肌肉功能的评定

4m 正常步速：从静止开始，步行 4m，计算步速，≤0.8m/s 为异常。

七、临床诊断标准

（一）筛查

对有以下情况的人群进行筛查：①社区人群：60 岁及以上人群；合并慢性疾病如慢性心力衰竭、慢性阻塞性肺疾病、糖尿病、慢性肾功能不全、结缔组织病、结核菌感染及其他慢性消耗性疾病等；近期曾有入院史；长期卧床者。②疾病患者：日常步行速度≤1.0m/s 者；营养不良者；近期出现跌倒者；合并抑郁状态或认知障碍者；1 个月内不能察觉的体重下降超过 5% 者；近期出现临床可见的力量、体能或健康状态下降或受损者。

（二）诊断

1. 诊断标准 肌肉衰减综合征的诊断标准目前国际尚无统一的肌肉衰减综合征的诊断标准，但以下几种方法较为常用。

（1）相对骨骼肌质量指数（relative skeletal muscle index，RSMI）：这是国际上提出的第一个诊断肌肉衰减综合征的方法，其使用与身高相关的四肢肌肉来诊断肌肉衰减综合征的程度，即四肢骨骼肌质量（appendicular skeletal muscle，ASM）与身高平方的比值，再乘以 100% 即可得出。可表示为 $RSMI=ASM(kg)/身高(m^2)\times100\%$。ASM 可以通过 DXA、BIA 直接或间接测量。

（2）骨骼肌质量参数（skeletal mass index，SMI）：2002 年，Janssen 等人提出了 SMI，使用的是总体重和瘦体重两个参数来评定老年人肌肉衰减综合征的程度，即 $SMI=100\times$ 骨骼肌质量/体重。他们当时采用的是 BIA 测量身体成分。该种测量方法还将肌肉衰减综合征进行了分级。如果某个体测量结果 SMI 值小于该种族同性别健康青壮年(18~39 岁)SMI 均值的 1~2 个标准差,则将诊断为患有 I 级肌肉衰减综合征;同理,若小于 2 个及以上标准差,则诊断为患有 II 级肌肉衰减综合征。

(3)残值法(residuals methods):是 Newman 等人推荐使用一种新的诊断方法,这种方法以回归模型为基础。残值法利用男性和女性各自身高和脂肪的线性回归方程来推算相对应的 ASM 值,然后找出测量值比预测值高和低的个体,将分布在第 20 个百分残差数值作为 cut-off 值。这一方法优点是将身高和脂肪两个因素均考虑在内,而 ASM 经这两个因素校正后,与身体活动能力受限有着更强的相关性。因此部分研究中认为用残值法定义肌肉衰减综合征有一定的参考价值。

(4)基于肌肉质量和功能的综合诊断标准:EWGSOP 建议使用包含低水平的肌肉质量和肌肉功能(肌肉力量和身体活动能力)的指标综合诊断肌肉衰减综合征。该种诊断方法在近年来被更多的研究中采用,而且得到了部分学者的认可。认为 EWGSOP 定义的肌肉衰减综合征的方法实用性更强,临床诊断价值相对较高。

如前所述,肌肉质量与功能的下降与年龄、性别、种族等多种因素相关,因此,根据肌肉衰减综合征的定义,诊断肌肉衰减综合征需结合肌肉质量、肌肉力量及体能状况三者情况,具体诊断标准如表6-2-1,并按图6-2-1的流程进行确诊。

表 6-2-1 肌肉衰减综合征诊断标准

指标	诊断标准
肌肉质量	低于同种族年轻成年人(低于 35 岁)骨骼肌质量平均值 2 个标准差或 DXA 法男性低于 7.0kg/m² 、女性低于 5.4kg/m² 或 BIA 法男性低于 7.0kg/m² 、女性低于 5.7kg/m²
握力	低于同种族年轻成年人(低于 35 岁)骨骼肌质量平均值 2 个标准差或男性低于 26kg、女性低于 18kg
体能状况	日常步行速度≤0.8m/s

注:DXA:双能 X 线吸收法;BIA:生物阻抗分析

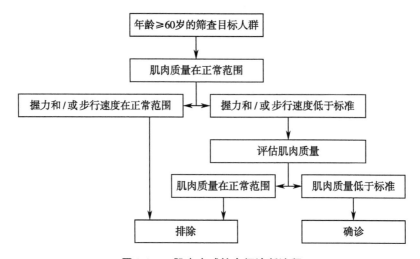

图 6-2-1 肌肉衰减综合征诊断流程

实际操作中,需要注意以下细节:首先,在参考人群的选择方面,需考虑到可能影响肌肉质量与功能的多种因素,如种族、性别、年龄、地理位置等,尽可能减少干预因素;此外,由于包括我国在内的亚洲国家老年人群倾向于传统的生活方式,而年轻人群的生活方式倾向于西方化,当采用当地年轻成年人的平均值作为参考标准值时,可能会造成老年人群肌肉力量、功能丧失程度的低估。其次,在个体化校正方法的选择方面,大部分基于中国人群的研究建议采用身高平方值校正法,因身高平方值校正后的结果与握力降低、体能下降、跌倒风险、活动困难及死亡率的相关性更好。

2. 诊断分期 EWGSOP 将肌肉衰减综合征进行了分级:①肌肉衰减综合征前期(pre-sarcopenia):指仅有肌肉质量减少,而肌肉力量和躯体功能尚正常。②肌肉衰减综合征:指有肌肉质量减少,伴有肌肉力量或躯体功能下降。③严重肌肉衰减综合征(severe sarcopenia):指肌肉质量、肌肉力量和躯体功能均有下降。

八、临床治疗

肌肉衰减综合征的发生与多种因素有关,其中很多因素是不可控的,常用干预方法有药物治疗、抗阻训练、饮食营养治疗。药物治疗主要是补充睾酮与生长激素等替代疗法,虽然补充睾酮等激素能逆转增龄性骨骼肌减少症,但激素替代疗法易导致红细胞增多、体液潴留乃至前列腺癌变等不良反应。而营养干预和抗阻训练是防治老年人肌肉衰减综合征的有效方法。

(一)预防和饮食治疗

临床工作中,我们需要常规对老年人进行营养风险评定,了解老年人的食欲、咀嚼功能、饮食习惯、食物摄入量和体重的变化,是否存在其他影响进食的疾病,以便早发现营养问题,早干预、避免不良预后,可以使用微营养评估表(Mini Nutritional Assessment, MNA)。目前,肌肉衰减综合征的营养治疗研究主要集中在蛋白质、肌酸、维生素 D 的补充。良好的营养,特别是充足的蛋白质和能量摄入,可以帮助限制以及治疗增龄性的肌肉质量、力量和功能能力下降。对有营养风险的老年人,予以针对性的干预,保证老年人有足够的能量摄入,具体如下:

1. 蛋白质 越来越多的生物和临床证据证明,蛋白质补充可以改善老化肌肉中的卫星细胞功能。

蛋白质的摄入以及消化利用率会影响肌肉蛋白质的合成,有助于延缓和改善老年肌肉衰减综合征。蛋白质摄入不足将影响老年人的新陈代谢和生理调节能力,包括肌肉质量减少和肌力下降等。膳食蛋白质的摄入对肌肉蛋白质的合成非常重要。

(1)食物蛋白质能促进肌肉蛋白质的合成,有助于预防肌肉衰减综合征。

(2)老年人蛋白质的推荐摄入量应维持在 1.0~1.5g/(kg·d),优质蛋白质比例最好能达到 50%,并均衡分配到一日三餐中。

(3)富含亮氨酸等支链氨基酸的优质蛋白质,如乳清蛋白及其他动物蛋白,更有益于预防肌肉衰减综合征。

2. 脂肪酸 补充脂肪酸对预防和延缓老年肌肉衰减综合征的发生。

(1)对于肌肉量丢失和肌肉功能减弱的老年人,在控制总脂肪摄入量的前提下,应增加深海鱼油、海产品等富含 n-3 多不饱和脂肪酸的食物摄入。

(2)推荐二十碳五烯酸(eicosapntemacnioc acid, EPA)+ 二十二碳六烯酸(docosahexaenic acid, DHA）的平均每日代谢率（average daily metabolic rate, ADMR）为 0.25~2.00g/d。

3. 维生素 D 适量补充维生素 D 能够有效预防肌肉衰减,改善肌力,减少老年人跌倒风险。维生素 D 的补充可以通过基因组和非基因组效应通路参与肌肉功能,维生素 D 代谢物 1, 25(OH)$_2$D 可促成肌细胞的分化,增加肌肉量,有效的缓解老年人肌肉衰减。

（1）有必要检测所有肌肉衰减综合征老年人体内维生素 D 的水平,当老年人血清 25(OH)D 低于正常值范围时,应予补充。

（2）建议维生素 D 的补充剂量为 15~20μg/d（600~800IU/d）；维生素 D$_2$ 与维生素 D$_3$ 可以替换使用。

（3）增加户外活动有助于提高老年人血清维生素 D 水平,预防肌肉衰减综合征。

（4）适当增加海鱼、动物肝脏和蛋黄等维生素 D 含量较高的食物摄入。

4. 抗氧化营养素 抗氧化营养素包括维生素 C、维生素 E、类胡萝卜素和硒等,通过补充抗氧化营养素可以改善老年人的身体状况,提高身体活动能力,改善肌肉功能。人体衰老细胞的线粒体代谢异常会产生过量的活性氧,造成体内氧化应激损伤,使骨骼肌代谢异常,从而导致负氮平衡。补充抗氧化营养素可以帮助老年人维持内环境稳态和线粒体功能,预防肌肉衰减综合征的发生和发展。

（1）鼓励增加深色蔬菜和水果以及豆类等富含抗氧化营养素食物的摄入,以减少肌肉有关的氧化应激损伤。

（2）适当补充含多种抗氧化营养素（维生素 C、维生素 E、类胡萝卜素、硒的膳食补充剂。

5. 口服营养补充（oral nutritional supplements, ONS） 口服营养补充剂对于已经存在或可能发生营养不良或具有营养风险的老年人可以增加其能量和营养物质的摄入,有助于减少肌肉丢失、改善身体功能。

（1）口服营养补充有助预防虚弱老年人的肌肉衰减和改善肌肉衰减综合征患者的肌肉量、强度和身体组分。

（2）每天在餐间或锻炼后额外补充 2 次营养制剂,每次摄入 15~20g 富含必需氨基酸或亮氨酸的蛋白质及 200kcal（836.8kJ）左右能量,有助于克服增龄相关的肌肉蛋白质合成抗性。

（二）药物治疗

药物对于治疗老年肌肉衰减综合征具有一定的疗效和积极作用。睾酮、雄激素、雌激素、生长激素等激素对于肌肉蛋白质的结构与功能均具有重要的调控作用。睾酮、雄激素可以促进肌肉蛋白质的合成从而增加肌肉质量。绝经后的中老年女性卵巢功能衰退,雌激素水平低,血钙水平低,对肌肉的结构和功能的维持极其不利,在肌肉衰减综合征的发生、发展中起着不可忽视的作用,雌激素替代治疗具有一定减缓肌肉衰减的作用。

九、康复评定

老年人肌肉衰减综合征评定从肌肉力量、肌肉功能、体能评定和平衡功能评定等多个维度综合评定。

1. 肌肉力量的测定 目前通用方法为采用电子握力计测量优势手的握力,界值标准为男性≤26kg,女性≤18kg。

2. 肌肉功能的测定 4m 正常步速：目前通用方法为从静止开始，步行 4m，计算步速，≤0.8m/s 为异常。

3. 体能评定 体能状况量表（Short Physical Performance Battery，SPPB 量表）是综合性测试工具，包含重复椅子站立测试（计算连续完成 5 组起立 - 坐下的时间）、平衡测试（包含 10 秒双脚左 - 右侧方站立、半前后脚站立、前后脚站立测试三个部分）、步行测试（以常规步行速度通过 4m 距离的时间）3 个部分，以 0~12 表示个体的体能水平，分数越高，体能越好；6min 步行测试是测试个体在 6min 内能达到的最大步行距离，主要测试老年人的有氧运动能力。

4. 平衡功能评定 包括观察法、量表法、平衡仪测试法。

十、康复治疗

运动疗法是预防和治疗肌肉衰减综合征的有效手段，可不同程度地引起骨骼肌质量和力量的改变以及平衡能力的改善。近几年来，国内学者在肌肉衰减综合征运动疗法的基础和临床研究上取得了重要进展，并达成了专家共识。

（一）有氧训练

每周进行规律的有氧训练对肌肉衰减综合征的患者具有增加肌肉质量，改善肌肉功能等积极作用。

1. 作用机制 有氧训练能改善线粒体功能，增加线粒体数量，改善整个机体的代谢调节，降低氧化应激水平，减轻慢性炎症，能减少身体脂肪比例，极大地降低代谢性疾病的危险因素，提高老年人心肺功能与活动功能，改善耐力，维持最佳的运动能力。

2. 训练方法 有氧运动的特点是强度低，可以持续较长的时间，其实质就是反复多次的中小强度运动，如行走、慢跑、骑自行车、爬山、爬楼梯、游泳、舞蹈、太极拳以及一些小球类活动项目等，训练者可以根据自身情况和兴趣来选择。

（二）抗阻训练

抗阻训练促进骨骼肌生长的结果来源于肌纤维蛋白的增加，这种增加通常发生在运动后 1 小时并能持续 24~48 小时。除此之外，抗阻运动还能够诱导同化激素，如生长素、胰岛素样生长因子和睾酮水平改变，并抑制肌生成抑制素的生成，这些因素的改变对肌肉功能有着重要的影响。因此，抗阻运动是增强老年人肌肉力量和质量最佳的方式，可以有效预防肌肉衰减引起的身体功能下降、残疾，提高生活质量。

1. 渐进性抗阻训练 渐进性抗阻运动指通过在训练过程中不断增加阻力负荷，使肌肉产生连续适应性刺激进而提高力量的方法，近几年来得到了广泛的运用。美国运动医学学会（American College Sports Medicine，ACSM）的运动处方指南指出，老年人在进行运动训练的过程中需要遵循循序渐进的原则，在低强度训练的基础上逐渐增加频率和时间更有益于健康。

（1）作用机制：抗阻训练通过对线粒体介导的细胞凋亡等多条信号通路的影响，起到减缓肌肉衰减的发生，有效改善肌肉质量和力量，改善身体活动能力和功能，提高生活质量。

（2）训练方法：以抗阻运动为基础的运动，如坐位抬腿、静力靠墙蹲、举哑铃、拉弹力带等，每天进行累计 40~60min 中 - 高强度运动，如快走、慢跑，其中抗阻运动 20~30min，每周 ≥2 天，对于肌肉衰减综合征患者需要更多的运动量。

2. 快速抗阻力量训练

（1）作用机制：由于衰老骨骼肌Ⅱ型肌纤维萎缩，快速抗阻力量训练对于维持Ⅱ型肌纤维和骨骼肌的整体功能水平很重要。老年人进行快速抗阻训练时募集到较多的Ⅱ型肌纤维运动单位，其快速力量显著性提高，因此，在为老年人设计运动方案时应适当考虑一些快速抗阻力量训练。

（2）训练方法：快速抗阻力量训练是老年人提高快速力量的有效手段，在每次进行力量练习时，以尽可能快的速度进行向心收缩，然后以较慢的速度（2秒左右）进行离心收缩，老年人快速抗阻力量训练需要涉及多关节和单关节的力量训练，用轻到中等负荷的重量，30%~60%最大阻力，快速重复6~10次，每个练习做1~3组。

（三）柔韧性训练与平衡训练

平衡和柔韧性是老年人整体健康状态所不能缺少的，对老年人的活动能力具有非常重要的作用。积极进行柔韧性训练和平衡训练可以有效促进老年肌肉衰减综合征患者的骨骼肌功能和平衡能力。

柔韧性训练每周至少2天，每次进行10min，强度控制在5~6感知延伸率（the rate of perceived extension，RPE），包括颈、肩、肘、腕、髋、膝、踝关节；平衡训练需每周进行3次以上。柔韧性训练与平衡训练需循序渐进，长期坚持，量力而行，避免运动不当引起的损伤。

（四）血流限制训练

又称加压训练，是在上臂和大腿近端部位通过加压带施加压力，造成肢体远端肌肉缺血进行肌肉训练的方法。

以往研究表明，高强度并且大于70%1RM的抗阻运动能够有效的促进肌肉蛋白质的合成以及肌肉体积的增大，但近年来的研究证明，低强度的抗阻运动结合血流限制训练同样能够增加肌肉体积。对于进行高强度抗阻运动较困难的老年人来说，血流限制训练被证实能够显著增加肌肉体积，提高肌肉适应性，并且不会导致肌肉损伤。

（五）运动训练原则

1. 运动锻炼　应该有一个推荐的体力活动水平的训练计划，依据运动强度、运动持续时间、运动频率，循序渐进地达到所建议的体力活动水平。

2. 可以利用娱乐活动和闲暇活动、步行或骑车上下班、职业活动、家务、家庭和社区活动等进行有氧运动训练。

3. 尽可能早地开始抗阻训练，以获得理想的抗阻训练效益。为老年人设计抗阻训练计划时，还应该适当涉及快速抗阻力量训练项目。

4. 注意给予平衡和柔韧性训练。

（六）运动训练指南

运动训练指南详见表6-2-2。

表6-2-2　运动训练指南

运动方式	运动频率	运动强度	持续时间/组数
有氧运动	每周至少5次中等强度的运动或3次大强度运动	中等强度，10分制的5~6分（呼吸频率和心率有明显增加）大强度，10分制的7~8分（呼吸频率和心率有非常显著性的增加）	每天中等强度的体力活动累计时间至少不低于30min，每次体力活动的时间不少于10min

续表

运动方式	运动频率	运动强度	持续时间/组数
涉及大肌肉群的抗阻运动（自由重量或力量训练器械）	每周至少2次	60%~80% 最大阻力重量,慢速到中等速度	8~10个练习动作,每个练习动作1~3组,每个练习动作重复8~12次（组间间歇时间1~3min）
快速力量练习仅在抗阻练习后进行	每周2次	轻到中等负荷(30%~60% 最大阻力重量)高速度重复	每个练习动作1~3组,重复6~10次

十一、预防

蛋白质、脂肪酸、维生素 D、抗氧化营养素、口服营养补充等营养物质的摄入既是治疗的措施也是重要的预防方式,此外,还需老年人每天进行适当运动,尤其是适当的抗阻力运动,减少静卧或静坐,增加日常活动量。

（郑洁皎 高 文 周媚媚）

第三节 老年性骨质疏松症康复

一、概述

骨质疏松症(osteoporosis,OP)是最常见的骨骼疾病,老年人群多见,起病隐匿,初始可能仅仅表现为部位不定的、涉及肌肉骨骼的酸痛,如颈腰背、四肢关节劳累后酸痛等,因常与其他疾病并发(颈椎病、骨关节炎、腰椎间盘退变膨出等),而被掩盖其初始症状。且常被临床医生所忽略,直至发生骨折方能确诊。

由于骨质疏松症是一种可防、可治的疾患,因而需加强对危险人群的早期筛查与识别,即使已经发生过脆性骨折的患者,经过适当的治疗,仍然可有效降低再次骨折的风险。

二、定义

骨质疏松症是一种全身性骨病,以骨量(bone mass)降低和骨组织微结构破坏为特征,导致骨脆性增加和易于骨折。2001 年美国国立卫生研究院(National Institutes of Health,NIH)将其定义为以骨强度下降和骨折风险增加为特征的骨骼疾病(骨强度涵盖骨量和骨质量两大要素)。包括原发性 OP 和继发性 OP 两大类。

三、流行病学

2016 年中国 60 岁以上老年人 OP 患病率为 36%,其中男性为 23%,女性为 49%。说明骨质疏松症已成为我国面临的重要公共健康问题。骨质疏松症最严重的后果是骨质疏松性骨折(或称脆性骨折),指受到轻微创伤或日常活动中即发生的骨折。骨质疏松性骨折的常见部位是椎体、髋部、前臂远端、肱骨近端和骨盆等,其中最常见的是椎体骨折。2010 年,我国骨质疏松性骨折患者达 233 万,其中髋部骨折 36 万,椎体骨折 111 万,其他部位 OP 骨折 86 万,为此医疗支出 649 亿元。据预测,2050 年我国 OP 性骨折将达 599 万例次。相应的医疗支出高达 1 745 亿元。

骨质疏松性骨折的危害巨大,是老年患者致残和致死的主要原因之一。发生髋部骨折后 1 年之内,20% 患者会死于各种并发症,约 50% 患者致残,生活质量明显下降。

四、病因

老年性骨质疏松症的发病因素和发病机制是多方面的,增龄造成的器官功能减退是主要因素。除内分泌因素外,多种细胞因子可影响骨代谢,降低成骨活性,钙和维生素 D 的摄入不足,皮肤中维生素 D 原向维生素 D 的转化不足,肾功能减退,维生素 D 的羟化不足;骨髓间充质干细胞成骨分化能力下降、肌肉衰退、对骨骼的应力刺激减少、对骨代谢调节障碍。凡此种种,都影响骨代谢,使得成骨不足,破骨有余,骨丢失,骨结构损害,形成骨质疏松。此外,老年人往往是多种器官的疾病共存,这些疾病以及相关的治疗药物,都可能引起继发性骨质疏松症。但本章只涉及原发性老年性骨质疏松症。

五、病理

骨质疏松症发病机制有遗传因素和非遗传因素交互作用的结果(图 6-3-1)。遗传因素主要影响骨骼大小、骨量、结构、微结构和内部特性。峰值骨量的 60%~80% 由遗传因素决

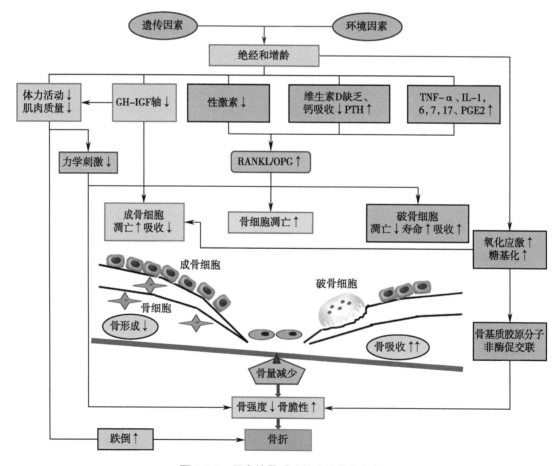

图 6-3-1 原发性骨质疏松症的发病机制

定,多种基因的遗传变异被证实与骨量调节相关。非遗传因素主要包括环境因素、生活方式、疾病、药物、跌倒相关因素等。总之,骨质疏松症是由多种基因 - 环境因素等微小作用积累的共同结果。

骨骼需有足够的刚度和韧性维持骨强度,以承载外力,避免骨折。为此,要求骨骼具备完整的层级结构,包括 I 型胶原的三股螺旋结构、非胶原蛋白及沉积于其中的羟基磷灰石。骨骼的完整性由不断重复、时空偶联的骨吸收和骨形成过程维持,此过程称为"骨重建"。骨重建由成骨细胞、破骨细胞和骨细胞等组成的骨骼基本多细胞单位(basic multicellular unit,BMU)实施。成年前骨骼不断构建、塑形和重建,骨形成和骨吸收的正平衡使骨量增加,并达到骨峰值;成年期骨重建平衡,维持骨量;此后随年龄增加,骨形成与骨吸收呈负平衡,骨重建失衡造成骨丢失。

适当的力学刺激和负重有利于维持骨重建,修复骨骼微损伤,避免微损伤累积和骨折。分布于哈佛管周围的骨细胞(占骨骼细胞的 90%~95%)可感受骨骼的微损伤和力学刺激,并直接与邻近骨细胞,或通过内分泌、自分泌和旁分泌的方式与其他骨细胞联系。力学刺激变化或微损伤贯通板层骨或微管系统,通过影响骨细胞的信号转导,诱导破骨细胞前体的迁移和分化。破骨细胞占骨骼细胞的 1%~2%,由单核巨噬细胞前体分化形成,主司骨吸收。成骨细胞由间充质干细胞分化而成,主司骨形成。成骨细胞分泌富含蛋白质的骨基质,包括 I 型胶原和一些非胶原的蛋白质(如骨钙素)等;再经过数周至数月,羟基磷灰石沉积于骨基质上完成矿化。

老年性骨质疏松症一方面由于增龄造成骨重建失衡,骨吸收 / 骨形成比值升高,导致进行性骨丢失;另一方面,增龄和雌激素缺乏使免疫系统持续低度活化,处于促炎性反应状态。刺激破骨细胞,并抑制成骨细胞,造成骨量减少。雌激素和雄激素在体内均具有对抗氧化应激的作用,老年人性激素结合球蛋白持续增加,使睾酮和雌二醇的生物利用度下降,体内的活性氧类(reactive oxidative species,ROS)堆积,促使间充质干细胞、成骨细胞和骨细胞凋亡,使骨形成减少。老年人常见维生素 D 缺乏及慢性负钙平衡,导致继发性甲状旁腺功能亢进。年龄相关的肾上腺源性雄激素生成减少、生长激素 - 胰岛素样生长因子轴功能下降、肌少症和体力活动减少造成骨骼负荷减少,也会使骨吸收增加。此外,随增龄和生活方式相关疾病引起的氧化应激及糖基化增加,使骨基质中的胶原分子发生非酶促交联,也会导致骨强度降低。

六、分型

如前所述骨质疏松症可分为原发性和继发性两大类。原发性骨质疏松症包括绝经后骨质疏松症(I 型)、老年骨质疏松症(II 型)和特发性骨质疏松症(包括青少年型)。继发性骨质疏松症指由任何影响骨代谢的疾病和 / 或药物及其他明确病因导致的骨质疏松。本章节主要针对 II 型原发性 OP 即老年性 OP。

七、临床表现和诊断

骨质疏松症的诊断基于全面的病史采集、体格检查、骨密度测定、影像学检查及必要的生化测定。临床上诊断原发性骨质疏松症应包括两方面:确定是否为骨质疏松症和排除继发性骨质疏松症。

(一)临床表现

如前所述,骨质疏松症初期通常没有明显的临床表现,或仅仅劳累后有局部酸痛表现

（如腰部酸痛，充分休息后可以缓解）。因而常被误诊为"腰肌劳损"、"类风湿"等。但随着病情进展，骨量不断丢失，骨微结构破坏，患者会出现持续骨痛，脊柱变形，甚至发生骨质疏松性骨折等后果。部分患者可没有明显的临床症状，仅在发生骨质疏松性骨折等严重并发症后才被诊断为骨质疏松症。

1. 疼痛与肌痉挛

（1）疼痛：患者早期为部位不定的酸痛，遇寒、晨起加重，活动后可缓解。逐步发展为持续性的腰背疼痛或全身骨痛。疼痛通常在翻身时、起坐时及长时间行走后出现，夜间或负重活动时疼痛加重。

（2）肌痉挛：患者常常可能伴有部位不定、程度不等的肌肉痉挛现象，严重者持续存在某肌群的痉挛可致局部活动受限。通常局部抽筋早期可以自行缓解，严重者频发甚至影响肢体功能，夜间频发可能影响睡眠。

2. 脊柱变形 严重骨质疏松症患者，因椎体压缩性骨折，可出现身高变矮或驼背等脊柱畸形。多发性胸椎压缩性骨折可导致胸廓畸形，甚至影响心肺功能；严重的腰椎压缩性骨折可能会导致腹部脏器功能异常，引起便秘、腹痛、腹胀、食欲减低等不适。

3. 骨折 骨质疏松性骨折属于脆性骨折，通常指在日常生活中受到轻微外力时发生的骨折。骨折发生的常见部位为椎体（胸、腰椎），髋部（股骨近端），前臂远端和肱骨近端；其他部位如肋骨、跖骨、腓骨、骨盆等部位亦可发生骨折。骨质疏松性骨折发生后，再骨折的风险显著增加。

（二）诊断方法

1. 常用骨密度及骨测量方法 骨密度是指单位体积（体积密度）或者是单位面积（面积密度）所含的骨量。骨密度及骨测量方法较多，不同方法在骨质疏松症的诊断、疗效监测以及骨折危险性评定中的作用有所不同。目前临床和科研常用的骨密度测量方法有双能X线吸收检测法（dual energy X-ray absorptiometry，DXA）、定量计算机断层照相术（quantitative computed tomography，QCT）、外周QCT（peripheral quantitative computed tomography，pQCT）和定量超声（quantitative ultrasound，QUS）等。目前公认的骨质疏松症诊断标准是基于DXA测量的结果。

我国已经将骨密度检测项目纳入40岁以上人群常规体检内容，临床上为诊治骨质疏松症的骨密度测定指征见表6-3-1。

表6-3-1 骨密度测量的临床指征

符合以下任何一条，建议行骨密度测定
● 女性65岁以上和男性70岁以上者
● 女性65岁以下和男性70岁以下，有一个或多个骨质疏松危险因素者
● 有脆性骨折史的成年人
● 各种原因引起的性激素水平低下的成年人
● X线影像已有骨质疏松改变者
● 接受骨质疏松治疗、进行疗效监测者
● 患有影响骨代谢疾病或使用影响骨代谢药物史者
● IOF骨质疏松症1min测试题回答结果阳性者
● OSTA结果≤−1者

注：IOF：International Osteoporosis Foundation 国际骨质疏松基金会；OSTA：Osteoporosis Self-assessment Tool for Asians 亚洲人骨质疏松自我评定工具

（1）DXA 检测骨密度：DXA 骨密度测量是临床和科研最常用的骨密度测量方法，可用于骨质疏松症的诊断、骨折风险性预测和药物疗效评定，也是流行病学研究常用的骨骼评定方法。其主要测量部位是中轴骨，包括：腰椎和股骨近端，如腰椎和股骨近端测量受限，可选择非优势侧桡骨远端 1/3（33%）。DXA 正位腰椎测量感兴趣区包括椎体及其后方的附件结构，故其测量结果受腰椎的退行性改变（如椎体和椎小关节的骨质增生硬化等）和腹主动脉钙化影响。DXA 股骨近端测量感兴趣区分别为股骨颈、大粗隆、全髋和 Wards 三角区的骨密度，其中用于骨质疏松症诊断感兴趣区是股骨颈和全髋。另外，不同 DXA 机器的测量结果如未行横向质控，不能相互比较。新型 DXA 测量仪所采集的胸腰椎椎体侧位影像，可用于椎体形态评定及其骨折判定（vertebral fracture assessment，VFA）。

（2）定量 CT：QCT 是在 CT 设备上，应用已知密度的体模（phantom）和相应的测量分析软件测量骨密度的方法。该方法可分别测量松质骨和皮质骨的体积密度，可较早地反映骨质疏松早期松质骨的丢失状况。QCT 通常测量的是腰椎和 / 或股骨近端的松质骨骨密度。QCT 腰椎测量结果预测绝经后妇女椎体骨折风险的能力类似于 DXA 腰椎测量的评定。QCT 测量也可用于骨质疏松药物疗效观察。

（3）外周骨定量 CT：pQCT 测量部位多为桡骨远端和胫骨。该部位测量结果主要反映的是皮质骨骨密度，可用于评定绝经后妇女髋部骨折的风险。因目前无诊断标准，尚不能用于骨质疏松的诊断及临床药物疗效判断。另外，高分辨 pQCT 除测量骨密度外，还可显示骨微结构及计算骨力学性能参数。

（4）定量超声：QUS 定量超声测量的主要是感兴趣区（包括软组织、骨组织、骨髓组织）结构对声波的反射和吸收所造成超声信号的衰减结果，通常测量部位为跟骨。QUS 测量结果不仅与骨密度有不同程度的相关，还可提供有关骨应力、结构等方面的信息。目前主要用于骨质疏松风险人群的筛查和骨质疏松性骨折的风险评定，但还不能用于骨质疏松症的诊断和药物疗效判断。目前国内外尚无统一的 QUS 筛查判定标准，可参考 QUS 设备厂家提供的信息，如结果怀疑骨质疏松，应进一步行 DXA 测量。

2. 胸腰椎 X 线侧位影像及其骨折判定　椎体骨折常因无明显临床症状被漏诊，需要在骨质疏松性骨折的危险人群中开展椎体骨折的筛查。胸腰椎 X 线侧位影像可作为判定骨质疏松性椎体压缩性骨折首选的检查方法。常规胸腰椎 X 线侧位摄片的范围应分别包括胸 4（T4）至腰 1（L1）和胸 12（T12）至腰 5（L5）椎体。基于胸腰椎侧位 X 线影像并采用 Genant 目视半定量判定方法（图 6-3-2），椎体压缩性骨折的程度可以分为Ⅰ、Ⅱ、Ⅲ度或称轻、中、重度。该判定方法分度是依据压缩椎体最明显处的上下高度与同一椎体后高之比；若全椎体压缩，则压缩最明显处的上下高度与其邻近上一椎体后高之比；椎体压缩性骨折的轻、中、重度判定标准分别为椎体压缩 20%~25%、25%~40% 及 40% 以上。

另外，DXA 胸腰椎的侧位椎体成像和脊椎 CT 侧位重建影像的椎体压缩骨折的判定也可参照上述标准。如在胸腰椎 X 线侧位影像评定椎体压缩性骨折时见到其他异常 X 线征象时，应进一步选择适宜的影像学检查，进行影像诊断和鉴别诊断。

建议存在以下情况时，行胸腰椎侧位 X 线影像或 DXA 侧位椎体骨折评定（VFA），以了解是否存在椎体骨折（表 6-3-2）。

DXA 胸腰椎的侧位椎体成像（Vertebral Fracture Asessmemt，VFA）和 X 线评定椎体骨折特异度以及灵敏度相当，均可用于椎体骨折的评定。

椎体骨折形态类型			椎体骨折程度
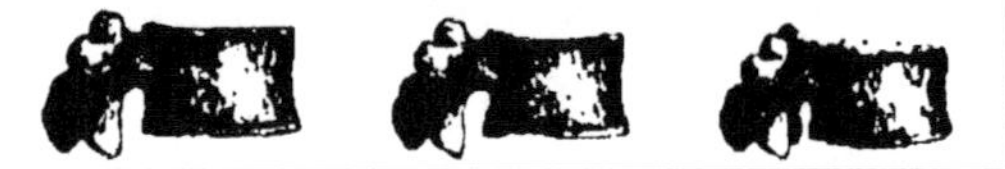			正常
楔形变形	双凹变形	压缩变形	
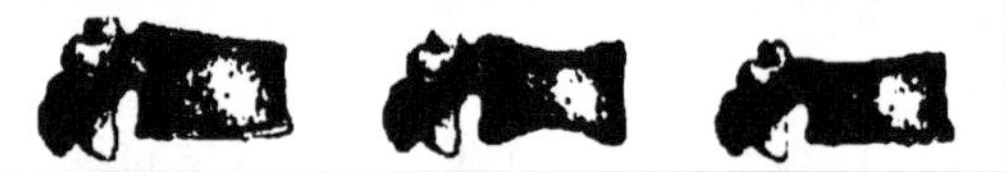			Ⅰ度：轻度骨折，与相同或相邻的椎骨相比，椎骨前、中、后部的高度下降20%~25%
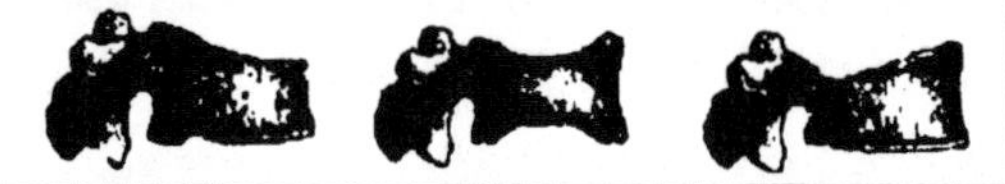			Ⅱ度：中度骨折，与相同或相邻的椎骨相比，椎骨前、中、后部的高度下降25%~40%
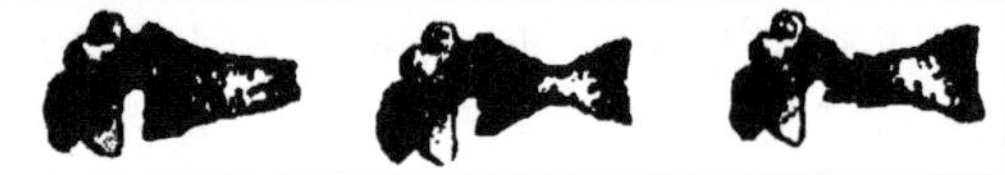			Ⅲ度：重度骨折，与相同或相邻的椎骨相比，椎骨前、中、后部的高度下降40%以上

图 6-3-2　Genant 目视半定量判定方法

表 6-3-2　进行椎体骨折评定的指征

符合以下任何一条，建议行胸腰椎 X 线侧位影像及其骨折判定

- 女性 70 岁以上和男性 80 岁以上，椎体、全髋或股骨颈骨密度 T 值≤−1.0
- 女性 65~69 岁和男性 70~79 岁，椎体、全髋或股骨颈骨密度 T 值≤−1.5
- 绝经后女性及 50 岁以上男性，具有以下任一特殊危险因素：
  - 成年期（≥50 岁）非暴力性骨折
  - 较年轻时最高身高缩短≥4cm
  - 1 年内身高进行性缩短≥2cm
  - 近期或正在使用长程（>3 个月）糖皮质激素治疗

3. 骨转换标志物　骨转换标志物（bone turnover markers，BTMs），是骨组织本身的代谢（分解与合成）产物，简称骨标志物。骨转换标志物分为骨形成标志物和骨吸收标志物（表 6-3-3），其中，前者反映成骨细胞活性及骨形成状态，后者代表破骨细胞活性及骨吸收水平。在正常人不同年龄段，以及不同疾病状态时，血液循环或尿液中的骨转换标志物水平会发生不同程度的变化，代表了全身骨骼代谢的动态状况。这些标志物的测定有助于鉴别原发性和继发性骨质疏松、判断骨转换类型、预测骨丢失速率、评定骨折风险、了解病情进展、选择干预措施，监测药物疗效及依从性等。原发性骨质疏松症患者的骨转换标志物水平往往正常或轻度升高。如果骨转换生化标志物水平明显升高，需排除高转换型继发性骨质疏松症或其他疾病的可能性，如原发性甲状旁腺功能亢进症、畸形性骨炎及某些恶性肿瘤骨转移等。

在诸多标志物中，推荐空腹血清Ⅰ型原胶原 N- 端前肽（procollagen type 1 N-peptide，P1NP）和空腹血清Ⅰ型胶原 C- 末端肽交联（serum C-terminal telopeptide of type 1 collagen，S-CTX）分别为反映骨形成和骨吸收敏感性较高的标志物。

（三）诊断标准

骨质疏松症的诊断主要基于 DXA 骨密度测量结果和 / 或脆性骨折。

1. 基于骨密度测定的诊断　DXA 测量的骨密度是目前通用的骨质疏松症诊断指标。对于绝经后女性、50 岁及以上男性，建议参照 WHO 推荐的诊断标准（表 6-3-4）：

表 6-3-3　骨形成与骨吸收标志物

骨形成标志物	骨吸收标志物
血清碱性磷酸酶 （alkaline phosphatase，ALP）	空腹 2 小时尿钙 / 肌酐比值 （ratio of urinary calcium to creatinine，UCa/Cr）
血清骨钙素 （osteocalcin，OC）	血清抗酒石酸酸性磷酸酶 （tartrate - resistant acid phosphatase，TRACP）
血清骨特异性碱性磷酸酶 （bone alkaline phosphatase，BALP）	血清Ⅰ型胶原 C- 末端肽交联 （serum C-terminal telopeptide of type 1 collagen，S-CTX）
血清Ⅰ型原胶原 C- 端前肽 （procollagen type 1 C-peptide，P1CP）	尿吡啶啉 （urinary pyridinoline，Pry）
血清Ⅰ型原胶原 N- 端前肽 （procollagen type 1 N-peptide，P1NP）	尿脱氧吡啶啉 （urinary deoxypyridinoline，D-Pry）
	尿Ⅰ型胶原 C- 末端肽交联 （urinary C-terminal telopeptide of type 1 collagen，U-CTX）
	尿Ⅰ型胶原 N- 末端肽交联 （urinary C-terminal telopeptide of type 1 collagen，U-NTX）

表 6-3-4　基于 DXA 测定骨密度分类标准

分类	T 值
正常	T 值≥–1.0
低骨量	–2.5<T 值 <–1.0
骨质疏松	T 值≤–2.5
严重骨质疏松	T 值≤–2.5+ 脆性骨折

T 值 =（实测值 – 同种族同性别正常青年人峰值骨密度)/ 同种族同性别正常青年人峰值骨密度的标准差；DXA：双能 X 线吸收检测法

2. 基于脆性骨折的诊断标准　脆性骨折是指受到轻微创伤或日常活动中即发生的骨折。如髋部或椎体发生脆性骨折，不依赖于骨密度测定，临床上即可诊断骨质疏松症。而在肱骨近端、骨盆或前臂远端发生的脆性骨折，即使骨密度测定显示低骨量（–2.5<T 值 <–1.0），也可诊断骨质疏松症。骨质疏松症的诊断标准见表 6-3-5。

表 6-3-5　骨质疏松症诊断标准

骨质疏松症的诊断标准（符合以下三条中之一者）
• 髋部或椎体脆性骨折
• DXA 测量的中轴骨骨密度或桡骨远端 1/3 骨密度的 T 值≤–2.5
• 骨密度测量符合低骨量（–2.5<T 值 <–1.0）+ 肱骨近端、骨盆或前臂远端脆性骨折
DXA：双能 X 线吸收检测法

3. 骨质疏松症诊断流程　骨质疏松症诊疗流程见图 6-3-3。

对于≥65 岁女性和≥70 岁男性，推荐直接进行双能 X 线吸收检测法 DXA 进行骨密度检测；对于 <65 岁绝经后女性和 <70 岁老年男性，且伴有脆性骨折家族史或具有骨质疏松

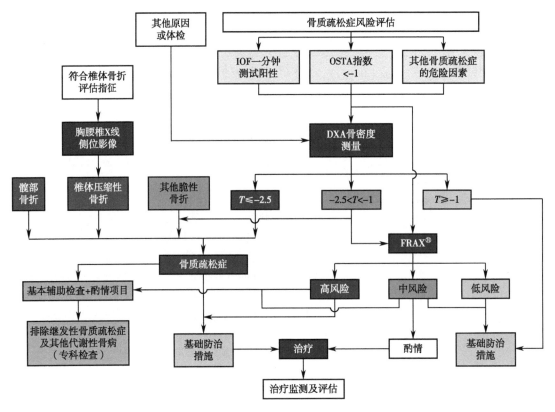

图 6-3-3　骨质疏松症诊断流程

危险因素人群,建议采用国际骨质疏松基金会 IOF 骨质疏松风险 1min 测试题、亚洲人骨质疏松自我评定工具 OSTA 和 / 或筛查设备(定量超声 QUS)或指骨放射吸收法(Radiographic Absorptiometry,RA)进行骨质疏松风险初筛。推荐根据初筛结果选择高风险人群行 DXA 或定量 CT 检查明确诊断。

4. 骨质疏松症鉴别诊断及实验室检查

(1)骨质疏松症鉴别诊断:骨质疏松可由多种病因所致。在诊断原发性骨质疏松症之前,一定要重视和排除其他影响骨代谢的疾病,以免发生漏诊或误诊。需详细了解病史,评定可能导致骨质疏松症的各种病因、危险因素及药物,特别强调部分导致继发性骨质疏松症的疾病可能缺少特异的症状和体征,有赖于进一步辅助检查。需要鉴别的病因主要包括:影响骨代谢的内分泌疾病(甲状旁腺疾病、性腺疾病、肾上腺疾病和甲状腺疾病等),类风湿关节炎等免疫性疾病,影响钙和维生素 D 吸收和代谢的消化系统和肾脏疾病,神经肌肉疾病,多发性骨髓瘤等恶性疾病,多种先天和获得性骨代谢异常疾病,长期服用糖皮质激素或其他影响骨代谢药物等。

(2)基本检查项目:对已诊断和临床怀疑骨质疏松症的患者至少应做以下几项基本检查,以助诊断和鉴别诊断。

1)基本实验室检查:血常规,尿常规,肝、肾功能,血钙、磷和碱性磷酸酶水平,血清蛋白电泳,尿钙、钠、肌酐和骨转换标志物等。

原发性骨质疏松症患者通常血钙、磷和碱性磷酸酶值在正常范围,当有骨折时血碱性磷酸酶水平可有轻度升高。如以上检查发现异常,需要进一步检查,或转至相关专科做进一步鉴别诊断。

2）酌情检查项目：为进一步鉴别诊断的需要，可酌情选择性进行以下检查，如血沉、C-反应蛋白、性腺激素、血清泌乳素、25羟维生素D（25-hydroxy-vitamin D, 25OHD）、甲状旁腺激素、甲状腺功能、尿游离皮质醇或小剂量地塞米松抑制试验、血气分析、尿本周蛋白、血尿轻链，甚至放射性核素骨扫描、骨髓穿刺或骨活检等检查。

3）骨骼X线影像：虽可根据常规X线影像骨结构稀疏评定骨质疏松，但X线影像显示骨质疏松时其骨质已丢失达30%以上。胸腰椎侧位X线影像可作为骨质疏松椎体压缩性骨折及其程度判定的首选方法。另外，X线影像所示的骨密度受投照条件和阅片者主观等因素的影响，且不易量化评定，故X线影像不用于骨质疏松症的早期诊断。但根据临床症状和体征选择性进行相关部位的骨骼X线影像检查，可反映骨骼的病理变化，为骨质疏松症的诊断和鉴别诊断提供依据。

八、药物治疗

OP患者在诊断明确之后，除上述措施外，依据病情严重程度不同，常常需要一定的药物治疗。

（一）钙剂与维生素D

1. **钙剂** 充足的钙摄入对获得理想骨峰值、减缓骨丢失、改善骨矿化和维护骨骼健康有益。碳酸钙含钙量高，吸收率高，易溶于胃酸，常见不良反应为上腹不适和便秘等。枸橼酸钙含钙量较低，但水溶性较好，胃肠道不良反应小，且枸橼酸有可能减少肾结石的发生，适用于胃酸缺乏和有肾结石风险的患者。高钙血症和高钙尿症时应避免使用钙剂。目前尚无充分证据表明单纯补钙可以替代其他抗骨质疏松药物治疗。

2. **维生素D** 充足的维生素D可增加肠钙吸收、促进骨骼矿化、保持肌力、改善平衡能力和降低跌倒风险。同时补充钙剂和维生素D可降低骨质疏松性骨折风险。维生素D不足还会影响其他抗骨质疏松药物的疗效。临床应用维生素D制剂时应注意个体差异和安全性，定期监测血钙和尿钙浓度。不建议1年单次较大剂量普通维生素D的补充。

3. **活性维生素D及其类似物** 活性维生素D及其类似物更适用于老年人、肾功能减退以及1α羟化酶缺乏或减少的患者，具有提高骨密度，减少跌倒，降低骨折风险的作用。使用时监测血钙、尿钙。

总之，补充钙和维生素D防治骨质疏松症一直是全球权威学术机构临床指南的基本策略。基于亚洲人（中国人、日本人、韩国人）的膳食钙摄入量、血脂水平、身体体重指数（BMI）和维生素D营养状况，参考中国、日本、韩国的补充钙和维生素D防治骨质疏松症的临床指南，提出钙和维生素D补充的方法：每日一次服用碳酸钙和维生素D_3补充剂的剂量以元素钙500~600mg和维生素D_3 200IU为宜，比较适合中国成年人群预防骨质疏松症。特别是如果需要补充更多剂量的钙和维生素D，必须分成多次服用。

（二）抗骨质疏松症药物

有效的抗骨质疏松症药物可以增加骨密度，改善骨质量，显著降低骨折的发生风险，本指南推荐抗骨质疏松症药物治疗的适应证（表6-3-6）：主要包括经骨密度检查确诊为骨质疏松症的患者；已经发生过椎体和髋部等部位脆性骨折者；骨量减少但具有高骨折风险的患者。

表 6-3-6 抗骨质疏松症药物治疗适应证

抗骨质疏松症药物治疗适应证
• 发生椎体脆性骨折(临床或无症状)或髋部脆性骨折者
• DXA 骨密度(腰椎、股骨颈、全髋部或桡骨远端 1/3)T 值≤-2.5,无论是否有过骨折
• 骨量低下者(骨密度:-2.5<T 值<-1.0),具备以下情况之一: – 发生过某些部位的脆性骨折(肱骨上段、前臂远端或骨盆)   –FRAX® 工具计算出未来 10 年髋部骨折概率≥3% 或任何主要骨质疏松性骨折发生概率≥20%

DXA:双能 X 线吸收检测法;FRAX:骨折风险预测工具 fracture risk assessment tool

抗骨质疏松症药物按作用机制可分为骨吸收抑制剂、骨形成促进剂、其他机制类药物及传统中药(表 6-3-7)。国家食品药品监督管理总局(China Food and Drug Administration,CFDA)已经批准的主要抗骨质疏松症药物的特征和应用规范介绍如下(药物类别按照英文字母排序)。

表 6-3-7 防治骨质疏松症主要药物

骨吸收抑制剂	骨形成促进剂	其他机制类药物	中药
双磷酸盐	甲状旁腺激素	活性维生素 D 及其类似物	骨碎补总黄酮制剂
降钙素	类似物	维生素 K$_2$ 类	淫羊藿苷类制剂
雌激素		锶盐	人工虎骨粉制剂
选择性雌激素受体调节剂			
RANKL 抑制剂(国内尚未上市)			

九、康复评定

OP 的康复评定涉及一系列包括 OP 危险因素及风险的评定,跌倒及其风险因素的评定,以及相关 OP 的症状学严重程度的评定。

(一)疼痛与痉挛的评定

1. 疼痛程度评定 如前所述,OP 的早期症状是部位不定的酸痛、晨起显著,其后逐步发展为持续性疼痛,且疼痛程度往往与严重程度相关。故而可以采用 VAS 评估尺评定其程度。

2. 痉挛评定 痉挛是 OP 患者常见的症状,轻者仅为局部某肌肉或某一组肌群,重者可以涉及某肢体,可以偶发、频发、以及持续抽筋。

(二)功能障碍评定

OP 早期没有明显功能障碍,后期严重者除疼痛、抽筋外,还可能合并有肌力低下,进而影响 ADL 能力。故而可以采用 Barthel 指数评定其影响程度。

(三)肌力评定

老年性 OP 后期常常合并肢体肌力低下,可采用徒手肌力评定来评定相关肌群肌力。如合并肌少症时,可能影响全身肌群肌力,可以采用主要大关节受累肌群来进行评定。

(四)日常生活活动能力评定

骨质疏松患者的日常生活和生活质量带来严重的影响,所以评定患者日常功能水平和生活质量具有十分重要的意义,可采用 Barthel 指数和功能障碍者生活自理能力评定方法进行评定。功能障碍者生活自理能力评定已发布国家标准,以床上、家庭和社区活动范围为基础,将人群分为床上人、家庭人和社区人,将功能障碍者的日常生活自理能力分为生活完全不能自理、生活基本不能自理、生活小部分自理、生活大部分自理、生活基本自理和生活完全自理六个等级。

(五)骨质疏松症危险因素及风险评定

1. **骨质疏松症危险因素** 骨质疏松症是一种受多重危险因素影响的复杂疾病,危险因素包括遗传因素和环境因素等多方面。骨折是骨质疏松症的严重后果,也有多种骨骼外的危险因素与骨折相关。因此,临床上需注意识别骨质疏松症及其并发症骨折的危险因素,筛查高危人群,尽早诊断和防治骨质疏松症,减少骨折的发生。

骨质疏松症的危险因素分为不可控因素与可控因素,后者包括不健康生活方式、疾病、药物等(表 6-3-8)。

(1)不可控因素:主要有种族(患骨质疏松症的风险:白种人高于黄种人,而黄种人高于黑种人)、老龄化、女性绝经、脆性骨折家族史。

表 6-3-8　骨质疏松症的主要危险因素

不健康生活方式		
体力活动少	过量饮酒	吸烟
饮过多含咖啡因的饮料	营养失衡	蛋白质摄入不足
钙和/或维生素 D 缺乏	高钠饮食	低体重
内分泌系统疾病		
甲状旁腺功能亢进症	腺垂体功能减退症	早绝经(绝经年龄 <40 岁)
库欣综合征	性腺功能减退症	糖尿病(1 型及 2 型)
甲状腺功能亢进症	神经性厌食	雄激素抵抗综合征
高尿钙症		
胃肠道疾病		
炎性肠病	胃肠道旁路或其他手术	原发性胆汁性肝硬化
胰腺疾病	乳糜泻	吸收不良
血液系统疾病		
多发性骨髓瘤	白血病	淋巴瘤
单克隆免疫球蛋白病	血友病	镰状细胞贫血
系统性肥大细胞增多症	珠蛋白生成障碍性贫血	
风湿免疫性疾病		
类风湿关节炎	系统性红斑狼疮	强直性脊柱炎
其他风湿免疫性疾病		
神经肌肉疾病		
癫痫	卒中	肌萎缩
帕金森病	脊髓损伤	多发性硬化

续表

其他疾病		
慢性代谢性酸中毒	终末期肾病	器官移植后
慢性阻塞性肺病	充血性心衰	结节病
特发性脊柱侧凸	抑郁	肠外营养
淀粉样变	艾滋病	

药物		
糖皮质激素	抗癫痫药	芳香化酶抑制剂
促性腺激素释放激素类似物	肿瘤化疗药	质子泵抑制剂
甲状腺激素	噻唑烷二酮类胰岛素增敏剂	抗凝剂（肝素）
铝剂（抑酸剂）	选择性 5- 羟色胺再摄取抑制剂	抗病毒药物
环孢素 A	他克莫司	

（2）可控因素：不健康生活方式：包括体力活动少、吸烟、过量饮酒、过多饮用含咖啡因的饮料、营养失衡、蛋白质摄入过多或不足、钙和 / 或维生素 D 缺乏、高钠饮食、体重过低等。

（3）其他因素

1）影响骨代谢的疾病：包括性腺功能减退症等多种内分泌系统疾病、风湿免疫性疾病、胃肠道疾病、血液系统疾病、神经肌肉疾病、慢性肾脏及心肺疾病等。

2）影响骨代谢的药物：包括糖皮质激素、抗癫痫药物、芳香化酶抑制剂、促性腺激素释放激素类似物、抗病毒药物、噻唑烷二酮类药物、质子泵抑制剂和过量甲状腺激素等。

2. 骨质疏松症风险评估工具　骨质疏松症是受多因素影响的复杂疾病，对个体进行骨质疏松症风险评估，能为疾病早期防治提供有益帮助。临床上评定骨质疏松风险的方法较多，这里推荐国际骨质疏松基金会（IOF）骨质疏松风险 1min 测试题和亚洲人骨质疏松自我筛查工具（OSTA），作为疾病风险的初筛工具。

（1）IOF 骨质疏松风险 1min 测试题：IOF 骨质疏松风险 1min 测试题是根据患者简单病史，从中选择与骨质疏松相关的问题，由患者判断是与否，从而初步筛选出可能具有骨质疏松风险的患者。该测试题简单快速，易于操作，但仅能作为初步筛查疾病风险，不能用于骨质疏松症的诊断，具体测试题见表 6-3-9。

表 6-3-9　国际骨质疏松基金会（IOF）骨质疏松风险 1min 测试题

	编号	问题	回答
不可控因素	1	父母曾被诊断有骨质疏松或曾在轻摔后骨折？	是□　否□
	2	父母中一人有驼背？	是□　否□
	3	实际年龄超过 60 岁？	是□　否□
	4	是否成年后因为轻摔后发生骨折？	是□　否□
	5	是否经常摔倒（去年超过一次），或因为身体较虚弱而担心摔倒？	是□　否□
	6	40 岁后的身高是否减少超过 3cm 以上？	是□　否□
	7	是否体重过轻？（BMI 值小于 $19kg/m^2$）	是□　否□

续表

	编号	问题	回答
不可控因素	8	是否曾服用类固醇激素（例如可的松，泼尼松）连续超过 3 个月？（可的松通常用于治疗哮喘、类风湿关节炎和某些炎性疾病）	是□　否□
	9	是否患有类风湿关节炎？	是□　否□
	10	是否被诊断出有甲状腺功能亢进或是甲状旁腺功能亢进、1 型糖尿病、克罗恩病或乳糜泻等胃肠疾病或营养不良？	是□　否□
	11	女士回答：是否在 45 岁或以前就停经？	是□　否□
生活方式（可控因素）	12	女士回答：除了怀孕、绝经或子宫切除外，是否曾停经超过 12 个月？	是□　否□
	13	女士回答：是否在 50 岁前切除卵巢又没有服用雌 / 孕激素补充剂？	是□　否□
	14	男性回答：是否出现过阳痿、性欲减退或其他雄激素过低的相关症状？	是□　否□
	15	是否经常大量饮酒（每天饮用超过两单位的乙醇，相当于啤酒 1 斤、葡萄酒 3 两或烈性酒 1 两）？	是□　否□
	16	目前习惯吸烟，或曾经吸烟？	是□　否□
	17	每天运动量少于 30min？（包括做家务、走路和跑步等）	是□　否□
	18	是否不能食用乳制品，有没有服用钙片？	是□　否□
	19	每天从事户外活动时间是否少于 10min，又没有服用维生素 D？	是□　否□
结果判断		上述问题，只要其中有一题回答结果为"是"，即为阳性，提示存在骨质疏松症的风险，并建议进行骨密度检查或 FRAX 风险评估	
		BMI：体重指数；FRAX：骨折风险评估工具	

（2）亚洲人骨质疏松自我筛查工具：OSTA 基于亚洲 8 个国家和地区绝经后妇女的研究，收集多项骨质疏松危险因素，并进行骨密度测定，从中筛选出 11 项与骨密度显著相关的危险因素，再经多变量回归模型分析，得出能较好体现敏感度和特异度的两项简易筛查指标，即年龄和体重。计算方法是：

OSTA 指数 $=[$ 体重（kg）$-$ 年龄（岁）$] \times 0.2$，结果评定见表 6-3-10。也可以通过简图（图 6-3-4）根据年龄和体重进行快速查对评定。

OSTA 主要是根据年龄和体重筛查骨质疏松症风险，需要指出，OSTA 所选用的指标过少，其特异性不高，需结合其他危险因素进行判断，仅适用于绝经后妇女。

3. 骨质疏松性骨折的风险预测　世界卫生组织（World Health Organization，WHO）推荐的骨折风险预测工具 FRAX®，根据患者的临床危险因素及股骨颈骨密度建立模型，用于评定患者未来 10 年髋部骨折及主要骨质疏松性骨折（椎体、前臂、髋部或肩部）的概率。针

表 6-3-10　OSTA 指数评价骨质疏松风险级别

风险级别	OSTA 指数
低	> -1
中	$-1 \sim -4$
高	< -4

OSTA：亚洲人骨质疏松自我筛查工具

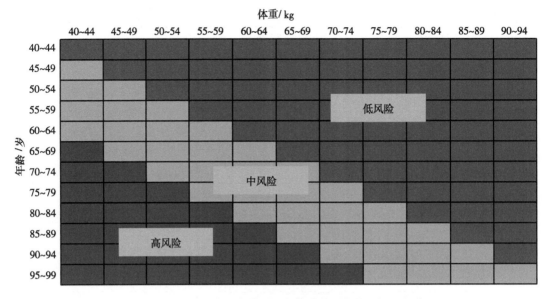

图 6-3-4 年龄、体重与骨质疏松风险级别的关系（OSTA）

对中国人群的 FRAX®可通过登录以下网址获得：http://www.sheffield.ac.uk/FRAX/tool.aspx?country=2。

　　FRAX®工具的计算参数主要包括部分临床危险因素和股骨颈骨密度（表 6-3-11）。FRAX®工具应用中存在的问题与局限、FRAX®计算依据的主要临床危险因素、骨密度值及结果判断。

表 6-3-11　FRAX®计算依据的主要临床危险因素、骨密度值及结果判断

危险因素	解释
年龄	模型计算的年龄是 40~90 岁，低于或超过此年龄段，按照 40 岁或 90 岁计算
性别	选择男性或女性
体重	填写单位是 kg
身高	填写单位是 cm
既往骨折史	指成年期自然发生或轻微外力下发生的骨折，选择是与否
父母髋部骨折史	选择是与否
吸烟	根据患者现在是否吸烟。选择是与否
糖皮质激素	如果患者正在接受糖皮质激素治疗或接受过相当于泼尼松 >5mg/d 超过 3 个月，选择是
类风湿关节炎	选择是与否
继发性骨质疏松	如果患者具有与骨质疏松症密切关联的疾病，选择是
	这些疾病包括 1 型糖尿病、成骨不全症的成人患者、长期未治疗的甲状腺功能亢进症，性腺功能减退症或早绝经（<45 岁），慢性营养不良或吸收不良，慢性肝病
过量饮酒	乙醇摄入量大于等于 3 单位 /d 为过量饮酒
	一个单位的相当于 8~10g 乙醇，相当于 285ml 啤酒，120ml 葡萄酒，30ml 烈性酒

续表

危险因素	解释
骨密度	先选择测量骨密度的仪器,然后填写股骨颈骨密度的实际测量值(g/cm^2),如果患者没有测量骨密度,可以不填此项,系统将根据临床危险因素进行计算
结果判断	FRAX® 预测的髋部骨折概率≥3% 或任何主要骨质疏松性骨折概率≥20% 时,为骨质疏松性骨折高危患者,建议给予治疗;FRAX® 预测的任何主要骨质疏松性骨折概率为 10%~20% 时,为骨质疏松性骨折中风险;FRAX® 预测的任何主要骨质疏松性骨折概率 < 10%,为骨质疏松性骨折低风险

FRAX:骨折风险评定工具

1)应用人群:不需 FRAX® 评定者:临床上已诊断骨质疏松症(即骨密度 T- 值≤-2.5)或已发生脆性骨折者,不必再用 FRAX® 评定骨折风险,应及时开始治疗。

需要 FRAX® 评定风险者:具有一个或多个骨质疏松性骨折临床危险因素,未发生骨折且骨量减少者(骨密度为 T- 值 –1.0~-2.5),对于 FRAX® 评定阈值为骨折高风险者,建议进行骨密度测量,并考虑给予治疗。

FRAX® 工具不适于已接受有效抗骨质疏松药物治疗的人群。

2)地区、人种差异问题:FRAX® 的骨折相关危险因素基于来自欧洲、北美、亚洲、澳大利亚等多个独立大样本前瞻性人群研究和大样本的荟萃分析,因此有一定的代表性。初步研究提示目前 FRAX® 预测结果可能低估了中国人群的骨折风险。

3)判断是否需要治疗的阈值:建议 FRAX® 预测的髋部骨折概率≥3% 或任何主要骨质疏松性骨折概率≥20% 时,为骨质疏松性骨折高危患者,建议给予治疗。

4)FRAX® 的其他不足:跌倒是诱发骨折的重要危险因素,但 FRAX® 计算中没有包括跌倒。FRAX® 的危险因素纳入了糖皮质激素使用史,但没有涉及糖皮质激素的治疗剂量及疗程。FRAX® 也没有纳入与骨质疏松症相关的多种其他药物。

4. 跌倒及其危险因素 跌倒是骨质疏松性骨折的独立危险因素,跌倒的危险因素包括环境因素和自身因素等,应重视对下列跌倒相关危险因素的评定及干预。

(1)环境因素:包括光线昏暗、路面湿滑、地面障碍物、地毯松动、卫生间未安装扶手等。

(2)自身因素:包括年龄老化、肌少症、视觉异常、感觉迟钝、神经肌肉疾病、缺乏运动、平衡能力差、步态异常、既往跌倒史、维生素 D 不足、营养不良、心脏疾病、直立性低血压、抑郁症、精神和认知疾患、药物(如安眠药、抗癫痫药及治疗精神疾病药物)等。

十、康复治疗

骨质疏松症康复治疗目标是缓解骨痛、控制病情发展、提高骨质量,防止废用综合征,预防继发性骨折、降低骨折发生率、改善平衡功能、日常生活活动能力和生活质量。骨质疏松症的防治措施主要包括基础措施、药物干预和康复治疗。

(一)治疗原则

本病的治疗强调防治结合、覆盖生命全程。由于骨骼强壮是维持人体健康的关键,骨质疏松症的防治应贯穿于生命全过程。骨质疏松性骨折会增加致残率或致死率,因此骨质疏松症的预防与治疗同等重要。骨质疏松症的主要防治目标包括青少年时改善骨骼生长发育,促进成年期达到理想的峰值骨量;中年时注意维持骨量和骨质量,老龄时预防增龄性骨丢失;避免跌倒和骨折。

1. 骨质疏松症初级预防　指尚无骨质疏松但具有骨质疏松症危险因素者,应防止或延缓其发展为骨质疏松症并避免发生第一次骨折。

2. 骨质疏松症二级预防和治疗　指已有骨质疏松症或已经发生过脆性骨折,防治目的是避免发生骨折或再次骨折,防止继发功能障碍。

（二）基础措施

包括调整生活方式(加强营养、均衡膳食,充足日照、规律运动、戒烟、限酒、避免过量饮用咖啡、避免过量饮用碳酸饮料、尽量避免或少用影响骨代谢的药物)和骨健康基本补充剂(补充钙剂等)。

1. 调整生活方式

（1）均衡膳食:摄入富含钙、低盐和适量蛋白质的均衡膳食,推荐每日蛋白质摄入量为0.8~1.0g/kg,并每天摄入牛奶300ml或相当量的奶制品。

（2）增加日晒:建议上午11:00到下午3:00间,尽可能多地暴露皮肤于阳光下晒15~30min(取决于日照时间、纬度、季节等因素),每周两次,以促进体内维生素D的合成,尽量不涂抹防晒霜,以免影响日照效果。但需注意避免强烈阳光照射,以防灼伤皮肤。

2. 补充钙剂或维生素D　对于老年OP患者或老年低骨量,伴有骨折高风险的人群,建议补充钙剂和/或维生素D作为基础措施之一,以及与抗OP药物联合应用。对于老年OP患者,不建议只通过补充钙剂和/或维生素D降低老年OP患者骨折风险。

建议老年骨质疏松症患者给予活性维生素D以增加肌肉力量和平衡能力、降低跌倒及骨质疏松骨折风险。对于肝肾疾病导致维生素D羟化受阻的老年骨质疏松症患者,建议首选活性维生素D,对于需要补充维生素D者,不建议单次大剂量补充,建议用药期间定期监测血清25(OH)D水平,以评估维生素D补充效果,建议活性维生素D用药期间定期监测血钙、尿钙。

（三）运动疗法

运动预防及治疗骨质疏松的效果已获共识,运动方式不同,作用部位及锻炼效果也不相同。值得一提的是,在制订骨质疏松运动处方时不仅要考虑个体差异及目标部位,也需要考虑到身体素质的全面发展,这样才能更好地执行并完成运动方案。

1. 原理与机制　运动疗法对OP的防治作用已经获得共识,其机制主要有如下几方面:

（1）机械应力对骨骼的刺激作用:机体在运动过程中地面的反作用力、不同肌肉、肌腱间相互牵拉产生的拉力、切力以及挤压力均能对骨骼产生一定的刺激,这些机械应力提高了骨的强度及生物力学特性。适宜的机械应力能够促进骨形成,提高骨密度,从而预防骨质疏松。在一定的范围内,机械应力刺激越大,越能促进骨骼生长。相反,没有机械应力的刺激,机体骨量会逐渐流失。

（2）不可控因素:主要有种族(患骨质疏松症的风险:白种人高于黄种人,而黄种人高于黑种人)、老龄化、女性绝经、脆性骨折家族史。

（3）可控因素:适宜的运动不仅能够产生机械刺激促进骨形成,还能调节机体内分泌系统,提高机体雌激素的水平,进而起到预防及治疗骨质疏松的作用。大量的研究表明,运动能够提高机体的雌激素水平,其影响程度与运动强度及运动量有关。有研究报道,体力活动能够增加绝经前期妇女雌激素的分泌,且体力活动水平越高,雌激素分泌越多。

（4）运动对骨代谢信号通路的调节作用:国内外的研究均表明,适宜的体育锻炼能够上调一系列细胞代谢信号通路中关键因子的表达,有利于骨形成,进而促进骨骼生长发育。此外,这些信号通路上的关键因子还能与一些细胞因子协同作用,共同调节骨代谢。

（5）运动对青少年骨峰值量积累的促进作用:青少年时期处于生长发育的高峰期,成年人 90% 以上的骨量是在青春期结束前积累的,因此,青少年时期的骨密度水平对成年后骨峰值及骨质疏松发病率有着重要影响。适宜的运动能够促进青少年的骨骼发育,提高骨量、骨密度、骨宽度等骨形态学指标,为成年后高骨峰值的获得及骨质疏松的预防奠定基础。

2. 不同运动项目对骨质疏松的防治效果研究

（1）有氧运动:有氧运动是指以糖和脂肪有氧代谢供能为主的运动,其提高心肺功能、预防心血管疾病等促进机体健康的作用是肯定的。研究表明,在一定的负荷范围内,有氧运动可以预防骨质疏松,其效果与其运动强度及运动量成正比。许多研究表明,有氧运动能够提高机体腰椎、股骨颈以及跟骨等部位的骨密度。有氧运动能够有效地防止或延缓骨质流失,其效果主要受到运动方案的影响。其次是易于掌握,有较高的执行性。

（2）渐进抗阻训练:大量研究表明,抗阻训练能够提高机体的骨密度,防止骨质流失,从而起到预防骨质疏松的作用。这是因为在进行抗阻力量练习时,肌肉的牵拉力以及重力通过器械传递到骨骼的力量能对骨骼产生一定的刺激,进而促进骨形成。许多研究证明,渐进抗阻训练能够提高受试者股骨颈、腰椎、大转子等部位的骨密度,能有效地预防骨质疏松。

（3）冲击性运动:冲击性运动是指在运动过程中受力瞬间受力点对机体产生冲击性反作用力的运动,如跳跃后落地瞬间地面的反作用力或球拍击球瞬间击球点的反作用力等。这些反作用力的冲击能刺激骨骼,从而促进骨形成,防止骨质流失。研究表明,冲击性运动能够提高绝经前期、绝经后女性髋部、股骨、胫骨、股骨颈、大转子等部位的骨密度,防止骨质流失,从而达到预防及治疗骨质疏松的效果。

（4）负重运动:负重运动形式较多,可以是抗阻训练(如负重蹲起、挺举等)或是在有氧运动及冲击性运动的基础上进行额外负重,以增加运动的强度,对机体骨骼形成更大的刺激。国外有研究报道,绝经后女性每周 3 次的负重或者哑铃训练并适当补钙,一年后股骨颈、转子间及脊柱的骨密度均有所提高,而单纯的雌激素治疗组则无明显变化。在骨质疏松的预防与治疗上,负重运动运动强度相对较大,易出现急性运动损伤或积累性的运动损伤,因此更适用于预防,适宜具备一定运动基础的锻炼者。

（5）民族传统健身运动:我国的民族传统健身运动有着悠久的历史,种类繁多,有太极、五禽戏、八段锦等,长期练习太极等传统养生气功对于身体功能的促进有着积极的作用。以太极拳为例,太极拳中很多动作对下肢骨有着一定的刺激作用,因此大多数太极拳练习者都有良好的平衡能力。大量研究表明,太极拳等传统健身运动能够促进骨形成,防止骨质流失,对于预防骨质疏松有着一定的效果。国内也有报道,易筋经、八段锦、五禽戏以及六字诀能够显著提高绝经女性桡骨、尺骨远端以及腰椎骨密度以及血清碱性磷酸酶（ALP）,降低尿脱氧吡啶啉排泄率。五禽戏可以使老年性骨质疏松患者的腰椎骨密度明显增加,并改善腰背痛,对原发性骨质疏松的防治效果显著。

(6)组合式运动:组合式运动是指由两种或两种以上的运动方式组合而成的运动项目,如采用有氧运动+抗阻运动、冲击量运动+太极拳等。其特点是运动项目丰富,既能全面提升身体素质,又能针对性地提高某个部位的骨密度。组合式运动适用于各类人群,它能促进机体的肌肉力量、平衡能力、协调能力以及心肺功能等身体功能指标,从而提高机体的运动能力,使锻炼者能更好地接受并完成下一阶段的运动方案,形成良性循环,使运动的成骨效应达到最大化。

(7)不同类型运动防治骨质疏松的特点:不同的运动均具有一定的成骨效应,这种积极作用与运动项目特点、强度以及运动量密切相关。在综合相关研究的基础上,有研究总结出不同类型运动预防骨质疏松的特点及干预效果,详情见表6-3-12。

表6-3-12　不同类型运动防治骨质疏松效果一览表

	适用人群	特点	推荐项目	防治效果	作用部位
有氧运动	各类人群	运动强度适中,运动项目丰富,难度低,执行率高,不易受伤	骨质疏松患者:步行、快走、自行车、广场舞等	较弱,生理范围内效果与运动负荷成正比	腰椎、股骨颈、跟骨等
渐进抗阻训练	正常人群,轻度骨质疏松人群	需器械,易出现肌肉损伤,执行率低,难度大	核心肌群训练,局部抗阻训练	较强	股骨颈、腰椎、大转子等
冲击性运动	正常人群,轻度骨质疏松人群	以跳跃性项目为主,形式多样,效果强,但难掌控	跳绳、踏板操、单足跳等	强	髋部、股骨、胫骨、股骨颈、大转子等
负重运动	具备一定运动基础的人群,不适于骨质疏松人群	容易出现过度运动,形成积累性疲劳,但效果显著	负重蹲起、负重跑、负重踏步等	强	腰椎、股骨颈、大转子、胫骨、跟骨等
民族传统健身运动	各类人群	种类丰富,极少出现运动损伤,具有养生保健功效	太极拳、五禽戏、八段锦、易筋经	较强	桡骨、尺骨远端、腰椎骨等
组合式运动	各类人群	运动方式多样化,可根据个人情况选择最优方案	有氧+抗阻训练,太极+抗阻训练	强	腰椎、股骨颈、大转子、胫骨、跟骨等
振动训练	各类人群	仪器要求高,负荷强度可控性高,普及率较低	站姿全身振动训练	强	腰椎、股骨颈等

注:所有运动都须遵循循序渐进原则,由专业人士进行定期指导、评定,严重骨质疏松者避免脊柱前屈动作及高冲击力项目

3. 骨质疏松的运动处方

（1）制订原则：在结合美国运动医学学会（ACSM）相关建议的基础上，骨质疏松运动处方的制订应遵循以下原则：

1）特殊化及个人化原则：运动训练的机械负荷必须要针对目标区域的骨骼，即区域特殊化。其次，应根据个体实际情况设计相应的运动处方，将运动效果最大化。

2）超负荷及循序渐进原则：运动处方的负荷量需要超过日常体力活动的负荷，当骨骼开始适应给予的既定负荷刺激后，需要循序渐进地增加负荷。

3）持之以恒原则：停止运动后，运动促进骨骼的积极效应也将减弱或消失，因此，必须持之以恒才能真正地预防、治疗骨质疏松。

4）医务监督原则：在进行运动干预之前，应进行全面体检以了解身体的健康水平，在运动处方执行的过程中应定期进行专业指导及效果评定，根据个人实际及时调整方案。

（2）具体方案：根据老年性骨质疏松症的临床特征，可以将运动方案分为预防方案及治疗方案，详情见表6-3-13、表6-3-14。

表6-3-13 老年性骨质疏松症运动预防方案

阶段及对应人群	推荐项目	具体方案
初级阶段（第1~3个月）：长期静坐者、无锻炼经验、体质较差者，初级阶段持续时间视个体情况而定	A类：步行、快走、自行车 B类：踏板操、单足站立 C类：太极、八段锦、五禽戏	根据个人爱好选择以下两种方式之一（以下同）：①从A、B类中的各选择一项运动项目。每周3天，每次20~40min。②C类每周4~6天，若配合A、B类运动时适当减少时间，每天运动时间控制在30~60min，心率控制在55%~65%最大心率
中级阶段（第4~9个月）：完成初级阶段或有锻炼习惯的人群	A类：步行、快走、自行车 B类：踏板操、单足站立、低强度抗阻训练（弹力带） C类：太极、八段锦、五禽戏、太极柔力球	①A、B类中的各选择一项运动项目，每周3天，每次30~45min，低强度抗阻训练主要利用弹力带进行髋部前屈、后伸、外展、内收，每个动作3组，每组8~15次。②C类每周5~6天，若配合A、B类运动时适当减少时间。每天运动时间控制在40~60min，心率控制在55%~75%最大心率
高级阶段（第10~12个月）完成中级阶段或有一定运动基础并体质良好的人群	A类：步行、快走、自行车 B类：负重踏板操（负重4%~8%体重）、单足站立、低强度抗阻训练（弹力带） C类：太极、八段锦、五禽戏、太极柔力球	①A、B类中的各选择一项运动项目，每周4天，每次30~45min。②C类每周6天若配合A、B类运动时适当减少时间。每天运动时间控制在40~70min，心率控制在60%~80%最大心率

注：运动前须进行体检确定是否适宜上述运动项目，每次运动以不产生疲劳或轻度疲劳为宜，每次运动前后各做10min的热身运动及放松运动，初级阶段由专业人士指导，每周至少一次会谈（面谈或其他形式的交流皆可），每月进行健康教育及评定，达标后可加入下一阶段的训练

表6-3-14　老年性骨质疏松运动治疗方案

阶段及对应人群	推荐项目	具体方案
初级阶段（第1~3个月）：老年性骨质疏松患者	A类：步行 B类：踏板 C类：太极、八段锦、五禽戏	根据个人爱好选择以下两种方式之一（以下同）：①从A、B类中的各选择一项运动项目。每周3天，每次20~30min；②C类每周4~6天，若配合A、B类运动时适当减少时间，每天运动时间控制在30~50min，心率控制在55%~65%最大心率
中级阶段（第4~9个月）：完成初级阶段且骨质流失停止或减缓的老年性骨质疏松患者	A类：步行、快走 B类：踏板操、单足站立 C类：太极、八段锦、五禽戏	①A、B类中的各选择一项运动项目，每周3天，每次30~40min；②C类每周5~6天，若配合A、B类运动时适当减少时间。每天运动时间控制在40~60min，心率控制在55%~70%最大心率
高级阶段（第10~12个月）完成中级阶段且骨密度增加、骨量不再减少的老年性骨质疏松患者	A类：步行、快走、广场舞 B类：踏板操、单足站立、低强度抗阻训练（弹力带） C类：太极、八段锦、五禽戏、太极柔力球	①A、B类中的各选择一项运动项目，每周4天，每次30~40min，低强度抗阻训练主要利用弹力带进行髋部前屈、后伸、外展、内收，每个动作3组，每组8~15次。②C类每周6天若配合A、B类运动时适当减少时间，每天运动时间控制在40~60min，心率控制在60%~75%最大心率

注：运动前须进行体检确定是否适宜上述运动项目，每次运动以不产生疲劳或轻度疲劳为宜，每次运动前后各做10min的热身运动及放松运动，初级阶段由专业人士指导，每周至少一次会谈（面谈或其他形式的交流皆可），每月进行健康教育及评定，达标后可加入下一阶段的训练

（四）其他物理治疗

脉冲电磁场（PEMFs）、高压氧、超声波、紫外线、全身振动、体外冲击波等物理因子治疗可增加骨量；超短波、微波、经皮神经电刺激、中频脉冲等治疗可减轻疼痛；对骨质疏松骨折或者骨折延迟愈合可选择低强度脉冲超声波、体外冲击波等治疗以促进骨折愈合。神经肌肉电刺激、电针等治疗可增强肌力、促进神经修复，改善肢体功能。总之，各种物理因子对骨质疏松的作用机制不同，因而发挥的治疗作用各异。应仔细分析它们的作用机制、总结临床应用研究新进展，以指导临床更合理地选择治疗方法，找出各自的优势，特别是联合治疗方式与治疗剂量需依据患者病情与自身耐受程度来选择，以达到更好的治疗效果。

1. 脉冲电磁场　脉冲电磁场（pulsed electromagnetic fields, PEMFs）是近年发展起来的治疗骨质疏松的无创生物物理手段之一。属于生物物理干预的方法，可通过影响破骨细胞和成骨细胞的功能，影响软骨内成骨及影响骨局部调节因子的表达等作用机制减缓骨质疏松的发生。低频脉冲电磁场因其操作方便，无不良反应，能抑制破骨作用，减少骨量丢失，快速缓解疼痛等显著优点在骨质疏松症的防治中受到重视。PEMFs治疗的重要参数包括磁场强度、频率、方向和作用时间，但是各学者报道的PEMF治疗参数差异较大。Gordon认为，强度<30Gs，频率<100Hz的PEMF无明显副作用，且治疗效果更明显。低频脉冲电磁场与膦酸盐类药物联用，比如唑来膦酸、阿仑膦酸钠、伊班膦酸钠等，临床治疗效果会

更好。

2. 高压氧治疗 高压氧疗法是将患者置于高压力氧环境中吸氧以治疗疾病的方法。近年来,有些学者发现高压氧对骨质疏松的骨密度提高有一定的作用,并在缓解骨质疏松症疼痛方面比单纯药物治疗效果更明显。

高压氧治疗缓解疼痛的机制可能是:①与高压氧能提高血氧张力,增加血氧水平,增加血氧弥散量和弥散率,增强组织内氧含量、氧储量,改善组织的缺氧状态,增强组织新陈代谢和弥散过程,加速酸性代谢产物及致痛物质的排除有关。②与高压氧能对老年性骨质疏松的骨量丢失有一定抑制作用有关。

3. 振动训练 振动训练是一种新兴的训练方法,目前在运动训练、康复理疗、航空等领域均得到广泛应用。相对于其他运动方式,全身振动训练具有简单、效果显著、训练方案可控性高等特点。全身振动训练的高频机械刺激能以相对较小的负荷达到较好的训练效果。已有研究表明,振动训练能够促进骨质生长,增强骨骼形态及强度,是预防及治疗骨质疏松的有效手段。应将振动频率设置为30Hz以上,依据个人情况严格控制好强度及时间。

4. 超声波治疗 超声波是一种机械能,属声波的一种,是一种能穿透皮肤并在人体中传播的高频率压力波,有良好的方向性、穿透性,较容易将能量集中。超声波可对组织产生微机械应力和应变。超声波在促进骨折修复方面起到更加重要的作用,可促进软骨内成骨并加速该区域骨密度恢复。近年来的研究表明,超声波对骨质疏松具有治疗作用。低强度超声波不仅有改变骨量的潜能,还能通过骨组织对物理刺激的高度敏感性引起骨骼形态学上的改变。其对骨表面及骨小梁核心区域产生的机械压力能增加骨质区域骨密度指数。

5. 体外冲击波治疗 体外冲击波是一种高能量高压力波,能使软组织修复和骨折愈合,能促进组织再生和骨痂成骨,并对人类骨膜细胞增殖、细胞存活量和钙沉积有长期促进作用。冲击波在人体内产生空化效应,可改善局部血液循环,对痛觉神经感受器有封闭作用,可以缓解骨质疏松的局部疼痛症状。体外冲击波在短期内可提高局部骨质的质量、强度,可作为预防骨质疏松骨折高发部位骨折发生的一种耗资少、安全有效、非侵袭的方法。

6. 超短波治疗 高频电疗法生物效应有温热效应以及非热效应等,其共性治疗作用有:①止痛;②消炎;③解痉等,若用于骨质疏松性疼痛的辅助治疗,可以起到镇痛解痉的良好效果,但对改善骨密度无明显作用。

7. 电针治疗 电针疗法是应用中医理论,用电针刺激特定穴位,来达到治疗骨质疏松的目的。电针疗法可以促进人体对钙的吸收,提高机体对钙的利用率,促进骨的形成。对人体内分泌系统具有双向调节作用,电针疏密波能促进血液循环,改善组织营养,促进水肿吸收,以减轻疼痛。

（五）作业治疗

在对骨质疏松症患者伤残情况进行全面评定以后,有目的、有针对性地从日常生活活动、职业劳动、认知活动中选择一些作业,指导患者进行训练,以改善或恢复患者身体功能、心理功能、日常生活活动能力、参与能力及预防骨折。

（六）矫形器及辅助器具

骨质疏松最常出现的问题是椎体压缩性骨折、脊柱畸形、股骨颈骨折、桡骨远端骨折和肱骨近端骨折。因此在治疗中应用康复工程原理,为患者制作适合的支具、矫形器和保护器是固定制动、减重助行、缓解疼痛、矫正畸形、预防骨折发生、配合治疗顺利进行的重要措施之一。如脊柱支具既限制脊柱屈伸,又防止椎体压缩骨折加重,又如髋保护器可以预防髋部骨折。

（七）饮食疗法

《中国老年人膳食营养指南》2016版强调,老年人膳食关键推荐要点有:①少量多餐细软;预防营养缺乏;②主动足量饮水;积极户外活动;③延缓肌肉衰减;维持适宜体重;④摄入充足食物;鼓励陪伴进餐。膳食是骨质疏松症预防的一个重要可控因素,如前所述,骨质疏松症的发生与多种因素相关,其中,老年人易于发生钙代谢的负平衡,故老年人的钙营养状况与罹患骨质疏松症有着至关重要的关系。影响钙营养状况的主要因素有:①成年时期的骨峰值;②日常钙的摄入量与吸收率;③内分泌及运动。

坚持适于老年特点的平衡膳食,是最基本的措施。全面均衡的营养供给对于保护机体功能,包括与骨质代谢密切相关的内分泌、消化系统功能具有十分重要的意义。骨骼的健全不仅需要钙,还要有足够的蛋白质、其他无机元素(如磷、镁等)及各种维生素。研究表明:"动物型"膳食模式和"含钙食物型"膳食模式对骨质疏松症起保护作用,应注意全面而合理的膳食来预防骨质疏松的发生。

总之,骨质疏松症的营养防治措施应契合老年人骨质代谢相关的营养需求,其要点如下:

1. 多食用含钙、磷、蛋白质的食物

（1）钙与磷:①钙摄入量:研究表明每天钙摄入量在470mg以下的人群骨折发生率是摄入量765mg以上人群的2.5倍。中国营养学会制定的膳食钙的最高摄入量为2 000mg/d。富含钙的食物中应选择容易吸收的钙质,如奶类及奶制品、豆类及豆制品,以及坚果如核桃、花生等。此外,强调增加户外活动以帮助钙的吸收。老年人钙的适宜摄入量为1 000mg/d。应选择容易吸收的钙质,如奶类及奶制品、豆类及豆制品,以及坚果如核桃、花生等。此外,强调增加户外活动以帮助钙的吸收。②磷:人体血磷正常值为0.97~1.61mmol/L（3~5mg/dl）。血清无机磷代谢障碍并不少见,人体摄入的钙和磷必须符合一定的比例,当食物中钙磷之比为1∶2至2∶1时,最适宜于钙与磷的吸收。老年人磷适宜摄入量为700mg/d,吸收部位在小肠,其中以十二指肠及空肠部位吸收最快,回肠较差。磷的代谢过程与钙相似,体内的磷平衡取决于体内和体外环境之间磷的交换。磷的主要排泄途径是经肾脏。含磷丰富的食物较多,动物的乳汁、瘦肉、蛋、奶、动物的肝、肾含量都很高,海带、紫菜、芝麻酱、花生、干豆类、坚果粗粮含磷也较丰富。但粮谷中的磷为植酸磷,不经过加工处理,吸收利用率低。

（2）蛋白质摄入:中国营养学会最新制定的《中国居民膳食营养素参考摄入量》建议老年人蛋白质的摄入量男性75g/d、女性65g/d。其中尽量多摄入优质蛋白,应占摄取蛋白质总量的50%以上。如奶类、豆类、鱼、虾、瘦肉等可以多吃。此外,除传统的营养素外,最新研究发现膳食类黄酮与骨健康也可能存在关联。类黄酮是广泛分布在蔬菜、水果等植物性食物中的一类多酚类化学物,具有多种生理效应,如抗氧化及抗炎等,很多流行病学研究表明膳食类黄酮对骨健康具有保护作用。无论是对骨密度和骨折的横断面研究还是队列研究,都表明摄入类黄酮特别是大豆异黄酮可以减少妇女骨密度的丢失和降低骨折风险。

2. 其他膳食营养素

（1）钾和镁的摄入:正常膳食的人一般不易发生钾摄入不足,疾病情况或利尿剂应用时可出现钾的不足。老年人钾的适宜摄入量为2 000mg/d。镁缺乏可导致血钙下降、神经肌肉兴奋性增高,出现肌肉震颤、手足抽搐、反射亢进、共济失调等症状。镁缺乏时心血管疾病发生的危险性增加。流行病学研究表明,低镁摄入的人群高血压发病率较高。镁的缺乏还和骨质疏松症及糖尿病有关。镁缺乏时葡萄糖对胰岛素的敏感性显著降低。老年人的膳食镁适宜摄入量为 350mg/d。含镁丰富的食物有大麦、荞麦、燕麦片、黄豆、黑米、菠菜、油菜、苜蓿等。

（2）适当补铁:铁是体内必不可少的微量元素,在运输氧、电子转移、胶原蛋白合成与维生素 D 代谢等多过程中具有重要作用。但是体内铁超出正常值范围也会对机体产生巨大的危害,过多的铁可能通过抑制成骨细胞功能及增强破骨细胞活性对骨骼进行破坏。动物性食物中的铁吸收率高于植物性食物,含铁丰富的食物有:大豆、黑豆、豌豆、芥菜、香菜、桂圆、猪肝、肾、乌鱼、虾子、淡菜、芝麻酱等。适宜摄入量为 10mg/d。

十一、康复护理

针对老年骨质疏松人群的护理工作中,除了针对生活模式、营养、运动的宣教要求外,重点是高危人群的安全防护,由于导致老年骨质疏松性骨折的主要诱发因素是跌倒,故应采取各种有效措施进行防护。在护理干预中就防颠、防绊、防碰、防摔"四防"知识,对患者及其陪护人员、家属进行广泛宣教。行走不便时可指导患者使用合适的助行器,对患者穿着的鞋进行检查,既要防滑也要舒适。对居家的患者应告知其家庭地面的防滑要求,生活环境保证足够的亮度,可使得发生跌倒的概率得到降低。

有研究表明,有针对性的健康教育(生活模式教育,包括防治 OP 的饮食疗法等,骨折防护教育、安全防护教育等)融入常规护理之中,可有效提高患者对疾病防护知识的掌握程度,且有效缩短住院时间,提高护理满意度。由于高龄老人髋部骨折高发且一旦发生后果严重,故针对已经确诊骨质疏松症且评定为骨折高风险的人群应该酌情为患者配用防骨折护髋短裤,同时与康复治疗师协作训练患者认知功能、平衡功能以预防合并症、改善预后。

十二、并发症与合并症

老年骨质疏松症常与多种疾病并发或共存,如糖尿病、COPD、慢性肾病、心脑血管疾病、肌少症等。此外,OP 的最严重并发症是骨折。

1. 肌少症　肌少症与骨质疏松症相互影响、紧密关联的机制比较复杂,包括肌肉收缩力学负荷对骨骼机械力的影响,以及肌肉与骨骼间复杂精密内分泌调控的生物学机制。针对两者之间存在的许多共同危险因素及发病机制,进行运动干预、营养指导、药物治疗,有助于延缓肌少症、骨质疏松症的进展,改善不良预后。有关肌少症的康复请参阅本书相关章节。

一项流行病学调查表明,某地 4 家疗养院人群中男性肌少症的患病率为 41.3%,女性为 37.0%。增龄、低蛋白质、高体脂百分比、高血压、糖尿病、消化系统疾病、骨质疏松症、中年时期运动时间减少、BMI 降低与肌少症密切相关,蛋白质饮食及文化程度与肌少症无明显相关性。由此可见,养老院人群中肌少症患病率较高,增龄、中年时期运动减少、高血压、糖尿病、营养不良、高体脂百分比、骨质疏松、消化系统疾病是养老院人群肌少症的危险因素。其中,增龄、中年时期运动时间减少、骨质疏松、高体脂百分比、BMI 降低是养老院人群肌少症的独立危险因素。

2. 骨质疏松性骨折与二次骨折　如前所述,老年骨质疏松性骨折以及二次骨折发生率很高且后果严重。有研究表明老年骨质疏松性骨折与年龄、性别、体重、职业、膳食结构、运动方式、骨质疏松性骨折史及骨折家族史等有关。故而应提倡正确锻炼方式，均衡饮食，避免低体重，对降低骨质疏松性骨折发生率有重要意义。

一项针对某地老年人骨质疏松性骨折危险因素调查与分析表明，Logistic 多因素回归分析显示，骨密度是老年人骨质疏松性骨折患者最重要的危险因素；年龄、性别、骨折史、体重指数、日常生活方式均与老年骨质疏松症患者骨折的发生关系密切，是患者骨折的重要影响因素。

3. 心血管疾病 许多研究表明老年性 OP 与心血管疾病危险因素具有密切的相关性，故强调应全面治疗及预防。一项回顾性文献研究中，多因素 Logistic 回归分析结果显示，同型半胱氨酸、低密度脂蛋白、胆固醇为老年骨质疏松患者的主要危险因素，高密度脂蛋白、体重为老年骨质疏松患者的保护因素。女性、高血压、冠心病、高脂血症、糖尿病均为老年骨质疏松主要危险合并症。结论：老年性 OP 与冠心病、高脂血症等心血管疾病及危险因素密切相关。

4. 糖尿病 大量研究表明，各型糖尿病均与 OP 存在密切关系。糖尿病患者常伴发骨质疏松症及外周动脉疾病，研究表明动脉硬化与骨质疏松存在共同的病理生理基础。一项研究在分析 2 型糖尿病女性患者踝肱指数与骨密度的相关性后发现：踝肱指数 <0.9 组患者骨密度值低于踝肱指数 ≥0.9 组患者。对存在危险因素的糖尿病患者应进行踝肱指数检测、骨密度检查，及外周血管检查，以便尽早发现是否合并外周动脉疾病或骨质疏松症，并进行必要的干预。

5. 其他老年慢性病 近年来研究表明，骨质疏松的发生常与一些慢性疾病相关。通过分析高龄老人常见的几种慢性疾病如阿尔茨海默病、脑梗死、慢性肾脏病、2 型糖尿病及动脉粥样硬化这几种疾病中骨质疏松症的研究进展，探讨骨质疏松与这几种疾病之间的关系。在以上几种疾病中引起骨质疏松症的因素包括：①一些炎症因子可通过抑制疾病共有的信号通路；②高龄老人常见的慢性病与骨质疏松有共同的危险因素，如年龄、性别、吸烟、糖尿病、高血压等；③高龄老人由于器官退行性改变，导致消化道吸收和消化功能减退，造成钙、维生素 D、雌激素等骨合成的原料缺乏；④高龄老人常合并多种基础疾病导致自身户外活动受限、缺乏光照、缺少锻炼、体重指数下降及营养不良等在骨质疏松的形成中扮演重要角色。综上所述，骨质疏松症的发生常与多种因素相关，对于合并有其他多种慢性疾病的高龄老人来说，发生骨质疏松的风险较高，应当加强骨密度的监测，早诊断、早治疗，避免骨折的发生。

十三、预防与预后

早在 1989 年，世界卫生组织就提出预防骨质疏松的 3 大原则：补钙、运动疗法和饮食。早期预防可以达到减轻症状以及延缓发生的作用。针对已经确诊者，及时正确的干预可以防止后期骨折的发生，因而预后良好。反之，不干预或者针对高危人群不加跌倒等防护措施者，预后不良。

一项来自老年性骨质疏松症患者的生活质量的多中心调查研究表明，老年性骨质疏松人群的生活质量明显低于正常人群，生活质量与骨折、疼痛、饮茶、吸烟、家人对患者的关心和健康变化状况有关。因此，加强老年性骨质疏松症及其有关疾病尤其是疼痛的治疗和康复护理，改善患者的生理功能，劝其服用相关治疗药物，鼓励家属给予更多的关心和支持，是促进老年性骨质疏松症患者早日康复的重要保证。

一项研究分析了骨质疏松性髋部骨折术后三个月老年患者的生活质量及其影响因素。多元回归分析表明,年龄、不良生活方式可负向预测患者在躯体健康方面的生活质量,性别、经济状况、合并症、自我效能感、面对应对可正向预测患者在躯体健康方面的生活质量。年龄、家庭关系、屈服应对、回避应对可负向预测精神健康方面的生活质量,婚姻状况、自我效能感可正向预测患者在精神健康方面的生活质量。

(王　颖)

第四节　老年卧床综合征康复

一、概述

卧床又称为"病卧"、"卧床不起"或"卧床休息",指因为患病等导致日常生活能力降低,日常生活部分或全部需要他人帮助的一种临床现象,包括长时间卧床、坐椅及只能室内活动而不能单独外出。根据日本近年对卧床研究的相关的观点,将老年人卧床情况分为四级:第一级为生活自理(或非卧床),即室内生活一般能自理,并能自行外出;第二级为准卧床或病卧前期,即室内生活一般能自理,但无人扶持则不能外出;第三级为室内生活需人扶持、大部分时间卧床;第四级为全天床上生活。第三级、第四级均为卧床期或病卧期。

随着年龄的增加,老年人全身各系统发生退行性变化,视力、听力、注意力、记忆力、反应力、肌力等下降,使其适应能力降低、活动乏力,导致老年人卧床人数增加。另外,老年人多长期身患疾病,使其日常活动能力下降,丧失自我照护能力,需长期卧床,特别是脑卒中、心血管病、外伤、肿瘤、痴呆等疾病成为导致老年人长期卧床的主要因素。1993—1994年,我国城乡老年人的卧床率为1.2%,市区老人卧床率为2.1%,农村老人卧床率为0.8%;1995—2000年,老年人卧床率为4.33%。老年人长期卧床将会导致多种并发症,最多见的相关并发症包括肺炎、压力性损伤、静脉血栓,肌萎缩、关节挛缩强直、跌倒或跌床、尿路感染、尿路结石或尿闭、肺栓塞、尿失禁、便秘、大便失禁等也是较为常见的卧床并发症。

老年卧床患者是老年人口中最无助和脆弱的群体,他们带病生存且卧床不起,是老年人口中医疗需求最多和最需要康复护理的群体。老年人长时间卧床是老年医疗、护理、康复、保健的重大问题,解决好老年卧床患者的问题,不仅是医务工作者的诉求,更是全面建设小康社会的需要,使老年人"老有所乐,老有所医"。

二、坠积性肺炎

坠积性肺炎是卧床老人常见的病症,因长期卧床生理性肺纤毛运动功能下降,咳嗽反射减弱,呼吸道分泌物不易排出,淤积于中、小气管而造成的肺部感染。临床早期主要表现为呼吸困难、发绀等症状,严重者会发生急性呼吸窘迫综合征,极易导致患者死亡。在脑卒中患者中,坠积性肺炎是最常见的并发症,发生率高达40.0%,是导致卒中患者死亡的首要原因。坠积性肺炎多起病隐匿,临床表现常常不典型,诊断率较低,治疗效果不理想,为此需要加强预防干预。

(一)康复训练

1. 主动咳嗽　指导老人主动咳嗽:取半卧位或坐位,做深呼吸3次,在第3次深吸气后屏气数秒钟，然后从胸腔深部做短暂的有力咳嗽 2~3 次，将呼吸道深部的痰液咳出，咳嗽后做平静而缓慢的放松呼吸。痰液黏稠时，需增加饮水量，有助于稀释痰液，易于咳痰。对于痰液黏稠不易咳出的患者采用雾化吸入，使药液随患者吸气到达终末支气管肺泡，起到抗感染、解痉平喘、稀释痰液的作用。

2. 呼吸功能训练　为防止肺部组织及肺部功能退化，应指导患者进行呼吸训练。指导老人进行腹式呼吸：将手放于肚脐上方，吸气时将位于腹部的手抬起，呼气时下压。此过程要深吸气，慢呼气，尽量拉长呼气时间。最简单的办法是吹气球，2 次 /d，30min/ 次。

3. 振动排痰　应用体外振动排痰机协助老年卧床患者排痰。振动排痰机成人自动模式标准工作程序振动频率为 15Hz，与肺纤毛的运动频率产生共振（肺纤毛运动频率为 11~16Hz），促进肺纤毛运动恢复，促进痰液排出。体外振动排痰机在使用时可同时提供两种力：一种是垂直于身体表面的垂直力，可使支气管黏膜表面的黏液及代谢物松弛、脱落；另一种是水平于身体表面的水平力，帮助小支气管内已液化的黏液按选择的方向流入大支气管，刺激咳嗽中枢神经使痰液排出体外。

（二）康复护理

1. 排痰护理　长期卧床老人，通常咳嗽无力，应通过叩击法协助老人排出痰液，保持呼吸道通畅。叩击方法：患者取侧卧位或坐位时，一手扶住肩膀，一手手掌屈曲呈 15° 角，由外向内，由下向上，有节奏的轻轻拍打背部或胸前壁，不可用掌心或掌根，拍打时用腕力或肘关节力，力度应均匀一致，以老人能忍受为宜，3~5min/ 次。

2. 体位引流　早期使用体位引流能使呼吸道分泌物及时排出体外，降低了深部感染率。明确病变部位，根据患者的感觉采取适当的体位，原则是抬高患肺位置，引流支气管口向下，病变位于上叶者，取坐位或健侧卧位。病变位于中叶者，取仰卧位稍向左侧。病变位于舌叶者，取仰卧位稍向右侧。病变位于下叶尖段者，取俯卧位。三种体位床脚均抬高 30~50cm。病变位于下叶各底段者，床脚抬高 30~50cm，如为前底段取仰卧位，外底段取侧卧位（患侧在上），后底段取俯卧位。引流的时间：根据病变部位、病情和患者体力，每天 1~3 次，每次 15~20min 一般在餐前引流。

3. 吸痰　吸痰是指利用负压作用，用导管经口、鼻腔、人工气道将呼吸道分泌物吸出，以保持呼吸道通畅的一种方法。吸痰前要先听诊，判断患者呼吸和痰液阻塞情况，安置患者合适的卧位，取下活动性义齿，使患者头偏向一侧，铺治疗巾。调节负压在 −53.3~−40.0kPa。每次吸引时间 <15s，两次吸痰间间隔 3~5min。

4. 口咽护理　口咽部是消化道与呼吸道的共同口处，口咽部的细菌极易移行至呼吸道而导致肺部感染。因此，应注意口咽部的清洁，每次进食后，用温水漱口，刷牙时注意清洁舌背。

5. 保持适宜环境　房间温度保持在 20~24℃，湿度 50%~60%。每天开门窗通风 2~3 次，每次 20~30min。保持房间整洁干净，每天打扫房间，可用 1∶200 的 84 消毒液擦拭地面与桌椅。

三、压力性损伤

压力性损伤是指皮肤和深部软组织的局部损伤，通常位于骨隆突处，或与医疗设备等相关，其可以表现为完整的皮肤或开放性溃疡，可能伴有疼痛。压力性损伤是由强烈和 / 或长期的压力或压力联合剪切力所致。压力、剪切力、摩擦力、营养不良及潮湿等是造成压力性损伤的重要因素,正常毛细血管压力为 2~4kPa,外部施加的压强超过 4kPa 时就会影响局部组织的微循环,一般认为,当毛细血管承受的压力低于 9.3kPa,持续 2 小时就可引起不可逆的细胞损伤。压力性损伤分期:1 期:指压时红斑不会消失,局部组织表皮完整,出现非苍白发红,深肤色人群可能会出现不同的表现。2 期:部分真皮层缺损,伤口床有活力,基底面呈粉红色或红色,潮湿,可能呈现完整或破裂的血清性水疱,但不暴露脂肪层和更深的组织,不存在肉芽组织、腐肉和焦痂。3 期:皮肤全层缺损,溃疡面可呈现皮下脂肪组织和肉芽组织伤口边缘卷边(上皮内卷)现象;可能存在腐肉和(或)焦痂;深度按解剖位置而异:皮下脂肪较多的部位可能呈现较深的创面,在无皮下脂肪组织的部位(包括鼻梁、耳廓、枕部和踝部)则呈现为表浅的创面;潜行和窦道也可能存在;但不暴露筋膜、肌肉、肌腱、韧带、软骨和骨。4 期:全层皮肤和组织的损失,溃疡面暴露筋膜、肌肉、肌腱、韧带、软骨或骨溃疡。不明确分期:全层组织被掩盖和组织缺损。深部组织压力性损伤:皮肤局部出现持久性非苍白性发红、褐红色或紫色,或表皮分离后出现暗红色伤口床或充血性水疱,颜色发生改变前往往会有疼痛和温度变化。

（一）压力性损伤的评定

压力性损伤以预防为主,在预防中要对患者进行风险评定,建议使用结构化风险评定,内容如下:①入院后 8 小时内进行结构化风险评定,以识别有压力性损伤风险的患者;②根据患者的病情特点尽量多次进行评定,当患者病情变化时,则需进行再次评定;③每次评定都要进行全面的皮肤检查;④评定后记录全部风险评定的内容。经确认有发生压力性损伤风险的患者,应对其制订并执行以风险为基准的预防计划。

（二）压力性损伤的预防

1. 更换卧位　卧床老年人应定时翻身,更换卧位,一般 2 小时翻动 1 次。对身体极度虚弱、消瘦,循环功能障碍者,应酌情增加翻身次数,一般 1 小时翻动 1 次。可采用30° 翻身法,顺序为:右侧位 30° →左侧位 30° →平卧位。同时,对于股骨粗隆、骶尾部、足跟及枕部等骨隆突处可用软垫垫起,减轻局部压力。对不适宜更换卧位的老人,为减轻局部组织受压时间和受压部位的剪力,可用气垫床,利用充放气功能的交替变化达到更换体位的目的。翻身时,先把床头放低,床面保持平整,抬起患者,忌硬拖、拉、拽、扯,以减少皮肤摩擦和损伤。选择支撑面时,要考虑其控制湿度和温度的能力;同时,不要将热装置(如热水瓶、加热毯、电褥子等)直接放在皮肤表面上或压力性损伤上。

2. 保持皮肤清洁　在潮湿的环境下,压力性损伤的发生危险增加 5 倍。对于大小便失禁和出汗等因素导致的潮湿时,及时更换被褥和衣物,并洗净擦干皮肤。床单被服及衣物以棉质为宜,并保持清洁、平整、无皱褶、无渣屑,以避免皮肤与碎屑及皱褶产生摩擦。每日用温水清洁皮肤,对易出汗部位使用爽身粉,皮肤干燥时使用润肤乳。考虑使用丝质面料而非棉质或混纺面料来降低剪切力与摩擦力。

3. 改善营养　营养不良时皮下脂肪减少、肌肉萎缩,骨隆突处缺乏肌肉和脂肪组织的保护,增加了压力性损伤的发生风险。日常饮食中应制订科学的膳食结构,保证糖、脂肪、蛋白质、维生素等营养物质的合理供给。经口进食不足时,应考虑管饲饮食或肠外营养。具体营养内容详见第七章第二节。

4. 应用预防性敷料　经常受到摩擦力与剪切力影响的骨隆突处建议使用聚氨酯泡沫敷料预防压力性损伤。选择敷料时要考虑以下几点:①敷料控制微环境的能力;②敷料贴敷及去除的难易程度;③敷料可定期反复打开,以便于评定皮肤的特性;④敷料形态需符合贴敷的解剖部位;⑤合适的敷料尺寸。使用预防性敷料时继续使用其他所有预防措施。每次更换敷料时或每天1次,应评定皮肤有无压力性损伤形成的迹象。若预防性敷料破损、移位、松动或过湿,需予以更换。

(三)压力性损伤的康复

1. 全程化损伤监测　当发生压力性损伤时,在其愈合全程需使用有效而可靠的评估量表,推荐使用 Bates-Jensen 伤口评估工具(Bates-Jensen Wound Assessment Tool, BWAT)。BWAT 由 15 个条目组成,其中 2 个条目不计分,为患者的伤口部位名称和伤口形状;13 个计分条目包括大小、深度、边缘、潜行、坏死组织数目、坏死组织类型、渗液类型、渗液数目、伤口周围皮肤颜色、外周组织水肿、外周组织硬化、肉芽组织、上皮化。每个条目按照其严重程度划分,得分分别为 1~5 分,其中 12 个条目得分与此条目的严重程度成正比,而"上皮化"条目分值越高则上皮化程度越低,量表总分为 13 个条目计分之和。BWAT 总分 1~5 分为组织健康;6~12 分为愈合。伤口发展过程中 BWAT 分值越接近 13 分表示有愈合的趋势,BWAT 分值越接近 60 分表示存在恶化的趋势。

2. 损伤康复　压力性损伤重在预防,对于难免性压力性损伤发生时的康复,主要包括以下内容:评定及愈合监测、疼痛评定与处理、清洗、清创、感染的评定与治疗;用于压疮治疗的伤口敷料、生物敷料、生长因子、物理疗法、手术疗法等。当压力性损伤已存在 4 周以上;过去 2 周内无任何愈合迹象;临床上表现出炎症的症状体征;抗菌治疗无效时应考虑生物膜形成,建议使用局部杀菌剂结合持续清创,来控制并清除延迟愈合伤口内的可疑生物膜。

四、下肢深静脉血栓

深静脉血栓(deep vein thrombosis, DVT)是静脉的一种急性非化脓性炎症,伴有继发性血管腔内血栓形成,主要累及四肢浅静脉及下肢深静脉,下肢 DVT 可分为下肢近端及远端DVT。血栓形成与进展包括三个重要条件:血流缓慢、血管内皮细胞损伤及体内局部或系统性高凝状态。长期卧床老人肢体活动受限,静脉回流缓慢淤滞,容易发生血栓。血栓发生时,轻者可全无症状,或表现为患肢肿胀、疼痛、浅静脉扩张,甚至功能障碍,严重时会导致血栓脱落,发生肺血栓栓塞危及患者生命。

1. 体位　为了减轻局部血液淤滞,促进下肢血液回流,尽可能减少下肢静脉血栓的发生,长期卧床的老人应该定时翻身,改变体位,仰卧位可抬高下肢 20°~25°,或高于心脏水平 20~30cm,使膝关节屈曲 10°~15°,使髂内静脉不受压迫促进静脉回流,预防血栓形成。

2. 肢体活动　静脉回流是通过肌肉的有效收缩完成的,通过脚踝屈伸与环转运动、膝屈伸运动等可加速腓肠肌内静脉回流,促使深静脉血液向心回流,进而减轻血液瘀滞。对卧床患者给予最大范围脚踝背伸、屈曲及环转运动约 1min,可使平均血流量增加 20%。为减少因活动受限引起的血液淤滞,增加下肢静脉血液循环,应定时为老人进四肢的被动或主动活动,行踝关节的背屈、内翻、外翻、旋内、旋外运动,髋、膝关节的屈膝、屈髋、髋关节旋内、旋外运动及桥式运动,每天锻炼 3~4 次,每次 15~20min。腓肠肌按摩:一手将患者的下肢抬高,另一只手自下而上有节律地挤压,挤压与放松每秒交替,持续时间 3~5min。

3. 呼吸运动　深呼吸及有效咳嗽能加快心脏跳动和血液循环,促进血液回流。因此,对意识清醒的卧床老人,应进行呼吸肌的训练。

4. 穿弹力袜　预防性使用循序加压弹力袜,根据小腿粗细选择合适尺寸的循序加压弹力袜,早晨起床后穿着,夜间休息时脱下,弹力袜踝部压力大约为 18mmHg(1mmHg=0.133kPa),小腿中部 14mmHg,大腿上部 8mmHg,能安全、有效的预防血栓形成。

5. **饮食**　卧床老人常有高血压、高血脂、糖尿病等慢性疾病,应给予高蛋白、高纤维素、低盐、低脂、易消化饮食,适量饮水。低脂饮食及多饮水可稀释血液,降低血液黏稠度;低盐饮食可改善血管壁的通透性,减轻组织水肿;高纤维饮食可防止大便干燥,避免因用力排便而引起的下肢静脉回流障碍、栓子脱落等并发症。

6. **环境**　随年龄的增长,血液凝聚性上升,纤维蛋白溶解活力下降,所以保持适宜的温度湿度对预防血栓非常重要。一般温度 22~24℃为宜,湿度以 50%~60% 为宜。

7. **药物**　药物预防是下肢 DVT 常用的预防措施,常见的抗凝药物包括凝血酶抑制剂、Xa 因子抑制剂、维生素 K 拮抗剂、中药制剂等。低分子肝素是临床应用最为广泛的抗凝药物,由普通肝素经亚硝酸分解及强化而成,具有有效的抗 Xa 因子及抗 Ⅱa 因子作用,可有效预防下肢 DVT 的发生。

五、便秘

便秘表现为持续排便困难、排便不尽感或排便次数减少。排便困难包括排便量少、干结、排便费时和费力、排便不尽感,甚至需要用手法帮助排便。排便次数减少指每周排便次数少于 3 次或长期无便意。慢性便秘的病程至少为 6 个月。慢性便秘可由多种疾病引起,包括功能性疾病和器质性疾病,不少药物也可引起便秘。在慢性便秘的病因中,大部分为功能性疾病,包括功能性便秘、功能性排便障碍和便秘型肠易激综合征。功能性疾病所致便秘的病理生理学机制尚未完全阐明,可能与结肠传输和排便功能紊乱有关。目前按病理生理学机制,将功能性疾病所致便秘分为慢传输型便秘、排便障碍型便秘、混合型便秘、正常传输型便秘。

(一)功能性便秘的诊断

功能性便秘的诊断首先应排除器质性疾病和药物因素导致的便秘,且符合罗马标准中功能性便秘的诊断标准,见表6-4-1。

表 6-4-1　罗马Ⅲ标准中功能性便秘的诊断标准

疾病名称	诊断标准
功能性便秘	1. 必须包括下列≥2 项:①≥25% 的排便感到费力;②≥25% 的排便为干球粪或硬粪;③≥25% 的排便有不尽感;④≥25% 的排便有肛门直肠梗阻感和 / 或堵塞感;⑤≥25% 的排便需手法辅助(如用手指协助排便、盆底支持);⑥排便 <3 次 / 周 2. 不用泻药时很少出现稀便 3. 不符合肠易激综合征的诊断标准

注:诊断前症状出现≥6 个月,且近 3 个月症状符合以上诊断标准

(二)功能性便秘的分型

根据功能性便秘患者肠道动力和肛门直肠功能改变特点将功能性便秘分为 4 型,可根据临床特点进行初步判断。慢传输型便秘:结肠传输延缓,主要症状为排便次数减少、粪便干硬、排便费力。排便障碍型便秘:即功能性排便障碍,既往称之为出口梗阻型便秘,主要表现为排便费力、排便不尽感、排便时肛门直肠堵塞感、排便费时、需要手法辅助排便等。

诊断应在符合功能性便秘的基础上有肛门直肠排便功能异常的客观证据,见表6-4-2。分为不协调性排便和直肠推进力不足两个亚型。混合型便秘:患者存在结肠传输延缓和肛门直肠排便障碍的证据。

表6-4-2　罗马Ⅲ标准中功能性排便障碍的诊断标准

疾病名称	诊断标准
功能性排便障碍	1. 必须符合功能性便秘的诊断标准 2. 在反复尝试排便过程中,包括以下3项中的≥2项:①球囊逼出试验或影像学检查证实有排出功能减弱;②压力测定、影像学或肌电图检查证实盆底肌肉(如肛门括约肌或耻骨直肠肌)不协调性收缩或括约肌基础静息压松弛率<20%;③压力测定或影像学检查证实排便时直肠推进力不足

注:诊断前症状出现≥6个月,近3个月符合以上诊断标准

(三)严重程度的判断

根据便秘和相关症状轻重及其对生活影响的程度分为轻度、中度、重度。轻度指症状较轻,不影响日常生活,通过整体调整、短时间用药即可恢复正常排便。重度指便秘症状重且持续,严重影响工作、生活,需用药物治疗,不能停药或药物治疗无效。中度则介于轻度和重度之间。

(四)康复治疗

1. 定时排便　建立按时排便的习惯,排便的最佳时间为晨起进餐后20~30min训练排便,借条件反射养成排便习惯。不要控制便意,一旦有便意时,应立即排便。选择适当的排便姿势,最好采取坐姿或抬高床头,利用重力作用增加腹压,促进排便。

2. 调整饮食　卧床老年人平时应多吃含有维生素多的食物,如粗制面粉、糙米、玉米、芹菜等,以增加膳食纤维,刺激和促进肠道蠕动。适量增加油脂的摄入,以润滑肠道,便于排便。

3. 适当饮水　老年人每天早晨空腹时饮用一杯温开水或蜂蜜水,以增加肠道蠕动,促进排便。如无限制,老年人平时应多饮水,不要等到口渴再喝水。

4. 腹部按摩　由右上腹向左下腹轻轻推按,促进肠道蠕动。

5. 使用缓泻剂　必要时使用开塞露或口服润肠片、番泻叶等轻泻剂。避免用力排便,以防止痔、肛裂,甚至心绞痛、心梗的发生。

(白姣姣　王　峥　卢　湘)

第五节　老年抑郁焦虑康复

一、概述

老年人心理健康状况容易受到多种社会因素的影响,随着老年人年龄的增加,家庭关系、社会关系、婚姻状况、疾病因素等均可能会造成人际关系的丧失或缺乏,老年人容易产生孤独感,进而引发老年人抑郁焦虑等各种心理和行为问题。老年人抑郁、焦虑障碍的识

别、预防和治疗越来越受到重视,健康中国行动之老年健康促进行动提出普及老年人心理健康知识。医护人员、患者家属或陪护人员需要通过日常观察对老年人的抑郁、焦虑障碍尽早辨别、早发现、早预防、早治疗。在减轻老年人功能障碍的同时,避免心理问题发展为不可逆转的结局。

二、老年抑郁康复

(一)定义

老年抑郁障碍在临床中十分常见,以显著的情感障碍为主要临床特点,伴有思维迟缓、意志活动减退、躯体症状、人格解体、现实解体及强迫症状等临床表现。老年抑郁障碍有广义和狭义之分,广义的抑郁障碍包括原发性抑郁障碍和继发性抑郁障碍。狭义的老年抑郁障碍指的是 60 岁以后首次发病的原发性抑郁障碍。

(二)流行病学

65 岁以上的老年人群中抑郁症的比例高达 10%~15%,其中相当一部分人症状十分严重,甚至出现自杀倾向。此外,调查显示,老年抑郁患者与其他疾病之间也有很大关系,老年抑郁障碍在内科疾病患者中的发病率高达 52%,其中脑卒中患者中占 30%~62%,血管性痴呆患者中占 40%,癌症患者中占 24%。

(三)病因及病理生理

1. 基因突变 较多关于 5- 羟色胺转运蛋白基因多态性的研究发现,该基因与老年抑郁症患者脑结构性改变存在相关性。脑源性神经营养因子是大脑中最丰富的神经营养因子,对于神经元的可塑性和存活至关重要。下丘脑 - 垂体 - 肾上腺皮质(the hypothalamic-pituitary-adrenal axis,HPA)轴功能由受表观遗传机制影响的糖皮质激素受体介导,与老年抑郁症发生有关。

2. 脑结构改变 老年抑郁症患者表现出灰质和白质脑结构的异常;与健康个体相比,老年抑郁症患者的前扣带皮层、颞上回、颞中回、额下皮质、眶额叶皮层、海马、杏仁核和壳核的灰质体积明显较小;在白质结构方面,老年抑郁症患者表现为扣带回、钩突束、颞叶、额上回、胼胝体和海马的异常连接性。

3. 血管机制 老年人脑血管疾病与抑郁症存在相关性。血管性抑郁症假说认为脑血管疾病可引起患者主导情绪调节和认知的额 - 皮质下通路的血管性损害及神经递质代谢的异常,从而导致抑郁症的发生。

4. 炎症机制 与衰老和疾病有关的炎症过程可能会引起抑郁症发展过程中的神经和代谢变化。

5. 中枢神经递质改变 调节情绪的中枢神经递质改变,如单胺类神经递质(多巴胺、去甲肾上腺素、5- 羟色胺)、氨基酸类神经递质(谷氨酸、γ- 氨基丁酸)、乙酰胆碱、肽类神经递质(促肾上腺皮质激素释放激素、精氨酸加压素、P 物质),均与抑郁症的发生存在相关性。而老年人随着衰老和增龄相关性疾病的发生,又增加了这些神经递质的改变,可能对老年抑郁症的发病起重要作用。此外中枢神经系统随增龄可能发生神经内分泌变化,可能与老年抑郁症有关。

(四)抑郁分型

根据抑郁的严重程度,可分为轻度、中度、重度三种类型。

1. 轻度抑郁 具有至少 2 条典型症状,再加上至少 2 条其他症状,且患者完成日常工作和社交活动有一定困难,患者的社会功能受到影响。

2. 中度抑郁　具有至少 2 条典型症状,再加上至少 4 条其他症状,且患者进行工作、社交或家务活动有相当困难。

3. 重度抑郁　3 条典型症状都应存在,并加上至少 4 条其他症状,其中某些症状应达到严重的程度;症状极为严重或起病非常急骤时,依据不足 2 周的病程作出诊断也是合理的。

（五）临床表现

抑郁症可以表现为单次或反复多次的抑郁发作,以下是抑郁发作的主要表现:

1. 心境低落　主要表现为显著而持久的情感低落,抑郁悲观。典型的抑郁心境有晨重夜轻的节律变化。在心境低落的基础上,患者会出现自我评价降低,产生无用感、无助感和无价值感,常伴有自罪自责,严重者出现罪恶妄想和疑病妄想,部分患者可出现幻觉。

2. 思维迟缓　主要表现为思维联想速度缓慢,反应迟钝,思路闭塞,临床上可见主动言语减少,语速明显减慢,声音低沉,对答困难,严重者无法顺利交流。

3. 意志活动减退　患者意志活动呈显著持久的抑制,临床表现行为缓慢,生活被动懒散,不想做事,不愿和周围人交流,回避社交。严重时不顾吃、喝等生理需要和个人卫生,甚至发展为不语、不动、不食,称为"抑郁性木僵"。伴有焦虑的患者,可有坐立不安、手指抓握或措手顿足等症状。严重的患者伴有消极自杀的观念和行为,常有消极悲观和自罪自责的思想,当自杀企图发展为自杀行为,则是抑郁症的危险症状。

4. 认知功能受损　主要表现为近事记忆力下降、注意力障碍、反应时间延长、警觉性增高、抽象思维能力差、学习困难、言语流畅差、空间知觉、眼手协调及思维灵活性减退。认知功能损害导致患者社会功能障碍,严重影响患者的预后。

5. 躯体症状　主要有睡眠障碍、乏力、食欲减退、体重减轻、便秘、浑身不适、性欲减退、阳痿、闭经等,自主神经功能失调的症状也较常见。睡眠障碍主要表现为早醒,一般比平时早醒 2~3 小时,醒后不能再入睡,这对抑郁发作诊断具有特征性意义。

（六）临床诊断标准

1. 采用抑郁障碍的《中国精神障碍分类与诊断标准第三版（CCMD-3）》诊断。

（1）症状标准:以心境低落为主,并至少有下列 9 项中的 4 项:①兴趣丧失、无愉快感;②精神减退或疲乏感;③精神运动性迟滞或激越;④自我评价过低、自责或有内疚感;⑤联想困难或自觉思考能力下降;⑥反复出现想死的念头或有自杀、自伤行为;⑦睡眠障碍如失眠、早醒或睡眠过多;⑧食欲降低或体重明显减轻;⑨性欲减退。

（2）严重标准:社会功能受损,给本人造成痛苦或不良后果。

（3）病程标准:①符合症状标准和严重标准至少已持续 2 周;②可存在某些分裂症状,但不符合分裂症的诊断,若符合分裂症症状标准,在分裂症状缓解后,满足抑郁发作至少 2 周。

（4）排除标准:排除器质性精神障碍或精神活性物质和非成瘾性物质所致抑郁。

2. 抑郁障碍的心理学诊断

（1）抑郁发作是指首次发作的抑郁障碍和复发的抑郁障碍,不包括双相障碍中的抑郁状态。

（2）患者通常具有至少持续两周的抑郁心境、兴趣和愉快感丧失、精力不足或疲劳感。

（3）其他附加症状:①集中注意和注意的能力降低;②自信心丧失或自卑;③无理由的

自责或过分的罪恶感；④反复出现死、自杀想法或行为；⑤主诉或有证据表明存在思维或注意力的降低；⑥精神运动性活动改变，表现为激越或迟滞；⑦任何类型的睡眠障碍；⑧食欲改变（减少或增加），伴有相应的体重改变。

（七）临床治疗

药物治疗是治疗中度以上抑郁发作的主要措施。主要包括：①选择性 5- 羟色胺再摄取抑制剂，代表药物氟西汀、帕罗西汀、舍曲林、艾司西酞普兰等；②5- 羟色胺和去甲肾上腺素再摄取抑制剂，代表药物文拉法辛和度罗西汀。

药物治疗是治疗中度抑郁症较好的选择，尽管抗抑郁药可以有效地治疗老年人的抑郁症，但老年患者常有严重的多病共存，可能导致抑郁症的治疗复杂化；老年人代谢药物较慢，其副作用比年轻患者更敏感。

（八）康复评定

康复评定可采用汉密尔顿抑郁评定量表（HAMD）、老年抑郁量表（GDS）、抑郁自评量表（SDS）等。

（九）康复治疗

1. 康复心理治疗　对有明显心理社会因素作用的抑郁发作患者，在药物治疗的同时常需合并心理治疗。世界卫生组织定义了四个主要的心理治疗方法，包括：心理动力疗法、人际疗法、支持性咨询和认知行为疗法。常见的心理治疗有认知行为疗法、认知疗法、行为疗法、简短理性洞察力和问题解决疗法。

2. 物理因子治疗

（1）改良电抽搐（Modified electraconvulsive therapy，MECT）：电抽搐治疗是用一定量的电流通过脑部，引起中枢神经系统癫痫样放电产生全身性抽搐发作的治疗方法。改良电抽搐治疗在操作中实施麻醉技术，其与传统电抽搐治疗相比更为安全和有效，但治疗中须加强呼吸和循环的管理，保持呼吸道通畅，维持生命指标稳定，注意麻醉用药选择及搭配，把握施治时间及电刺激量，以最大限度地提高疗效和安全性。对几种抗抑郁药物或心理治疗试验没有反应的严重持续性抑郁症的患者，或抑郁症使患者受到高危害（例如，严重的体重减轻，营养不良，拒绝食物，自杀意念），或两者结合，可采用改良电抽搐治疗，有效率在60%~80% 之间，但治疗后仍需要药物维持治疗。电抽搐治疗对身体不良反应通常是短暂的，包括恶心、头痛、下颌疼痛或肌肉酸痛，可以用药物治疗。相关的其他不良反应包括跌倒风险增加。

（2）重复经颅磁刺激（repetitive transcranial magnetic stimulation，rTMS）：经颅磁刺激技术是一种利用时变的脉冲磁场作用于中枢神经系统（主要是大脑），改变皮质神经细胞的膜电位，使之产生感应电流，影响脑内代谢和神经电活动，从而引起一系列生理生化反应的磁刺激技术。重复经颅磁刺激是通过对脑内某一特定皮质部位重复进行磁刺激。具有无痛无创、操作简便、安全可靠、耐受性较好等特点。

重复经颅磁刺激主要适用于轻中度抑郁障碍。若抑郁以愉快感缺失、兴趣缺乏，语言行为迟滞为主，则经颅磁刺激高频刺激左侧背外侧前额叶区；若抑郁以悲观绝望，紧张和烦躁不安为主要表现，则经颅磁刺激低频刺激右侧背外侧前额叶区。

（十）康复护理

1. 饮食护理　采用地中海饮食，均衡营养，多吃牛奶、瘦肉、豆制品、水果、蔬菜等高蛋白、富含维生素的食物，同时低盐、低脂。

2. 生活护理　合理安排老年人的日常活动和作息时间,保持规律的生活。

3. 安全护理　老年抑郁症患者容易产生消极甚至自杀的观念和行为,护理时一定要特别注意,严防患者伤害自己。对有强烈自杀倾向的患者,应该 24 小时看护,保证患者不离视线。

4. 心理护理　老年抑郁症患者心理比较脆弱,常常有消极的想法,要鼓励患者慢慢表达自己的想法,多与患者沟通,同时鼓励家人多陪伴和关心患者,给予良好的社会支持。协助老年人了解自我,减轻失落感,增加自尊。

（十一）预防

1. 多鼓励老年人参加集体活动,降低其孤独感,调节老年人情绪和心理健康。

2. 培养老年人更多的爱好,如下棋、唱歌、跳舞、太极拳等。

3. 子女多给予老年人关心和爱护,家人的支持和帮助可增加老年人的生活信心。尤其是多抽出时间和父母沟通和交流,可有效预防老年抑郁症。

（十二）预后

老年抑郁症患者预后不良率较高,有研究表明达 37.1%。伴有躯体疾病、精神病症状、认知障碍,治疗依从性差、重大生活事件及家庭社会支持差等均为老年抑郁症预后不良的危险因素。通过改善其危险因素,有助于改善老年抑郁症患者的疗效和预后。

三、老年焦虑症康复

（一）定义

焦虑症的基本特征:①以焦虑、紧张、恐惧为主要临床表现;②伴有自主神经系统症状和运动性不安;③患者的焦虑情绪并非由于实际威胁所致,或其紧张不安的程度与现实情况不相符;④患者为此感到非常痛苦,自知力存在。

（二）病因

1. 人格特质　通常做事谨小慎微、优柔寡断、依赖性强、常自怨自责的老年人更易产生焦虑症。

2. 对死亡的态度　老年群体已步入人生的最后阶段,各项生理功能的退化使他们面临死亡威胁,因此老年人对死亡感到恐惧,又担心濒死时被遗弃,可增加焦虑症的发病率。

3. 健康状况　老年人自己主观感觉到的健康状况越差,焦虑水平就越高。在另一方面,因疾病而失眠也会使老年人产生很高的焦虑情绪。

4. 职业及角色转变因素　老年人退休后,生活从工作状态进入无工作状态,空余时间增加了很多,无所事事,内心就容易空虚、焦虑。

（三）临床表现和分型

1. 惊恐发作

（1）在没有危险因素的情况下发作,或发作没有明显诱因,发作不可预。

（2）发作时的典型表现:患者在日常生活工作中突然出现强烈恐惧,好像即将死去(濒死感),或即将失去理智(失控感),同时伴有自主神经系统症状:心悸、胸闷、气促、过度换气、头晕、多汗、四肢发麻、胃肠道不适等。

（3）发作突然,10min 内迅速达到高峰,一般不超过 1 小时,可自行缓解。

（4）发作时患者意识清醒,事后能回忆。

（5）多数患者在发作间歇期因担心再次发作而紧张不安,可出现自主神经活动亢进的症状。

（6）大多数患者有回避单独外出的倾向和行为。

（7）可同时伴有抑郁症状。

2. 广泛性焦虑　老年患者最常见症状如下：

（1）表现为没有明确对象和具体内容的焦虑和紧张，或对生活中的某些事过分担忧。

（2）常感到心烦意乱，怕有祸事临头。

（3）常伴有自主神经系统症状：头晕、胸闷、呼吸急促、面色潮红或苍白、口干、尿频、尿急等。

（4）常有失眠注意力难集中，易被惊吓。

（5）运动性不安：手足无措、来回走动，坐立不安。

（四）临床诊断标准

1. 焦虑障碍的CCMD-3诊断

（1）惊恐发作

1）症状标准：①符合神经症的诊断标准；②惊恐发作需符合以下4项：发作无明显诱因，无相关的特定情境，以致发作不可预测；在发作的间歇期，除害怕再次发作，无其他症状；发作时除表现强烈的恐惧、焦虑，伴自主神经症状外，常伴有濒死感，失控感，及人格和现实解体等；发作突然开始，迅速达到高峰，发作时意识清楚，事后能回忆。

2）严重程度：患者因难以忍受又无法摆脱而感到痛苦。

3）病程标准：在1个月内至少有3次惊恐发作，或首次发作后害怕再次发作症状持续一个月。

4）排除标准：排除躯体疾病或其他精神障碍，如：恐惧症、抑郁症或躯体形式障碍等继发惊恐发作，也要排除躯体疾病如癫痫，嗜铬细胞瘤或甲状腺功能亢进等。

（2）广泛性焦虑

1）症状标准：①符合神经症的诊断标准；②以持续的原发性焦虑症状为主并符合以下两项：经常或持续的无明确对象和固定内容的恐惧或提心吊胆；伴有自主神经系统症状或运动性不安。

2）严重程度：社会功能受损，患者因难以忍受又无法摆脱而痛苦。

3）病程标准：符合症状标准至少达到6个月。

4）排除标准：①排除甲状腺功能亢进、高血压、冠心病等躯体性疾病引起的焦虑；②排除兴奋药物过量、催眠镇静药物或抗焦虑药物戒断反应；③排除强迫症、疑病症、躁狂症、抑郁症或分裂症伴发的焦虑。

2. 焦虑障碍的康复心理学诊断

（1）以急性惊恐发作和广泛性焦虑及不同程度的自主神经症状为主要就诊原因。

（2）患者感到痛苦，对自身的焦虑情绪有一定的认识，但无法摆脱难以控制。

（3）与症状有关的心理防御机制有：压抑、置换、退行、疑病等。

（4）主要的心理冲突来自于本我的性驱力的冲动与超我的冲突，自我在难以协调和解决这些冲突时，就启动上述防御机制，形成具有保护个体免受羞愧与自责的焦虑和躯体不适症状。

（5）在症状出现之前可存在某些人格障碍的可能，如强迫型人格障碍、依赖型人格障碍、回避型人格障碍、自恋型人格障碍、表演型人格障碍等。

（五）临床治疗

药物治疗是主要的治疗方法之一，治疗焦虑症的常用药物名称：①常用抗焦虑药物：阿普唑仑、艾司唑仑、劳拉西泮、硝西泮；②氯米帕明；③5-羟色胺再摄取抑制剂类药物：氟西汀、帕罗西汀、舍曲林。

这类药物能有效改善老年焦虑，但长期服用会导致认知功能降低，精神运动功能受损，并可能增加跌倒导致髋关节骨折的可能性，甚至可能导致药物相互作用以及药物依赖。

（六）康复评定

采用焦虑自评量表（SAS）、汉米尔顿焦虑量表（HAMA）、综合性医院焦虑抑郁量表（Hospital Anxiety and Depression Scale，HADS）评定。

（七）康复治疗

1. 康复行为治疗　共两步，第一步对患者症状的形成做行为分析，包括分析使焦虑症状形成和持续存在条件刺激因素；第二步制订消除焦虑症状的作业表，如对惊恐发作患者制订脱敏，或采用奖励机制来建立新的行为模式等。

2. 康复认知治疗　在建立良好的医患关系，全面了解患者的当前问题及相关背景材料下采取以下三个步骤：①启发患者寻找不良认知；②协助患者暴露认知曲解或错误思维，并加以讨论、检验和论证；③通过反复"诘难"改变负性自动思维，放弃原有的错误认知，建立正确认识。

认知行为治疗（Cognitive Behavioral Therapy，CBT）包括关于对焦虑症状和影响因素的认识和教育；症状监测；渐进式、被动式和线索控制的放松训练；认知重组，教导参与者挑战他们关于负面事件和灾难性后果的想法；在暴露于焦虑诱发因素和触发器环境下进行系统脱敏想象练习。

3. 精神动力学治疗　精神动力学心理治疗主要聚焦过去的经历，并考察其对行为方式和期待模式的塑造方面的影响，而这种影响健康的方式是通过重复性的特定认知（防御）、人际知觉和交往模式（移情）来起作用的。治疗的目标是理解患者防御机制和移情反应，主要体现在治疗过程中的治疗师与患者的关系当中。精神动力学治疗的疗程有短程治疗、中程治疗、长程治疗等不同设置，根据患者的具体情况和主观意愿而决定。

（八）康复护理

1. 对于因焦虑而出现食欲不振的患者，应做好饮食管理，均衡营养。

2. 保护患者，避免老年焦虑患者因情绪偏激出现伤害自己。

3. 指导老年患者保持良好心态。建立规律生活活动和睡眠习惯。

4. 遵医嘱服药。

（九）预防

保持良好的心态，进行自我调节，意识到焦虑时应正视它，充分调动主观能动性，转移注意力，及时消除焦虑。

（十）预后

焦虑症的预后较好，经过治疗后，绝大多数患者会得到康复，由于焦虑症属于反复发作的疾病，因此症状缓解后，仍需要服药1~2年，停药以及加减药量需咨询医生，此外，患者的自我调节对于焦虑症的预后效果也有所影响。

（李　勇）

第六节　预防老年人跌倒康复干预指南

一、概述

随着人口老龄化的快速发展，当前中国 60 岁及以上老人有 2.5 亿以上，上海 60 岁以上老年人口现有 483 万人，占比达 33.2%。上海老年人口比例接近全国的 2 倍，是全国老龄化最严峻的城市之一。老龄化引发多种问题，其中跌倒是最常见的问题。跌倒后会产生软组织损伤，严重者出现骨折损伤，老年人害怕再次跌倒而减少活动的心理创伤等。此外，跌倒后入院增加了住院费用、延长了住院日期、增加了社会及家庭的负担。老年人跌倒与多种潜在的风险因素有关，可以预防和控制。有效的跌倒预防措施有助于降低老年人跌倒的发生率，减轻跌倒后损伤的严重程度。

二、定义

跌倒（fall）指突发、不自主的、非故意的体位改变，倒在地上或更低的平面上。

三、流行病学

跌倒的发生率高，致伤率高。约 30% 的 65 岁以上老年人每年跌倒 1 次或多次，80 岁以上老年人跌倒发生概率达 50%。每年约 1/3 的老年人因伤就诊病例中，因跌倒受伤者占 68.2%，因伤住院病例中，因跌倒受伤者占 83.5%。

四、病因及病理生理

保持平衡需要三个环节的参与，包括感觉输入、中枢整合和运动输出。同样，大脑平衡反射调节、小脑共济协调系统以及肌群的力量也在人体平衡功能的维持上起到了重要作用。

（一）感觉系统的病理生理学改变

1. 躯体感觉系统　躯体感觉包括触觉、压觉、震动觉、位置觉、温觉、冷觉和痛觉，感受器分布于皮肤、肌肉、关节及肌腱等处。随着年龄增加，触觉小体、压觉小体的数目下降，外形扭曲僵硬；触觉、震动觉、位置觉敏感性下降、阈值提高；脊髓感觉神经的有髓神经纤维减少；大脑躯体感觉皮质变薄；外周和中枢感觉通路的突触减少；神经传导速度减慢、躯体诱发电位潜伏期延长、诱发电位幅度变小等，导致感受支持面情况的能力降低，姿势的稳定性立刻受到严重影响。

2. 视觉调节系统　老年人角膜干燥，透明度降低；角膜曲度改变，散光性发生变化；晶状体弹性减弱；虹膜及睫状肌等衰老使瞳孔变小，对黑暗的适应过程变慢；玻璃体局部液化混浊；视网膜的视敏度和对强光耐受性下降；视神经细胞减少，突触数目减少、变短，轴突出现肿胀和不同程度的脱髓鞘，树突变短或减少，神经纤维传导冲动的速度减慢等，均会影响视觉信息的传入。

3. 前庭系统　前庭系统的衰老主要表现在内耳听觉细胞减少，耳蜗神经节与大脑颞叶神经细胞减少。中耳听小骨链退行性改变，相关肌纤维逐渐萎缩。老年人大多音调灵敏性发生障碍、在喧闹声中感觉障碍、音响定位障碍以及脑皮质声音分辨障碍，半规管纤毛细胞退化导致体位控制反应障碍。

（二）中枢系统的病理生理学改变

三种感觉信息在脊髓、前庭核、内侧纵束、脑干网状结构、小脑及大脑皮质等多级平衡觉神经中枢中进行整合加工，并形成运动方案。随着增龄，脑组织重量逐渐减轻，脑细胞数量明显减少，大脑的额叶、颞叶、基底核、脑回大都出现萎缩，大脑皮层也逐步出现退化现象，神经细胞逐渐减少。神经元的突触、轴突、树突的数量减少，结构也发生了变化。胆碱能类、儿茶酚胺和 5- 羟色胺等神经递质合成减少、活性降低。均导致了神经系统的环路传导减慢和中断。

（三）运动控制系统的病理生理学改变

随着年龄增长，肌肉质量、肌纤维数量减少；脊髓运动神经元数量相应减少，伴随着运动神经元轴突的数量和直径的减少；神经肌肉接头数量和形态发生改变，均会影响肌群的力量以及运动神经下传的速度。同时老年人常伴有骨质疏松、膝骨关节炎等退化性疾病，最终影响了老年人的运动控制。

五、跌倒风险因素

导致跌倒的风险因素有多种，包括内在风险因素和外在风险因素。明确跌倒的风险因素并对其进行评定有助于跌倒预防方案的制订。

（一）跌倒的内在风险因素

跌倒的内在风险因素包括生物学因素、疾病因素、功能水平和行为因素。

1. 生物学因素　个体特有的生物特征，如年龄、性别和种族。

（1）年龄：年龄越大，跌倒风险越大。随着增龄衰老，老年人的生理功能会出现一系列的衰退。整体表现为身高下降、脊柱弯曲、视力减弱、听力下降、肌力降低、痴呆、行动缓慢、反应迟钝等，降低了老年人姿势控制能力，容易造成老年人失衡跌倒。

（2）性别：与男性相比，女性更容易发生跌倒。老年女性身体活动较少、肌肉力量薄弱，常伴有下肢功能障碍及认知功能障碍。此外，女性更年期后骨质疏松也同跌倒密切相关。而跌倒的死亡率男性更高，因为男性会更多地从事危险活动和行为，男性抽烟酗酒等不良行为也增加了跌倒后死亡率。

2. 疾病因素　它是导致老年人跌倒不可忽视的因素。人体正常的平衡功能有赖于精确的身体信息输入、正常的中枢神经系统的信息加工与整合、准确而快速的运动系统反应。其中任何一个环节出现异常均可能导致跌倒。

（1）神经系统疾病：尤其是中枢神经系统受到损伤时，认知功能、平衡功能、协调功能障碍，易导致跌倒。神经系统疾病常见有脑卒中、帕金森病、脑瘫、脑外伤、周围神经疾病等。

（2）骨骼肌肉系统疾病：主要通过改变本体感觉、肌肉力量和姿势控制等增加跌倒风险。包括有慢性踝关节扭伤、关节炎、骨折损伤、假肢的使用、脊柱侧弯、脊柱退行性改变、下腰痛、颈椎病、踇外翻、骨质疏松等。

（3）骨质疏松：骨质疏松患者跌倒后常引起骨折等严重后果。骨质疏松导致跌倒可能的原因：疼痛导致步态失调；钙的缺乏影响骨骼肌收缩（钙参与神经肌肉的应激过程）；体位异常，脊柱后突弯曲变形、躯干前倾；骨质疏松骨折后骨骼的畸形愈合。

（4）心血管疾病：患者由于心脏及血管功能障碍，导致脑部血流的灌注减少、氧气的供应不足,导致老年人头晕、体力不支,进而引起跌倒。

（5）泌尿系统疾病:泌尿系统疾病或其他原因伴随尿频、尿急、尿失禁等症状而匆忙去洗手间易导致跌倒,排尿性晕厥也会增加跌倒发生的危险性。

（6）视力相关疾病:老年人白内障、偏盲、青光眼、黄斑变性均有可能导致跌倒。

3. 跌倒的功能水平因素 如认知功能、身体功能、情感功能直接影响患者失衡跌倒。

（1）认知功能:常见有记忆障碍、注意力障碍、执行功能障碍、空间位置觉障碍等。存在认知障碍的老年人,其注意力资源的分配下降,无法对危险做出准确的应对,同时将抽象思维化为具体行动的能力下降,将影响正常的运动输出,执行功能缺失也是影响正常步行及姿势控制的一个重要因素。

（2）身体功能:如肌力、平衡功能、步态功能等异常也是老年人跌倒的重要危险因素。下肢肌肉力量对未知站立姿势及保持运动过程中姿势的稳定性起着重要的作用。老年人行走时小步幅、慢步速、不连续、不平稳等特征与跌倒风险的增高存在着高的相关性。

（3）心理功能:是不可忽视的跌倒风险因素,如沮丧、抑郁、焦虑、情绪不佳。沮丧可能会削弱老年人的注意力,导致老年人对环境危险因素的感知和反应能力下降。老年人害怕跌倒或自尊心强拒绝寻求帮助使得活动减少,降低了生活质量,长此以往老年人的肌力及平衡功能不断下降,更会增加跌倒的风险。

4. 与跌倒有关的行为因素 行为因素是指增加跌倒风险的不恰当行为,是可以改变和调整的。常见的老年人的危险行为有不良行为习惯、服用药物、使用辅具、足部相关问题。

（1）不良行为习惯:老年人不良行为习惯增加了跌倒的风险,如爬到高处搬重物、挂窗帘、着急接电话等。

（2）服用药物:老年人服用药物一直与跌倒风险的增加有关。老年人服用药物种类多,有跌倒风险的药物包括抗焦虑药、催眠药、抗精神病药、抗抑郁药、抗高血压药物。长期服用药物容易引起老年人警觉性改变、判断力及协调能力下降、头晕、识别能力下降、躯体过于僵硬或虚弱。

（3）使用辅助器具:能否恰当使用轮椅、拐杖等辅助器具是衡量老年人功能水平的方式之一,若不能恰当使用,则有较大跌倒风险。

（4）足部问题:穿着不合适的鞋子、有磨损的鞋底、鞋跟过高亦会增加行走过程中跌倒的风险。

（二）跌倒的外在风险因素

跌倒的外在风险因素指周边事物影响导致跌倒发生的频率或严重程度增加的因素,包括环境因素和社会因素。

1. 环境因素 环境因素根据老年人居住场所分为家庭环境因素、社区公共环境因素及医疗机构环境因素。常见的环境危险因素包括不均匀的台阶高度、台阶过窄、台阶表面过于光滑、昏暗的灯光、湿滑的地面、障碍物等。有时危险环境缺乏警示标识都可能导致跌倒的发生。

2. 社会因素 人所处的社会环境及拥有的社会资源是跌倒的重要影响因素之一。社会地位和社会资源越弱、收入及教育水平越低、住房面积越小,跌倒风险越大。

六、临床干预

跌倒预防干预需多学科团队合作。针对老年人疾病如神经系统疾病、骨科疾病、心血管系统疾病等进行专科治疗。同时还需针对以下因素进行管理。

（一）维生素 D 的补充

高跌倒风险的老年人宜补充维生素 D，高跌倒风险的情况包括：老年人患有或者可疑患有维生素 D 缺乏；有步态异常或平衡功能异常；患有其他跌倒风险的疾病等。

（二）药物的合理应用

老年人应按医嘱正确服药，严禁随意用药，更要避免同时服用多种药物，尽可能减少用药的剂量。镇静安眠药、肌松药、抗抑郁药、抗精神病药、苯二氮䓬类药显著增加老年人跌倒风险，应适当地减量或停用。老年患者常用的心血管药如袢利尿剂、β 受体拮抗剂、洋地黄类、他汀类均可增加跌倒风险。其中，与选择性 β 受体拮抗剂相比，非选择性 β 受体拮抗剂更能增加跌倒风险。四种以上处方药应适当减量或停用，如果确实需要可适当减量。老年人服用的药物宜重新评定，尽量减少个人用药的数量和剂量。

（三）矫正视力

具有白内障手术适应证的老年人，应首先尽快进行手术，视力干预结合各种风险因素评估和干预在预防老年人（≥65 岁）跌倒方面比其他单独干预及组合干预措施更有效。老年人应增加多种维生素和矿物质补充剂的摄入，降低罹患白内障的风险。

（四）直立性低血压的管理

直立性低血压的定义是站起来后 3min 内收缩压下降至少 20mmHg，舒张压下降至少 10mmHg，常见于老年患者。直立性低血压与首次跌倒之间有明确而显著的相关性。社区直立性低血压老年患者存在较高的跌倒风险和平衡问题。

针对直立性低血压，老年人可用弹性袜预防，也可应用米多君与硝酸甘油贴膜相结合等。对于因颈动脉窦高敏综合征反复发生不明原因晕厥的老年人需植入双腔起搏器。

（五）足部管理和改善鞋类问题

老年人多因素跌倒风险干预需包括足部问题的识别，并予以恰当的管理和治疗。首先识别并处理足部原发问题，同时建议老年人步行时穿平底舒适且具有较大地面接触面积的鞋子，日常生活中穿低弹性鞋底、低跟鞋为主。

七、康复评定

为提高老年人跌倒风险评估的效率，应先对老年人群进行跌倒风险初期筛查，确认存在高跌倒风险后，再结合跌倒内在风险因素和跌倒外在风险因素进行多因素风险评估。

首先宜采用以下简易问题进行初步筛查：①在过去的 1 年里是否发生两次及以上的跌倒；②是否有步行或平衡困难；③是否存在明显的急性跌倒。如有一项回答为是，则对老年人进行多因素跌倒风险评估。若回答全部为否，再询问其过去一年里是否发生过一次跌倒，若发生过跌倒，则应进行步态和平衡能力测试。

多因素跌倒风险评估包括病史采集、体格检查、功能评定和环境评定。

（一）病史

病史采集是评估老年人跌倒风险的重要部分，包括老年人跌倒史、药物史和疾病史等相关危险因素史，可全面了解老年人身体状态。

1. 跌倒史　询问跌倒发生时周围的环境、跌倒时的症状、有无受到损伤及其他结果、跌倒发生的频率等。

2. 药物史　对所有药物进行审核并重新核对剂量。增加跌倒风险的药物主要为精神类药物（包括镇静安眠药、抗焦虑药、抗抑郁药）、抗精神病药物（包括新型抗抑郁药或抗精神病药物）、抗高血压药物等，其中同时服用4种或更多的处方药为严重的跌倒风险因素。

3. 相关危险因素史　询问患者疾病史，包括骨科、神经科、内科及其他疾病史。询问是否曾患膝骨关节炎，是否患有抑郁症等。

（二）体格检查

运用影像学方法进行的中枢神经与周围神经功能检查、肌肉骨骼系统检查、心血管系统检查及视觉系统检查。

1. 中枢神经与外周神经功能检查　评定和检查大脑认知功能、下肢外周神经功能、反射、皮质功能和小脑功能。神经系统异常易导致失衡跌倒。

（1）影像学检查：对于颅脑损伤的老年患者，CT检查其血肿大小、范围、形态及其邻近脑组织压迫情况；应用MRI观察脑部有无病变，明确该患者异常的平衡功能或跌倒的发生是否由脑结构改变所致，精确诊断脑组织血肿等。

（2）感觉检查：患者闭目，充分暴露下肢，进行两侧对比，注意感觉障碍程度及范围。

（3）反射检查：检查髌腱反射、跟腱反射是否异常。

2. 肌肉骨骼系统检查

（1）影像学检查：X线检查：通过正位、侧位和斜位X线片观察有无骨折、骨赘等骨关节疾患。

（2）肌力检查：采用徒手肌力评定（manual muscle testing, MMT）进行肌力检查。通过有无肌肉或肌腱的收缩、重力作用和外加阻力大小而评定肌力等级。0级表示未触及肌肉的收缩；1级表示可触及肌肉的收缩，但不能引起关节的收缩；2级表示解除重力影响，能完成全关节活动范围的活动；3级表示能抗重力完成全关节活动范围的运动，但不能抗阻力；4级表示能抗重力及轻度阻力，完成全关节的活动范围运动；5级表示能抗重力及最大阻力，完成全关节活动范围的运动。若老年人肌力较弱，则不能产生维持人体姿势的正常肌肉动力。

（3）肌张力检查：常采用改良的Ashworth分级法进行评定。0级表示无肌张力增加；1级表示肌张力略微增加，受累部分被动屈伸时，在关节活动范围之末时呈现最小的阻力或出现突然卡顿和释放；1+级表示肌张力轻度增加，在关节活动范围后50%范围内出现突然卡顿，然后在关节活动范围后50%均呈现最小阻力；2级表示肌张力明显增加，通过关节活动大部分时，肌张力均较明显的增加，但受累部分仍能较容易地被移动；3级表示肌张力严重增加，被动关节活动困难；4级表示僵直，受累部分被动屈伸时呈现僵直状态，不能活动。肌张力异常致功能活动的主动肌和拮抗肌功能异常，无法协调配合完成功能动作，易致跌倒。

3. 心血管系统　测定心率、直立位脉搏、血压。并且如果适当的话，观察颈动脉窦刺激后心率和血压的反应，若颈动脉窦刺激后心率和血压反应过敏或超敏，应注意跌倒防护，推荐佩戴心脏双腔起搏器。

4. 视觉系统　眼科评定视力障碍病史，询问是否有白内障、青光眼等眼科疾病，评定双眼视力障碍情况，是否佩戴多焦镜片，这是评定视觉障碍以确定其是否增加跌倒风险的重要方法。此外，可通过采用简便筛检方法检查，受试者阅读报纸标题和文字进行简单初评。也可采用Snellen视力表评定。

（三）功能评定

功能评定主要评定肌力、平衡、步态、认知功能、日常生活活动能力及心理功能。

1. 肌力评定　见"（二）体格检查"中"肌力检查"部分。

2. 平衡功能评定

（1）Berg 平衡量表（Berg Balance Scale, BBS）：BBS 是康复最常用的平衡评定量表，共14 个项目，包括从坐位站起；无支持站立；无靠背坐位，但双脚着地或放在一个凳子上；从站立位坐下；转移；无支持闭目站立；双脚并拢无支持站立；站立位时上肢向前伸展并向前移动；站立位时从地面捡起物品；站立位转身向后看；转身 360°；无支持站立时将一只脚放在台阶或凳子上；一脚在前无支持站立；单腿站立。满分 56 分。总分低于 40 分表明有跌倒的风险。

（2）"起立 - 行走"计时测试（timed up and go test, TUGT）：TUGT 是一种快速定量评定功能性步行能力的方法。评定所需材料为一张有扶手的椅子和一个秒表。当测试者发出"开始"指令后，患者从靠背椅上站起。站稳后，按照平时走路的步态，向前走 3 米，过粗线或标记物处后转身，然后走回到椅子前，再转身坐下，靠到椅背上。记录所用时间，同时对测试过程中的步态及可能会跌倒的危险性按以下标准打分。1 分：正常；2 分：非常轻微异常；3 分：轻度异常；4 分：中度异常；5 分：重度异常。

（3）Tinetti 平衡与步态量表（Tinetti Performance Oriented Mobility Assessment, Tinetti POMA）：包括平衡和步态测试两部分。平衡部分由 9 个条目组成，包括坐位平衡、起身、试图起身、立即站起来、坐下时平衡、轻推、闭眼、转身 360°、坐下。步态部分由 8 个条目组成，包括起步、抬脚高度、步长、步态对称性、步伐的连续性、走路路径、躯干稳定性、步宽。满分 28 分。19~24 分预示有跌倒风险，低于 19 分有高跌倒风险。

（4）应用康复高新设备评定：应用动态平衡仪评定平衡功能，通过视觉、足支撑面、周围环境等环境条件的变化，刺激相应视觉、本体感觉、前庭觉响应，产生动作输出，评定前庭觉、视觉、本体感觉输入及神经肌肉系统输出的功能，明确障碍所在。

3. 认知功能评定　目前应用最广泛的认知功能筛查量表为 MMSE、MoCA 和 Mini-Cog。

（1）MMSE：国内外广泛应用的痴呆筛查的首选量表，对痴呆诊断的敏感度和特异度较高，但是对识别轻度认知障碍不够敏感。本量表的优点在于操作简便，整个检查耗时5~10min，特别适用于老年人群，MMSE 的低分及其下降速度可以作为痴呆预后的预测因素。MMSE 缺点是易受教育程度的影响，文化程度较高的老年人可能有假阴性，文化程度低的可能假阳性。量表包括 7 个方面：时间定向力、地点定向力、即刻记忆、注意力及计算力、延迟记忆、语言、视空间。共 30 分。正常值标准为：未受教育 >17；小学 >20 分；初中及以上 >24 分。

（2）MoCA：是一种对轻度认知障碍进行快速筛查的评定工具。评定内容包括视空间、执行功能、命名、记忆、注意、语言、抽象思维、延迟记忆、定向 8 个方面。共 30 分，≥26 分正常；18~26 分为轻度认知障碍（MCI）、10~17 分为中度认知障碍；小于 10 分为重度认知障碍。

（3）Mini-Cog：共 3 个题，延迟记忆、复述和画钟试验。0 分为 3 个词一个也记不住，定为痴呆；1~2 分为能记住 3 个词中的 1~2 个，若画钟试验正确，认知功能正常；若画钟试验不正确，认知功能缺损；3 分为能记住 3 个词，不定为痴呆。

4. 日常生活活动能力评定　包括基本日常生活活动能力（Basic activities of daily living,

BADL）、工具性日常生活活动能力（Instrumental activities of daily living, IADL）以及 ICF 活动和参与评价量表（The International Classification of Functioning, Disability and Health-Activities and Participation Assessment Scale, ICF-APAS）。

（1）BADL：BADL 评定内容包括生活自理活动和开展功能性活动的能力，可通过直接观察或间接询问的方式进行评定。常用改良的 Barthel 指数评分表评定，包括进食、洗澡、修饰、穿衣、大便控制、小便控制、如厕、床椅转移、平地行走、上下楼梯 10 项内容，满分 100 分。≥60 分表示生活基本自理；41~59 分表示中度功能障碍，生活需要帮助；21~40 分表示重度功能障碍，生活依赖明显；≤20 分表示生活完全依赖。

（2）IADL：IADL 是评价和反应个体功能性障碍程度及功能的指标，常用诺顿器具性日常生活活动评定量表（Lawton's Instrument Activity of Daily Living, Lawton's IADL），包括上街购物、外出活动、食物烹调、家务维持、洗衣服、使用电话的能力、服用药物、处理财务的能力 8 项内容。其中上街购物、外出活动、食物烹调、家务维持、洗衣服等 5 项中有 3 项以上需要协助者即为轻度失能。

（3）ICF 活动和参与评价量表：基于 ICF"活动和参与"理念，依据 ICF 类目定义，详细界定各条目评价标准，补充缺失条目，从理解交流、身体活动、自我照护、与人相处、生活活动、社会参与六个领域评估个人的整体健康状况，量表见表 2-3-1。本量表有助于康复结局管理，判断康复干预成效。

5. 心理评定　心理评定至关重要，评定老年人是否有焦虑、抑郁，以及对于跌倒的恐惧感。采用汉密尔顿抑郁量表、老年抑郁量表、汉密尔顿焦虑量表评定老年人的心理状态。

（1）老年抑郁评定：临床上常采用汉密尔顿抑郁量表（HAMD）和老年抑郁量表（GDS）评定。

（2）老年焦虑评定：临床上常用汉密尔顿焦虑量表（HAMA）评定焦虑症状的严重程度。

（四）环境评定

环境评定国内主要以自制评定问卷为主，一般评定室内灯光、地毯、地板、扶手、开关位置、家具摆放、辅助器具摆放、浴室防滑、浴缸高度、马桶高度、夜灯、厨房设置等方面。

八、康复干预

（一）多学科团队合作

多学科团队合作是采用多学科方法从整体功能状态评定老年人的躯体情况、功能状态、心理健康和社会环境状况等，并据此制订以维持及改善老年人健康和功能状态为目的的治疗计划，对老年人功能状态进行多学科管理的方式。

跌倒预防的综合干预需要多学科团队合作。团队需完成老年人疾病诊疗如神经系统疾病、骨科疾病和心血管系统疾病等，更需要全面翔实的康复干预工作。针对预防老年人跌倒的康复干预可参考团体标准《老年人跌倒预防干预基本要求》，该标准总结了跌倒预防的规范化技术。

（二）认知训练

认知训练包括注意力警觉训练、注意力维持训练、注意力分配训练、记忆力训练、执行功能训练。老年人宜进行以下认知训练：

1. 认知 - 平衡双重任务训练　认知 - 平衡双重任务训练是指老年人同时进行认知任务和平衡任务。认知 - 平衡双重任务训练可借助平衡功能训练仪进行。老年人站在动态平衡仪上，治疗师选择认知注意力维持训练、认知注意力警觉训练、认知注意力转移训练、认知注意力选择训练、记忆力训练等，在训练过程中通过显示屏向老年人提供身体重心变化，并利用实时的视觉反馈和听觉反馈不断修正姿势，进行重心转移，提高老年人站立对称性和动静态稳定性。此时进行双重任务训练的原则是平衡功能训练需要在观察、注意的基础上，不断增加短时记忆内容，提高形象思维和抽象思维能力，从而在观察-注意-记忆-思维的动态学习过程中发展自己的认知能力。训练项目除平衡功能训练外，涵盖注意、记忆、知觉、判断等方面内容。条件有限的社区居家老年人推荐平衡训练的同时进行简单的认知功能训练。

2. 电脑辅助认知功能康复（computer-assisted cognitive rehabilitation，CACR）　由专业人员针对不同认知障碍的类型及其程度编写训练软件，可从基本训练开始，根据老年人的成绩逐步增加难度，过渡到较为复杂的认知功能训练，且可保留老年人的训练数据，能够更为科学地安排有针对性的训练任务，循序渐进，及时反馈老年人训练成绩。

3. 传统作业活动　利用纸笔练习、桌面作业活动器具，如纸牌、棋类、积木等安排作业疗法，可因地制宜地安排与日常生活紧密联系的认知功能训练

4. 远程康复技术（teletherapy）　利用互联网远程进行认知功能训练，使老年人足不出户即可使用家中的电脑进行认知功能训练，康复专业人员应进行定期随访和督导。

5. 虚拟现实（virtual reality，VR）训练　一项将集成技术、计算机图形学、传感技术、人机交互技术和人工智能等领域的高新技术综合运用产生的三维虚拟人工环境。可向老年人提供关于视觉、听觉、触觉等感官的模拟，使其身临其境实时观察三维空间内的事物。当使用者进行位置移动时，系统通过专用的 3D 时差测距摄像头，捕捉患者的三维运动轨迹，并将影像传回，使老年人投入到虚拟环境中，并且直接对模拟环境内物体进行操作并得到反馈，引导老年人完成特定的动作任务。虚拟现实技术通过各种游戏的反复训练，不仅有助于维持和提高患者的逻辑推理、思维、记忆、协调、注意力等认知功能，而且有助于运动功能的训练。

（三）肌力训练

下肢肌肉力量对维持站立姿势及保持运动过程中姿势的稳定起到重要的作用，是人体保持平衡的最重要的支撑。老年人由于股四头肌肌力下降、下肢关节周围韧带和肌腱强度减弱，最终引起平衡能力下降，增加了跌倒的可能性。由于肌肉力量、步态、平衡和稳定都是紧密相连的，许多运动干预方案都包括加强运动以及平衡和稳定性训练。

肌力训练可减少老年人跌倒发生。具有跌倒风险的老年人宜进行整合的平衡、步态及肌力训练，灵活性和耐力的训练虽不是必需的训练，但也宜进行。常用的肌力训练宜包括辅助主动运动、主动运动、抗阻运动、等长运动。

1. 辅助主动运动　在外力的辅助下，老年人主动收缩肌肉来完成的运动或动作。康复治疗师、辅助器具等均可提供辅助力量。

2. 主动运动　老年人主动以肌肉收缩形式完成的运动。临床常用等速肌力训练进行，由等速训练仪限定肌肉收缩肢体的运动速度，使受训练的肢体在运动全过程中始终保持角速度相等，做到运动全过程任何时刻肌力都有较大增加，从而有效训练肌力。

3. 抗阻运动　在肌肉收缩的过程中，老年人克服外来阻力才能完成的主动运动。临床常用渐进抗阻训练方法，使肌力量增强时，负荷量也随之增加。

4. 等长运动　肌肉收缩时，没有可见的肌肉缩短或关节运动。临床常用短暂等长练

习,让受训练的肌群在耐受的最大负荷下做等长收缩。

（四）平衡功能训练

平衡功能训练是恢复和改善身体平衡能力为目的的康复训练。

平衡功能训练主要训练重心维持、重心转移能力。同时需进行躯体本体感觉训练、视本体训练、前庭功能训练,平衡功能训练过程也可借助医疗设备进行。老年人进行平衡功能训练时可按照以下原则进行。

1. 支撑面积由大到小　老年人进行平衡功能训练时支撑面积由大变小逐渐训练,从稳定的体位通过训练过渡至不稳定的体位。

2. 由静态平衡到动态平衡　平衡训练应先从静态的姿势开始,逐步过渡到动态的过程,从而完成日常生活活动动作。

3. 由自动态平衡至他动态平衡　老年人自己维持平衡的前提下,治疗师从身体一侧推动老年人,以破坏其平衡,要求老年人再次恢复到原来平衡的体位。注意应用外力时,必须注意保护老年人安全。

4. 由睁眼到闭眼保持平衡　老年人睁眼站立过渡到闭眼站立,以及老年人睁眼向前方走,过渡到老年人闭眼向前方走。

5. 训练前庭觉维持平衡　训练时使老年人闭眼站立在软垫上维持平衡,或老年人转动身体后继续保持平衡,训练过程中注意保护老年人安全。

6. 训练本体感觉维持平衡　训练时可使老年人站在不同材质和稳定度的支撑面上,使老年人保持平衡,训练过程中注意保护老年人安全。

（五）步态训练

步态训练是一种以矫正或治疗异常步态,促进步行转移能力的恢复,提高患者的生活质量为目的训练手段。步行训练常用于肌骨系统或神经系统疾病患者的康复。

步态训练时推荐进行纠正异常步态,促进步行转移能力恢复和提高的训练,可借助三维运动解析系统进行分析评定及指导。步态训练要以肌力训练、关节活动度训练、平衡功能训练、协调训练、感觉训练、疼痛处理为基础,然后进行步行训练。训练时立位,目视前方,治疗师可支持老年人髋部,帮助其保持平衡,同时老年人抬腿、摆臂向前迈步行走,后腿离地,使重心前移,保持平衡,训练时可借助支具进行。老年人步态训练可逐步增加行走距离、步行速度和地面的复杂度,逐步达到在社区能够自己上下楼梯,能独立进行日常生活活动。

（六）有氧训练

有氧训练包括步行、慢跑、自行车、太极拳、游泳、健身操等有氧运动。规律的有氧运动训练能够提高老年人平衡功能。

运动训练宜以增强平衡功能的有氧运动为主,可在社区居家进行。运动训练应循序渐进、持之以恒。训练时间于下午和傍晚为宜。训练时若出现心慌、头晕等不良反应,应减慢运动速度或停止运动,若有严重不适,应速打120求助。

太极拳、八段锦等是我国民间的一种传统运动形式,集保健、修身、竞技于一体,动作缓慢柔和、自然屈伸,对练习人群有很好的健身保健效果。

（七）改善家庭、社区及医疗机构居住环境

环境因素包括照明、楼梯、浴缸和其他危险因素。其他因素也可以包括辅助装置,例如步态辅助装置,以及室内、室外、天气条件的设置。家庭危险因素通常被认为是跌倒最常见的环境风险因素。

适老化环境改善包括老年生活环境应有足够的亮度,光线分布应均匀并避免闪烁;地面应平坦、干燥、防滑,不应有障碍物;楼梯台阶不宜过高过陡;沙发、座椅、坐便器等应较高使老年人容易站起;走廊、厕所、浴室要设扶手,以防跌倒;鞋子应注意防滑、大小合适;衣服不宜过长、过大。详细见本书第八章。

(八)康复健康教育

针对老年人、家属及相关医护人员开展跌倒预防健康教育,以增加其对跌倒的预防意识。为减少老年人对跌倒的恐惧和跌倒发生的概率,教育和常规干预均需进行。

(郑洁皎 段林茹)

第七节 病毒感染时期的康复医疗防控

一、概述

2019 年暴发的新型冠状病毒肺炎传染性强,已蔓延至中国大部分地区,乃至境外也相继发现此类病例,严重威胁人们的生命安全,该病作为急性呼吸道传染病已纳入乙类法定传染病甲类管理,感染防控非常严峻。为阻断感染传播,避免交叉感染,在发生此类感染期间,开展康复医疗的感染防控以及医患双方的安全防护尤为重要。此类病毒感染包括埃博拉病毒、SARS 病毒等,不同病毒感染有不同的疾病特点,但其有着突如其来、传染性强、通过呼吸道或接触传播的共同特点,面对此类感染,应做好康复防控。因而本节主要针对感染期间康复医疗防控的管理方面进行阐述。

二、定义与术语

不同感染有不同的定义。如 2019 年新型冠状病毒(2019-nCoV)属于 β 属的冠状病毒,基因特征与 SARSr-CoV 和 MERSr-CoV 有明显区别。病毒对紫外线和热敏感,56℃ 30min、乙醚、75% 乙醇、含氯消毒剂、过氧醋酸和氯仿等脂溶剂均可有效灭活病毒。

三、流行病学

不同感染有不同的流行病学。如 2019-nCoV,其潜伏期为 1~14d,多为 3~7d;传染源主要是新型冠状病毒感染的患者,无症状感染者也可能成为传染源;主要传播途径为经呼吸道飞沫和接触传播,气溶胶和粪 - 口等传播途径尚待明确;人群普遍易感。

四、对康复医疗人员的工作管理原则

康复医疗工作的全体人员要深刻认识当前感染康复防控工作的重要性,增强感染防控紧迫感和责任感。具大局意识,在各级医疗机构领导下,遵守纪律,听从安排,开展康复医疗工作。

各级康复医院、综合医院康复医学科建议成立本部门的"新冠感染康复防控工作组",统一对接各自上级相关部门,做好康复医疗过程中的防控工作。组长可由康复医院院长 / 康复医学科行政主任担任,要履行好感染防控"第一责任人"职责;成员应包括康复骨干医生、护士长及治疗师长。强化"守土有责、守土担责、守土尽责"意识。

康复防控组各成员按职能分工,做好感染筛查、登记,并实时掌握员工、患者及陪护者的身体状况;定期自查各项防护工作落实情况;组长应定期召开防控小组会议,检查、督导、落实医院要求的各项防控措施执行情况。

加强对康复医疗人员的新冠感染防控知识动态培训。加强"手卫生"培训,严格执行"手卫生"措施,注意戴手套不能替代流动水洗手。

所有工作人员应做好防护措施,根据规定在上班期间穿工作服、工作帽、戴医用外科口罩;避免任何空气或飞沫以及各种接触性感染。可根据实际不同防控岗位的情况,增加个人防护级别,如按规定佩戴护目镜、穿隔离衣或防护衣等;同时应当严格按照个人防护装备服的穿脱流程,进行穿脱;禁止穿着个人防护装备离开工作区,以避免交叉污染。

加强康复医疗人员体温管理和呼吸道以及消化道症状的管理。要求所有工作人员均应每日自测体温,出现异常时应及时报告,按防控有关规定。

工作人员在休息期间尽量以居家为主,有接触重点疫区或出现病例持续传播地区的人员、或接触过疑似及确诊感染的患者,应配合防疫要求和标准进行隔离观察;对于发热和/或有呼吸道症状的工作人员,按要求进行隔离,不允许带病上班。对外出返程人员需要按规定时间居家自我隔离观察。严格按国家感染防控最新文件规定执行。

合理安排工作人员值班,建立备班制度,保证有足够工作人员在岗工作。康复病房除特殊病情需要外,建议采用科主任/组长或主管医师共同查房模式,减少床边查房次数;暂停床边教学查房,加强病例模拟或视频等教学模式。

感染防控不分前线与后方,病毒无情,所有人都必须遵从科学原则,确保医护人员安全防护。非急需康复医疗的患者,感染期间暂缓或减少直接接触性康复诊疗;不建议康复医技人员进入收治如新冠肺炎的重症病区直接开展康复训练,如有康复需求,可由隔离病区一线的临床医师或康复专科医师按需进行床旁康复指导。尽可能通过电话、微信、视频、远程技术或科普图册以间接方式提供康复指导。

感染期有关康复治疗质量控制督导工作遵循"非必须,不见面"原则,避免发生交叉感染,以远程网络信息技术(如微信等)开展自查形式为宜,同时可采取不定期康复防控知识进行动态培训和考核。

五、对患者及家属的工作管理原则

建议设立康复医疗预检制度。在各级医疗机构统一指导下,开展康复医疗工作。加强患者及其家属的体温和呼吸道症状监测。所有患者及其家属在进入康复部门时均应测量体温,并鼓励患者自测体温。

在收治康复患者之前应详细询问流行病学接触史、群体活动史,对患者、家属及陪护者要确认其无相关流行病学史,签署疾病流行病学告知书,进入康复医疗区域的患者及其家属应全程佩戴医用口罩。

合理安排候诊区域,避免候诊患者过于集中,减少交叉传染可能。

在日常康复治疗场所、康复病区以及人群聚集场所时须加强个体和群体的防护工作;加强对患者及其陪护家属的防控知识宣教,合理规范使用防护用品;戴口罩、讲卫生、勤洗手、除陋习,摒弃乱扔、乱吐等不文明行为,宣教培训呼吸卫生和咳嗽礼仪(咳嗽和打喷嚏时,用纸巾或屈肘遮住口鼻)、掌握"手卫生"规范。

加强对住院患者管控和动向管理,原则上不准请假外出,如必须外出,劝其办理出院手续,或按医院最新规定处理。

在病区必须要请护工或家属照顾的患者,原则上限 1 名固定陪护人员,并做好个人信息登记。暂停其他人员对住院患者的探视,并对陪护人员进行感染排查。主要包括感染高发区或出现本地病例持续传播地区的人员或接触感染患者、疑似感染患者及其家属的人员,一旦发现应及时上报,并配合采取隔离措施。病房经常开门通风,加强空气流通。

按医院感染防控要求进行规范诊治。加强对发热患者及其家属管理,体温出现异常,或有呼吸道症状者,应及时按照规范的防控诊治流程,引导至发热门诊就诊筛查、提供合理的防护用品进行防护以及场地实施消毒措施等,并告知医院感染防控组人员。

加强医患沟通,积极开展心理健康辅导。因限制出行或居家隔离,不能正常进行社会参与活动;或疑似病患需隔离观察等情况,都会使个体产生焦虑,紧张,恐慌情绪,给个体带来不同程度的负面影响,也将进一步降低机体免疫力。因此,积极做好医患心理疏导工作。稳定情绪、增强信心,共同努力做好感染防控工作。

六、对规范操作流程、因地制宜实施康复治疗的工作管理原则

康复医疗人员务必做好治疗前后个人防护准备,按照要求及需求穿戴工作服、一次性工作帽、一次性医用口罩、一次性医用手套。按规定在治疗前、后及治疗过程中,严格执行有关消毒制度;一人一消毒;患者及陪护人员均应佩戴口罩,严格执行"手卫生"措施。

仪器设备消毒:每天须进行康复机器和理疗设备表面以及中医电针仪、拔罐设备、熏蒸仪等中医疗法设备消毒。采用有效灭活病毒的方式,如针对 2019-nCoV 的紫外线、56℃30min、乙醚、75% 乙醇、含氯消毒剂、过氧醋酸等;设备表面如遇肉眼可见的污染物,完全清除污染物后再消毒,污染物按医疗废物进行处置。

物理因子治疗用品防护:使用电极,应一人一副专用或一次性电极 / 一次性衬垫,不使用吸附式电极。如无法采用专用或一次性电极,应用乙醇棉球消毒患者局部治疗区域皮肤,同步乙醇消毒导电橡胶电极。

如需做气压治疗,用布套包住患者肢体实施治疗,布套使用一次后应消毒处理再备用;如需做颈部牵引,采用一次性医疗方巾;如需做超声治疗,超声探头在治疗前后均应采用乙醇棉球进行消毒、同步消毒治疗区域(冲击波治疗也可参照执行),也可采用一次性医用橡胶手套套住治疗探头,手套内外均应涂耦合剂;针灸治疗采用一次性针具,治疗结束后用品按医疗废物进行处置。

运动和作业疗法设备:系列哑铃 / 沙袋、床边下肢康复训练器等,钉盘插棍、智能康复手套等,均参照设备消毒方法执行。

吞咽治疗应停止冰刺激、口腔感觉训练、摄食训练,以吞咽器官的主动运动训练、辅助手法、吞咽电刺激为主。

言语训练避免面对面近距离治疗,尽可能借助言语训练软件治疗,构音训练以指导患者构音器官的主动运动、发音训练为主。

呼吸训练以指导正常呼吸模式训练、呼吸肌群主动训练为主,可借助呼吸训练器等进行,暂不建议手法排痰训练。

开展床边康复治疗,应尽可能指导患者主动康复训练,尽量避免采用接触式的治疗措施。

高压氧疗需严格把控进舱治疗适应证,急需高压氧疗的,建议单独开舱治疗。患者非吸氧阶段均要求佩戴口罩,陪护人员全程佩戴口罩,治疗过程中加强通风换气,治疗结束后全面清洁消毒。其他患者不建议实施高压氧疗。

有效控制治疗室人员密度,尽量减少人员聚集,建议暂停开放式治疗室、高压氧舱(Ⅰ类适应证除外)。

对于可能接触患者血液、体液、分泌物、排泄物等潜在传染性物质或预计上述物质会发生飞溅时,可根据需求,增加个人防护设备,如面罩、护目镜、防护服、鞋套等。治疗结束后,及时对治疗区域进行清洁与消毒,包括床护栏、床头柜、地板、门把手等高频率接触的物体表面。

日常垃圾管理:严格区分日常垃圾与医疗垃圾,日常垃圾做到半日清(根据垃圾产生量调整清理频率);加强垃圾桶及垃圾堆放处的消毒管理。每天使用含氯消毒液喷洒消毒或按国家有关规定执行。

七、加强对感染防护物品储备的工作管理原则

建议加强防护物品专人负责管理制度。根据新冠病毒感染防控的防护要求储备相应的防护用品,不浪费、不克扣,合理发放给在岗人员,避免工作人员发生感染或传播。

八、加强对医疗废弃物品规范处理的工作管理原则

严格按照《医疗废物管理条例》和《医疗卫生机构医疗废物管理办法》以及有关疑似感染物品的管控规定处置和管理。

九、加强对消毒制度以及污染物品规范处理的工作管理原则

执行康复医学科设备、物体表面、环境和空气的消毒管理,以及污染物品的规范处理,应严格按照《医疗机构消毒技术规范》《医院空气净化管理规范》以及国家卫生健康委员会相关规定的要求进行管理,并加强监督落实。康复治疗区域保持开窗通风,加强工作场所的消毒工作,包括增加消毒频率等。

十、加强科普与宣教工作原则

为战胜疾病,提高医患大众身心健康,加强心理康复支持和疏导,帮助自我调节,修正认知,保持积极良好的心态。将自助康复理念融入感染中的任何对象、任何时段以及任何场所。积极营造"每个人是自己健康第一责任人"的良好氛围。

(郑洁皎)

参 考 文 献

1. 郑洁皎. 老年康复学[M]. 北京:人民卫生出版社,2018.

2. 郑洁皎,俞卓伟. 康复医学系列丛书·老年康复[M]. 北京:人民卫生出版社,2019.

3. In-Seok P, Jung-Gyu Y. The effect of computer-assisted cognitive rehabilitation and repetitive transcranial magnetic stimulation on cognitive function for stroke patients[J]. Journal of Physical Therapy Science, 2015, 27(3): 773-776.

4. Rodrí guez A C, Roda C, Montero F, et al. An Interactive Fuzzy Inference System for Teletherapy of Older People[J]. Cognitive Computation, 2016, 8(2): 318-335.

5. Bagherzadeh Y, Khorrami A, Zarrindast MR, et al. Repetitive transcranial magnetic stimulation of the dorsolateral prefrontal cortex enhances working memory[J]. Exp Brain Res, 2016, 234(7): 1807-1818.

6. Ciaramelli E, Neri F, Marini L, et al. Improving memory following prefrontal cortex damage with the PQRST method[J]. Frontiers in Behavioral Neuroscience, 2015, 9: 211.

7. Cruz-Jentoft A J, Landi F, Schneider S M, et al. Prevalence of and interventions for sarcopenia in ageing adults: a systematic review. Report of the International Sarcopenia Initiative (EWGSOP and IWGS)[J]. Age and Ageing, 2014, 43(6): 748-759.

8. Karsten L, Gerhard S, Volker A. Skeletal muscle wasting in cachexia and sarcopenia: molecular pathophysiology and impact of exercise training[J], 2015, 6(3): 197-207.

9. Thomas M H, Burns S P. Increasing Lean Mass and Strength: A Comparison of High Frequency Strength Training to Lower Frequency Strength Training[J]. International Journal of Exercise Science, 2016, 9(2): 159-167.

10. 徐洪莲, 郝建玲. 2014版压疮预防和治疗临床实践指南的更新及解读[J]. 上海护理, 2018, 18(6): 5-8.

11. 邓欣, 吕娟, 陈佳丽, 等. 2016年最新压疮指南解读[J]. 华西医学, 2016, 31(9): 1496-1498.

12. 中华医学会消化病学分会胃肠动力组, 中华医学会外科学分会结直肠肛门外科学组. 中国慢性便秘诊治指南(2013版)[J]. 中国实用乡村医生杂志, 2014, 21(4): 4-8.

13. 段好阳, 陆萍, 陈晓伟, 等. 综合康复训练联合低频重复经颅磁刺激治疗老年脑卒中后抑郁的临床疗效[J]. 中国老年学杂志, 2018, 38(16): 3964-3965.

14. 薛文娟. 心理康复对改善老年高血压合并焦虑抑郁患者负面情绪和生活质量的效果[J]. 中国健康心理学杂志, 2019, 27(05): 693-696.

15. Zhang XY, Li YX, Liu DL, et al. The effectiveness of acupuncture therapy in patients with post-stroke depression: An updated meta-analysis of randomized controlled trials[J]. Medicine(Baltimore), 2019, 98(22): e15894.

16. Byun E, Evans L, Sommers M, et al. Depressive symptoms in caregivers immediately after stroke[J]. Top Stroke Rehabil, 2019, 26(3): 187-194.

17. Rohde D, Gaynor E, Large M, et al. Stroke survivor cognitive decline and psychological wellbeing of family caregivers five years post-stroke: a cross-sectional analysis[J]. Top Stroke Rehabil, 2019, 26(3): 180-186.

18. Noll D R. Management of Falls and Balance Disorders in the Elderly[J]. Journal of the American Osteopathic Association, 2013, 113(1): 17-22.

19. Robinovitch S N, Feldman F, Yang Y, et al. Video capture of the circumstances of falls in elderly people residing in long-term care: an observational study[J]. Lancet, 2013, 381(9860): 47-54.

20. Shin S S, AN D H. The Effect of Motor Dual-task Balance Training on Balance and Gait of ElderlyWomen[J]. Journal of Physical Therapy Science, 2014, 26(3): 359-361.

21. Joseph J. Gait disorders[J]. Neurologic Clinics, 2015, 33(1): 249-268.

22. Leung D P, Chan C K, Tsang H W, et al. Tai chi as an intervention to improve balance and reduce falls in older adults: A systematic and meta-analytical review[J]. Alternative Therapies in Health & Medicine, 2015, 17(1): 40-48.

23. 关于印发《新型冠状病毒疫情时期须加强康复医疗防控的指导意见》(第一版)通知(沪康控[2020]1号).

24. 国家卫生健康委办公厅关于印发医疗机构内新型冠状病毒感染预防与控制技术指南(第一版)的通知

（国卫办医函〔2020〕65号）.

25. 国家卫生健康委办公厅关于印发新型冠状病毒肺炎防控方案（第四版）的通知. 疾病预防控制局（国卫办疾控函〔2020〕109号）.

26. 关于印发新型冠状病毒感染的肺炎诊疗方案（试行第五版）的通知（国卫办医函〔2020〕103号）.

27. 国家卫生健康委办公厅关于印发新型冠状病毒感染的肺炎防控中居家隔离医学观察感染防控指引（试行）的通知（国卫办医函〔2020〕106号）.

28. 关于印发公共场所新型冠状病毒感染的肺炎卫生防护指南的通知. 疾病预防控制局（肺炎机制发〔2020〕15号）.

29. 关于印发不同人群预防新型冠状病毒感染口罩选区内则与使用技术指引的通知. 疾病预防控制局（肺炎机制发〔2020〕20号）.

30. 上海市新型冠状病毒感染的肺炎感染控制与个人防护技术指南（沪肺炎防控办便函〔2020〕10号）.

31. 关于印发新型冠状病毒肺炎疫情防控期间医用高压氧舱安全使用指导意见通知（中国康复医学会（中康发）〔2020〕7号）.

32. T/SRMA 6—2020 新型冠状病毒感染时期康复医疗疫情防控指南.

33. WS/T 591—2018 医疗机构门急诊医院感染管理规范.

34. WS/T 511—2016 经空气传播疾病医院感染预防与控制规范.

35. WS/T 367—2012 医疗机构消毒技术规范.

36. WS/T 368—2012 医院空气净化管理规范.

37. WS/T 313—2009 医务人员手卫生规范.

38. 医疗卫生机构医疗废物管理办法（卫生部令第36号）.

第七章	老年康复健康管理

第一节　老年康复机构设置与管理

一、概述

老年康复机构的设置依赖于老年康复服务,而老年康复服务的提供则需要建立不同层次、不同形式、不同疾病时期以及不同服务对象的康复机构为核心的连续的老年服务体系,即建立以居家康复为中心、社区日间康复为补充、以机构康复为技术支持的康复医疗服务体系。老年患者因年老体衰、多病共存、失能失智、需要照护等特点,需要涵盖医疗、社会和心理的全面管理。

美国于 1997 年提出了著名的 PACE(program of all-inclusive care for the elderly)计划,即综合性老年健康护理计划,旨在为老年人提供全面的医疗照护。PACE 提供从医疗保健到社会支持等一系列的服务,服务的主要场所是社区日托中心。该计划使人们相信,对需要长期护理的老年人来说,社区康复是最佳的康复模式。我国对老年人的健康服务目前提倡的方式是"医养结合",主要的形式有机构康复、社区康复和居家康复。

二、机构康复

通常包括综合医院康复医学科、康复专科医院以及老年护理院,分别涉及急性期康复、亚急性期康复以及长期护理。

(一)综合医院康复医学科

2011 年卫生部印发了《综合医院康复医学科基本标准》(卫医政发〔2011〕47 号)和《综合医院康复医学科建设与管理规范》(卫医政发〔2011〕31 号),对科室、面积和床位、人员、设备以及规章制度都做了明确规范,是我国综合医院康复医学科设置和管理的依据。

1. 服务对象　以疾病和损伤的急性期患者为主要服务对象,患者处于疾病的发展阶段,生命体征不平稳或刚平稳,仍需要大量的临床救治,既可以是 ICU、急诊科重症观察室以及相关临床专科的患者,也可以是康复医学科本科室的患者,在三级综合医院主要为脑血管病、心血管病、脊髓损伤、手术后及其他救治后危重患者。

2. 工作内容　强调在康复医学理论指导下,应用功能评定和物理治疗、作业治疗、言语治疗、心理治疗、传统康复治疗、辅助器具等康复医学诊断和治疗技术,为患者提供早期、全面、系统的康复医学专业诊疗服务,提高患者的整体治疗效果,为患者转入康复医院、护理院或回归社区、家庭作好准备。强调与其他临床学科建立密切协作的团队工作模式,实施"临床 - 康复一体化",实现康复与临床救治同步,如重症康复(intensive care rehabilitation,ICR)应该在患者入住的 24 小时内介入,此时患者的病情并非稳定。此外,综合医院康复医学科应当与康复医院、护理院或者社区康复服务中心(诊所或日间康复中心)建立双向转诊关系,实现分层级、分层次康复,使患者在疾病的各个阶段均能得到适宜的康复医疗服务,提高医疗资源利用效率。综合医院康复医学科应能开展以下康复诊疗活动：

（1）疾病诊断与康复评定：包括伤病诊断，心理测验、认知感知觉评定、肌电图与临床神经电生理学检查、言语及吞咽功能评定、心肺功能评定、肢体运动功能评定、活动和参与能力评定、运动及步态分析、平衡测试、作业分析评定、生存质量评定等。

（2）临床治疗：针对功能障碍以及其他临床问题，由康复医师实施的医疗技术和药物治疗等。

（3）康复治疗：在康复医师组织下，由康复治疗师、康复护士、辅助器具等专业人员实施的康复专业技术服务。包括①物理治疗（含运动治疗和物理因子治疗）；②作业治疗；③吞咽、言语治疗；④认知治疗；⑤传统康复治疗；⑥辅助器具；⑦心理治疗；⑧环境改造。

3. 规模　三级综合医院和二级综合医院的康复医学科要求不同。

（1）科室设置：应独立设置门诊和病区。至少设置具备临床康复评定功能的言语治疗室、物理治疗室、作业治疗室、传统康复治疗室、辅助器具室等。三级综合医院康复医学科门诊和治疗室总使用面积不少于 1 000m^2。二级综合医院康复医学科门诊和治疗室总使用面积不少于 500m^2。

（2）床位：根据需求和当地康复医疗服务网络设定床位，应为医院总床位数的 2%~5%，每床使用面积不少于 6m^2，床间距不少于 1.2m。二级综合医院至少为医院床位数的 2.5%，但不得少于 10 张床。

（3）人员：二级综合医院和三级综合医院要求相同，包括医师、康复治疗师和护士三部分：①每床至少配备 0.25 名医师，其中至少有 2 名具有副高以上专业技术职务任职资格的医师；1 名具备中医类别执业资格的执业医师。②每床至少配备 0.5 名康复治疗师。③每康复医学科病床至少配备 0.3 名护士。

4. 设备　二级综合医院和三级综合医院在设备上的要求也有较大的差异。

（1）三级综合医院

1）功能评定与实验检测设备：至少独立配备认知语言评定设备、运动心肺功能评定设备、肌电图与临床神经电生理学检查设备、肌力和关节活动评定设备、平衡功能评定设备、作业评定设备等。

2）康复治疗专业设备：①运动治疗：至少配备训练用垫、肋木、姿势矫正镜、平行杠、楔形板、轮椅、训练用棍、沙袋、哑铃、墙拉力器、划船器、手指训练器、肌力训练设备、肩及前臂旋转训练器、滑轮吊环、电动起立床、治疗床及悬挂装置、功率车、踏步器、助行器、连续性关节被动训练器（CPM）、训练用阶梯、训练用球、平衡训练设备、运动控制能力训练设备、功能性电刺激设备、生物反馈训练设备、减重步行训练架及专用运动平板、儿童运动训练器材等；②物理因子治疗：至少配备直流电疗设备、低频电疗设备、中频电疗设备、高频电疗设备、光疗设备、超声波治疗设备、磁疗设备、传导热治疗设备、冷疗设备、牵引治疗设备、气压循环治疗设备等；③作业治疗：至少配备日常生活活动作业设备、手功能作业训练设备、模拟职业作业设备等；④言语、吞咽、认知治疗：至少配备言语治疗设备、吞咽治疗设备、认知训练设备、非言语交流治疗设备等；⑤传统康复治疗：至少配备针灸、推拿、中药熏（洗）蒸等中医康复设备；⑥辅助器具：至少配备临床常用矫形器、辅助具制作设备。

3）急救设备：至少配备简易呼吸器、供氧设备、抢救车。

4）信息化设备：除配备能够上网的电脑外，还应有专门的康复软件支持。

（2）二级综合医院

1）功能评定与实验检测设备：至少独立配备肌力和关节活动度评定设备、平衡功能评定设备、语言评定设备、作业评定设备等。配备肌电图与临床神经电生理学检查设备。

2）康复治疗专业设备：①运动治疗：至少配备训练用垫、肋木、姿势矫正镜、平行杠、楔形板、轮椅、训练用棍、沙袋、哑铃、墙拉力器、肌力训练设备、前臂旋转训练器、滑轮吊环、电动起立床、功率车、治疗床（含网架）、连续性关节被动训练器（CPM）、训练用阶梯、训练用球、踏步器、助行器、平衡训练设备、运动控制能力训练设备、功能性电刺激设备、儿童运动训练器材等；②物理因子治疗：至少配备直流电治疗设备、低频电治疗设备、中频电治疗设备、高频电治疗设备、光疗设备、超声波治疗设备、传导热治疗设备、牵引治疗设备等；③作业治疗：至少配备日常生活活动作业设备、手功能作业训练设备、模拟职业作业设备等；④言语、吞咽、认知治疗：至少配备言语治疗设备、吞咽治疗设备、认知训练设备、非言语交流治疗设备等；⑤传统康复治疗：至少配备针灸、推拿、中药熏（洗）蒸等中医康复设备；⑥辅助器具：至少配备临床常用矫形器、辅助具制作设备。

3）急救设备：至少配备简易呼吸器、供氧设备、抢救车。

4）信息化设备：除配备能够上网的电脑外，还应有专门的康复软件支持。

5. 质量控制　制定各项规章制度，明确人员岗位责任制；有国家规定或认可的康复医学科诊疗规范和标准操作规程、感染管理规范、消毒技术规范等康复医学科质量控制的核心内容。综合医院应当重视和加强住院患者的医疗安全管理，有效控制医院感染和预防并发症，防止发生二次残疾；制订康复医学人才培养目标和岗位培训计划，不断提高康复医学专业人员的业务素质和水平。综合医院康复医学科诊疗活动应当达到以下指标：①康复治疗有效率≥90%；②年技术差错率≤1%；③病历和诊疗记录书写合格率≥90%；④住院患者康复功能评定率>98%；⑤三级综合医院康复医学科的平均住院日不超过30天，二级综合医院康复医学科的平均住院日不超过40天；⑥保证各类康复设备维护良好，每3个月检查1次，并有相关记录，设备完好率>90%。

为保持医院的医疗质量和患者安全，维护患者的权益，需要制订质量管理计划，即制定遵循PDCA循环原理，P即plan，D即do，C即check，A即action，监控康复的过程，实现康复医疗质量和安全的持续改进。重点在以下几个方面：

（1）对康复治疗有必要的评定并给予规范指导：①有康复诊疗指南/规范，康复医师对每位康复患者有明确诊断与功能评定，制订康复治疗计划，开展了临床早期康复介入服务。在科室规章制度上可见制定以疾病、损伤的急性期临床康复为重点的康复指南/规范，康复医师对每个康复患者有明确诊断与功能评定并制订康复治疗计划，开展临床早期康复介入服务，康复治疗计划由康复医师、治疗师、护士、患者及家属共同落实。对上述内容的落实情况有自查、评价，有改进措施，患者康复效果明显。②针对住院患者的康复治疗有相关规定，如住院患者的康复治疗由康复医师会诊，根据患者的病情与主管医生共同商定康复计划，康复治疗计划由相关人员落实。康复医师和康复治疗师深入临床科室，与其他科室建立协作的工作模式，为需要康复治疗的患者提供早期、专业的康复医疗服务。对上述内容的落实情况有记录，有改进措施，患者康复效果明显。

（2）鼓励患者主动参与康复治疗：向患者及其家属、授权委托人充分说明康复治疗计划，鼓励患者主动参与康复治疗，包括各种程序的内容与训练目的、方向性、时间、预后预测、禁忌等，有预期目标对康复患者及家属进行确认的规定，有对患者病情及所能承受能力的确认规定和流程,患者及其家属、授权委托人了解康复治疗计划、患者的预期目标,并参与康复治疗,相关的工作人员也知晓康复治疗计划并落实措施。康复治疗记录真实、准确、完整,病历记录合格率100%。对上述内容的落实情况有自查、评定、分析、反馈、整改。

（3）专业人员有相应的资质:康复治疗训练人员具备相应的资质,有制定康复相关书写要求、质量控制标准、康复意外紧急处置预案,对康复治疗训练过程有记载:①康复医学专业人员和康复医疗专业设备应由康复医学科统一管理的规定,由具备资质的康复治疗师、护理人员及其他技术人员实施康复治疗和训练的规定并执行,对上述人员进行康复治疗、训练知识与技能的培训和考核,开展康复治疗训练人员掌握相关的理论与技能;对转入康复医院、护理院、社区及家庭的患者提供转诊后康复训练指导,保障康复训练的连续性。对上述情况,科室有自查、评定、分析、反馈、整改,对康复训练质量有持续改进。②有康复相关的医疗文书书写要求和质控标准,有康复意外的紧急处理预案与流程,有对相关人员上述内容的培训和考核记录。针对上述内容,科室有自查、评定、分析、反馈、整改,康复质量有持续改进。③有康复治疗训练过程的记录规范、诊断标准与流程,有综合应用作业治疗、物理治疗、言语语言治疗等规定与流程,有落实上述诊疗标准与规范,康复治疗情况在病历中有记载;有康复患者及其家属满意度评定的制度与流程,并组织实施,相关工作人员知晓上述内容和流程并落实到位。针对上述情况,科室有自查、评定、分析、反馈和整改,对康复治疗训练过程记录真实、准确、完整,病历记录完整率100%,康复治疗训练质量持续改进有成效。

（4）评定康复治疗的效果:有定期的康复治疗与训练效果评定标准与程序,对康复治疗训练效果、舒适程度、愿望与意见、并发症、预防二次残疾等有评定:①有定期康复治疗与训练效果的评定标准与程序,如每一个患者都通过病例讨论进行定期系统的效果评定,其他科室住院患者应由康复医师与临床医师共同进行评定,记录讨论内容,有无效终止康复训练的程序。对上述内容有相关人员知晓评定的标准与程序并落实,科室有自查、评定、分析、反馈与整改,康复治疗与训练效果评定体现持续改进成效。②有患者的康复治疗训练效果、舒适程度、愿望与意见等项目评定,有加强住院患者医疗安全管理的制度和措施,有康复医学科诊疗活动评定指标,有效落实预防并发症、预防二次残疾的具体措施;科室按照评定指标定期对康复治疗训练效果、舒适程度、愿望与意见、并发症、预防二次残疾进行评定、分析、整改。康复治疗有效率≥90%、年技术差错率≤1%、病历和诊疗记录书写合格率≥90%、住院患者康复功能评定率≥98%、设备完好率≥90%、平均住院日≤30天。

（5）组建质量与安全管理团队:由科主任、护士长与具备资质的人员组成质量与安全管理小组,用康复工作质量和安全管理制度、规章、岗位职责、各类康复技术操作规程、质量与安全指标来确保患者康复安全,定期评定服务质量,促进持续改进:①质量与安全管理小组有完善的规章制度、岗位职责、诊疗规范、操作常规,有质量与安全管理小组工作职责、工作计划和工作记录,有康复医学科诊疗活动评定指标;可见质量与安全管理小组定期自查、评定、分析、整改,应用管理工具开展质量与安全管理,有完整的质量与安全管理资料,体现持续改进有成效。②开展质量与安全的教育与培训。依据医院质量与安全管理计划,制订本科室质量与安全培训计划并实施,相关人员知晓培训内容,掌握并执行核心制度、岗位职责、诊疗规范、技术操作常规并严格遵循。对质量与安全管理制度、诊疗规范、操作常规等进行检查落实,对质量与安全管理的培训重点内容进行考核。培训完成率≥90%,对重点内容的考核合格率为100%。

（二）康复医院

《卫生部办公厅关于开展建立完善康复医疗服务体系试点工作的通知》（卫办医政函〔2011〕777号）和相关证据指出，康复医院主要为疾病稳定期患者提供专业、综合的康复治疗，并具备其他疾病的一般诊疗、处置能力和急诊急救能力。康复医院是康复服务体系的重要环节，各类康复专业技术人员集中，接受患者的能力强，具有较大的规模，是一个地区康复服务能力和水平的综合体现。

1. 服务对象　以疾病和损伤的亚急性和急性后期的患者为主要服务对象，没有必要长期入住急性期医院或是有可能转变为不需入住长期护理机构的患者，其生命体征平稳，不需要做密集的医疗处理。

2. 工作内容　康复医院不仅要解决医疗问题，还要减少住院患者的功能退化和医疗资源的浪费，避免多余的护理之家的安置，增进患者满意度，改善生活品质，甚至可降低死亡率，使患者能够有能力和信心回归家庭独立生活。在服务内容中，应该以老年综合评定为指导，注重营养、呼吸、睡眠、吞咽、认知、跌倒、尿失禁、疼痛等老年综合征，制订适合老年患者的个性化康复方案，提供包括老年医疗服务、康复及护理等的治疗措施。康复医院应能开展以下康复诊疗活动：

（1）疾病诊断与康复评定：能够独立开展骨科康复、神经康复、老年康复、心肺康复、疼痛康复、中医传统康复及听力、视力康复等康复专科，能够独立开展神经系统的影像学检查、神经肌肉系统及心血管系统的超声检测、心肺功能评定、肢体运动功能评定、活动和参与能力评定、生存质量评定、运动及步态分析、平衡测试、作业分析评定、言语及吞咽功能评定、心理测验、认知感知觉评定、肌电图与临床神经电生理学检查等。

（2）临床治疗：除能够独立处理针对功能障碍以及其他临床问题，由康复医师实施的医疗技术和药物治疗和一般内科问题外，还应具备处理患者紧急情况下的危重症。

（3）康复治疗：在康复医师组织下，由康复治疗师、康复护士、辅助器具等专业人员实施的康复专业技术服务，包括①物理治疗（含运动治疗和物理因子治疗）；②作业治疗；③言语吞咽治疗；④认知治疗；⑤传统康复治疗；⑥辅助器具；⑦心理治疗；⑧文体康复；⑨职业康复；⑩社会康复。

3. 规模

（1）三级康复医院

1）床位：住院床位总数300张以上，其中康复专业床位75%以上。

2）科室设置：包括以下五个部分：①临床科室：至少设骨与关节康复科、神经康复科、脊髓损伤康复科、儿童康复科、老年康复科、心肺康复科、疼痛康复科、听力视力康复科、烧伤康复科中的6个科室，以及内科、外科和重症监护室；②治疗科室：至少设物理治疗室、作业治疗室、言语治疗室、传统康复治疗室、辅助器具室、心理康复室和水疗室；③评定科室：至少设认知功能评定室、言语吞咽功能评定室、运动平衡功能评定室、心理评定室、心肺功能检查室、神经电生理检查室、听力视力检查室、日常活动能力评定室、职业能力评定室中的7个；④医技科室：至少设医学影像科、检验科、药剂科、营养科、门诊手术室、消毒供应室；⑤职能科室（部门）：至少设医疗质量管理部门、护理部、医院感染管理科、器械科、病案（统计）室、信息科、社区康复服务部门等科室（部门）。

3）人员：应该是多学科团队，具体应包括老年病医师或全科医师、物理治疗师、作业治疗师、言语治疗师、辅助器具师、社会工作者、营养师、临床药师、心理师和咨询工作者等：①每床至少配备 1.4 名卫生技术人员，其中医师 0.2 名 / 床，康复治疗师 0.4 名 / 床，护士 0.3 名 / 床；②医师中具有副高级及以上专业技术职务任职资格人数不低于医师总数的 15%。临床科室科主任应当具有副高及以上专业技术职务任职资格，临床各科室至少有 3 名中级及以上专业技术职务任职资格的医师；③康复治疗师中具有中级及以上专业技术职务任职资格人数不低于康复治疗师总数的 10%；治疗科室科负责人应当具有中级及以上专业技术职务任职资格，并从事康复治疗工作 5 年以上；④各临床科室医师结构合理，能够满足三级医师责任制等医疗核心制度要求。

4）场地：除医院总建筑面积应该在 15 000m² 以上，还要满足：①每床建筑面积不少于 95m²。病房每床净使用面积不少于 6m²，床间距不少于 1.2m；②康复治疗区域总面积不少于 3 000m²；③医院建筑设施执行国家无障碍设计相关标准。

（2）二级康复医院

1）床位：住院床位总数 100 张以上，其中康复专业床位占 75% 以上。

2）科室设置：应包括五个部分：①临床科室：至少设置骨关节康复科、神经康复科、儿童康复科、老年康复科、听力视力康复科、疼痛康复科中的 3 个科室以及内科、外科、重症监护室；②治疗科室：至少具备物理治疗、作业治疗、言语治疗、传统康复治疗功能；③评定科室：至少具备认知功能评定、言语吞咽功能评定、运动平衡功能评定、日常生活活动能力评定、神经电生理检查、听力视力检查中的 5 项功能；④医技科室：至少设置超声科、检验科、放射科、药剂科和消毒供应室；⑤职能科室（部门）：至少设医疗质量管理部门、护理部、医院感染管理科、信息科、器械科、病案（统计）室、社区康复服务科室（部门）。

3）人员：①每床至少配备 1.2 名卫生专业技术人员，其中医师 0.15 名 / 床，康复治疗师 0.3 名 / 床，护士 0.3 名 / 床；②医师中具有副高级及以上专业技术任职资格的人数不少于医师总数的 10%；③临床科室科主任应当具有中级及以上专业技术职务任职资格，临床各科室至少有 2 名具有中级以上专业技术职务任职资格的医师。

4）场地：①每床建筑面积不少于 85m²。病房每床净使用面积不少于 6m²，床间距不少于 1.2m；②康复治疗区域总面积不少于 800m²；③医院建筑设施执行国家无障碍设计相关标准。

4. 设备

（1）三级康复医院

1）基本设备：参照同级综合医院基本设备并结合本专业实际需要配置。

2）专科设备：①康复评定：至少配备运动心肺功能及代谢功能评定、肌电图与临床神经电生理学检查、肌力和关节活动评定、三维运动分析、平衡功能评定、认知言语吞咽评定、作业评定等设备；②运动治疗：至少配备训练用垫、肋木、姿势矫正镜、平行杠、楔形板、轮椅、训练用棍、沙袋和哑铃、墙拉力器、划船器、手指训练器、肌力训练设备、肩及前臂旋转训练器、滑轮吊环、电动起立床、治疗床及悬挂装置、功率车、踏步器、助行器、连续性关节被动训练器（CPM）、训练用阶梯、训练用球、平衡训练设备、运动控制能力训练设备、功能性电刺激设备、生物反馈训练设备、减重步行训练架、专用运动平板、儿童运动训练器材、情景互动训练设备以及康复机器人；③物理因子治疗：至少配备电疗（包括直流电、低频电、中频电、高频电疗设备）、光疗、超声波治疗、磁疗、功能性电刺激、传导热治疗、冷疗、牵引治疗设备；④作业治疗：至少配备日常生活活动作业、手功能作业训练、模拟职业作业设备；⑤认知、言语、吞咽治疗：至少配备认知训练、言语治疗、非言语治疗和吞咽治疗设备；⑥传统康复治疗：至少配备针灸、火罐、中药药浴、中药熏蒸等设备；⑦康复工程：至少配备临床常用假肢、矫形器、辅助具制作设备；⑧水疗：至少配备蝶形浴槽、涡流／气泡浴槽、步态跑台浴槽等设备。

3）信息化设备：在住院部、信息科等部门配置自动化办公设备，保证医院信息化建设符合国家相关要求。

4）病房床单元基本装备同三级综合医院。

5）有能满足日常诊疗业务需要的其他设备。

（2）二级康复医院

1）基本设备：参照同级综合医院设备并结合本专业实际需要配置。

2）专科设备：①康复评定：至少配备运动功能评定、肌力和关节活动评定、平衡功能评定、认知言语评定、作业评定等设备；②运动治疗：至少配备训练用垫、肋木、姿势矫正镜、平行杠、楔形板、轮椅、训练用棍、沙袋和哑铃、墙拉力器、肌力训练设备、前臂旋转训练器、滑轮吊环、电动起立床、功率车，治疗床（含网架）、连续性关节被动训练器（CPM）、训练用阶梯、训练用球、踏步器、助行器、平衡训练设备、运动控制能力训练设备、功能性电刺激设备、儿童运动训练器材等；③物理因子治疗：至少配备电疗（包括直流电、低频电、中频电、高频电疗设备）、光疗、超声波治疗、磁疗、功能性电刺激、传导热治疗、冷疗、功能性牵引治疗等设备；④作业治疗：至少配备日常生活活动作业、手功能作业训练、模拟职业作业等设备；⑤认知言语治疗：至少配备认知训练、言语治疗、非言语交流治疗等设备；⑥传统康复治疗：至少配备针灸、火罐、中药药浴、中药熏蒸等设备。

3）信息化设备：在住院部、信息科等部门配置自动化办公设备，保证医院信息化建设符合国家相关要求。

4）病房床单元基本装备同二级综合医院。

5）有能满足诊疗业务需要的其他设备。

5. 质量控制　除参照综合医院康复医学科制定各项规章制度、人员岗位责任制，有国家制定或认可的诊疗指南和临床、护理技术操作规程等外，需要建立在老年综合评定基础上专科的评定，包括营养状况、认知功能筛查、精神状况、压疮风险、跌倒风险、起立行走测试、日常生活能力、生活质量，此外，还应建立门诊率、再入院率、平均住院时间、年就诊次数、残疾率、死亡率、个人平均医疗费用等指标。

总之，康复医院必须有明确的功能定位、适宜的康复措施、合理的住院时间以及多学科团队参与，要确实能够减少急性期医院老年长期占床的压力，降低老年人入住长期照料机构的概率，更可以使那些功能衰弱的老年人能够提高生活自理能力。

（三）护理院（nursing home）

2011 年，卫生部印发的《护理院基本标准（2011 版）》通知和相关文献指出，护理院是为患者提供长期医疗护理、康复促进、临终关怀等服务的医疗机构。由此可见，护理院也是为老年患者提供康复服务的重要场所。

1. 服务对象　长期卧床患者、晚期姑息治疗患者、慢性病患者、生活不能自理的老年人以及其他需要长期护理服务的患者。英国的护理院主要收治不能自理的老人，或需要较多生活照护和医疗性护理服务者；德国的护理院以日常生活能力评定为依据，收治在个人卫生、进食、活动、家务劳动等方面超过 2 项得分较低，并预计此情况将持续 6 个月以上者；澳大利亚的护理院主要收治因年老、疾病或残疾，需要专业性护理服务者以及晚期痴呆或痴呆合并其他疾病者；日本护理院主要收治症状稳定、带有各种管道、需要长期进行医疗支持及专业性护理服务者（除需要高密度医疗管理和积极的功能康复治疗的患者外）；美国护理院主要收治需要持续性护理服务者，多数患者具备下列情况之一：①存在下列一种或几种问题：需要频繁进行伤口换药、有压疮、腿部溃疡等，气管切开、留置导尿，留置鼻饲管，结肠创口初期、需教授自我护理技能者，大小便失禁需要进行膀胱和肠道训练者；②24小时需要由专业护理人员进行病情观察，例如需要遵医嘱进行生命体征检测，准确记录出入量，检测皮肤情况；③需要由专业护理人员进行给药治疗，如夜间注射药、夜间使用毒麻药、新用药初期检测或需密切观察药物反应；④躯体功能受限者，如长期卧床者、四肢瘫痪者、不能自己进食、沐浴、更衣者；⑤部分精神疾病患者。多数护理院不收治有伤人或自伤行为、护理院不能满足其医嘱要求的护理服务者。

2. 工作内容　护理院不仅能够解决必要的医疗问题、大量护理问题，还要减少住院老人的功能退化和医疗资源的浪费，即既要维持健康，还需要通过专业的护理、照料支持，提升其生活质量。患者入院时，需要有必要的健康评定、功能评定、生活自理评定、经济能力评定和家属照料能力的评定。

（1）疾病诊断与康复评定：通过常规的体格检查和必要的辅助检查判断患者的一般健康状况，特别是生命体征的稳定性。根据转诊医院的诊断确认患有何种疾病和总体功能状况，其次是进行专业性的康复评定，如认知功能评定、呼吸功能评定、心功能评定、吞咽功能评定、平衡和协调功能评定、跌倒风险评定、行走功能评定、轮椅乘坐能力评定、环境评定、生活自理能力评定、生活质量评定。

（2）临床治疗：包括临床药物治疗、康复治疗和护理服务。老年人一般患有多种疾病，需要药物维持健康和疾病的稳定，其间需要护理配合服务，如给予药物，观察生命体征，药物的反应和检测，以及必要的基础护理。康复治疗的内容主要为康复功能评定、心理康复、体能训练、日常生活活动能力训练以及娱乐、休闲康复等。

（3）照料服务：包括满足其基本需要和生活照料两个方面。

1）协助满足老年人的基本需要：①食物的需要：注意老年人的膳食营养，为不能自理的老年人喂食和喂水；②排泄的需要：帮助不能自理的老年人进行排便、排尿，及时清除排泄物；③舒适的需要：营造安静、清洁、温度适宜的环境；④活动和休息的需要：帮助老年人适当活动，并尽可能促进老年人的正常睡眠；⑤安全的需要：防止老年人跌倒、噎食、误吸、损伤，保持皮肤的完整性；⑥爱和归属的需要：营造良好的修养环境和人际环境，促进老年人的人际交往，帮助老年人及时与家人联系与沟通，并给予精神上的关心；⑦尊重的需要：运用沟通技巧，维护老年人的自尊，保护老年人的隐私；⑧审美的需要：协助老年人的容貌、衣着修饰，促使其保持良好的精神状态。

2）老年人生活照料服务内容：①个人清洁卫生：包括洗脸、洗手、洗头、洗脚，协助整理个人物品，清洁平整床铺，更换床单等；②衣着服务：包括协助穿脱衣裤、帮助扣扣子、更换衣裤、整理衣物等；③修饰服务：包括梳头、化妆、剪指甲、协助理发、修面等；④饮食服务：包括协助用膳、饮水、喂饭、喂水、管理饲管等；⑤如厕服务：包括定时提醒如厕、协助如厕、使用便盆、尿壶等；⑥口腔清洁：包括刷牙、漱口、协助清洁口腔、假牙的清洁保养等；⑦皮肤清洁：包括清洁会阴部、擦浴、沐浴等；⑧压疮预防：包括床单干燥、清洁、平整，定时翻身、更换体位，保持皮肤干燥、清洁，预防皮肤受伤等；⑨便溺护理：大小便失禁、尿潴留、便秘、腹泻老年人的照护，实施人工排便、清洁、更换尿布等。

3. 规模

（1）床位：住院床位总数 50 张以上。

（2）科室设置：①临床科室：至少设内科、康复医学科、临终关怀科。各临床科室应当根据收治对象疾病和自理能力等实际情况，划分若干病区。病区包括病房、护士站、治疗室、处置室，必要时设康复治疗室。临终关怀科应增设家属陪伴室；②医技科室：至少设药剂科、检验科、放射科、营养科、消毒供应室；③职能科室：至少设医疗质量管理部门、护理部、医院感染管理部门、器械科、病案（统计）室、信息科。

（3）人员：①全院至少有 1 名具有副主任医师以上专业技术职务的医师，至少有 3 名具有 5 年以上工作经验的医师；除按照上述要求配备专职医师以外，还可以根据工作需要配备兼职医师。至少有神经内科、心血管内科、呼吸内科、肿瘤科、老年病科等专科的专职或兼职医师负责定期巡视患者，处理医疗问题。每增加 10 张床位，至少增加 1 名专职或兼职医师。②每床至少配备 0.8 名护理人员，其中，注册护士与护理员之比为 1∶2~2.5。③每 10 张床或每病区至少配备 1 名具有主管护师以上专业技术职务任职资格的护士，每病区设护士长 1 名。④应当配备与开展的诊疗业务相应的药师、技师、临床营养师、康复治疗师等医技人员。

（4）房屋：①护理院的整体设计应当满足无障碍设计要求；②病房每床净使用面积不少于 $5m^2$，每床间距不少于 1m。每个病室以 2~4 人间为宜；③每个病房应当设置衣物储藏的空间，并宜内设无障碍卫生间，卫生间地面应当满足易清洗、不渗水和防滑的要求；④设有独立洗澡间，配备符合防滑倒要求的洗澡设施、移动患者的设施等有效安全防护措施；⑤设有康复和室内、室外活动等区域，且应当符合无障碍设计要求。患者活动区域和走廊两侧应当设扶手，房门应方便轮椅进出；放射、检验及功能检查用房、理疗用房应当设无障碍通道；⑥主要建筑用房不宜超过 4 层。需设电梯的建筑应当至少设置 1 部无障碍电梯；⑦设有太平间。

4. 设备

（1）基本设备：至少配备呼叫装置、给氧装置、呼吸机、电动吸引器或吸痰装置、气垫床或具有防治压疮功能的床垫、治疗车、晨晚间护理车、病历车、药品柜、心电图机、X 线机、B 超、血尿分析仪、生化分析仪、恒温箱、消毒供应设备、电冰箱、洗衣机、常水热水净化过滤系统。

临床检验、消毒供应与其他合法机构签订相关服务合同，由其他机构提供服务的，可不配备检验和消毒供应设备。

（2）急救设备：至少配备心脏除颤仪、心电监护仪、气管插管设备、呼吸器、供氧设备、抢救车。

（3）康复治疗专业设备：至少配备与收治对象康复需求相适应的运动治疗、物理治疗和作业治疗设备。

（4）信息化设备：在住院部、信息科等部门配置自动化办公设备，保证护理院信息的统计和上报。

（5）病房每床单元基本装备：应当与二级综合医院相同，病床应当设有床挡。

（6）其他：应当有与开展的诊疗业务相应的其他设备。

5. 质量控制　护理院是介于综合医院与普通养老院之间的一种医疗机构，可以很大程度上减轻综合医院医疗压力，充分满足老年人的需求。我国关于护理院的建设与管理还处于起步阶段,质量控制标准不完善和不健全。目前广泛应用于护理院的质量控制的是Donabedian 质量理论"结构—过程—结果"。结构指标主要指各类资源的静态配置,包括床位设置(每床建筑面积、床位数/房间、床的功能配置)、房屋建筑(老年人生活用房、卫生保健用房、康复娱乐用房)、基础设施(生活护理设备、医疗设备、康复治疗专业设备、建筑设备、交通设备、急救设备、信息化设备、娱乐设备、病房基本设备)、病区环境(病区内环境、病区外环境)、员工情况(员工数量与构成、离职率、员工职业资质与受教育程度、员工职业素质培训与继续教育及检查、员工责任与义务、员工团队文化建设)、科室设置(临床科室、医技科室、职能科室)、娱乐活动(种类、次数及频率、患者参与程度);过程指标是指护理院动态运行的质量与效率,服务人员安置技术要求与规范执行实际活动的过程,包括患者/家属权利(知情同意权、参与决策权、隐私保护权)、健康教育(住院患者健康教育落实情况、出院患者健康教育落实情况、老年卫生保健和指导情况)、整体管理(组织管理机构、制度管理、建筑、设施管理、安全管理、质量管理、医疗护理工作管理、财务管理、后勤管理、膳食管理、信息管理)、护理服务(日常生活护理、病情观察和患者评估、药物管理和使用、压疮的预防和护理、肠内外营养支持护理、改善呼吸功能护理、常见症状护理、排尿/排便异常护理、活动受限护理、皮肤、伤口、造口护理、人工气道护理、精神/行为相关问题护理、康复护理、临终关怀护理、心理/社会支持)、医疗服务(查房、病危告知与急救、病历书写、临床技能水平、医患沟通水平);结果指标是指护理院的结构与运行的最终质量测定,包括患者生存质量、护士查看次数/患者/天、不良事件发生率、院内感染发生率、患者/家属/员工满意度、患者/员工有效投诉率。

从国外护理院的发展经验看,只有制定规范、合理、高效的入院标准和转诊标准,才能及时将符合条件的服务对象收治到护理院,真正缩短医疗中心/康复医院的住院日,做到合理配置医疗资源,保障护理院的顺利运营。我国目前建议护理院收治病情稳定、疾病诊断明确、在康复机构不再有明显进步、需要长期护理者为主,包括①处于疾病恢复期、不需要较大的用药调整以及抢救、手术等高密度的医学处理,但因为留置导尿、鼻饲管、气管切开置管、需要频繁伤口换药或带有压疮、溃疡等情况,需要治疗和专业护理者;需要呼吸道维护和管理,如吸痰、雾化吸入、给氧治疗;处于造口适应期、长期腹膜透析者;②生活不能自理且家庭和社区卫生服务无法满足其需求者,如长期卧床,或因瘫痪、身体残疾、机体功能衰弱等原因不能自己移动/进食/沐浴/更衣/控制大小便者;③重症疾病晚期,如癌症,需要临终关怀和姑息治疗者;④认知障碍者,如老年性痴呆症。

为了保障护理院服务对象的安全,若服务对象出现下列情况,则超出了护理院的服务范围和接收能力,应及时将服务对象转诊到相应的医疗机构:①传染性疾病;②持续自伤或伤人行为;③精神病症状持续发作;④意外事件的抢救;⑤原有疾病的急性发作;⑥出现严重感染;⑦出现新的医疗诊断需要急性期治疗。

三、社区康复

社区康复通常是指在城市街道、农村乡镇范围内,是残疾人、慢性病患者及老年人得到全面康复的一种康复服务形式,目前在全世界得到许多国家的广泛重视,认为可以在医疗、教育、职业和社会等方面为服务对象提供有效、便利、经济的康复服务。

在我国,社区康复的实施主要依托残联、民政和卫生以及社区组织的共同协作实现的,多数地区,由残联提供资金、卫生提供技术支持、社区负责场地和日常管理。目前主要有社区康复站、老年人日间照料中心和居家康复三种形式,近年来国家在社区大力推进和发展的康复医疗中心和护理中心也可能是社区康复的未来发展的重要形式。

(一)社区康复站

1. 服务对象　主要为辖区内的残疾人、老年人和其他有康复需求的人士。

2. 工作内容　主要提供健康体检、健康咨询、功能评定、日常生活能力训练、娱乐休闲活动以及政府有关部门交办的其他事项。具体有①为残疾人提供健康体检、健康咨询,诊断、康复训练、康复指导及转介服务;②康复需求调查,摸清社区有康复需求的残疾人基数,康复需求筛查率达80%以上;根据需求制订康复计划;建立康复服务档案;③职业能力评估、职业康复评定、职业能力训练、庇护性就业与辅助就业、职业指导及就业转介服务;④特殊教育辅导,组织康乐文体活动,推广特奥运动;⑤开展日间照料(托管)服务;⑥为残障人士及亲友提供支援服务以及心理服务;⑦开展扶残助残宣传教育,营造尊重、理解、关心残疾人的良好社会氛围,动员社会各界力量开展关爱活动,促进残障人士融入社会;⑧承担政府有关部门交办的其他事项。

3. 规模　康复训练用场所不少于$20m^2$,有2张以上床位,应至少配备1名以上从事医疗专业并接受过康复培训,熟悉康复业务的康复指导员。应按照精干、高效的原则设置工作岗位,配备相关人员从事管理、特殊教育、社会工作、心理咨询、作业治疗、职业指导和后勤服务等工作。配备人员按照5~7名残疾人配备1名工作人员,重度残疾人较多的可适当增加工作人员数量。岗位设置以及工作人员配备应根据中心实际情况制定,但人员配备中必须包括以下工作岗位:社会工作师,特殊教育教师,职业指导师,康复治疗师、心理咨询师(专兼职)。

4. 设备　服务设施建设达到无障碍要求。有五件以上康复训练器材,如肩关节回旋训练器、可调式磨砂板、系列哑铃、手指功能训练器、跑步机、健骑椅等,应根据社区残疾人特点有针对性的配备康复设备。

5. 质量控制　应建立残疾报告制度、档案管理制度以及社区康复的例会制度等工作制度,以保障社区康复工作的开展。应有服务过程的监管制度和流程,并有服务的记录。关于康复服务人员,人员资质档案、康复培训档案以及服务经历都是质量控制的重要内容。

(二)老年人日间照料中心

老年人日间照料中心是指在白天对有被照顾和帮助的老年人给予护理和陪同服务的机构。其基本原则是以人为本、养老助老和依靠社区,目的在于保持老年人的各项功能处于良好状态,提供有针对性的服务。在美国被称为成人日间照料中心(Adult Day Care Centers),在澳大利亚叫日间照料中心(Centre-based Day Care),在中国香港叫长者日间护理中心(Day Care Centre for the Elderly)。老年人日间照料中心的服务和设备配置的相关内容可以参照中华人民共和国国家标准GB/T 1.1—2009和GB/T 33169—2016。

1. 服务对象　主要服务于生活不能完全自理、日常生活需要一定照料的半失能老年人。

2. 工作内容　提供膳食供应、个人照料、保健康复、精神文化、休闲娱乐、教育咨询等服务。

(1)基本服务

1)就餐服务:①应为有需求的老年人提供在日间照料中心就餐的服务,并为其合理安排就餐位。餐具应符合国标的要求,餐具、餐巾纸应放置在老年人易于取用的位置。②所提供饮食应符合老年人健康、营养需求，食谱应提前公布。③应在老年人就餐完毕后及时打扫就餐区、清理餐具，保证环境整洁、卫生。

2）精神文化、休闲娱乐服务：①精神文化、休闲娱乐服务宜包括阅览、绘画、书法、上网、棋牌、健身、游戏、手工制作等内容；②提供服务时，如老年人有需要，宜组织专业人员给予适当指导、帮助。

3）午间休息服务：①应为有需求的老年人提供在日间照料中心午间休息的服务，并为其合理安排休息位；②休息位应摆放有序，避免老年人发生磕碰或摔倒；③提供午间休息服务时，应根据气候提供午休所需棉被、毛毯等；保持休息区内良好通风，注意遮阳，防眩光。

4）协助如厕服务：①应为有需求的老年人提供协助如厕服务，根据老年人生活能力自理程度采取轮椅推行或搀扶的服务方式；②应及时打扫清理卫生间，保证干净整洁，地面无水渍；③卫生纸应放在老年人易于取用的位置。

（2）适宜服务

1）个人照护服务：①个人照护服务应包括助浴、理发、衣物洗涤、提示或协助老年人按时服用自带药品、测量血压、血糖及体温等内容；②助浴服务包括上门助浴和外出助浴。提供助浴服务时宜注意：设备的安全性，助浴前进行安全提示；地面防滑，及时清理积水；上门助浴时应根据四季气候状况和老年人居住条件，注意防寒保暖、防暑降温及浴室内通风；外出助浴应选择有资质的公共洗浴场所或有公用沐浴设施的养老机构；在助浴过程中应有家属或其他监护人在场；服务人员应经过专业培训，掌握相关知识及技能；③理发服务应由专业人员提供；④衣物洗涤服务应包括洗涤、烘干、熨烫等内容。提供衣物洗涤服务时应注意：衣物分类洗涤；洗涤前检查被洗衣物的性状并告知老年人或家属；⑤提示或协助老年人按时服用自带药品后，注意记录老年人用药时间及用药后的反应，如发现异常及时告知紧急联系人并联系相关医疗卫生机构；⑥提供测量血压、血糖及体温等服务时，按照医疗卫生部门相关规定操作。

2）助餐服务：①助餐服务应包括上门送餐、上门做饭等内容。提供助餐服务时宜注意：食品安全、卫生；食品符合老年人健康饮食的特点；上门送餐、上门做饭的服务人员持有健康合格证；②提供上门送餐服务时应及时、准确；送餐工具清洁、卫生、密闭、保温；③提供上门做饭服务的人员应经过专业培训。

3）教育咨询服务：①教育咨询服务应包括老年营养、保健养生、常见疾病预防、康复、法律、安全教育等内容。应采取老年人易于接受的形式，如知识讲座、面对面解答、表演、观看影视资料等。②教育咨询服务应由各领域的专业人员提供。

4）心理慰藉服务：①心理慰藉服务应包括沟通、情绪疏导、心理咨询、危机干预等内容；②心理慰藉服务应由心理咨询师、社会工作者等专业人员提供。

5）保健康复服务：①保健康复服务应包括按摩、肌力训练、中医传统保健等内容；②保健康复服务应由专业人员提供。

6）其他服务：宜根据当地实际情况，结合老年人需求提供相应的服务。

3. 规模　老年人日间照料中心建设规模应以社区居住人口数量为主要依据，兼顾服务半径确定。对此，可以参考民政部2016年发布的《社区老年人日间照料中心建设标准》（建标143-2010）。

（1）面积：老年人日间照料中心建设规模分为三类，社区人口规模为30 000~50 000人为一类，建筑面积应为1 600m²；社区人口规模为15 000~30 000（不含30 000）人为二类，建筑面积应为1 085m²；社区人口规模为10 000~15 000（不含15 000）为三类，建筑面积应为750m²。人口老龄化水平较高的社区，可根据实际需要适当增加建筑面积，一、二、三类社区老年人日间照料中心房屋面积可分别按照老年人人均房屋建筑面积0.26m²、0.32m²、0.39m²核定。

（2）设置：社区老年人日间照料中心房屋建筑应根据实际需要，合理设置老年人的生活服务、保健康复、娱乐及辅助用房：①老年人生活服务用房可包括休息室、沐浴间（含理发室）和餐厅（含配餐间）；②老年人保健康复用房可包括医疗保健室、康复训练室和心理疏导室；③老年人娱乐用房可包括阅览室（含书画室）、网络室和多功能活动室；④辅助用房可包括办公室、厨房、洗衣房、公共卫生间和其他用房（含库房等）。

（3）服务人员：在亚洲发达的国家和地区中，老年人的日常生活大多数由其家人、朋友和邻里帮忙照料，在欧美国家，则由接受过相关培训的注册护士、助理护士、康复师、治疗师、心理咨询师等提供日间照料服务。

4. 设备　老年人日间照料中心的设备配置要求分为基本配置和适宜配置，基本配置是基础性要求，适宜配置是提倡性配置。除卫生间、备餐间、浴室外，其他功能区宜一区多用，即可换用、兼用。

（1）基本要求

1）各种设施设备应无尖角、锐边、毛刺。

2）配置室内温度控制设施设备。

3）配置监控系统，监控范围应覆盖公共区域。在醒目位置设置视频监控提示标志。

4）公共区域设紧急呼叫装置，装置距地面高度为1.1m。

5）消防要求应满足国家相关标准的规定。

6）坡道、台阶、扶手的设置应符合国家相关标准的相关要求。

7）卫生间、浴室应符合国家相关标准的相关要求。

8）展示适宜老年人的常用康复辅具，包括但不限于：①助行辅具，如拐杖、框式助行器、轮式助行器、座式助行器、四脚拐、手动轮椅车；②助食辅具，如勺子、叉子、筷子、杯子、防洒碗；③老花镜、放大镜、带放大镜的指甲钳、助听器、拍痰杯。

9）有供老年人使用的电话。

10）建筑物窗户应有纱窗或其他防蚊蝇措施。

11）二层及二层以上多层建筑应有防跌落措施。

（2）基本配置

1）接待区：①环境整洁，有办公桌椅、供老年人坐的座椅；②有相关介绍材料、纸笔，宜配备放大镜、台灯；③配置小件物品寄存柜。

2）娱乐区：应有如下适合老年人特点、娱乐性、社交性、益智性的配置：①桌椅、扑克、象棋、麻将；②电视机、音像播放设备，如数字影像播放器；③有利于老年人训练智力、精细动作和力量的器械，如积木、组合玩具、握力器、计数辅具、穿珠辅具、手指灵活度训练辅具。

3）文化活动区：①配置桌椅、书架，助视、固定辅具，如助视仪、阅读器、书固定夹；②配置适合老年人阅读的书籍、报纸、杂志；③配置具有连通互联网的信息设备；④配置书法、绘画用品，手工制作用品用具。

4）休息区：①配置老年人午休用的休息位，休息位可以是椅子、沙发、床，应保证老年人午休时能处于卧姿,应采用可折叠、伸展的沙发;②休息位有序摆放,避免老年人发生磕碰或摔倒;③配置老年人午休所需的基本生活用具,如毛毯、枕头、痰盂、废纸篓;④卧姿休息位旁边应配置呼叫装置。

5)就餐区:①就餐位数量与老年人数之比不低于1∶2;②如有需要,可设轮椅就餐位,并应配置饮水供应装置,菜品公告栏和时钟,餐巾纸、废纸篓,洗漱池,防蝇防虫用品,剩菜剩饭收集用具;③社区老年人日间照料中心自身提供餐饮的,应配置碗柜、消毒柜、餐具。应符合卫生和环保要求。

6)卫生间:①蹲式厕位应配坐便椅;②门锁能双向开启,不用门闩,宜提供使用状态显示;③配置排气扇、干手设备、墙面镜、卫生纸固定架、洗手用品、卫生纸、废纸篓;④应配置呼叫装置,距地面高度为0.4~0.5m。

7)办公区:①配置办公桌椅、电话、档案柜、文件柜、电脑、打印机、照相机、摄像机、复印机、传真机、扫描仪;②配备监控系统的终端设备;③配备呼叫系统的终端设备;④配备扩音喇叭;⑤备有急救箱。

（3）适宜配置

1)保健康复区:应有如下配置:①运动器具,如跑步机、柔性踏步器、功率自行车;②肌力训练器械,如平衡训练器、哑铃;③身体指数测量器具,如体重计、体温计、血压计;④传统康复治疗器具,如按摩床、火罐。

2)心理疏导区:配置柔色桌椅、可调光系统、心理沙盘、心理宣泄工具等。

3)备餐区:配置操作台、洗涤池,安全灶具,宜:①布局合理,整洁卫生;②有排风、排烟设备;③防滑材料满铺地面;④有防杀虫害的设施和用品;⑤燃气厨房设燃气泄漏报警装置。

4)浴室:配置淋浴器、恒温设备、浴凳或淋浴椅、防滑地垫、呼叫按钮、排气扇,宜:①有水温调节装置;②门下部设有固定百叶。

5)理发区:配置理发座椅,理发、剃须工具,清洁用品用具。

6)洗衣区:配置洗涤、脱水的设施设备。

7)交通设施:配置接送老年人专用的带有监控系统的车辆,配备电动轮椅车、汽车的停车位。

8)室外活动场地:室外活动场地宜有:①适当规模的绿化和必要的安全防护措施;②休息的椅凳和适合老年人的体能训练器具,如太空漫步机、健骑机;③适合老年人漫步的道路。

5. 质量控制　我国发展较晚,日本的日间照料中心发展已经很完善。日本介护保险法制度的推行和政府大力支持多功能、小规模日间照料中心的发展使得日本老年人日间照料中心不断完善。国外日间照料中心的服务模式主要分为三类:①瑞典的社会日间中心采用的社会模式,主要满足老年人就餐和日常活动的需求;②美国的成人日间保健中心采用的医疗模式,在满足老年人就餐和日常活动需求的基础上增添了医疗、护理、康复专业服务;③痴呆患者的特殊模式,为痴呆患者以及阿尔茨海默病患者等有特殊需求患者提供的特殊模式。具体到每一个老年人需要哪种服务,是由专业评定人员结合老年人的意愿指定的。

中国香港和台湾地区的日间照料中心已发展完善,其提供的服务项目也很全面,涉及膳食服务、起居照顾、健康护理、康复运动、社交康乐活动、护老者支援服务、老年痴呆症服务以及接送服务等。我国大陆的城市社区日间照料中心主要分为三种形式:①医疗服务模式：为老年人提供保养康复、身体检查、医疗等服务；②日托服务模式：在白天为因高龄或疾病导致失能或者部分失能的老年人提供日常照料；③文娱模式：为老年人提供休闲、娱乐的场所，老年人可以通过参加唱歌、跳舞、下棋、打牌、阅读、绘画、聊天、写字以及锻炼身体等各种活动来丰富自己的晚年生活。

从上述内容可见，对于日间照料中心的管理少不了政府部门的支持和社区工作的不断完善。要提供法律政策上的支持，制定老年人服务的相关激励性政策，提供资金扶持保障，提供专业服务人员的帮助，建立有效地监督考核机制。同时，老年人日间照料中心要明确自身的定位，充分发挥纽带协调作用，提高参与的积极性，加大宣传力度，壮大志愿者队伍，创建有利的制度环境和工作流程，制定合理的收费标准，做到财务、收费价格和服务对象"三公开"和相关制度上墙，经常听取老年人及其家属的意见和建议，逐步完善老年人日间照料中心的管理体系。

（三）居家康复

为居家的老年人提供生活照料、康复保健、安全守护、文化体育、精神关爱、法律援助和慈善救助等服务的一种康复形式。

1. 服务对象　主要服务于出行不便、来社区康复站困难的老年人，主要有因老年引起的身心功能受损，出院患者需要在家继续休养，日常生活需要他人协助者，因疾病导致残障者，如脑卒中后偏瘫者、视觉障碍、听觉障碍、老年性痴呆等。如不加以关注，给予居家康复，较容易导致各类疾病恶化，对其健康不利。

2. 工作内容　主要是改善其精神状况，提升生活质量和医疗质量，主要包括以下内容：

（1）日常生活服务：①卫生服务：深入社区，帮助老年人做卫生清洁，包括老年人衣物的清洁、住所的清洁等；②饮食服务：考虑老年人的需求，帮助老年人做饭，加强对饮食困难的老年人的照料；③排泄服务：辅助排泄困难的老年人排泄；④安全服务：在老年人行走、上下楼是及时扶好，避免跌倒，避免老年人走失；⑤用药：提醒慢性病老年人服药，避免漏服或误服。

（2）医疗服务：①社区服务：加强对老年人的照顾，开展具有针对性的服务活动；②慢性病服务：针对高血压、糖尿病等老年患者给予用药指导；③康复训练：指导老年人进行康复训练，帮助肢体活动受限的老年人尽快恢复肢体功能；④健康咨询：针对老年人存在的疑问，及时向其解答，将专业语言转换成通俗语言阐述，保证老年人能够听懂。

（3）精神服务：①临终关怀：陪伴老年人读书看报，陪伴其聊天，使其感受到被关爱；②文化娱乐：组织老年人开展文化娱乐活动，缓解老年人的抑郁情绪，确保其能够保持积极乐观的心态生活；③心理护理：针对存在心理问题的老年人，及时提供心理护理服务，对其加以心理干预。向老年人传授心理健康知识，使其能够主动调节情绪，保证情绪健康稳定。

3. 质量控制　着眼于居家养老服务需求，围绕生活照料服务、医疗护理服务、精神慰藉及其他服务 4 个方面，尽量采用量化指标，对操作标准、服务流程等提出明确的要求和注意事项，此外，还应对服务组织、服务人员、服务流程管理、质量反馈、改进和评定等方面进行具体的考核。

（1）制度建设：①应建立合同管理制度；②应有居家养老服务人员招录、培训、考核、奖惩、辞退等制度；③应有服务回访制度，并以适当方式将信息反馈给服务对象；④建立包含服务预案、服务记录、服务监督与考核等内容的质量监督体系，逐步实施服务信息化管理；⑤应有档案管理制度，应建立服务人员档案；⑥应有财务制度，各类开支项目清楚，凭证、账簿符合财务规定。社会救助、援助资金专款专用,有详细使用记录;⑦应有防范服务风险的制度和措施,制订安全应急处理预案。

（2）服务流程:①居家养老服务机构应通过有效途径接收服务信息咨询与反馈;②根据服务需求编制居家养老服务方案,确定服务内容、服务方式、服务流程、服务设施及其他事项等;③签订服务协议,并按照服务协议提供相应服务;④在服务结束或遇到特殊情况时,服务人员应以口头或书面等形式及时向服务机构反馈服务的相关情况。

（3）信息共享与沟通:①信息共享:包括公开组织机构、服务内容及工作人员等基本信息,建立服务质量跟踪与投诉系统;②沟通交流:组织内部成员通过一定方式进行沟通,组织应通过一定方式与老年人保持通畅的沟通交流;③组织与老年人沟通交流的主要内容有服务内容、服务价格和支付方式、处理投诉的程序和结果、老年人需求及其满意度的变化等。

（4）文件与档案管理:①应及时汇总、分类和归档服务及管理过程中形成的各类文书及资料;②组织机构、工作人员及老年人等信息的登记应真实、完整并及时更新;③档案保管应完整,不遗失;④档案由专人管理,建立档案保存和保密机制。

（5）监督与投诉:①居家养老服务机构应主动接受社会监督,对外公布监督、投诉电话;②应依据国家相关标准的要求处理投诉事件。

（6）持续改进:①根据实际情况,可调整其服务项目的种类、收费标准及服务标准等,并在办理相关手续后及时公示;②应定期或不定期查阅服务对象的反馈意见、服务过程记录等相关信息,进行满意度调查,预防不合格服务的发生;③应建立不合格服务纠正制度,分析不合格服务的产生原因,制定改进措施使之得到纠正;④制定技术等级服务、等级待遇和等级收费的管理制度,以此不断提高管理和服务效益。

此外,对于开展居家康复服务的工作人员,应要求具有合法的从业资质,能够单独决策和处理老年人的身心健康问题,除具备养老护理知识和掌握基本的养老护理技能外,同时还应有较好的组织管理能力、协调能力和应急处理能力。一名合格的居家康复服务人员应具备以下能力:①熟悉老年人居家康复服务的相关政策、法规、制度和要求;②有较强的责任心,具有较好的沟通协调能力,尊重老年人及其家庭的意愿和生活方式,成为老年人可信赖的对象;③具备一定的医学知识,能够判断老年人的一般健康状况和疾病的严重程度,能够开展简单的健康体检、护理和康复服务。

（四）康复医疗中心

国家卫生计生委关于康复医疗中心、护理中心基本标准和管理规范的通知(国为医发〔2017〕51 号)指出,康复医疗中心是独立设置的为慢性病、老年病以及疾病治疗后恢复期、慢性期康复患者提供医学康复服务,促进功能恢复或改善,或为身体功能(包括精神功能)障碍人员提供以功能锻炼为主,辅以基础医疗措施的基本诊断、康复评定、康复医疗和残疾预防等康复服务,协助患者尽早恢复自理能力、回归家庭和社会的医疗机构。康复医疗中心不包括医疗机构内部设置的康复部门,也不包括以提供医疗康复为主的二、三级康复医院。以贴近社区、服务家庭为主,对于推进分级诊疗、促进医养结合有重要作用。

1. 服务对象　以接收经综合医院康复医学科或康复医院住院康复治疗后,病情处于稳定期或后遗症期,功能仍需要缓慢恢复或进一步稳定,虽不需要大量医疗护理照顾,但又不宜直接回归家庭的患者为主。

2. 工作内容　康复医师要能够开展康复医学常见病的诊断、康复治疗计划的制订以及开具适应的康复医嘱,康复治疗师要能够进行有针对性的功能评定,并根据评定的结果实施康复治疗。

（1）康复医学常见病的诊断和治疗：能够开展脑损伤（如脑卒中、脑外伤、小儿脑瘫等）、脊柱脊髓损伤、周围神经损伤等神经系统疾患的康复医疗；骨折-脱位、截肢、髋-膝关节置换术后、运动损伤等骨-关节系统疾患或损伤的康复医疗；慢性疼痛的康复医疗；儿童康复医疗；老年康复医疗；肿瘤康复医疗；中医康复治疗（包括针灸、推拿、拔罐、中药熏洗治疗等）以及一些明显功能障碍（如下肢深静脉血栓形成、压疮、肌挛缩、关节挛缩、异位骨化、神经源性膀胱和肠道等）稳定期或后遗症期的康复处理等专业中的一种或多种康复医疗服务，并能够开展与所提供康复服务相关的急救医疗措施。

（2）康复功能评定：能够开展以功能促进及残疾评定为目的的功能评测项目，如运动功能、感觉功能、言语功能、认知功能、情感-心理-精神功能、吞咽功能、二便控制功能、儿童康复功能评定，日常生活活动能力评定，个体活动能力和社会参与能力评定，生活质量评定等。

（3）康复服务：能够开展物理治疗（包括运动治疗，如主动运动训练、被动运动训练、辅助用具训练等；物理因子治疗，如电疗、热疗、冷疗、磁疗、光疗、超声治疗、力学疗法、生物反馈治疗等）、作业治疗（包括日常生活活动训练、职业活动训练、教育活动训练、娱乐-休闲活动训练、认知-行为作业训练、家庭生活训练、人际交往训练、主要生活领域训练、社会-社区-居民生活训练、社会适应性训练等）、言语治疗（包括失语症治疗、构音障碍治疗、语言发育迟缓治疗等）和康复辅具应用（包括假肢-矫形器、轮椅、自助具、智能辅助装置等）。

设置康复床位超过30张的康复医疗中心，可提供亚专科康复服务。设置康复住院床位和只设置门诊康复医疗床位的康复医疗中心，均可提供日间综合性康复医疗服务和家庭康复医疗指导。

能够提供满足所开展康复医疗服务需要的医学影像、医学检验、药事、营养和消毒供应等保障服务。其中，医学影像、医学检验和消毒供应服务等项目可由第三方专业机构提供。

3. 规模

（1）基本配置：康复医疗业务用房至少应当设有接诊接待（包括入院准备）、康复治疗、康复训练和生活辅助等功能区域。其中，康复训练区总面积不少于200m^2。提供住院康复医疗服务的，还应当设有住院康复病区。

设置住院康复床位的，每床建筑面积不少于50m^2。病室每床净使用面积不少于6m^2，床间距不少于1.2m。未设置住院康复床位的，康复医疗业务用房建筑面积不少于500m^2。

整体建筑设施执行国家无障碍设计相关标准，并符合消防、安全保卫、应急疏散和防跌倒、防坠床、防自残（自杀）、防走失、防伤人等功能要求。

（2）人员：设置住院康复床位的，应按每床至少配备0.5人的标准配备卫生专业技术人员，其中医师、康复治疗师和护士比例不低于1：2：3。未设置住院床位的，至少应配备5名卫生专业技术人员，其中医师不少于1名，康复治疗师不少于2名。护理员的数量由康复医疗中心据实际工作需要确定。

提供两种或以上专业康复医疗服务的，每个专业至少应有1名康复医师或具有本专业技术任职资格的医师。设置药剂、检验、辅助检查和消毒供应部门的，应当配备具有相应资质的卫生专业技术人员。

非康复专业的临床或中医类别的医师、康复治疗师应具有6个月以上、护士应具有3个月以上在综合医疗机构康复部门或者二、三级康复医院从事康复治疗工作或接受培训的经历；技师应经过相关专业技术和管理培训并取得合格证书；护理员应接受过医疗机构或专业机构的系统培训。

有条件的康复医疗中心应至少聘有 1 名全职或兼职精神心理专业人员,保证每周提供不少于 1 天的精神心理康复服务。所有医护人员、护理员须熟练掌握心肺复苏等急救操作。应配备质量安全和医院感染防控管理人员。

4. 设备

(1)常规设备:参照一级综合医院基本设备。病房床单元基本装备同一级综合医院。有能满足诊疗业务需要的其他设备。

(2)专科设备:根据所开展康复医疗服务的专业设置,配备满足开展业务需要的专科设备。

1)康复评定:根据所提供康复功能评定,配备相应的运动功能评定、平衡功能评定、认知言语评定和作业评定等设备。

2)运动治疗:至少配备训练用垫、肋木、姿势矫正镜、平行杠、楔形板、轮椅、训练用棍、沙袋和哑铃、墙拉力器、肌力训练设备、前臂旋转训练器、滑轮吊环、电动起立床、功率车、治疗床(含网架)、训练用阶梯、训练用球、踏步器、助行器、平衡训练设备、运动控制能力训练设备、功能性电刺激设备、儿童运动训练器材等。

3)物理因子治疗:至少配备电疗、光疗、超声波治疗、传导热治疗、冷疗、功能性牵引治疗等设备。

4)作业治疗:至少配备日常生活活动作业、手功能作业训练、模拟职业作业等设备。

5)中医康复治疗:至少配备针灸、火罐、中药药浴、中药熏蒸等设备。

(3)信息化设备:配置具备信息报送、传输和自动化办公功能的网络计算机等设备,配备与功能相适应的信息管理系统,保证医疗信息化建设符合国家与所在区域相关要求。

5. 质量控制 建立医疗质量管理体系,制定各项规章制度、人员岗位职责,施行由国家发布或认可的诊疗技术规范和操作规程。规章制度至少包括患者登记制度、医疗文书管理制度、患者安全制度、患者抢救与转诊制度、患者隐私保护制度、医疗服务标准、住院康复管理制度、质量管理与控制制度、信息管理制度、设施与设备管理制度、药品耗材管理制度、医院感染防控管理制度、医疗废物处置管理制度、医务人员职业安全防护管理制度、停电停水等突发事件的应急预案以及消防制度。工作人员必须参加各项规章制度、岗位职责、流程规范的学习和培训,并有记录。康复医疗中心应当按照以下要求开展质量管理工作:

(1)卫生专业技术人员配置符合《康复医疗中心基本标准》的规定。

(2)按照国家发布或认可的诊疗技术规范和操作规程等有关要求,以实现服务质量的可持续改进和提高为目标,健全并遵守各项技术规范、服务标准和流程。

(3)建立并实施服务质量管理体系,严格实施内部质量管理与控制,并接受卫生计生行政部门或者质控中心开展的质量管理与控制。与上级医疗、预防、保健机构建立有效协作机制,遇有需要救治的情形能够及时转至相关机构。

(4)建立患者信息登记、文书管理制度,相关信息能够记入居民电子健康档案。保证信息的真实性、完整性、及时性。

(5)建立良好沟通机制,保障患者的知情同意权,维护其合法权益,并积极开展康复科普、康复教育。

(6)严格按照有关规定与要求,规范使用和管理康复、治疗、护理等设备、耗材、消毒药械和用品。

（五）护理中心

护理中心是独立设置的为失能、失智或长期卧床人员提供以日常护理照顾为主，辅以简单医疗措施，提高患者生存质量为基本功能的专业医疗机构。护理中心不含医院内设的护理单元，也不包括按照护理院、护理站标准设置的护理机构。

1. 服务对象　经过医疗机构实施医疗救治、康复治疗等服务，病情稳定、功能障碍处于平台期的失能、失智或长期卧床人员。

2. 工作内容

（1）诊断：至少能够提供满足所开展医疗护理服务需要的医学影像、医学检验、药理、营养膳食和消毒供应等保障服务。其中，医学影像、医学检验和消毒供应服务项目等可由第三方专业机构提供。

（2）康复和护理：至少能够为年老体弱、失能失智和长期卧床人员提供普通内科诊疗、日常医疗照护、基础康复医疗等服务，具备条件的可提供安宁疗护服务。

3. 规模

（1）基本配置：业务用房至少应设有接诊接待（包括入院准备）、医学诊疗、护理单元、公共活动和生活辅助等功能区域，提供康复医疗服务的应设康复训练区。

根据患者的健康状况、自理能力和医疗服务需求等实际情况，合理划分护理单元。每个护理单元至少应设有患者居住室、护士站、治疗（配药）室和处置室，可选设康复治疗室。提供安宁疗护服务的护理单元应设家属陪伴室（床）。

居住室每床净使用面积不少于 $5m^2$，每床间距不少于 $1m$。每室居住不超过 4 人为宜。居住室应当设置衣物储藏的空间，并宜内设无障碍卫生间，卫生间地面应当满足易清洗、不渗水和防滑的要求。设有独立洗澡间，安装有扶手、呼叫设施，配备符合防滑倒要求的洗澡设施、移动患者的设施等有效安全防护措施。

设有康复和室内、室外活动等区域，且应当符合无障碍设计要求。活动区域和走廊两侧应当设扶手，房门应方便轮椅进出，各业务用房应当设无障碍通道。整体建筑设施执行国家无障碍设计相关标准，并符合消防、安全保卫、应急疏散和防跌倒、防坠床、防自残（自杀）、防走失、防伤人等功能要求。需设电梯的建筑应当至少设置 1 部无障碍电梯。

（2）人员：至少应配备 2 名具有 5 年以上工作经验的执业医师，其中，至少有 1 名具有内科专业副高级及以上专业技术任职资格的医师。每床至少配备 0.6 名专职护理人员，其中护士与护理员的比例为 1∶（3~4）。至少配备 1 名具有主管护师及以上专业技术职务任职资格的护士。设置护理床位达到或超过 30 张的，至少应配备 2 名具有主管护师及以上专业技术职务任职资格的护士。

护理中心应以保障患者安全为基本原则，根据接受护理人员健康状况和实际工作需要，配备相关专业医师或聘用多机构执业医师。应有神经内科、心血管内科、呼吸内科、肿瘤科、老年病和中医等相关专业的医师定期巡视查房，指导或协助处理相关医疗问题。若同时提供康复医疗服务，应根据所提供康复医疗服务的需要配备相应的康复医师和康复治疗师。

设置药剂、检验、辅助检查、营养膳食和消毒供应部门的，应当配备具有相应资质的卫生专业技术人员。护理员应接受医疗机构或专业机构的系统培训并取得培训合格证书。所有医护人员必须熟练掌握心肺复苏等急救操作。有条件的可配备心理治疗师、心理咨询师。

4. 设备

（1）常规设备：至少配备呼叫装置、给氧装置、电动吸引器或吸痰装置、气垫床或具有防压疮功能的床垫、治疗车、晨晚间护理车、病历车、药品柜、常规消毒设备（如紫外线灯、空气消毒机等）、电冰箱、洗衣机、符合饮用标准的冷热水。设置药剂、检验、辅助检查和消毒供应部门的，应当配备相应设备设施。

（2）急救设备：至少配备简易自动心脏除颤仪/器（Automatic external defibrillator，AED）、简易呼吸器、心电图机、气管插管设备、供氧设备、抢救车。

（3）提供康复医疗服务的应配置康复治疗专业设备：至少配备与收治对象康复需求相适应的运动治疗、物理治疗和作业治疗设备。

（4）信息化设备：配置具备信息报送、传输和自动化办公功能的网络计算机等设备，配备与功能相适应的信息管理系统，保证医疗信息化建设符合国家和所在区域相关要求。

（5）护理床单元基本装备同一级综合医院。

（6）有能满足诊疗业务需要的其他设备。

5. 质量控制　建立质量管理体系，制定各项规章制度、人员岗位职责，施行由国家发布或认可的诊疗技术规范和操作规程。规章制度至少包括患者登记制度、医疗文书管理制度、患者安全制度、患者隐私保护制度、住院护理管理制度、质量管理与控制制度、信息管理制度、设施与设备管理制度、药品耗材管理制度、医院感染防控管理制度、医疗废物规范处置制度、医务人员职业安全防护管理制度、食品安全管理制度、停电停水等突发事件的应急预案以及消防制度。工作人员必须参加各项规章制度、岗位职责、流程规范的学习和培训，并有记录。护理中心应当按照以下要求开展质量管理工作：

（1）卫生专业技术人员配置符合《护理中心基本标准》的规定。

（2）按照国家发布或认可的诊疗技术规范和操作规程等有关要求，以实现服务质量的可持续改进和提高为目标，健全并遵守各项技术规范、服务标准和流程。

（3）建立并实施服务质量管理体系，严格实施内部质量管理与控制，并接受卫生计生行政部门或质控中心开展的质量管理与控制。与上级医疗、预防、保健机构建立有效协作机制，遇有需要救治的情形能够及时转至相关机构。

（4）建立患者信息登记、文书管理制度，相关信息能够记入居民电子健康档案。保证信息的真实性、完整性、及时性。

（5）建立良好沟通机制，保障患者的知情同意权，维护其合法权益。

（6）严格按照有关规定与要求，规范使用和管理医疗、护理、康复等设备、耗材、消毒药械和用品。

（7）按照相关规定，能提供符合患者病情的营养配餐和特殊饮食。

（王玉龙）

第二节　老年医康养结合模式管理

一、概述

医康养结合是一种新型养老康复模式，将实现现代医疗服务技术、康复服务与养老保障模式有效结合，是"有病治病、无病疗养"养老保障模式的创新，已成为政府、社会高度关注热点。正因为是新型模式，所以目前尚有诸多不完善的地方，特别是社会保险基金如何介入及其支付方式仍缺乏政府认可的方式,尚处于探索阶段。

二、基本要求

（一）机构类型

凡是为老年人提供生活照料、家庭病床和康复服务等连续性医疗保健服务和养老护理服务的机构类型,主要有以下五种类型:①医养结合机构:具有专业医疗卫生和养老服务资质和能力的医疗卫生与养老服务相结合的机构;②养老机构设医疗机构:包括自建和引入外部医疗机构两种方式,前者在养老机构中增设医疗服务部门,后者通过与其他医疗机构合作采用购买服务或引进其医疗服务;③医疗机构设养老机构:包括医疗机构通过创办和增设两种方式设立的养老机构;④医联体-社区养老联合体:社区居家养老服务机构与医联体合作共建的医疗养老联合体;⑤社区居家养老服务机构:依法登记注册从事社区居家养老服务活动,为本社区或周边社区的老年人提供日托、短托及上门服务的基层养老服务中心,如社区健康服务中心、老年人日间照料中心、居家养老服务中心等。

（二）场地要求

1. 服务场地的建筑设计应符合《养老设施建筑设计规范》,无障碍设计应符合《无障碍设计规范》,并能满足提供医养结合服务的需求。

2. 服务场地应符合国家相关消防要求。

3. 服务场地应当设医疗废物存放点,与治疗区域隔开。

4. 场地使用应有专人管理,由责任人登记场地使用情况,并定期巡查。

5. 新增机构与原有社区健康服务中心、日间照料中心之间的最短距离应大于 1 000 米,与周围托幼机构、中小学校、食品生产经营单位、肉菜市场之间应物理分割,符合卫生及预防疾病的要求。

6. 建筑布局应严格按照养老及医疗功能做系统规划,医疗区铺设防滑、防噪音的地面,房间及走廊墙面使用方便清洗和消毒的材料,墙角采用防尘设计。

（三）设施设备要求

1. 设施设备应符合国家相关标准对建筑设备和室内设施的规范要求。

2. 地面加防护垫,墙角加护角,坐便器边及走廊设有扶手,床两侧有护栏,防止坠床和跌倒。

3. 老年人床位应配备呼叫对讲系统、床挡、防护垫和床头照明灯。

4. 卫生间及浴室应设安全扶手和紧急呼叫按钮。

5. 居室及通道应配备消防器材、应急照明灯和低位照明灯。

6. 安全电源开关应选用防漏电式按键开关,高低离地宜为 1.00~1.20m。

7. 餐厅应布局合理,桌椅牢固,地面防滑,总餐位数与自理老年人总数相适应。

8. 标识符号应符合国家相关标准通用符号的规定。

9. 安全疏散通道应设有安全指示标志。

10. 若设有康复训练室和理疗室,还应配备相应的康复训练器材和理疗设备。

11. 若设有室内活动场所,还应配备电视、音响、健身器材、休闲棋牌类用品、书籍报刊等。

12. 若设有公共洗涤场所,还应配有洗衣机、消毒设备等。

13. 应对设施设备进行持续完善和及时维护、确保设施设备处于完好有效状态,满足服务提供的需要。

14. 由其他合法机构提供临床检验、消毒供应设备的,应签订相关服务合同。

（四）环境卫生要求

1. 提供服务的环境应符合国家相关标准环境设计要求。

2. 室内居室环境优雅舒适,床位布局合理,灯光照度应柔和。

3. 室内活动场所宜配备房间空气调节设施,保持空气流通。

4. 室内外活动场所应布置合理,定时消毒,清洁整齐。

（五）人员要求及职责

1. 资质管理 提供医养结合服务的人员均应按相关行业要求持证上岗,并掌握相应的知识和技能。各类专业技术人员应建立专业技术档案,定期参加继续教育。

2. 管理人员 应具备养老机构或医疗机构的管理经验,并在任职前经过岗前培训。其职责是全面负责相关机构行政管理、经营运行和队伍建设等管理工作,指导、监督和检查服务质量及各项规章制度执行情况,确保医养结合服务相关机构的各项工作在法律允许范围内正常进行。

3. 养老护理员 优先选用持有养老护理员上岗证或养老护理员职业资格证的养老护理员,未持有养老护理员上岗证的应经过专业的养老护理和医疗照护培训再上岗。其职责是在医生和具有护理资格的护士的指导下进行医学性养老护理工作,可观察医学性身体指标,能正确测量血压、血糖、体温、脉搏、呼吸、体重等,并负责提供生活照料、休闲娱乐、心理关怀、协助医疗保健等各项服务。高级养老护理员应负责对于初、中级养老护理员进行基础理论和实践操作培训。提供社区 - 居家医养结合服务的养老护理员还应为老年人提供社区日托形式和上门形式的服务。

4. 医务人员 医生应持有效医师执业资格证并办理相关执业注册,护士应持有效护士执业资格证。从事家庭病床工作医生、护士应具备注册执业医师和注册护士资质,具有 2 年及以上临床工作经验,并分别经过老年医学和老年护理专业培训。其职责是医生严格执行医疗常规和技术操作规程,为老年人提供疾病诊治、健康教育和心理关怀服务,并进行周期性巡诊。其中家庭医生应为签约老年人提供家庭病床、健康管理等服务。护士负责提供老年人医疗护理服务,协助医生开展疾病诊治和健康教育工作。

5. 康复专业人员 康复医师、康复治疗师、营养师、心理咨询师、社工等相关服务人员应持有国家认可的资格证书,并经过老年人护理相关专业培训。其职责是康复医师、康复治疗师应负责提供康复护理服务;营养师应提供营养会诊和营养咨询服务,并编制营养食谱;心理咨询师应负责提供心理关怀服务,对老年人进行心理慰藉和疏导。

6. 餐饮工作人员 均应持有 A 类健康证,其职责为负责提供膳食服务。

（六）服务模式

1. 养老机构增设医疗服务功能 包括自建医疗机构和与外部医疗机构合作两种方式。其中,自建医疗机构指养老机构根据相关准入标准,开设经卫生部门批准的医疗科室或医养结合型机构,养老床位数量为 100 张以下的养老机构可内设医务室或护理站,养老床位数量达到 100 张以上的养老机构可申请开办护理院或康复医院;对于不具备自建条件但医疗服务需求较突出的养老机构,可与符合要求的外部医疗机构签订合作协议,委托外部医疗机构提供健康咨询、医生巡诊、双向转诊等医疗服务。

2. 医疗机构增设养老服务功能 包括自建养老机构和与外部养老机构合作两种方式。

其中,自建养老机构指医疗机构根据相关准入标准,申请开办医养结合型机构;对于不具备自建条件但养老服务需求较突出的医疗机构,可与符合要求的外部养老机构签订合作协议,委托外部养老机构提供养老服务;若与社区养老服务中心合作,则属于医联体-社区养老联合体模式。

3. 医联体-社区养老联合体　医联体与养老机构签署合作协议,建立医养联合体。医联体可以定期到社区养老机构巡诊,提供健康咨询、常规体检、以及将康复期的老年患者转至社区养老机构。社区养老机构老年人出现紧急健康状况时,医联体向老年患者开通就诊绿色通道,进行紧急救治。

4. 医养结合服务向社区和家庭延伸　推进居家养老模式中的医养结合。上级医院专科医师和社区卫生服务中心全科医生、健康管理师共同组建团队为社区居家养老服务机构提供服务。通过社区养老服务中心与医联体的资源对接与共享,与老年人家庭建立签约服务关系,为本社区或周边社区的老年人提供生活照料、家庭病床、心理咨询、健康管理和双向转诊等连续性医疗保健服务和养老护理服务。

三、配置

(一)养老机构增设医疗服务功能

1. 基本要求

(1)规模:床位数量为100张以下的养老机构可申请设立医务室或护理站,床位数量达到100张(含)以上的可申请设立护理院,有条件的可申请设立康复医院。

(2)资质:内设医疗机构应经相关卫生计生部门审查批准,取得《医疗机构执业许可证》或备案。

(3)医保:内设医疗机构登记或备案后,符合医疗保险定点条件的,可到相应的人力资源社会保障部门申请医保定点资格。

(4)人员:医护人员应持有相关部门颁发的执业资格证书,并符合相关国家规定和行业规范对执业资质和条件的要求。

(5)管理:设医疗机构的医护人员应被纳入卫生计生部门统一管理,在继续教育、技术准入和推荐评先评优等方面,与其他医疗机构同等对待。

2. 内设医务室或护理站

(1)人员配置要求

1)养老机构内设医务室的人员配置要求如下:①应至少配备1名取得执业医师资格,经注册后在医疗、保健机构中执业满5年的临床类别执业医师或中医类别执业医师,执业医师人数≥2人的,应至少含有1名中医类别执业医师;②应至少配备1名注册护士,养老床位达到100张以上时,每增加100张养老床位,至少增加1名注册护士;③应至少配备1名康复治疗师;④养老护理员应按需配备;⑤其他药学、医技等人员应按需配备。

2)养老机构内设护理站的人员配置要求如下:①应至少配备2名注册护士,其中至少有1名具有主管护师以上职称;养老床位达到100张以上时,每增加100张养老床位,应至少增加1名注册护士;②应至少配备1名康复治疗师;③应按工作需求配备养老护理员,注册护士与养老护理员之比为1:2.5。

(2)场地配置要求

1)养老机构内设医务室的场地配置要求:①使用面积应不少于30m²;②应至少设有诊

室、治疗室、处置室、换药室、注射室和简易抢救室;其中治疗室、处置室的使用面积各不少于10m²,换药室、注射室的使用面积各不少于5m²;③每室独立且符合卫生学布局及流程;④设观察室,相应增加使用面积不少于15m²;⑤设康复室,相应增加使用面积不少于50m²。

2)养老机构内设护理站的场地配置要求:①使用面积应不少于30m²;②应至少设有治疗室、处置室、换药室、注射室,每室独立且符合卫生学布局及流程。

(3)设施设备要求

1)养老机构内设医务室的设施设备:应包括:①基本设备:诊桌、诊椅、诊床、诊察凳、方盘、脉枕、纱布罐、听诊器、检眼镜、血压计、体温表、注射器、身高体重计、视力卡、视力灯箱、压舌板、药品柜、空气消毒机、高压灭菌设备、处置台、器械柜、便携式心电图机、血糖测定仪、雾化吸入器、出诊箱、轮椅、输液椅、候诊椅、医用冰箱、污物桶、转运平车;②急救设备:心电监护仪、除颤仪、供氧设备、吸痰器、开口器、牙垫、口腔通气道、简易呼吸器;③设置康复室的,配备与康复需求相适应的运动治疗、物理治疗和作业治疗设备;④开展中医药服务的,还应配备脉枕、针灸器具、火罐、电针仪、艾灸仪等;⑤健康教育、办公和通讯联络设备。

2)养老机构内设护理站的设施设备:应包括:①基本设备:诊桌、诊椅、诊察凳、方盘、脉枕、纱布罐、听诊器、检眼镜、火罐、刮痧板、血压计、体温表、身高体重计、血糖测定仪、体外除颤设备、换药包、治疗车、药品柜、空气消毒机、高压灭菌设备、处置台、轮椅、输液椅、医用冰箱、污物桶、转运平车;②健康教育、办公和通讯联络设备,有诊疗护理记录及文件保存条件。

(4)服务内容

1)健康教育服务:制作和发放健康教育宣传资料,如健康教育折页、健康教育处方和健康手册等;在健康教育室或老年人活动室设置健康教育宣传栏;在健康教育室或老年人活动室循环播放健康教育音像材料。

2)健康管理服务:为服务范围内的老年人建立电子健康档案,采集老年人生活习惯、病史、常见健康指标等方面的数据;提供周期性体检,评定老年人健康状况,更新老年人健康档案信息内容。

3)疾病诊治服务:①疾病治疗服务包括为老年人提供一般常见病、多发病诊疗和慢性病治疗服务;根据老年人护理级别定时巡视并有记录,监护患病老年人情况;协助老年人用药,以免误服、漏服;确定定点协作医院,建立双向转诊机制。②疾病预防服务包括为老年人开展年度体检,并针对老年人实际需求提供个性化体检;定期定时消毒医疗用物和公共场所;适当采取预防性措施,监测及控制传染病的暴发流行。③急救服务包括为老年人提供急症救护服务,可为需紧急抢救的危重老年人开通绿色通道;针对无能力处理的急危重症疾病,遵循就近转诊原则,立即呼叫120或电话通知上级医院派救护车接老年人到医院抢救,并通知其家属。在救护车到达之前,现场医护人员根据老年人病情进行必要的处理措施,如心肺复苏、清理呼吸道和面罩给氧。

4)康复护理服务:①老年康复服务包括指导和协助老年人正确使用拐杖、步行器、支架、轮椅等助行器具;评定老年人功能障碍情况,预防并发症和残疾的发生;②老年护理服务包括针对老年人身体功能实际情况提供个性化的分级护理计划;提供排泄护理、卧位护理、营养护理和皮肤护理。

5)生活照料服务:①卫生照料服务包括协助老年人口腔清洁、洗脸、洗脚、洗澡、洗头、梳头、修剪指(趾)甲;提醒老年人如厕,协助大小便失禁、尿潴留或便秘、腹泻的老年人排便、排尿；为有需要的老年人清洗皮肤、会阴部；清洗和消毒生活用品。②日常起居照料服务包括为老年人的居室通风,调节居室温度、湿度、亮度；保持老年人的居室整洁干净,打扫室内卫生；整理老年人的衣物、床上用品,定期更换床单与被褥；协助有需要的老年人穿脱衣服,保持老年人的衣着得体、清洁、舒适；协助老年人翻身,更换体位,预防压疮。③助餐服务包括协助老年人用餐,清理餐后垃圾,清洗、消毒餐具；遵医嘱配餐。④助浴服务包括协助老年人淋浴、盆浴；协助老年人熨烫衣服；协助老年人进行足浴、药浴；协助老年人外出洗浴。⑤休闲娱乐服务包括为老年人读书读报,陪老年人聊天；组织老年人开展适宜的游戏、文体、旅游等休闲娱乐活动。

3. 内设护理院

（1）科室设置：应符合《护理院基本标准（2011版）》中对科室设置的要求。

（2）人员配备：应符合《护理院基本标准（2011版）》中的对人员配备的要求。

（3）设施设备及药品：①应符合《护理院基本标准（2011版）》中对设施设备的要求；②应配置与住院医疗服务相配套的其他设施设备；③应配置接送老年人就医专用的轮椅、担架、移动病床、救护车辆等转运工具及相应的保护装置；④应配置老年人常见病、多发病、慢性病、突发病等疾病的常用及紧急救治的设备和药品；⑤建立信息化健康服务与管理平台,实现对老年人的日常健康管理。

（4）服务内容：①养老服务项目和内容应符合国家相关标准的要求；②内设护理院为长期卧床患者、晚期姑息治疗患者、慢性病患者、生活不能自理的老年人以及其他需要长期护理服务的患者提供医疗护理、康复促进、中医健身气功、穴位按摩、中医内病外敷、临终关怀等服务；③同时提供以下服务项目：为老年人随时提供出诊服务；个性化诊疗服务,为失能失智、行动不便或病情严重的老年人提供个性化医疗护理、康复服务；定期巡诊服务,安排医师定期到老年人居住房间提供病情排查和疾病诊疗等服务；随访诊疗服务,针对接受过诊疗服务的老年人进行跟踪访问,根据需要调整诊疗方案；陪护就医服务,为老年人配备专人协助其完成内部全程就医；分级护理服务,按国家相关的要求为老年人提供护理服务；延续护理服务,为需要延续护理服务的老年人提供相应的专业医疗护理服务；特色中医护理服务,常规护理同时为老年人提供中医特色如保健按摩等护理服务项目；其他与护理院功能相适应的服务。

（5）服务要求

1）医疗服务人员行为应符合卫生部发布的《医疗机构从业人员行为规范》的要求。

2）建立养老服务人员、医务人员、管理人员及相关协助人员联动工作机制。

3）建立急诊、双向转诊工作机制,与周边大型综合或专科医疗机构建立急诊、双向转诊服务流程,开设急诊、转诊"绿色通道",确保实现及时有效的诊疗。

4）应对老人进行健康评估,根据老年人日常住养和住院两种不同的需求,明确各自的管理路径和信息管理系统,确保"医"、"养"互换时信息准确切换和管理路径及时调整。

5）应建立与护理院功能相适应的分级转诊制度、药品登记分发制度、健康教育与管理制度、院内转科或转床工作制度、特殊医疗问题处理制度、出院前老年人健康评估制度等各项服务规章制度,以及相适应的人员岗位职责、操作规范、服务流程、管理要求等文件。

4. 内设康复医院

（1）科室设置：应符合卫生部《康复医院基本标准（2012版）》中针对服务老年人而设立的要求。

（2）人员配备：应符合《康复医院基本标准（2012版）》中对人员配备的要求。

（3）设施设备配置：应符合《康复医院基本标准（2012版）》中针对服务老年人设置的设施设备的要求。

（4）服务内容

1）养老服务项目和内容：应符合国家相关的要求。

2）健康教育服务：①健康知识普及服务包括制作和发放健康教育宣传资料，如健康教育折页、健康教育处方和健康手册等；在健康教育室或老年人活动室设置健康教育宣传栏；在健康教育室或老年人活动室循环播放健康教育音像材料；定期举办老年人健康知识讲座，引导老年人学习健康知识，掌握预防疾病的措施及必要的健康技能。②健康咨询服务包括在各种卫生宣传日、健康主题日、节假日，开展特定主题的老年人健康咨询活动，由医务相关专业人士为老年人开展疾病预防、康复护理、老年期营养、心理健康指导等方面的信息咨询。

3）健康管理服务：①健康档案管理服务包括为服务范围内的老年人建立电子健康档案，采集老年人生活习惯、病史、常见健康指标等方面的数据；提供周期性体检，评定老年人健康状况，更新老年人健康档案信息内容；全科医生或护士可提供上门体检；②健康跟踪计划包括通过健康档案信息与健康体检数据所采集的相关信息，制订健康跟踪计划；通过多种方式监测计划的执行状况，掌握老年人的健康状况，定期督导、复查和评定。

4）疾病康复治疗：包括慢性病、功能障碍性疾病的预防、保健、康复治疗；专业医疗护理和康复训练；针对个别慢性病、中医适宜病种，提供精准有效的中医治疗方法，如针灸推拿、药物艾灸、特色药物熏蒸、中药离子导入理疗等；为失能失智等特殊病况老年人，提供个性化康复诊疗服务；康复早期介入；康复方案制订。

5）康复护理服务：①老年康复服务包括指导和协助老年人正确使用拐杖、步行器、支架、轮椅等助行器具；评定老年人功能障碍情况，预防并发症和残疾的发生；为有需要的老年人提供包括功能训练、步态训练、言语听力训练、肢体训练、智力训练、技能训练等方面的康复指导；提供运动治疗、物理治疗、作业治疗、认知语言治疗和传统康复治疗等多种康复治疗。②老年护理服务包括针对老年人身体功能实际情况提供个性化的分级护理计划；提供排泄护理、卧位护理、营养护理和皮肤护理；提供管道护理。

6）生活照料服务：①卫生照料服务：包括协助老年人口腔清洁、洗脸、洗脚、洗澡、洗头、梳头、修剪指（趾）甲；提醒老年人如厕，协助大小便失禁、尿潴留或便秘、腹泻的老年人排便、排尿；为有需要的老年人清洗皮肤、会阴部；清洗和消毒生活用品。②日常起居照料服务：包括为老年人的居室通风，调节居室温度、湿度、亮度；保持老年人的居室整洁干净，打扫室内卫生；整理老年人的衣物、床上用品，定期更换床单与被褥；协助有需要的老年人穿脱衣服，保持老年人的衣着得体、清洁、舒适；协助老年人翻身，更换体位，预防压疮。③助餐服务：包括协助老年人用餐，清理餐后垃圾，清洗、消毒餐具；遵医嘱配餐或由营养师为老年人配置菜谱；协助鼻饲老年人进食。④助浴服务：包括协助老年人淋浴、盆浴；协助老年人熨烫衣服；协助老年人进行足浴、药浴；协助老年人外出洗浴。

7）心理关怀服务：包括治疗老年人的一般心理问题、严重心理问题、神经性心理问题、精神病康复心理问题的心理咨询服务，以及提供日常的心理卫生教育；开展与老年人晚年生活相关的家庭关系、人际交往、娱乐休闲、兴趣学习、剩余价值发挥等发展性需求的心理指导服务，帮助老年人挖掘自身潜力，提高自我认识的能力；制定心理/精神支持服务危机处理程序，通过评定及时发现心理问题，有处理措施并有记录。

8）临终关怀服务：包括对症处理躯体疼痛，缓解临终老年人因疾病而产生的疼痛、恶心呕吐、呼吸困难等症状；提供以压疮预防、皮肤护理为主的基础护理；以情绪疏导和情感表达的方式对临终老年人开展心理照护；对家属给予支持和关怀，指导家属参与老年人临终心理关怀服务。

9）休闲娱乐服务：包括为老年人读书读报，陪老年人聊天；组织老年人开展适宜的游戏、文体、旅游等休闲娱乐活动。

10）陪同与代办服务：包括陪同有需要的老年人就诊；为有需要的老年人代为配药；为老年人代购物品、陪同购物等；帮助老年人解决信笺、文书书写或领取物品、交纳费用等困难。

（二）医疗机构增设养老服务功能

基本要求

（1）人员配置要求：①应至少配备 1 名具有副主任医师以上专业技术职务的专职医师，并至少有 3 名具有 5 年以上工作经验的专职医师；其中，专职医师应以老年病专业及全科医学专业为主；每增加 20 张医疗床位，至少增加一名专职或兼职医师；②应至少有神经内科、心血管内科、呼吸内科、肿瘤科、营养科等专科的专职或兼职医师；③应至少有药剂科、检验科、放射科、病理科等医技科室的专职或兼职医师；④各专业科室负责人应为相应专业的主治医师以上职称，其中临床科室负责人应为相应专业的副主任医师以上职称；⑤医疗床位每床至少配备 0.7 名卫生技术人员，其中注册护士至少 0.3 名 / 床；⑥应至少配备 3 名老年病护理专业的护师，其中中级职称至少 1 名；⑦养老护理员与自理老人的比例不宜低于 1∶10，与半失能老人的比例不宜低于 1∶6，与全失能老人的比例不宜低于 1∶3；⑧应配备与所开展业务相应的其他卫生技术人员，包括药师、检验技师、营养师、康复医师、针灸按摩技师、心理咨询师、社工等。

（2）场地配置要求：①开展服务用房应为独立楼房；②每床净使用面积应不少于 $6m^2$，每床间距应不少于 1m；每间房以 2~4 人为宜；③每间房应设置衣物储藏空间和无障碍卫生间；④各诊室独立设置，使用面积应各不少于 $10m^2$；⑤住院检验室使用面积应不少于 $40m^2$；⑥手术室使用面积应不少于 $25m^2$，应远离有细菌感染的部门，分区及通道设计合理；⑦若有中药房、西药房和药库，应分开设置；⑧应设有室内、室外活动区域；⑨院内绿化率应至少达到 35%。

（3）设施设备要求：①基本设备：治疗车、护理车、病历车、药品柜、供氧装置、电动吸引器或吸痰装置、空气消毒机、体重秤（轮椅式体重秤）、体温表、洗衣机、灌肠器、高压灭菌设备、电冰箱、转运平车等；翻身枕、老年座椅、洗澡凳、冲凉推车、冲凉床、防压疮气垫床；②急救设备：心脏除颤仪、心电监护仪、气管插管设备、呼吸机、供氧设备、抢救车；③功能测评设备：关节功能评定装置、肌力计、血压计、心电图机、X 线机、检眼镜、血糖测定仪、脉搏血氧仪；④床上用品：床、床垫、被子、褥子、被套、床单、枕芯、枕套、床头柜、暖水瓶；⑤康复设备：配备与收治对象康复需求相适应的康复治疗设备；⑥临床诊疗设备：多功能手术床、无影灯、麻醉机、麻醉监护仪、高频电刀、移动式 X 线机、彩色 B 超、多普勒成像仪、妇科检查床、紫外线灯、静脉切开包、气管切开包；⑦临床检验设备：血细胞计数仪、尿液分析仪、生化分析仪、分光光度计、显微镜、全自动细菌鉴定仪、血细菌培养箱、CO_2 培养箱、厌氧培养箱、低温高速离心机、渗透压计、超净工作台、酶标洗板机、酶标分析仪、分析天平；⑧信息化设备：自动化办公设备；⑨健康教育设备：健康教育宣传栏、健康教育影像设备和健康档案管理有关设备；⑩其他：应有与开展的医疗保健和养老护理业务相应的其他设备。

（4）服务内容

1）健康教育服务：健康知识普及服务包括制作和发放健康教育宣传资料，如健康教育折页、健康教育处方和健康手册等；在健康教育室或老年人活动室设置健康教育宣传栏；在健康教育室或老年人活动室循环播放健康教育音像材料；定期举办老年人健康知识讲座，引导老年人学习健康知识，掌握预防疾病的措施及必要的健康技能。

2）健康咨询服务：健康咨询服务包括在各种卫生宣传日、健康主题日、节假日，开展特定主题的老年人健康咨询活动，由医务相关专业人士为老年人开展疾病预防、康复护理、老年期营养、心理健康指导等方面的信息咨询。

3）健康管理服务：健康档案管理服务包括为服务范围内的老年人建立电子健康档案，采集老年人生活习惯、病史、常见健康指标等方面的数据；提供周期性体检，评定老年人健康状况，更新老年人健康档案信息内容；全科医生或护士可提供上门体检。

4）健康跟踪计划：健康跟踪计划包括通过健康档案信息与健康体检数据所采集的相关信息，制订健康跟踪计划；通过多种方式监测计划的执行状况，掌握老年人的健康状况，定期督导、复查和评定。

5）疾病诊治服务：①疾病治疗服务包括为老年人提供一般常见病、多发病诊疗和慢性病治疗服务；根据老年人护理级别定时巡视并有记录，监护患病老年人情况；协助老年人用药，以免误服、漏服；增设电话诊治渠道，通过电话问询的方式为老年人开展疾病诊治服务；增设线上诊治渠道，通过网络在线问询的方式为老年人开展疾病诊治服务；针对老年人常见病提供多种专科医疗服务，如神经内科、心血管内科、呼吸内科、肿瘤科、老年病科、营养科等；为老年人提供常规放射检查、生化检查和病理检查；确定定点协作医院，建立双向转诊机制。②疾病预防服务包括为老年人开展年度体检，并针对老年人实际需求提供个性化体检；定期定时消毒医疗用物和公共场所；适当采取预防性措施，监测及控制传染病的暴发流行。

6）急救服务：包括为老年人提供急症救护服务，可为需紧急抢救的危重老年人开通绿色通道。

7）康复护理服务：①老年康复服务包括指导和协助老年人正确使用拐杖、步行器、支架、轮椅等助行器具；评定老年人功能障碍情况，预防并发症和残疾的发生；为有需要的老年人提供包括功能训练、步态训练、言语听力训练、肢体训练、智力训练、技能训练等方面的康复指导；提供运动治疗、物理治疗、作业治疗、认知语言治疗和传统康复治疗等多种康复治疗；为失能失智等特殊病况老年人提供个性化康复诊疗服务。②老年护理服务包括针对老年人身体功能实际情况提供个性化的分级护理计划；提供排泄护理、卧位护理、营养护理和皮肤护理；提供管道护理；提供术前/术后护理，监测生命体征。

8）生活照料服务：①卫生照料服务：包括协助老年人口腔清洁、洗脸、洗脚、洗澡、洗头、梳头、修剪指（趾）甲；提醒老年人如厕，协助大小便失禁、尿潴留或便秘、腹泻的老年人排便、排尿；为有需要的老年人清洗皮肤、会阴部；清洗和消毒生活用品。②日常起居照料服务：包括为老年人的居室通风，调节居室温度、湿度、亮度；保持老年人的居室整洁干净，打扫室内卫生；整理老年人的衣物、床上用品，定期更换床单与被褥；协助有需要的老年人穿脱衣服，保持老年人的衣着得体、清洁、舒适；协助老年人翻身，更换体位，预防压疮。③助餐服务：包括协助老年人用餐，清理餐后垃圾，清洗、消毒餐具；遵医嘱配餐或由营养师为老年人配置菜谱；协助鼻饲老年人用餐。④助浴服务：包括协助老年人淋浴、盆浴；协助老年人熨烫衣服；协助老年人进行足浴、药浴；协助老年人外出洗浴。

9）心理关怀服务：包括治疗老年人的一般心理问题、严重心理问题、神经性心理问题、精神病康复心理问题的心理咨询服务，以及提供日常的心理卫生教育；开展与老年人晚年生活相关的家庭关系、人际交往、娱乐休闲、兴趣学习、剩余价值发挥等发展性需求的心理指导服务，帮助老年人挖掘自身潜力，提高自我认识的能力；制定心理/精神支持服务危机处理程序，通过评定及时发现心理问题，有处理措施并有记录。

10）临终关怀服务：包括对症处理躯体疼痛，缓解临终老年人因疾病而产生的疼痛、恶心呕吐、呼吸困难等症状；提供以压疮预防、皮肤护理为主的基础护理；以情绪疏导和情感表达的方式对临终老年人开展心理照护；对家属给予支持和关怀，指导家属参与老年人临终心理关怀服务。

11）其他服务：包括为老年人读书读报，陪老年人聊天；组织老年人开展适宜的游戏、文体、旅游等休闲娱乐活动。养老服务项目和内容应符合国家相关的要求。

（5）其他：①应获得民政部门的设立许可，取得《养老机构设立许可证》，并依法登记；②养老服务人员应持有相关部门颁发的职业资格证书，并符合国家相关法规和行业规范中要求的资质和条件；③医疗机构应属于医保定点医院，可为老年人提供住院或门诊费用医保结算；④应建立养老服务相关的各项规章制度，人员岗位职责、操作规范、服务流程、管理要求等文件。

（三）医联体 - 养老联合体

1. 基本要求　具有以下要求：①医联体与养老机构建立医养联合体，签署具有法律效力的协议，按照协议约定进行巡诊、转院等合作；②医联体和养老机构签订的协议，要明确双方的服务内容、双方的职责、权利和义务。签订协议的双方要指定部门就合作事项进行沟通和协调；③医联体向养老机构派出具有高级职称的全科医师、家庭医师、老年科医师及其他专科医师和健康管理师组建巡诊团队为养老机构提供医疗健康服务；④医养联体的建立应优先与未建立护理站、医疗室的社区养老服务机构，并协助建立适合医养结合服务所需的医务室和护理站。

2. 人员配置要求　医养联合体建立的巡诊团队应比照社区居家养老服务机构的要求建立：①社区居家养老服务机构应建立以全科医师为骨干的服务团队，服务范围内每 2 000 名老年人至少配备 1 名全科医师、1 名全科护士和 1 名公共卫生执业医师；②注册护士与医师按 1∶1 比例的标准配置，并至少有 1 名中级以上任职资格的注册护士；③可聘请具有二级及以上医疗机构工作经验的专科医师和护士（含符合条件的退休医护人员），从事相应专业的诊疗技术服务；④养老护理员按需配备。

3. 场地配置要求　应满足老年人要求：①应设有固定的办公场所，布局合理，功能分区明确，能有效通风采光；②应设置生活照料、康复护理、娱乐活动及辅助功能等区域；③应设有业务接待区及家庭病床管理部门。

4. 设施设备要求　应满足老年人护理、照料和康复的要求：①上门护理设备：洗澡专用椅凳、轮椅、按摩床（椅）；②上门诊疗设备：便携式血压计、体温表、听诊器、检眼镜、便携式血糖仪、便携式心电图机、便携式脉氧仪、专科体格检查器械等；③康复设备：平衡杠、肋木、扶梯、手指训练器、肱四头肌训练器、训练垫；④辅助设备：自动化办公设备、健康档案柜、服务记录表单；⑤安防设备：呼叫器、监控设备、定位设备；⑥其他设备：急救箱、影音播放设备、出诊车、老年人接送车、物品采购车等，有条件的可配置远程诊疗设备。

5. 服务内容

（1）健康教育服务：包括制作和发放健康教育宣传资料，如健康教育折页、健康教育处方和健康手册等；在健康教育室或老年人活动室设置健康教育宣传栏；在健康教育室或老年人活动室循环播放健康教育音像材料。

（2）健康管理服务：为服务范围内的老年人建立电子健康档案，采集老年人生活习惯、病史、常见健康指标等方面的数据；提供周期性体检，评定老年人健康状况，更新老年人健康档案信息内容。

（3）疾病诊治服务

1）疾病治疗服务：为老年人提供一般常见病、多发病诊疗和慢性病治疗服务；根据老年人护理级别定时巡视并有记录，监护患病老年人情况；协助老年人用药，以免误服、漏服；确定定点协作医院，建立双向转诊机制。

2）疾病预防服务：为老年人开展年度体检，并针对老年人实际需求提供个性化体检；定期定时消毒医疗用物和公共场所；适当采取预防性措施，监测及控制传染病的暴发流行。

3）急救服务：为老年人提供急症救护服务，可为需紧急抢救的危重老年人开通绿色通道；针对无能力处理的急危重症疾病，遵循就近转诊原则，立即呼叫120或电话通知上级医院派救护车接老年人到医院抢救，并通知其家属。在救护车到达之前，现场医护人员根据老年人病情进行必要处理措施，如心肺复苏、清理呼吸道和面罩给氧。

4）康复护理服务：包括①老年康复服务内容指导和协助老年人正确使用拐杖、步行器、支架、轮椅等助行器具；评定老年人功能障碍情况，预防并发症和残疾的发生。②老年护理服务内容针对老年人身体功能实际情况提供个性化的分级护理计划；提供排泄护理、卧位护理、营养护理和皮肤护理。

5）卫生照料服务：①卫生照料服务内容协助老年人口腔清洁、洗脸、洗脚、洗澡、洗头、梳头、修剪指（趾）甲；提醒老年人如厕，协助大小便失禁、尿潴留或便秘、腹泻的老年人排便、排尿；为有需要的老年人清洗皮肤、会阴部；清洗和消毒生活用品。②日常起居照料服务内容为老年人的居室通风，调节居室温度、湿度、亮度；保持老年人的居室整洁干净，打扫室内卫生；整理老年人的衣物、床上用品，定期更换床单与被褥；协助有需要的老年人穿脱衣服，保持老年人的衣着得体、清洁、舒适；协助老年人翻身，更换体位，预防压疮。③助餐服务内容协助老年人用餐，清理餐后垃圾，清洗、消毒餐具；遵医嘱配餐。④助浴服务内容协助老年人淋浴、盆浴；协助老年人熨烫衣服；协助老年人进行足浴、药浴；协助老年人外出洗浴。⑤休闲娱乐服务内容为老年人读书读报，陪老年人聊天；组织老年人开展适宜的游戏、文体、旅游等休闲娱乐活动。

（四）其他养老服务

社区-居家养老服务设施与医疗卫生机构结合的其他养老服务项目和内容应符合《居家养老服务规范》相关的要求。

（五）医养结合服务向社区和家庭延伸

1. 基本要求　对社区和居家均有要求：①上级医院专科医师和社区卫生服务中心全科医师、健康管理师共同组建团队为社区居家养老服务机构提供服务；②社区卫生服务中心和医务人员应与老年人家庭通过社区居家养老服务机构建立签约服务关系，明确医疗服务的服务内容、双方的职责、权利和义务。

2. 人员配置要求　对相关工作人员均有要求：①社区居家养老服务团队应以全科医师为骨干的服务团队，服务范围内每2 000名老年人至少配备1名全科医师、1名全科护士和

1名公共卫生执业医师；②社区居家养老服务团队注册护士与医师按1：1比例配置，并至少有1名中级以上任职资格的注册护士；③社区服务团队可聘请具有二级及以上医疗机构工作经验的专科医师和护士（含符合条件的退休医护人员），从事相应专业的诊疗技术服务；④养老护理员按需配备。

3. 场地配置要求　应满足老年人需要：①应设有固定的办公场所，布局合理，功能分区明确，能有效通风采光；②应设置生活照料、康复护理、娱乐活动及辅助功能等区域；③应设有业务接待区及家庭病床管理部门。

4. 设施设备要求　应满足护理、照料和康复需要：①上门护理设备：洗澡专用椅凳、轮椅、按摩床（椅）；②上门诊疗设备：便携式血压计、体温表、听诊器、检眼镜、便携式血糖仪、便携式心电图机、便携式脉氧仪、专科体格检查器械等；③康复设备：平衡杠、肋木、扶梯、手指训练器、肱四头肌训练器、训练垫；④辅助设备：自动化办公设备、健康档案柜、服务记录表单；⑤安防设备：呼叫器、监控设备、定位设备；⑥其他设备：急救箱、影音播放设备、出诊车、老年人接送车、物品采购车等，有条件的可配置远程诊疗设备。

5. 服务内容

（1）健康教育服务：包括制作和发放健康教育宣传资料，如健康教育折页、健康教育处方和健康手册等；在健康教育室或老年人活动室设置健康教育宣传栏；在健康教育室或老年人活动室循环播放健康教育音像材料。

（2）健康管理服务：包括为服务范围内的老年人建立电子健康档案，采集老年人生活习惯、病史、常见健康指标等方面的数据；提供周期性体检，评估老年人健康状况，更新老年人健康档案信息内容；全科医生或护士可提供上门体检。

（3）家庭病床服务：包括为有需求的常住老年人提供上门签约和老年人能力评估服务；利用社区适宜技术进行医学健康照护，包括全科医疗、社区护理以及中医中药服务。在条件允许并在采取了严格安全防范措施的前提下，可开展肌内注射、静脉输液、皮下注射、换药、压疮护理、导尿、吸氧、留置鼻胃管、康复指导、护理指导、针灸、推拿等服务；开展常规检查，检查项目有血、尿、大便三大常规项目，以及心电图、测血糖、抽血化验等；全科医师查房及家庭病床巡查，开展重点人群专案管理。

（4）康复护理服务：包括指导和协助老年人正确使用拐杖、步行器、支架、轮椅等助行器具；评估老年人功能障碍情况，预防并发症和残疾的发生；提供排泄护理、卧位护理、营养护理和皮肤护理。

四、质量控制

（一）保障总则

具体有以下几个方面的要求：①服务保障相关制度应符合国家法律法规的要求；②根据不同医养结合模式中管理主体，选择多样化的管理方式；③建立与其业务相对应的组织部门，明确各部门和岗位工作职责和权限；④建立良好的沟通渠道、明确沟通方式和时机。

（二）资源管理

1. 人员管理　具体有以下要求：①建立工作人员选聘、考核、任免、奖惩等相关管理制度；②明确每一岗位人员职责和技术规范，并在工作中贯彻落实；③建立工作人员人事档案，及时更新并完善档案内容；④建立养老服务人员与医疗服务人员工作对接机制；⑤对未增设相应服务但有突出服务需求的机构，与外部医疗/养老机构签订协议，通过双向转诊机制转诊,或外派全科医生、护士/养老护理员上门,实现人力资源共享。

2. 人员培训　具体有以下要求:①建立健全培训管理制度;②确保养老人员和医护人员定期参加岗位培训、轮训;③若无能力进行培训的,应委托有培训能力、培训资质的机构对医养结合服务人员进行培训;④与养老机构签订合作协议的医疗机构应对养老机构人员开展医疗保健服务培训;⑤增设养老服务的医疗机构应开展养老护理人员针对性培训。

3. 信息管理　应公开与机构相关信息,公开形式应便于老年人、家属及相关人员查询和获得。信息内容包括但不限于:①执业证照;②地理位置;③床位信息;④基本设施设备概况;⑤入住条件;⑥服务项目与内容;⑦收费方式与标准;⑧服务流程;⑨服务投诉途径。

4. 制度管理

(1)制定技术操作规范:规范内容应包括但不限于:操作步骤、关键控制点、设施设备、安全保障措施等要求。

(2)制定检查程序要求:检查要求包括但不限于:检查时间及频次、检查内容、检查方式、结果表述与处理等。

(3)建立依法服务制度:开展医养结合服务的机构应与接受服务的老年人或者其代理人签订服务协议,明确双方法律责任及义务。

(4)建立能力评估机制:根据老年人的生活自理能力及服务需求评估情况,实行分级护理和分类管理。

(5)建立巡视查房制度:及时准确掌握服务对象的具体情况,发现问题及时报告和处理。

(6)建立责任(全科)医师转诊管理制度:责任(全科)医师需全程负责转送医院就诊的家庭病床老年人的转诊与后续健康管理工作。

(7)建立药品登记分发制度:严格管理药品验收、储存和安全使用过程;药品出、入库严格执行验收制度,对质量可疑药品须经检验合格后方可出、入库。

(8)建立日志:建立完整的工作日志和独立的财务核算制度,向相关部门报送运营情况报表。

(9)建立报告制度:建立医疗事故、院内感染暴发、危机发生等突发事件报告制度。

(10)建立档案:服务对象档案实行一人一档,档案应注意保密,保护老年人及其家属隐私。

(11)建立评优制度:可通过评先奖优、让老年人参与等方式引导老年人遵守机构的规章制度。

(12)建立监督制度:针对外包医疗保健服务的养老机构,建立相应的监督机制,确保外包服务的质量。

5. 安全与风险管理

(1)安全管理:安全管理包括开展医养融合服务的机构应遵守国家法律法规的要求,建立健全的机构安全管理制度;各部门、各层级应签订安全责任书,严格执行医疗护理安全、消防安全、食品安全、设施设备安全、人身财产安全等相关规定,确保机构安全;应做到全年无重大责任事故,无发生因管理不善或护理不当造成老年人伤、亡事件;医务室所提供的医疗护理操作应以国家制定或认可的医疗护理技术规范为依据;应建立突发传染病应急处置、老年人突发事件应急处置等各类危机处理预案。

(2)风险管理:风险管理包括成立医疗安全/风险管理小组;制定并完善医疗风险防范

措施,每季度进行医疗风险情况分析,预防医疗事故发生,减轻医疗事故损害;突发公共卫生事件时应组织专家对突发事件进行综合评估,采取必要控制措施,并向上级部门报告;任何突发公共卫生事件不得隐瞒、缓报或谎报;承担责任区域内传染病预防工作,当传染病流行或暴发时,应在规定时限内报告当地疾病预防控制中心;建立感染管理小组,有专(兼)人员承办院内感染管理小组各项工作;成立针对机构投诉及医患纠纷的工作小组,负责落实投诉情况及处理医患纠纷。

6. 应急预案

(1)医疗项目应急预案:医疗项目应急预案包括具体诊治/急救方法、操作流程图以及应急后处置方式,必要时可启动转诊工作。其中,对患有精神疾病且病情不稳定的老年人,经委托人或监护人同意,应预先设立约束保护措施,防止意外发生。一般医疗项目应急预案包括但不限于,老年人低血糖应急预案,老年人创伤性休克应急预案,老年人大咯血应急预案,老年人针灸意外情况应急预案,老年人坠床/跌倒应急预案,老年人开放性骨折应急预案,老年人过敏性休克应急预案,老年人红外线灼伤应急预案,老年人呼吸心搏骤停应急预案,老年人晕厥(脑血管病/心源性)应急预案,老年人急性脑疝应急预案,老年人精神症状应急预案,老年人气管异物应急预案,老年人误吸、窒息应急预案,呼吸机突然断电应急预案。

(2)护理项目应急预案:护理项目应急预案包括具体护理/急救方法、操作流程图以及应急后处置方式,必要时可启动转诊工作。一般护理项目应急预案包括但不限于:老年人突发病情变化应急预案,老年人突发猝死应急预案,老年人突发输液反应应急预案,老年人静脉空气栓塞应急预案,输液过程肺水肿应急预案,中心静脉置管移位/脱出应急预案,PICC导管脱出应急预案,引流管脱出应急预案,老年人有自杀倾向应急预案,老年人外出不归应急预案,护理职业暴露应急预案。

7. 服务改进　服务改进应遵循以下规则:①对出现的不合格服务进行纠正,消除或降低不合格服务给老年人造成的不良影响;②分析产生不合格服务的原因,制定整改措施,并跟踪整改措施的落实情况;③整理、归档和妥善保管评估资料。

(王玉龙)

第三节　老年营养支持

一、基本概念

(一)营养不良

营养不良(malnutrition)是指营养物质摄入不足、过量或比例异常,与机体的营养需求不协调,从而对细胞、组织、器官的形态、组成、功能及临床结局造成不良影响的综合征,包括营养不足和营养过量两个方面,涉及摄入失衡、利用障碍、消耗增加三个环节。根据营养素缺乏情况,将营养不足分为三型:①能量缺乏型:以能量摄入不足为主,表现为皮下脂肪、骨骼肌显著消耗和内脏器官萎缩,称为消瘦型营养不足,又称Marasmus综合征。②蛋白质缺乏型:蛋白质严重缺乏而能量摄入基本满足者称为水肿型营养不足,又称Kwashiorkor综合征、恶性(蛋白质)营养不良;劣质奶粉(蛋白质不足)造成的大头婴是一种典型的Kwashiorkor症。③混合型:能量与蛋白质均缺乏者称为混合型营养不良,又称为Marasmic Kwashiorkor综合征,即通常所称的蛋白质 - 能量营养不良(protein-energy malnutrition,PEM),是最常见的一种类型。

营养不良的诊断方法有多种,包括营养筛查、营养评定及综合测定。临床上常以体重及 BMI 来诊断营养不良,具体如下:①理想体重诊断法:实际体重为理想体重的 90%~109% 为适宜,80%~89% 为轻度营养不良,70%~79% 为中度营养不良,60%~69% 为重度营养不良。②BMI 诊断法:不同种族、不同地区、不同国家的 BMI 诊断标准不尽一致,中国标准如下:BMI<18.5kg/m^2 为低体重(营养不良),18.5~23.9kg/m^2 为正常,24~27.9kg/m^2 为超重,≥28kg/m^2 为肥胖。

(二)恶病质

恶病质(cachexia)是以骨骼肌量持续下降为特征的多因素综合征,伴随或不伴随脂肪组织减少,不能被常规的营养治疗逆转,最终导致进行性功能障碍。其病理生理特征为摄食减少,代谢异常等因素综合作用引起的蛋白质及能量负平衡。恶病质是营养不良的特殊形式,经常发生于进展期肿瘤患者。按病因,恶病质可以分为两类:①原发性恶病质直接由肿瘤本身引起;②继发性恶病质:由营养不良或基础疾病导致。按照病程,恶病质分为三期,即恶病质前期、恶病质期、恶病质难治期。

(三)肌肉衰减综合征

肌肉衰减综合征(sarcopenia)内容见本书第六章第二节。

二、营养筛查与评定

(一)营养风险筛查

1. 概述　依据欧洲临床营养和代谢学会(The European Society for Clinical Nutrition and Metabolism,ESPEN)指南和美国肠外肠内营养学会(American Society for Parenteral and Enteral Nutrition,ASPEN)指南(2008 版)的定义,所谓"营养风险(nutritional risk)"是指现有的或潜在的与营养有关的因素导致患者不利临床结局的风险,而不是指"发生营养不良的风险"。营养风险的概念有两方面内涵:①有营养风险的患者发生不良临床结局的可能性大;②有营养风险的患者更可能从营养治疗中受益。美国营养师协会(American Dietetic Association,ADA)指出,"营养风险筛查(nutritional risk screening)是发现患者是否存在营养问题和是否需要进一步进行全面营养评定的过程"。ASPEN 的定义为"营养风险筛查是识别与营养问题相关特点的过程,目的是发现个体是否存在营养不足和有营养不足的危险"。ESPEN 认为,"营养风险筛查是一个快速而简单过程,通过营养筛查如果发现患者存在营养风险,即可制订营养计划。如果患者存在营养风险但不能实施营养计划和不能确定患者是否存在营养风险时,需进一步进行营养评定"。ASPEN 指南(2011)指出,对患者的营养筛查、营养评定与营养干预,是营养诊疗的三个关键步骤。

2. 分类及使用　目前临床上常用的营养筛查与评定工具包括:营养风险筛查 2002 (Nutritional Risk Screening 2002,NRS 2002)、主观整体评定(Subjective Globe Assessment,SGA)、患者主观整体评估(Patient-Generated Subjective Global Assessment,PG-SGA)、微型营养评估(Mini Nutritional Assessment,MNA)、营养不良通用筛查工具(Malnutrition Universal Screening Tools,MUST)等。目前美国家庭医师协会推荐的营养健康确定量表由患者自行填写,根据结果判断是否有营养风险或需要寻求营养专业人员的帮助。2009 年 ESPEN 推荐由专业人员问询的 MNA-SF。根据病史、体重、进食状况及简单查体共 6 项简单问题来确定患者是否存在营养不良或风险,并提出低于 7 分即具有营养不良,应尽早进行营养干预,以期获得更佳的临床结局。2008 年中华医学会肠外肠内营养指南中推荐 NRS2002 作为住院患者营养风险筛查的工具,将 NRS≥3 分定义为营养风险,同样也适于老年住院患者。

3. 微营养评定(MNA-SF)见表 7-3-1。

表 7-3-1　微营养评定表

A 过去三个月内有没有因为食欲不振、消化问题、咀嚼或吞咽困难而减少食量?
0= 食量严重减少,1= 食量中度减少,2= 食量没有改变。

B 过去三个月内体重下降的情况
0= 体重下降大于 3kg(6.6 磅),1= 不知道,2= 体重下降 1~3kg(2.2~6.6 磅),3= 体重没有下降。

C 活动能力
0= 需长期卧床或坐轮椅,1= 可以下床或离开轮椅、但不能外出,2= 可以外出。

D 过去三个月内有没有受到心理创伤或患上急性疾病?
0= 有　2= 没有

E 精神心理
0= 严重痴呆或抑郁,1= 轻度痴呆,2= 没有精神心理问题

F1 体重指数(BMI)(千克 / 米 ^{2},kg/m^2)
0=BMI 低于 19,1=BMI 19 至低于 21,2=BMI 21 至低于 23,3=BMI 相等或大于 23。
如不能取得体重指数(BMI),请以问题 F2 代替 F1。如已完成问题 F1,请不要回答问题 F2。

F2 小腿围(cc)(厘米 cm)
0=cc 低于 31　3=cc 相等或大于 31

筛选分数 MNA-SF(最高 14 分):12~14 分表示正常营养状况;8~11 分表示有营养不良的风险;0~7 分表示营养不良

4. NRS 2002 评定　NRS 2002 由第一步(初步)筛查和第二步(最终)筛查两个部分组成。
(1)初步筛查:第一步(初步)筛查简称初筛,包括 4 个判断性问题,涉及 BMI、体重减轻情况、摄食情况、病情严重与否(表 7-3-2)。

表 7-3-2　NRS 2002 第一步:初步营养筛查

筛查项目是　否	筛查项目是　否
1　BMI<20.5(18.5)?	3　患者在过去的 1 周内有摄食减少吗?
2　患者在过去 3 个月有体重下降吗?	4　患者有严重疾病吗(如 ICU 治疗)?

说明:
①BMI:国人 BMI 正常值下限为 18.5,所以,对中国患者进行营养风险筛查时,应该询问患者的 BMI 是否小于 18.5?
②答案:是:如果对以上任一问题回答"是",则直接进入第二步筛查,即最终筛查。否:如果对上述所有问题回答"否",说明患者目前没有营养风险,无需进行第二步筛查,但是需要 1 周后复查。
③意义:即使是患者对以上所有问题回答均为"否",如患者计划接受腹部大手术治疗,仍然可以制订预防性营养支持计划,以降低营养风险

（2）最终筛查：第二步（最终）筛查简称终筛，内容包括营养状况受损、疾病严重程度及年龄三部分评分：①营养状况受损评分，0~3分；②疾病严重程度评分，0~3分；③年龄评分，0~1分（表7-3-3）。

表 7-3-3　NRS 2002 第二步筛查：最终营养筛查

评分项目	0分	1分	2分	3分
营养状态受损评分	正常营养状态：BMI≥18.5，近1~3个月体重无变化，近一周摄食量无变化	3个月内体重丢失>5%或食物摄入比正常需要量低25%~50%	一般情况差或2个月内体重丢失>5%或者食物摄入比正常需要量低50%~75%	BMI<18.5，且一般情况差或1个月内体重丢失>5%（或3个月体重下降15%）或者前一周食物摄入比正常需要量低75%~100%
疾病严重	正常营养需要量	需要量轻度提高：髋关节骨折慢性疾病有急性并发症者：肝硬化、COPD、血液透析、糖尿病、一般肿瘤患者	需要量中度增加：腹部大手术、卒中、重度肺炎、血液恶性肿瘤	需要量明显增加：脑损伤、骨髓移植 APACHE>10分的ICU患者
年龄评分	18~69岁	≥70岁		

说明：

①记分：NRS 2002 总评分计算方法为3项评分相加，即疾病严重程度评分+营养状态受损评分+年龄评分。

②结论：总分值≥3分：患者存在营养风险，开始制订营养治疗计划；总分值<3分：每周复查营养风险筛查。

③疾病严重程度的定义

1分：慢性疾病患者因出现并发症而住院治疗。患者虚弱但不需卧床。蛋白质需要量略有增加，但可以通过口服和补充来弥补。

2分：患者需要卧床，如腹部大手术后。蛋白质需要量相应增加，但大多数人仍可以通过人工营养得到恢复。

3分：患者在重症病房中靠机械通气支持，蛋白质需要量增加而且不能被人工营养支持所弥补，但是通过人工营养可以使蛋白质分解和氮丢失明显减少。

④临床意义对于下列所有 NRS 评分≥3分的患者应制订营养支持计划，包括：严重营养状态受损（≥3分）；严重疾病（≥3分）；中度营养状态受损+轻度疾病（2+1分）；轻度营养状态受损+中度疾病（1+2分）

（3）记录表：2013年4月18日发布的中华人民共和国卫生行业标准——临床营养风险筛查（WS/T427—2013）规定的营养风险筛查记录表，见表7-3-4。

本记录表规定：进行营养风险筛查前应该获得患者的知情同意，并应该有医院伦理委员会的批准。

（二）营养评定

营养评定（nutritional assessment）是在大量临床资料中收集相关资料，如一般状况、饮食情况、身体测量指标和生化指标等，按营养状态对患者进行分类：营养良好或营养不良，并评定患者营养不良的程度，从而进行相应的营养治疗。内容如下：

1. 病史询问　肿瘤病史、肿瘤类型，病理诊断，临床分期，并存疾病，治疗反应、既往史、饮食改变、体重变化、身体功能变化、胃肠道症状、用药情况、经济状况等，了解肿瘤患者的营养需求，找出营养不良的可能原因，判断患者对营养治疗的接受程度及可能效果。

表 7-3-4 临床营养风险筛查记录表

1 患者基本信息

患者知情同意参加:是( );否( )

患者编号:

经伦理委员会批准。批准号:

单位名称: 科室名称: 病历号:

适用对象:18~90岁,住院1d以上,次日8时前未行手术,神志清者。是( );否( )

不适用对象:18岁以下,90岁以上,住院不过夜,次日8日前行手术,神志不清。是( );否( )

入院日期:

病房,病床,姓名,性别,年龄,电话

2 临床营养风险筛查

主要诊断:

2.1 疾病评分

若患有以下疾病请在( )打"✔",并参照标准进行评分。

注:未列入下述疾病者须"挂靠",如"急性胆囊炎""老年痴呆"等可挂靠于"慢性疾病急性发作或有并发症者"计1分(复核者有权决定挂靠的位置)。

髋骨折、慢性疾病急性发作或有并发症、慢性阻塞性肺病、血液透析、肝硬化、一般恶性肿瘤(1分)( )

腹部大手术、脑卒中、重度肺炎、血液恶性肿瘤(2分)( )

颅脑损伤、骨髓移植、APACHE-Ⅱ评分 >10分 1CU 患者(3分)( );

疾病评分:0分( ),1分( ),2分( ),3分( )。

2.2 营养状况受损评分

2.2.1 人体测量

身高(经过校正的标尺,校正至0.1cm)m(免鞋);

体重(经过校正的体重计,校正至0.1kg)kg(空腹、病房衣服、免鞋);

体重指数(BMI)kg/m^2(若 BMI<18.5 且一般状况差,3分,若 BMI≥18.5,0分);

小计:分

2.2.2 体重状况

近期(1~3个月)体重是否下降?是( );否( );若是体重下降 kg;

体重下降 >5% 是在:3个月内(1分)( ),1~2个月内(2分)( ),1个月内(3分)( )

小计:分

2.2.3 进食状况

一周内进食量是否减少?是( ),否( );

如果减少,较从前减少:25%~50%(1分)( ),51%~75%(2分)( ),76%~100%(3分)( );

小计:分

营养状况受损评分:0分( ),1分( ),2分( ),3分( );

注:取上述3个小结评分中的最高值。

2.2.4 年龄评分

若年龄≥70岁为1分,否则为0分

年龄评分:0分( ),1分( )。

2.2.5 营养风险总评分

临床营养筛查总分= 分;

注:临床营养筛查总分=疾病评分+营养状况受损评分+年龄评分。

3 调查者及复核者签名

调查者签名:

复核者签名:

4 筛查日期

筛查日期: 年 月 日

2. 体格检查 观察脂肪组织、肌肉组织消耗程度，水肿和腹水，头发和指甲的质量，皮肤和口腔黏膜等，有助于评价能量和蛋白质缺乏的严重程度。

3. 实验室检查 主要检测血常规，肝功能，肾功能，血脂谱，血浆蛋白，C 反应蛋白（C-Reactive protein，CRP），免疫功能，矿物质和维生素水平等。

4. 人体测量 动态监测体重是最方便、最直接的方法，但易受干扰，如液体潴留、患者昏迷、瘫痪、水肿、巨大肿瘤等。另外，很多患者往往难以追溯末次准确称量的时间和具体数值。其他指标有 BMI、上臂围、小腿围、肱三头肌皮褶厚度、上臂肌围、日常活动能力、握力、体力活动受限程度、液体平衡与组织水肿等。

5. 人体成分分析 包括体脂肪量、体脂肪率（%）、蛋白质量、水分量、水分率（%）、细胞外液量、细胞内液量、基础代谢率等。

通过营养筛查及评定，发现营养风险及营养不良患者，对其进行分类，并指导临床治疗。对轻度营养不良的患者，可能只需要营养教育；对中度营养不良的患者，可能需要营养教育或营养支持；对重度营养不良的患者，必须进行营养支持。

三、营养干预

老年患者的营养支持因为疾病和身体肌肉组织减少，老年患者发生营养不足的风险增加。因此，保证老年患者营养充足有重要意义。对于老年患者，肠内营养支持可以提供充足的能量、蛋白质和微量营养素，保持或改善其营养状态、活动功能、康复能力以及生活质量，减少死亡率。

（一）适应证

1. 对于营养不足或存在营养不足危险的老年患者，应使用口服营养补充（Oral Nutritional Supplements，ONS）增加能量、蛋白质及微量营养素的摄入，维持或改善营养状况，提高生存率。

2. 对于虚弱的老年人（年龄在 65 岁以上、因生理、精神和心理或社会原因导致日常生活能力受限、需要得到照顾和看护以及容易发生并发症），应给予 ONS 来改善或维持营养状况。如果他们情况稳定，并且不处于疾病的终末期管饲可能会对他们有好处。

3. 对于患严重神经性吞咽困难的老年患者，可以通过肠内营养（Enteral Nutrition，EN）保证其能量及营养供应，维持或改善其营养状况。髋部骨折及接受骨科手术的老年患者，接受 ONS 可以减少并发症。抑郁症患者可接受 EN 来度过严重厌食及无主动进食欲望的阶段。

4. 对于痴呆患者，在痴呆的早期和中期，ONS 以及偶尔管饲（Tube feeding，TF）可以保证充足的能量和营养供应，防止营养不良。

（二）应用模式

营养不良的五阶梯治疗模式 首先选择营养教育，然后依次向上晋级选择 ONS、完全肠内营养（total enteral nutrition，TEN）、部分肠外营养（partial parenteral nutrition，PPN）、全肠外营养（total parenteral nutrition，TPN）。参照 ESPEN 指南建议，当下一阶梯不能满足 60% 目标能量需求 3~5 天时，应该选择上一阶梯。如图 7-3-1。

（三）营养护理模式

1. 肠外营养支持最初应用于临床为患者提供医学服务后，即诞生了团队管理为导向的营养支持小组。

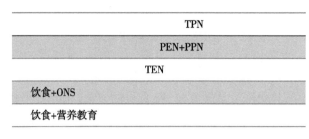

图 7-3-1 营养不良的五阶梯治疗模式

PEN，partial enteral nutrition，部分肠内营养；饮食指导包括饮食调整、饮食咨询与营养教育

2. 营养支持团队组成老年病学专家发挥协助组建、管理营养支持团队的作用，营养（医）师、临床药师、物理康复师和护士作为团队的主要成员，外科、口腔科、神经科、心理医学科等临床专科医师为管理团队提供技术保障。

四、康复指导

（一）平衡膳食宝塔

结构平衡膳食宝塔共分五层，包含我们每天应吃的主要食物种类。宝塔各层位置和面积不同，这在一定程度上反映出各类食物在膳食中的地位和应占的比重。谷类食物位居底层，每人每天应该吃 250~400g；蔬菜和水果居第二层，每天应吃 300~500g 和 200~400g；鱼、禽、肉、蛋等动物性食物位于第三层，每天应该吃 125~225g（鱼虾类 50~100g，畜、禽肉 50~75g，蛋类 25~50g）；奶类和豆类食物合居第四层，每天应吃相当于鲜奶 300g 的奶类及奶制品和相当于干豆 30~50g 的大豆及制品。第五层塔顶是烹调油和食盐，每天烹调油不超过 25g 或 30g，食盐不超过 6g。

（二）老年人膳食指南

1. 少量多餐细软，预防营养缺乏

（1）每餐食量适宜，不过饱，适当增加每日餐次。

（2）改进烹调方法，制作细软、易于消化的食物。

（3）对有吞咽障碍的老年人，选择软食、半流质或糊状食物，液体食物应增稠。

（4）预防营养缺乏、进行合理营养素补充。

2. 主动足量饮水，积极户外运动

（1）主动足量饮水，及时地补充水分，对维持和促进老年人的健康有重要意义。与其他年龄组相比，老年人对失水和脱水的反迟钝，故老年人应当主动饮水。

（2）尽量减少静坐时间。

（3）积极到户外进行活动。

（4）每周至少有 5 天进行安全的中等强度运动，每次活动时间不少于 10min，每周活动时间累计 150min 以上。

3. 延缓肌肉衰减，维持适宜体重

（1）肌肉是身体健康的基础，延缓肌肉的衰减对维持老年人活动能力和健康状况极为重要。

（2）综合应用营养与运动结合的方式延缓肌肉的衰减，即一方面要进行适量的抗阻运动，另一面要增加摄入富含优质蛋白质的瘦肉、海鱼、豆类，富含抗氧化营养素的蔬菜和水果等食物。

（3）体重不足可使机体抵抗力下降、易患营养缺乏病（如贫血、骨质疏松、骨折、消瘦和虚弱等）；体重过重也会导致慢性疾病（如肥胖、糖尿病、高血压、高脂血症、痛风等）。保证适宜的食物、足够的营养素摄入和恰当的运动，将体重维持在适宜范围内，预防营养不良。

（4）对于超重和轻度肥胖的老年人不鼓励过度减重，对于肥胖的老年人也不能采取剧烈的方式在短期内降低体重。

4. 摄入充足食物，鼓励陪伴进餐

（1）充分考虑老年人的生理变化和各种环境因素变化，满足老年人对能量、宏量和微量营养素的需求，保证供给足量和多种类的食物。

（2）通过让老年人在温馨环境中用餐，与家人共同用餐、集体用餐、陪伴用餐，或自己制作食物、变换食物品种与烹饪方式等形式来愉悦用餐，以增强食欲，促进消化吸收，从而保障自身的营养需求。

（三）居家康复指导

1. 保持理想体重，使之不低于正常范围的下限值，每 2 周定时（早晨起床排便后空腹）称重一次并记录，任何不明原因（非自主性）的体重丢失 >2% 时，应该及时回医院复诊。

2. 节制能量，每餐以 7~8 分饱为最好，不宜过多或过少，非肥胖患者以体重不下降为标准。但是切忌饥饿。

3. 增加蛋白质摄入量，乳、蛋、鱼、肉、豆是优质蛋白质来源。总体上说，动物蛋白质优于植物蛋白质，乳清蛋白优于酪蛋白。荤素搭配合理（荤：素 1/3：2/3）。控制红肉（猪肉、牛肉、羊肉）及加工肉（如香肠、火腿）摄入。

4. 增加水果蔬菜摄入量，每日蔬菜和水果共要求摄入 5 份（蔬菜 1 份 =100g，水果 1 份 = 1 个），要求色彩缤纷，种类繁多。增加全谷物、豆类摄入。

5. 改变生活习惯，戒绝烟草，限制饮酒（如果饮酒，以低度酒为宜，每天男性不超过 100g，女性不超过 50g），保持充足睡眠。不能以保健品代替营养素，保健品在营养良好的条件下才能更好地发挥作用。避免含糖饮品。避免过咸食物及腌制食物（如腌肉、腌制蔬菜等）养成口服营养补充的习惯。

6. 积极运动每周不少于 5 次，每日 30~50min 的中等强度运动，以出汗为好。即使是卧床患者也建议进行合适的运动（包括手、腿、头颈部及躯干的活动），肌肉减少的老年患者提倡抗阻运动。

7. 重返社会，重返生活。鼓励患者积极参加社会社交活动，尽快重新回到工作岗位上去，在社会中发挥自己的作用。

五、特殊疾病营养支持

（一）压力性损伤

1. 概述　压力性损伤是指发生在皮肤和（或）潜在皮下软组织的局限性损伤，通常发生在骨隆突处或皮肤与医疗设备接触处。压力性损伤可表现为局部组织受损但表皮完整或开放性溃疡，并可能伴有疼痛。剧烈和（或）长期的压力或压力联合剪切力可导致压力性损伤出现，皮下软组织对压力和剪切力的耐受性受环境、营养、灌注、合并症和软组织条件的影响。多见于长期卧床患者，也可见于长期坐位患者，是由于其身体骨隆突部位长期局部受压导致血液循环障碍并继发神经营养紊乱，从而引发受压部位的营养不良和持续缺血，最终造成局部皮肤和皮下组织坏死的严重后果。老年患者由于多种因素影响，在体位受限时相对于成年人群更易发生局部的压力性损伤。如果老年患者的营养状态不佳，即使有完善的创口护理和治疗，也可能导致愈合不良。营养风险筛查和评定有助于评价由于缺乏蛋白质、热卡、矿物质、维生素引起愈合不良的可能性，对指导制订合理的营养支持计划有重要意义。

2. 营养支持

（1）热量：为保证压力性损伤患者的热量平衡（energy balance），单纯依赖食物摄入获取足够的热量是不现实的，因为食物摄入的变化因素太多，所提供热量通常仅占总热量需求的76%（31%、95%），因此，额外服用营养制剂补充足够热量是必要措施。

（2）蛋白质：正常人体每天的蛋白质需要量为0.8~1.0g/kg，换算为氮量则大概为0.15g/kg，尿液和粪便排泄是压力性损伤患者氮质丢失的主要途径。压力性损伤创面的分泌物途径所丢失的氮质微乎其微，但是如果压力性损伤严重，肌肉蛋白的分解代谢可造成明显的氮质丢失。根据创面的严重程度和患者的全身情况，每天所需的氮摄入量达到0.75~1.30g/kg，平均值为0.95g/kg，远高于普通老年住院患者。由此可见，压力性损伤患者蛋白质消耗巨大，积极补充蛋白质对压力性损伤患者十分必要。

（3）特殊氨基酸：精氨酸属于半必需氨基酸，因其特殊作用而在营养代谢中受到重视。精氨酸可以加速胰岛素和生长激素的大量释放，促进体内蛋白质的合成。精氨酸还可充当细胞能源物质，作为淋巴细胞、巨噬细胞以及参与伤口愈合的细胞的能量来源。及时补充精氨酸溶液可以加速压力性损伤的愈合。脯氨酸属于非必需氨基酸。人体能够以精氨酸、鸟氨酸、谷氨酰胺为前体合成脯氨酸。左旋脯氨酸（L-proline）是胶原蛋白的重要组成成分，而胶原蛋白对创面愈合具有重要作用。脯氨酸与精氨酸、亮氨酸以及谷氨酰胺具有协同作用，促进细胞和组织的蛋白合成。

（4）维生素：维生素A属于抗氧化性维生素，可以促进创面巨噬细胞的浸润，增强成纤维细胞分泌胶原蛋白以及促进细胞增殖。维生素C，又称抗坏血酸（ascorbic acid），可以促进胶原蛋白和弹性蛋白的合成。人体内无法合成维生素C，必须从食物补充。维生素C是压力性损伤营养支持的主要营养物质之一。研究证实，口服营养制剂（ONS）中加入维生素C可以显著提高压力性损伤愈合的效果。

（5）其他营养物质：n-3脂肪酸（n-3 fatty acids），铜、铁、锌、硒等微量元素以及维生素等营养物质对压力性损伤创面的愈合均有重要意义，但是由于评定复杂，目前仍缺乏对上述营养物质的系统性认识。有学者认为，微量元素或矿物质等不足时，应该适当补充，但是常规补充尚无足够循证依据。及时纠正营养不良对预防压力性损伤发生有益，改善老年患者的重度营养不良能帮助促进压力性损伤的愈合。

（二）恶性肿瘤

1. 概述　在老年肿瘤患者中，恶性肿瘤患者营养风险或营养不良发生达32%，同时老年患者易合并肾功能不全、糖尿病、肺部疾病、心功能不全等疾病，均干扰其营养素代谢及影响营养状况。恰当的综合评定与合理的营养支持直接决定着老年肿瘤患者的生活质量和临床结局。老年恶性肿瘤患者的营养支持要兼顾其伴随疾病和用药情况，个体化的营养支持方案配合个体化的抗肿瘤治疗方案，使治疗更加符合老年人的期望目标。适量ω-3脂肪酸的摄入，可增强患者机体免疫力，抑制肿瘤细胞增殖；高脂低糖和增加ω-3脂肪酸的营养配方符合肿瘤患者代谢特点，发挥减少体重丢失和抑制肿瘤生长的作用。

2. 营养支持

（1）营养良好或轻度营养不良者，预期自然饮食足够的肿瘤患者，在手术、化疗、放疗时无需特殊营养支持。

（2）肿瘤患者若有严重营养不良或因胃肠道功能障碍和其他代谢、药物、放疗等因素，预期患者饮食不足大于1周者，应给予营养支持。

（3）对化疗、放疗无效的进展期肿瘤患者，完全肠外营养支持无益。

（4）营养支持应早期使用，才能发挥其最大的效果。

3. 老年肿瘤患者营养支持指征　已存在营养不良，或预计患者不能进食时间长于7天；口服摄入不足（<60%，≥10d）；营养摄入不足导致的体重下降。

4. 终末期营养治疗指征　营养治疗可提高终末期肿瘤患者的生活质量，但能否延长其生存期尚无定论。生命体征平稳而自主进食障碍者，如患者有意愿或同意时，应予营养治疗。

5. 终末期患者治疗原则　减除肿瘤负荷，联合胃肠功能调理、营养素及能量补充、代谢调理剂治疗，延缓恶病质进展，以达到改善生活质量的治疗目的。

六、肠内肠外营养

（一）肠内营养

1. 概述　肠内营养（enteral nutrition，EN）：是指经消化道给予营养素。根据给予途径的不同，分为口服营养补充和管饲。肠内营养是一种简便、安全、有效的营养治疗方法。肠内营养的优点：①营养物质通过肠道消化吸收，对胃肠道黏膜有直接营养作用，可以改善和维护肠道黏膜细胞结构和功能的完整性，维持肠道的免疫屏障，避免肠外营养时肠道缺乏食物的直接刺激和肠黏膜所需营养素供给不足导致肠黏膜萎缩及消化酶类的活性退化，防止肠道屏障功能受损所致的肠道细菌易位。②营养物质经门静脉系统吸收入肝脏，对某些脏器，特别是肝脏蛋白质合成和其他物质的代谢过程调节更为有利。③肠内营养可增加门静脉血流量，促进肠蠕动及胃肠道的内分泌功能。但对循环系统的影响较小，不增加能量消耗。④在同样热量和氮量水平治疗下，肠内营养的节氮效应优于肠外营养。⑤技术设备要求较低，使用简单，易于临床管理，费用仅为肠外营养的1/10左右。

2. 肠内营养的适应证　包括：①经口摄食不足或摄食禁忌。②肠道疾病：短肠综合征、胃肠道瘘、炎性肠道疾病、胰腺疾病、结肠手术和诊断准备、憩室炎、胆盐腹泻、吸收不良综合征及顽固性腹泻。③其他：术前或术后营养补充、心血管疾病、肝、肾衰竭、先天性氨基酸代谢缺陷病等。

3. 肠内营养的禁忌证：①严重应激状态、麻痹性肠梗阻、上消化道出血、顽固性呕吐腹膜炎或腹泻急性期；②严重吸收不良或刚施行小肠广泛切除术后；③空肠瘘缺乏足够的小肠吸收面积。

4. 肠内营养　输注途径根据患者精神状态、疾病情况、实施时间长短和胃肠道功能等，可以选择不同的输入途径：口服、鼻胃管、鼻十二指肠管、鼻腔肠管、胃造瘘、空肠造瘘等方式。

（1）口服：这是最简便、最经济、最安全的投给方式。主要适用于意识清楚、吞咽功能正常、消化功能正常或轻度障碍的患者。可采用天然食物或口感较好的聚合膳。

（2）鼻饲管：鼻胃管、鼻肠管（十二指肠、空肠）一般适用于肠内营养治疗少于4周的患者。鼻胃管喂养由于胃的容量较大,对营养液的渗透压不敏感适合各种营养制剂的输注,但有易反流和误吸的缺点。鼻肠管可采用在内镜下将管子直接放置在十二指肠或空肠处,也可依靠重力和肠道蠕动能力将放置在胃内的管子送入十二指肠或空肠,根据抽出液体的pH 值或在透视下依据喂养管末端存在的不透 X 线成分判断管子的位置。鼻肠管可弥补鼻胃管易反流的缺点,但两种置管方式容易压迫咽喉部,导致咽部红肿不适,长期应用并不合适。

（3）造瘘术:对于较长时间(>4 周)不能经口进食,但肠道功能较好的患者,可以采用造瘘的方法提供肠内营养物质。常用的造瘘部位有胃和空肠。①胃造瘘:常用于由各种原因引起的食管狭窄,严重的口、咽或食管疾患,长期昏迷,吞咽反射消失等。经皮内镜辅助胃造瘘术(percutaneous endoscopic gastrostomy, PEG)是近年来发展起来的技术,与手术造瘘相比具有操作简单、创伤性小的特点。②空肠造瘘:这种置管方式往往可与胃十二指肠减压同时进行。对十二指肠以上部位有梗阻或外瘘、患各种胰腺疾病的患者施行肠内营养非常适宜。并且对于行胆囊造瘘的患者空肠造瘘管还可以回输收集的胆汁。造瘘后患者无明显不适,活动方便,生活质量好,液体反流的现象少见。造瘘部位一般位于屈氏韧带下约20cm 的空肠袢。③其他造瘘:经皮内镜下结肠造瘘术(percutaneous endoscopic colostomy,PEC)是来源于 PEG 的一种新的内镜下的技术操作。创伤小,尤其适用于常规治疗失败、体弱、有手术禁忌的患者。造瘘后可缓解由于结肠肿瘤梗阻导致的便秘。

5. 输注方式　通常有一次性投给、间歇性重力滴注和连续性经泵输注三种方式。可根据营养液的性质、喂养管的类型和大小、管端的位置及营养素的需要量。

（1）一次性投给:采用注射器将营养液缓慢推注到喂养管内,每次 200ml 左右,每日6~8 次。通常较稠厚的匀浆膳采用这种方法,但由于应用中常常容易引起腹胀、腹泻、恶心、呕吐,并增加临床护士工作量,一般适用于经胃置管的患者,其胃的容量较大,对容量和渗透压的耐受性较好。

（2）间歇性重力滴注:输液瓶或塑料袋中的营养液经喂养管依靠重力缓慢滴入胃肠道内,每次 250~400ml,每日 4~6 次。根据患者耐受情况调整滴速。

（3）连续经泵输注:喂养泵的应用可使肠内营养均匀输注,可以是 24 小时连续输注,也可以每日输注 12~18 小时。使用这种方法的患者胃肠道的不良反应较少,故其适用于十二指肠或空肠喂养。开始应用时采用低速输注,40~60ml/h,适应后 3~4 天内逐渐增加到100~150ml/h,营养液浓度亦以低浓度开始逐渐增加浓度,直到达到需要量。

6. 肠内营养的并发症　主要有胃肠道并发症、代谢并发症、置管并发症和感染并发症等。

（1）腹泻:原因有多种,处理的关键是要对腹泻的原因作出正确的评定,通常就容易纠正,必要时加用解痉剂或收敛剂,一般无需停用肠内营养,但对于无效的严重腹泻患者应停止使用肠内营养。

（2）消化道功能失调:包括肠痉挛、腹胀、胃排空延迟及便秘等。改变输注方式采用持续滴入可避免这些并发症的发生。有恶心时,应停止输入,并检查胃内残留量。停输 1 小时或减慢速度可使恶心缓解。对胃排空延缓的患者选用低脂肪等渗的营养液,而对便秘的患者,可选用含多量纤维素的配方。

（3）代谢并发症:胃肠道具有缓冲作用,肠内营养引起的代谢并发症不如肠外营养严重,合理的监测容易预防。包括血糖紊乱、电解质、微量元素和维生素异常等。

（4）管饲综合征：表现为脱水、高钠、高氯血症、氮质血症等。

（5）置管并发症：鼻饲管放置时间过长可引起鼻翼部糜烂、咽喉部溃疡、鼻窦炎、耳炎、声音嘶哑以及声带麻痹等。

（6）感染性并发症：包括反流引起的吸入性肺炎、营养液和输注管道污染所致感染、营养液配制和保存操作不规范、输注管道不及时清洗等也易导致细菌污染，引起患者肠炎性腹泻。

（二）肠外营养

1. 概述　肠外营养（parenteral nutrition，PN）：是经静脉为患者提供包括氨基酸、脂肪、碳水化合物、维生素及矿物质在内的营养素。所有营养素完全经肠外获得的营养支持方式称为全肠外营养（total parenteral nutrition，TPN）。经肠外途径提供部分营养素的营养支持方式称为部分肠外营养（partial parenteral nutrition，PPN）也称为补充性肠外营养（Supplemental parenteral nutrition，SPN）。

2. 肠外营养支持的适应证

（1）强适应证：胃肠道梗阻、胃肠道吸收功能障碍、小肠疾病、放射性肠炎、严重腹泻、顽固呕吐、大剂量放疗、化疗或接受骨髓移植患者、中、重症急性胰腺炎、严重营养不良伴胃肠功能障碍、严重的分解代谢状态（如大面积烧伤、严重的复合伤、大范围的手术、败血症等处于强烈应激状态）等。

（2）中度适应证：大的手术创伤及复合性外伤：全结肠切除术、全胃切除术、胰十二指肠切除术、盆腔广泛淋巴结清扫术、前路脊椎融合术等大手术。中度应激：包括中度手术或创伤 30%~50% 体表面积的烧伤、中度急性胰腺炎神经系统外伤及其他类似的应激状态。其他包括肠瘘、肠道炎性疾病克罗恩（Crohn）病、溃疡性结肠炎、肠结核等炎性肠道疾病。

（3）弱适应证：营养良好的患者处于轻度应激及创伤情况下，肝脏、小肠等脏器移植后功能尚未恢复期间。肠外营养支持对此类患者是否受益尚不明确，需根据具体患者的临床情况决定。

3. 肠外营养支持的禁忌证　①无明确治疗目的，或已确定为不可治愈、无复活希望而继续盲目延长治疗者。②心血管功能紊乱或严重代谢紊乱期间需要控制或纠正者。③胃肠道功能正常，可适应肠内营养的患者。④需急诊手术者。⑤预期发生肠外营养并发症的危险性大于其可能带来的益处者。

4. 肠外营养的输注途径　肠外营养输注的静脉置管途径可分为周围静脉置管（Peripheral venous catheterization，PVC）与中心静脉置管（Central venous catheterization，CVC）和经外周穿刺中心静脉置管（Peripheral central venous catheter，PCC）。可以根据患者以往静脉置管病史、静脉解剖走向、出凝血功能、预计肠外营养持续时间、护理环境和潜在疾病的影响等选择输注途径。

（1）周围静脉置管：皮下浅静脉置短导管或钢针，由于浅静脉管径小、管壁薄，长时间输注高渗透压的肠外营养配方全合一溶液，容易损伤静脉，因此对预计肠外营养输注超过 10~14d 者，尤其是老年人，宜采用中心静脉置管。

（2）中心静脉置管：中心静脉置管途径包括锁骨下静脉穿刺、颈内静脉穿刺、股静脉穿刺。中心静脉管径大，管腔厚，可耐受高渗溶液。但需要每天对穿刺部位进行消毒护理，避免导管相关性感染的发生。

（3）经周围中心静脉置管：这是 20 世纪 90 年代发展起来的另一种静脉穿刺技术，研究发现 PCC 较 CVC 感染发生率更低。注册护士须培训合格后方可操作。

5. 肠外营养支持的并发症相对于肠内营养,肠外营养的并发症较严重,但一般是可以预防的。

(1)置管并发症:中心静脉置管不当可导致气胸、血胸,损伤神经、淋巴管等,因此手术者穿刺时要严格按照操作规程和解剖标志熟练操作,通常这些并发症是可以避免的。

(2)导管栓塞:较为常见的 CVC 和 PCC 并发症。置管前预充小剂量肝素或肝素涂层导管能够有效预防导管内血栓形成。

(3)感染并发症:感染是中心静脉置管的主要并发症之一。穿刺前皮肤应仔细消毒,置管时严格无菌操作,护理人员做好日常维护工作,在选择 CVC 穿刺点时,推荐首选锁骨下静脉置管。通过血管超声引导的方式进行静脉穿刺是减少置管次数和机械性损伤,进而减少感染风险的有效工具。

(4)代谢并发症:包括高血糖、高渗透压、非酮性昏迷、低血糖等。

(5)其他:与输入脂肪有关的并发症、维生素和微量元素相关的并发症、肝胆系统并发症(肝脏毒性反应、胆汁淤积)等。

(党英杰　陈香玉　周　菊)

第四节　老年姑息治疗与临终关怀

一、概述

姑息治疗(palliative care)在现代医学中是一个相对新的概念。早期阶段,姑息治疗与"临终关怀(Hospice care)"是同义的(历史的诠释,Hospice 是"清教徒、旅行者、或陌生人用以休息和娱乐的房间")。19 世纪中后期,在都柏林和伦敦由尼姑所建立的安宁院(Hospice)用于提供对"濒死的穷人"的关怀和照护。然而,只有很少的医疗投入。

20 世纪 50 年代末,具有医生资质和药物学研究会员身份的 Cicely Saunders(西西里·桑德斯女士),到伦敦东区的 St. Joseph's Hospice 研究濒死癌症患者的疼痛,并且在这个机构提供了医疗服务。由于先前有过护士和社会工作者的工作经历,Saunders 决定奉献出她的一生去改善对濒死患者的关怀。由于受她的基督教组织的驱动和激励,Saunders 于 1967 年在伦敦南部创立了圣科利斯朵夫安宁院(St Christopher's Hospice)。她是一位对濒死患者"充满爱的关怀"的倡导者,她也是全世界都公认的现代姑息治疗的缔造者。其后,这种模式逐渐地被世界各发达地方接受和推广。1976 年,在美国康涅狄格州成立了美洲的第一家安宁院,此后圣科利斯朵夫模式的安宁院在欧美各地建立。20 世纪 90 年代初期,亚洲的日本,新加坡及我国香港、台湾地区也开始发展姑息治疗服务。我国的姑息治疗开始于 90 年代初期,各地的发展不一致。姑息治疗现在在卫生医疗服务行业已被完全认可,在全球 100 多个国家中有 8 000 多个临终关怀和姑息治疗的项目。

2014 年,世界卫生大会表决了一项具有里程碑意义的决议,强调姑息治疗应该作为卫生与医疗的一项伦理学的责任,号召各个国家和世界卫生组织采取积极的行动,以便在全球范围内改善姑息医疗的服务。

临终关怀是近代医学领域中新兴的一门边缘性交叉学科,是社会的需求和人类文明发展的标志。就世界范围而言,它的出现只有二三十年的时间。

二、定义与内容

(一)定义

姑息治疗是由多功能执业团队对所患疾病,呈不能治愈性的、进展性的和威胁生命的状况的患者及其亲人提供积极的整体的关怀服务。正如世界卫生组织对姑息治疗的定义所强调的那样,姑息治疗远远超越了对躯体的治疗。

临终关怀并非是一种治愈疗法,而是一种专注于在患者在将要逝世前的几个星期甚至几个月的时间内,减轻其疾病的症状、延缓疾病发展的医疗护理。

临终关怀的根本核心是帮助即将离开的人认罪悔改最终灵魂得救,因此除宗教信仰之外,其他方式的关怀都仅仅停留在身体和心理的关怀。这一阶段指对生存时间有限(6个月或更少)的患者进行灵性关怀,并辅以适当的医院或家庭的医疗及护理,以减轻其疾病的症状、延缓疾病发展的医疗护理。

临终关怀不追求猛烈的、可能给患者增添痛苦的、或无意义的治疗,但要求医务人员以熟练的业务和良好的服务来控制患者的症状。由于临终关怀必然要涉及各种症状的姑息治疗,所以在肿瘤科领域它和姑息治疗往往是同义语。

(二)内容

1. 姑息治疗的内容

(1)提供缓解疼痛和其他令人痛苦的症状的医疗服务;

(2)将死亡作为一个正常的过程;

(3)整合患者的精神心理和心灵层面的姑息治疗为一体;

(4)提高生活质量,综合身体,心理,社会和精神方面的护理;

(5)利用跨学科团队解决垂死患者及其家人的多方面需求,包括如果需要的话,提供丧亲咨询;

(6)姑息性治疗肯定生命,既不加速也不推迟死亡;

(7)提高生活质量,也能够有效地干预疾病的过程;

(8)适当的姑息治疗和支持性环境可以提高患者和家人的生活质量和健康。

2. 临终关怀内容

(1)身关怀:透过医护人员及家属之照顾减轻病痛,再配合天然健康饮食提升身体能量。

(2)心关怀:透过理念之建立减轻恐惧、不安、焦虑、埋怨、牵挂等心理,令其安心、宽心、并对未来世界(指死后)充满希望及信心。

(3)灵性关怀(佛教认为是道业关怀):回顾人生寻求生命意义或多半透过宗教学及方式建立生命价值观,如永生、升天堂、往西方极乐世界等。

(三)评定与任务

确定具体的姑息性干预措施以改善患者的生活质量在很大程度上取决于患者在疾病进程中的位置。当确定疾病的范围和症状时,一个全面的评定是必要的。此评定包括以下注意事项:

1. 确定临床表现的性质和症状的影响。

2. 做一次彻底的病史和体格检查,回顾当前和试用过的药物,并评定一套最小的诊断程序,以区分潜在的病理生理紊乱和可逆的症状。

3. 根据患者的情况评定问题,并考虑优先次序。例如,在垂死的卧床患者中,主动死亡的上呼吸道感染的优先次序将不同于为上呼吸道感染患者所选择的保持警觉、活跃和动态的治疗。

4. 确定诊断和治疗干预的"成本"以及患者之间的差异。可能被认为对一名患者适当的治疗可能不适合另一名患者;因此,评定风险与治疗方案的益处以及不必要的干预措施的经济负担是重要的考虑因素。

5. 与患者和家属讨论各种护理方案,并鼓励以现实为导向的结果做出明智的决策。

(四)康复指导

姑息治疗的特征不是解释特定的疾病状态或其治疗干预,而是区别于识别和管理与根本疾病相关的症状,这些疾病没有治愈的方法。换而言之,通过采用旨在改变或改善患者如何能够忍受其疾病的干预措施。这些"支持性"的治疗和干预的目的是改变患者如何与他或她的疾病共存,直到死亡。因此姑息治疗是允许患者"更好地与他(她)的疾病生活在一起。"

姑息治疗五项原则,包括姑息治疗尊重垂死者的目标,喜欢和选择;它关注垂死者的医疗、情感、社会和精神需求;支持家庭成员的需要;它有助于获得提供所需的医疗保健和适当的护理设置;它建立了在生命结束时提供优质护理的方法。

三、姑息治疗与临终关怀常见疾病的处理指南

(一)疼痛的处理

1. 概念 国际疼痛研究协会将疼痛定义为:"一种不愉快的感觉和情感体验,并与实际的或潜在的组织损伤有关,或被描述为与这样的损伤有关"。超过 50% 的晚期癌症患者会出现疼痛,疼痛也是死于其他疾病的患者常常遇到的问题,如卒中、艾滋病和神经肌肉疾病患者。疼痛的治疗经常并不充分。如果患者、患者家属、照护者和从事姑息治疗的专业人员理解呼吸抑制、成瘾和出现耐药都不是应用阿片类药物的障碍,疼痛就会得到更好的治疗。多数晚期癌症患者都可以达到理想的疼痛控制水平,但一小部分有难治性疼痛的患者就需要尽早接受专业指导。在临床实践中,疼痛被理解为患者感受到的在某个部位出现的一种个体化的体验。因此,当患者说"疼痛"时,疼痛就发生了。在姑息治疗中,疼痛通常是慢性的。急性疼痛的表现如面色苍白、出汗或血压的变化,可能不明显。在评定疼痛和决定治疗计划时,应当将患者对疼痛的描述和实际的病程联系起来。疼痛的产生可能是由于患者的疾病本身、接受的治疗或有关并发症所致。

2. 疼痛的病理生理非常复杂 此处仅做简要的描述,旨在简单介绍与药物的治疗作用有关的病理生理过程。

(1)传入通路和神经递质:组织损伤产生各种物质,引起致敏和外周伤害,感受器自发地发放神经冲动,最终产生痛的感觉。这些物质包括钾、前列腺素、组胺、白三烯、血栓素、肿瘤坏死因子和 P 物质。由它们构成被称作"炎症池"的区域。一些止痛药作用于这些区域,例如 NSAID,可以抑制催化前列腺素合成的环氧化酶;辣椒素是一种典型的止痛药,可能通过消除 P 物质起作用。

信号被传递到脊髓后角,然后二级神经元通过中线上行到脊髓丘脑束。这些神经纤维在脊髓前侧柱切断术中被切断,用以治疗对侧躯体的疼痛。神经递质是在两个神经元之间

传递冲动的物质。在痛觉通路中,传入的神经递质有①神经肽,例如神经激肽 A 和神经激肽 B、P 物质、血管活性肠肽、降钙素基因相关肽。②有兴奋作用的氨基酸,例如谷氨酸和天冬氨酸,可以作用于 α- 氨基 -3- 羟基 -5- 甲基 -4- 异噁唑丙酸(AMPA)受体和 N- 甲基 -D- 天冬氨酸(NMDA)受体。

（2）调控:传入的痛觉信号可能通过以下方式被调控:①神经冲动在非伤害感受神经元通路传输;②利用 GABA、去甲肾上腺素、5- 羟色胺下传脑干产生的信号;③抑制性中间神经元释放内源性阿片肽。阿片类药物如吗啡,作用于 μ 受体,而 TCA 则是阻滞了对 5 羟色胺和去甲肾上腺素的摄取,这些均是这一理论的临床应用。

3. 疼痛的评定　常用的疼痛的评定包括 WHO 的疼痛分级标准评定、言语描述量表法(verbal rating scale, VRS)、面部表情疼痛量表法(face pain scale-revised, FPS-R)、数字评定量表法(numeric rating scale, NRS)、视觉模糊评分(Visual Analogue Scale/Score, VAS)、言语评价量表(Verbal description scales, VDS)。疼痛评定适用于对疼痛强度及强度变化进行评定的患者,以患者主观感觉为基础,易受患者情感变化的影响,对有认知障碍的患者即感知直线或描述词语理解力差的患者不宜使用。

评定时应尽量明确产生疼痛的机制和其他影响疼痛的因素。疼痛的感觉和疼痛的体验受到患者的心情、过去的疼痛经历、社会和物质状况以及他们对于自己的疾病和疼痛的理解的深刻影响。

患者主诉不愿讲出自己疼痛的情况。其原因包括不愿意被收入医院、不愿意开始应用吗啡、不希望医生忽视对疾病本身的治疗。疼痛的表现还受到文化和社会行为规范的影响。如果患疼痛者对止痛药和辅助治疗不了解,他们就不会按照医嘱应用。疼痛不被缓解可能是由于患者药物不知道怎样服药,而不是疼痛的治疗无效。

4. 疼痛的处理　不同类型的疼痛可能要求不同类型的治疗。广谱的多模式方法是必需的。因为对于由于癌症本身引起的疼痛,如果给予恰当的药物、合理的剂量、准确的间隔时间,疼痛一般都能获得有效的缓解;但是,特殊的骨性转移性疼痛,姑息放疗经常起着关键的作用。对进展性疼痛缓解的最佳目标是:疼痛在夜间睡眠时得以缓解;疼痛在白天休息时得以缓解;疼痛在活动时得以缓解。

应该对相关的每种疼痛的缓解都进行评定。如伴有严重的焦虑和 / 或抑郁,则可能需要 3~4 周才能获得疼痛的最大缓解。反复评定是一种连续性的必要措施;老的疼痛可能会加重,而新的疼痛可能会不断出现。因此,控制疼痛是将疼痛和 / 或痛苦减到最低限度,以维持患者的最大化舒适状态,而不可能使疼痛完全缓解。

（1）非药物治疗:疼痛的感觉要求具备清醒意识和注意力两个条件。当一个人的注意力集中在疼痛时,疼痛就会加重。各类活动,特别是创造性活动会使时间过得很快,这样有助于应对和减轻疼痛。另外建议对患者生活方式和环境进行调整,将有助于缓解运动引起的疼痛。

（2）镇痛药的应用:镇痛药物分为三种类型:①非阿片类药物:对乙酰氨基酚、非甾体抗炎药(NSAIDs)、奈福泮等;②阿片类药物:可待因、吗啡等;辅助类药物:皮质类固醇类激素、抗抑郁剂等。

（3）WHO 癌痛三级镇痛阶级疗法:控制持续性疼痛的药物应用原则来自世界卫生组织的癌痛缓解模式中。

口服途径是应用镇痛药物的标准途径,也是按世界卫生组织所提出的一系列方法,合理应用止痛药物,包括吗啡和其他强阿片类药物的标准途径。

按时持续性疼痛要求预防性给予药物治疗。应该预防性的按时按需给予镇痛药物;仅仅按需用药是不合理的。

按阶段应用镇痛的阶梯,即世界卫生组织癌痛三级镇痛阶梯疗法;如果所选择的一种药物,在给予足够的剂量后仍不能有效缓解疼痛,就应该向上移动阶梯;不要在同阶梯在同等镇痛效能组药物中作横向移动。

个体化的剂量滴定:恰当的药物剂量是缓解疼痛的重要因素;必要时上调滴定剂量直至疼痛缓解,并预防进一步上调剂量所致的不良反应。根据个体化的需求滴定药物剂量是十分重要的,有的患者低剂量缓释吗啡便可将疼痛和痛苦减到最低,而有的患者口服控释吗啡仍不能缓解。

(二)消化系统症状的处理

1. 恶心和呕吐

(1)恶心呕吐的发病机制:恶心是一种自主刺激的表达,而干呕和呕吐是由躯体神经所介导。恶心与胃、食管下端的幽门括约肌松弛等有关,上消化道内容物容易被逼出。呕吐是上消化道、膈肌和上腹部肌肉的协同作用。主要的呼吸肌和辅助呼吸肌生成呕吐的动力,这些肌肉的协同作用泵除了消化道的内容物。

恶心呕吐的原因是由癌症引起:胃出血、便秘、肠梗阻、疼痛、腹水等;由治疗引起:化疗、放疗、药物治疗等;

并发症引起:消化性溃疡、乙醇性胃炎、肾衰竭、酮体症等。

(2)恶心呕吐的处理:①非药物治疗:非刺激性环境、少食多餐、停止胃刺激药物;②药物治疗:中枢神经系统止吐药如抗组胺类、D2-拮抗剂、苯二氮䓬类等。胃肠道止吐药如动力药物、抗分泌类药物等。

(3)恶心呕吐快速临床诊断指南:根据患者的病史和体格检查的情况,识别和确定恶心和呕吐最大可能的原因是什么。如果怀疑具有生物化学的紊乱,应该采取血液标本做检测。纠正可以纠正的病因,如药物、严重的疼痛、咳嗽、感染、高钙血症,定时和按需给予最恰当的止吐药。如果持续恶心,或频繁呕吐,经由皮下注射或连续皮下注射给予药物。在开始定时的第一次剂量之前,给予按需剂量直至定时剂量起效。每天都要评定止吐药物,根据需要调整定时的剂量。若上调滴定止吐药的剂量,但是效果欠佳,则需进一步评定止吐的原因,并分析止吐药的选择和给药途径的合理性。有时,必要时可转换为一种广谱止吐药。止吐药动力作用是通过胆碱能系统,而抗毒蕈碱类药物会竞争拮抗胆碱能的作用,因此,最好能够避免同时应用动力性药物和抗毒蕈碱类药物。偶尔当某些疾病出现恶心伴抽搐时可用抗癫痫药物或苯二氮䓬类药物。

2. 便秘

(1)便秘的概述:便秘是小而坚硬的粪便团块难于排出,且比正常的排便次数少。在晚期患者中,便秘是常见的,一般是由多种因素引起,如进食少、饮水少、虚弱、药物等。

(2)便秘的评定:询问有关患者正常的大便习惯和当前的状况。在降结肠的部位检查腹部是否有粪块,有时会在升结肠。便秘可能会引起盲肠部位的膨胀和触痛,或者出现较为典型的肠梗阻症状。

(3)便秘的处理:大多数便秘患者对轻泻剂都有反应。

1)非药物治疗:①一般措施:适当停止应用引起便秘的药物或减少剂量。鼓励患者运动。运用适当的体位增加腹部压力；②日常饮食：增加粗纤维、水、果汁等。

2）药物治疗：阿片类药物引起的便秘，因为厌食和躯体的虚弱，对晚期癌病的患者，轻泻剂对治疗便秘仍然是主导药物。轻泻剂的选择以便秘的病理生理学的评定和原因作为指导，以及结合不同轻泻剂的作用机制。刺激性轻泻剂通常作为优先的选择，如比沙可啶和番泻叶。

3. 腹泻

（1）腹泻的概述：腹泻是排便次数的增加和 / 或粪便呈液体流出。有时腹泻被定义为在 24 小时内排泄三次以上不成形的大便。

（2）腹泻的评定：询问病史和临床理化检查常常足以确定最可能的原因。评定所用药物情况，判断是否因为服用过多轻泻剂。如果有必要，考虑进行血液检测、腹部拍片和粪便镜检及培养，包括艰难梭状芽孢杆菌（clostridium difficile）毒素的检测。

（3）腹泻的处理

1）非药物治疗：如果腹泻严重或呈持续状态，首先应预防脱水。治疗包括口服补液盐液体。

2）药物治疗：在排除大便嵌塞、肠梗阻、绞痛之后，可以应用非特异性止泻治疗药物，如洛哌丁胺，其他原因的腹泻，要求对症特异性治疗。吗啡具有中枢和外周神经致便秘作用，可以有效控制腹泻。针对化疗和放疗引起的腹泻，必要时应用奥曲肽。

（三）呼吸系统症状的处理

1. 呼吸困难

（1）概述：呼吸困难是主观感觉和客观征象的综合表现，患者主观上感觉吸气不足、呼吸费力，客观上表现为呼吸频率、节律和深度的改变。严重时可出现张口呼吸、鼻翼扇动、端坐呼吸，甚至发绀。呼吸困难是呼吸衰竭的主要临床症状之一。这种痛苦的体验可能会引起继发性的生理和行为的反应。

劳力性呼吸困难是一种正常的生理性体验，是发生在躯体功能的降低和年龄的增长时的较轻度的呼吸困难。当呼吸困难限制了日常生活活动，或由于异常情绪波动引起呼吸困难时，这种呼吸困难就变成了病理性。

（2）呼吸困难的评定：通过病史、体格检查和适当的实验室理化检查就能确认肺部、心脏或神经肌肉的异常。还应包括对患者的知识、信仰、和呼吸困难有关的行为，以及呼吸困难对他们的影响等多方面了解。确认疾病恶化的原因，疾病的紧急变化，以提供正确治疗的机会。

（3）呼吸困难的处理：纠正可以纠正的因素，包括焦虑、惊恐或抑郁。

1）通过简单的模式能够使得患者和照护者对加重呼吸困难的恶性循环，特别是焦虑性恐慌，和所提出非药物治疗方法的基本原理能够理解。通常是由护士、作业治疗师和物理治疗师牵头开展非药物治疗。浅快呼吸是无作用和无效的呼吸模式，是由于焦虑和惊恐所引起的。在呼吸过程中，鼓励患者进行正常的潮式呼吸、放松颈部、肩部和胸部，以便于促进一种放松和静息的呼吸模式，将呼吸的做功减到最小。

2）药物治疗通常在纠正可以纠正的因素和非药物治疗等措施充分尝试之后，才对呼吸困难进行药物治疗。

3）慢性阻塞性肺疾病（Chronic Obstructive Pulmonary Disease，COPD）是呼吸困难的一个重要原因，COPD 患者通常应用支气管扩张剂，对生命最后几天或几周，可能需要优先定时应用速效鼻喷吸入支气管扩张剂。

4）静息时呼吸困难的患者应用阿片类药物一般比起只有劳力时才出现呼吸困难的患者将会有较好的疗效。输氧治疗是应用普遍的缓解呼吸困难的方式,但相比经鼻导管输入医用空气没有额外的收益。

5）抗焦虑药物的使用也是措施之一。因为呼吸困难和焦虑两者之间的联合会使两者彼此形成恶性循环,减轻焦虑就有可能帮助患者较好地应对呼吸困难。

2. 咳嗽

（1）概述:咳嗽将外来异物、分泌液或者脓液从中心气道清除。所以通常都鼓励咳嗽。当其有如下情况时,咳嗽是病理性的:无效的咳嗽,如干咳或者无痰液的咳嗽;咳嗽的不良作用影响睡眠、休息、进食或者各种社会活动;咳嗽也会引起其他症状,如肌肉痉挛、肋骨骨折、呕吐、晕厥、头痛或者尿失禁。

（2）咳嗽的评定

1）咳嗽的原因:连续咳嗽最常见的原因时呼吸道感染,在晚期癌症中,慢性咳嗽可能是由于中心气道内的支气管内癌导致的。

2）湿咳一般是生理防卫目的,应该鼓励患者将痰液咳出来,干咳没有生理性目的,应该进行止咳治疗。由于虚弱不能咳痰、具有湿咳痛苦的濒死患者,在进行祛痰治疗的同时应该进行止咳治疗。还应包括对患者的知识、信仰、呼吸困难有关的行为以及呼吸困难对他们的影响等多方面了解。

（3）咳嗽的处理

1）纠正可以纠正的因素:应该针对潜在的病因进行治疗。

2）非药物治疗:劝告或指导有效咳嗽的方式,如物理疗法,蒸气吸入,在低 - 中等肺容量的基础上用力呼气吸气。

3）药物治疗:祛痰药物使得咳嗽较有效,通过使分泌液黏度变薄能减轻咳嗽的痛苦,通过抑制咳嗽反射的镇咳药物可以减轻咳嗽的严重程度和频率。湿咳可购买不同类型的祛痰药物,如 0.9% 生理盐水吸入,刺激性黏液溶解剂,化学性黏液溶解剂等。干咳镇咳药物分成外周性作用的缓和药物和中枢作用的阿片类药物。常规开始应用一种缓和的药物,并酌情加用一种阿片类药物。系统评价支持经口服和肠道外途径应用阿片类药物缓解呼吸困难,而不是经雾化吸入给予阿片类药物。

（四）心理学的症状处理

对于大多数患者而言,知道患有生命有限疾病是毁灭性的心理打击,并会出现一系列强烈情感反应的症状。随着时间的推移和适当的支持,大多数患者可以适应他们的病情变化。但是有一些患者发展为可识别的精神性疾病,特别是抑郁。对于已经患有痴呆的那些患者,再加上生命末期的躯体和心理的压力可能导致痴呆的急剧恶化。

1. 焦虑

（1）概述:重度焦虑的典型表现为躯体症状和心理症状,反应为害怕、忧虑和恐惧。在晚期疾病患者中,焦虑通常伴有抑郁症状和谵妄症状。

（2）焦虑的处理

1）纠正可以纠正的因素:评定所用药物方案;缓解疼痛、呼吸困难和其他痛苦症状。

2）非药物治疗:应该对患者提供适当的支持,公开讨论他们的担忧,让他们感受到关心。如纠正错误理念,制订处理不确定的策略。通过不同执业团队成员的参与,提供各种治疗方案,如放松疗法,分散注意力疗法,必要时,酌情考虑更多的专业化心理治疗,如认知行为疗法等。

3)药物治疗:对于某些患者,与心理支持一起,必要时应用处方药物。

2. 惊恐发作

(1)概述:惊恐是一种应对重大威胁的保护性抗争的反应失控。对濒死的患者,不可抗拒的毁灭性的感觉或绝望往往随后发生,并产生重大的负面影响,惊恐伴随着各种自主的症状,这是生理反应的需求,并且不可能一直持续。惊恐发作可以在群体中发生。

(2)惊恐的评定:对威胁生命疾病的患者,惊恐可能是先前存在的焦虑性疾病的恶化,对患者当前疾病状况的反应,继发于未控制的症状,特别是呼吸困难由诸如皮质类固醇类激素的药物引起脑瘤患者的颞叶癫痫发作的一种表现形式。呼吸困难患者惊恐发作的风险增加,运动神经元疾病、肌萎缩侧索硬化症末期的患者有时出现恐惧。但是他们无法说出感受,因为这样的患者常常有早期呼吸衰竭,所以无法用语言表达恐惧。

(3)惊恐发作的处理

1)纠正可以纠正的因素:针对特殊病因的治疗,如抗癫痫药物治疗颞叶癫痫临床表现出的惊恐发作。

2)非药物治疗:对于呼吸困难的患者,惊恐常常是对安静状态和鼓励过度通气的患者缓慢呼吸的反应,是为了保证有足够的呼气来改善过度通气的状态,但却诱发了惊恐。教育患者最佳呼吸技术、呼吸控制和放松。惊恐是否与呼吸困难有关,主要是找出惊恐发作的可能原因。

3)药物治疗同焦虑类似。

(五)晚期肿瘤的处理

1. 概述　恶性肿瘤严重威胁着人类的健康,据世界卫生组织(WHO)报告2010年全世界共有840万人死于恶性肿瘤,预计到2020年可能增至1 000万。我国恶性肿瘤每年发病人数约180万,约有130万人死于恶性肿瘤,恶性肿瘤已成为我国人口死亡的首要因素。近20年来,随着分子生物学、细胞生物学、免疫学等相关学科的飞速发展,新的治疗理念和方法层出不穷,多种抗癌新药物和综合治疗方法的广泛应用,多种恶性肿瘤的治疗效果明显,5年生存率和长期无病生存率显著提高。然而由于肿瘤的异质性及当前诊断手段的限制,相当多的肿瘤患者在确诊时已属中晚期,80%以上患者需要进行姑息治疗,姑息治疗在肿瘤治疗中占有重要地位。

2. 治疗原则　姑息治疗应该贯穿于恶性肿瘤治疗的始终,应该让患者尽早地建立起姑息治疗的概念,确保抗肿瘤治疗的合理应用,使各种治疗手段处于使患者受益的阶段。根据恶性肿瘤病变的发展,恶性肿瘤姑息治疗大致分为三个阶段,即姑息治疗的三阶段原则:第一阶段,抗肿瘤治疗与姑息治疗相结合,治疗对象为可能根治的恶性肿瘤患者,此阶段姑息治疗主要是缓解恶性肿瘤进展和抗肿瘤治疗所导致的各种症状,进行对症支持治疗,保障患者在治疗期间的生活质量和机体状态;第二阶段,抗肿瘤治疗可能不再获益时,以姑息治疗为主,治疗对象为无法根治的晚期恶性肿瘤患者,姑息治疗主要是缓解症状、减轻痛苦、改善生活质量;第三阶段,为预期生存时间仅为几天至几周的终末期恶性肿瘤患者提供临终关怀治疗及善终服务。

3. 治疗的方式　姑息治疗的实施手段主要包括以下几个方面:

(1)姑息性手术:恶性肿瘤发展到晚期时通常无法行根治手术,但为了减轻患者痛苦、延长患者生命,可进行姑息性手术。如各种造瘘术、姑息性肿瘤切除术、食管内支架术等。姑息性手术的实施必须严格掌握适应证。

（2）姑息性化疗:姑息性化疗在中晚期恶性肿瘤患者治疗中的应用尚存在争议。最新随机对照研究结果证实,一般情况较好的晚期非小细胞肺癌患者早期接受姑息性治疗可显著改善生活质量和心境,生存期也显著延长。在采用姑息性化疗前应根据患者全身情况、肿瘤病理类型及化疗药耐药情况等充分评定疗效和不良反应。我们认为,化疗应该作为姑息治疗的常规组成部分,在疾病早期即应该渗透姑息性化疗的观念,很多时候可以与治愈性治疗同时进行,两者并不矛盾。

（3）姑息性放疗:姑息性放疗是指应用放疗方法治疗晚期肿瘤或复发、转移灶,以达到改善症状的目的。姑息性放疗常用于缓解肿瘤骨转移所致的疼痛,以及原发或转移性肺癌引起的咯血,肿瘤浸润引起的压迫、梗阻等。

（4）其他:此外,祖国传统医学是肿瘤姑息治疗的重要途径之一,中西医结合辨证施治能够提高抗肿瘤效果,减少复发和转移,延长患者生存期,在提高患者生存质量方面有独到的优势。

（六）疲劳的处理

1. 概述　疲劳是晚期肿瘤或其他晚期疾病最常见和最痛苦的症状之一。对于晚期肿瘤,疲劳像疼痛一样常见。疲劳也是一些疾病,例如多发硬化症和运动神经元疾病的主要症状。疲劳常被描述为易疲劳、没有精力或无力,除非专门进行观察,否则可能不会被姑息治疗工作人员察觉,患者也不会报告。

疲劳常是生存质量下降的一个突出原因,会影响患者的日常活动、家庭成员的关系和对治疗的依从性(坚持性)。疲劳的原因是多方面的,可能的原因包括电解质紊乱、睡眠障碍、贫血、脱水、营养不良、药物的不良反应、感染和疾病进展。像厌食一样,疲劳常是患者及其家人关注的焦点,并可能被解释为患者在"放弃"。解决这一问题的一个关键是清楚地解释这一症状并"允许"患者休息。让患者的家人相信体力丧失不是患者能控制的,这样常会因压力减轻而更有效。

2. 非药物治疗　最常给患者的建议是休息,但是仅仅休息并不能逆转患者疲劳的加重,认识到这一点很重要。不必要的卧床休息和放弃活动可能会导致更严重的疲劳和睡眠障碍。现已证明有计划锻炼可以提高生活质量并降低晚期肿瘤患者疲劳的程度。物理的治疗和职业治疗可以帮助患者及其家人和照护者对日常生活中的活动进行评定,并给予指导和适当的帮助。

常规的药物治疗(例如抗利尿剂和抗高血压药)可能会加重疲劳。这些药物的应用对这一阶段的治疗来说,常是不恰当的。应停用这些药物。要根据治疗的目的,以及不同低白蛋白水平的患者维持血容量,虽然有时需要静脉输液,但通常通过口服补液就可以达到目的。

3. 药物治疗　在生命的终末阶段,疲劳对药物治疗的反应常常不好。试用皮质类固醇可能会增加患者健康的感觉。应首选地塞米松,因为地塞米松的半衰期长,可以每天给药1次,而且盐皮质激素的不良反应相对少。必须注意应用皮质类固醇的不良反应,以及可能对患者生存质量造成的影响。

精神兴奋剂也可能有效。关于哌甲酯以及右苯丙胺和匹莫林的应用已取得一定的经验。即使对于非常衰弱的患者,使用哌甲酯也是安全的。

（七）临终关怀治疗

即使在生命的最后几天，对晚期疾病预后的评定也并不可靠，但是当死亡步步靠近时，从事姑息治疗的专业人员仍需要对可能将要发生的病情变化作出一定的判断。下面几点可作为判断的基础：①疾病持续进展，例如实体肿瘤进一步增大、水肿加重、血红蛋白下降。②患者的反应进行性减退，例如对周围环境的反应能力或经口摄取液体的能力下降。③为了减轻病痛而应用的止痛药和镇静剂的剂量逐渐增加。

1. 交流　由于患者越来越虚弱、越来越安静或脱水加重，评价患者是否舒服已变得很困难。从事姑息治疗的专业人员和照护者不得不依靠患者的表情、发音或呼吸频率的改变来估计是否需要加强止痛或镇静。因工作需要而不得不去搬动患者的医护人员或者长时间守护在患者床旁的家属和照护者，常常可以准确判定患者是否舒服和患者的反应能力，因此他们都应参与病情的评定。一个虚弱而且嗜睡的患者虽然不能说话，但可能有很敏锐的听力，能够听懂并喜欢那些熟悉的声音和所传递的爱的信息，家属和照护者也会因此而感到宽慰。

要鼓励家庭成员尽可能多地与患者呆在一起，而且患者希望陪多久就多久。但也要让他们知道，离开病床适当地休息也是"允许"的。应将预后的不确定性坦率地告诉患者家属，同时要对病情变化和恶化的情况定期重新评定。

2. 治疗地点　这一阶段，患者可能已经选定了死亡的地点，但还需要选择是否现在就改变治疗地点，这受到许多因素影响，包括该地点是否可提供可以满足需要的监护和治疗，而患者本人的愿望和家人与照护者提出的意见尤其重要。由家庭医疗转入住院治疗不应被看作是失败，而且，当照护者感觉筋疲力尽时或患者的需求不能得到满足时，这样做是很有必要的。

3. 复苏术　如果采取侵入性措施来挽救呼吸衰竭或心力衰竭是无效的，或者在无法预料的情况下均可实施复苏术。但希望最好在采取复苏术之前对此已经取得一致意见。如果还没有，就需要立即提出，并协商为患者提供可能最好的不痛苦的办法，避免静脉用药、插管或心脏除颤。

4. 营养和补液　在生命的最后的几天，患者不能进食或饮水，家人和照护者会担心患者会因为饥饿或脱水而死亡。在这一阶段，患者很少会表现出明显的与食物摄取减少有关的症状，所以要重视患者对食物的兴趣是否丧失。可通过不断的口腔护理或口含冰片来缓解干渴。有中心静脉插管的患者可以很容易经静脉补充液体，即使在家里也可以做到，但这样做可能不值得。在这种情况下皮下输液的作用仍有争议。许多人认为脱水可能有利于减少尿量和分泌物。

5. 停用口服药物　随着死亡的临近，应重新评价以前认为需要的口服药物是否还要继续服用。例如降血糖药、抗高血压药和抗凝药可能需要停用，但需要与患者及其家人商议。如果经过评定某些药物是保持患者舒适所必需的，例如防止癫痫发作的抗癫痫药，如果患者不能口服，就需要改变给药途径，或者考虑换药。

6. 正确止痛　随着死亡的临近，患者的家人和照护者会担心患者服用的药物会加速患者死亡，尤其是阿片类药物。姑息治疗的观点认为，在提供适当的镇痛治疗的同时会不可避免地加速晚期患者死亡的观念是错误的，而强调为患者减轻可以避免的痛苦是唯一的治疗目的，这一点绝对重要。

7. 镇静　常需要联合应用镇静剂和止痛药来控制烦躁、意识模糊或肌阵挛。但是，没有一种药物可以有效地长时间维持睡眠，对苯二氮䓬类药物或抗精神病药物的耐受常常需要不断增加药物的剂量，每天皮下给药的剂量可能会增至咪达唑仑60mg或更高、氯硝西泮4mg和氟哌啶醇20mg。苯巴比妥可能是很有用的辅助药。

8. 粗重的呼吸　不能有效地咳嗽或吞咽、不能有效地清除口咽或气管的分泌分物，都会导致患者不断发出咕噜声。改变患者的体位有助于口腔内液体的引流。单次或重复给予抗胆碱能药物可能对减少口腔分泌物有一定作用。

9. 导尿术　这一阶段可能都会出现尿潴留、排尿困难或尿失禁。是否进行留置导尿取决于患者的意愿和活动情况。

10. 呼吸困难　对窒息和呼吸窘迫的恐惧在晚期肺部疾病患者中很常见。随着支气管或气管压迫的逐渐加重，对窒息的恐惧也在增加。氧气的作用可能有限。可以考虑使用阿片类等药物缓解症状。

四、姑息治疗与临终关怀的人文

如何直面人生，如何正视死亡，不仅仅是临终患者的问题，与整个社会如何从人文关怀的角度对濒临生死边缘的那部分群体，给以温馨的照顾和宁养也有很大关系。社会资源的再分配中，如何体现让每个人在人生的最后一站过得更安详、更舒心，让他们拥有更多的空间选择临终的生活方式，直到以尊严而体面的方式划上人生的句号。伴随着社会的文明进步，临终关怀已不单单是养老送终的问题，它所要追求和彰显的是社会在更高的层面如何回应其每一个成员在生命健康权利上公平、公正而合理的诉求，更是对人格、人的生命的一种全方位的尊重和体恤，哪怕是善待处在人生最后的章节那部分临终群体。

一般说来，濒死者的需求可分三个水平：①保存生命；②解除痛苦；③没有痛苦地死去。因此，当死亡不可避免时，患者最大的需求是安宁、避免骚扰，亲属随地地陪伴，给予精神安慰和寄托，对美（如花、音乐等）的需要，或者有某些特殊的需要，如写遗嘱，见见最想见的人等。患者亲属都要尽量给予患者这些精神上的安慰和照料，使他们无痛苦地度过人生最后时刻。

临终关怀是一项符合人类利益的崇高事业，对人类社会的进步具有重要的意义：①临终关怀符合人类追求高生命质量的客观要求随着人类社会文明的进步，人们对生命的生存质量和死亡质量提出了更高的要求，向迎接新生命、翻开人生历程的第一页一样；送走、合上人生历程的最后一页，划上一个完美的句号。以便让患者在死亡时获得安宁、平静、舒适，让家属在患者死亡后没有留下任何遗憾和阴影。②临终关怀是社会文明的标志。每一个都希望生得顺利，死得安详。临终关怀正是为让患者尊严、舒适到达人生彼岸而开展的一项社会公共事业，它是社会文明的标志。③临终关怀体现了医护职业道德的崇高。医护职业道德的核心内容就是尊重患者的价值，包括生命价值和人格尊严；临终关怀则通过对患者实施整体护理，用科学的心理关怀方法、高超精湛的临床护理手段，以及姑息、支持疗法最大限度地帮助患者减轻躯体和精神上的痛苦，提高生命质量，平静地走完生命的最后阶段。医护人员作为具体实施者，充分体现了以提高生命价值和生命质量为服务宗旨的高尚医护职业道德。

可以做到以下几点：

1. 优良的沟通可以更好地建立医患关系，并且促进信任和关怀的连续性。由于患者和家属提出的大多数的抱怨都集中在不良的交流上,特别是与生命有限的一些疾病情况,不良的交流会使关怀的质量,患者及家属的康复,以及家属对这样面对丧亲产生负面的影响。

2. 用合适的方式根据个体化的需求向患者及家属提供他们真正希望所得到的信息,而不是医护人员认为他们所需要的信息。对患者住院期间疾病的每一个阶段所做的关怀和治疗向家属做好充分的解释,以便让家属觉得他们也在出一份力。当患者临终时,也应该向患者做好治疗上的解释,让他们更好地接受。

3. 强调患者和医护人员之间的平等,体现出相互的尊重,而不是存在等级观念。

4. 让家属参与到住院患者的关怀,当患者住院时,家人的陪伴往往是被认为最重要的,应该不限制时间的鼓励和给予探视,并且让家属共同参与到临终关怀中,比如喂饭和清洁护理。尽可能地安排家属在医院过夜。

5. 以照料为中心,对临终患者来讲,治愈希望已变得十分渺茫,而最需要的是身体舒适、控制疼痛、生活护理和心理支持,因此,目标以由治疗为主转为对症处理和护理照顾为主。

6. 维护人的尊严,患者尽管处于临终阶段,但个人尊严不应该因生命活力降低而递减,个人权利也不可因身体衰竭而被剥夺,只要未进入昏迷阶段,仍具有思想和感情,医护人员应维护和支持其个人权利;如保留个人隐私和自己的生活方式,参与医疗护理方案的制订,选择死亡方式等。

7. 提高临终生活质量,有些人片面地认为临终就是等待死亡,生活已没有价值,患者也变得消沉,对周围的一切失去兴趣,甚至,有的医护人员也这样认为,并表现出面孔冷漠,态度、语言生硬,操作粗鲁,不知该如何面对患者。临终关怀则认为:临终也是生活,是一种特殊类型的生活,所以正确认识和尊重患者最后生活的价值,提高其生活质量是对临终患者最有效的服务。

8. 共同面对死亡,有生便有死,死亡和出生一样是客观世界的自然规律,是不可违背的,是每个人都要经历的事实,正是死亡才使生显得有意义。而临终患者只是比我们早些面对死亡的人。死赋予生以意义,死是一个人的最终决断,所以,我们要珍惜生命、珍惜时间,要迎接挑战、勇敢面对。

(党英杰　秦淑群　范春江)

参 考 文 献

1. Jaiswal R, Alici Y, Breitbart W. A comprehensive review of palliative care in patients with cancer[J]. International Review of Psychiatry, 2014, 26(1): 87.

2. Awan S, Wilcock A. Nonopioid medication for the relief of refractory breathlessness[J]. Current Opinion in Supportive and Palliative Care, 2015, 9(3): 227-231.

3. Larici A R, Franchi P, Occhipinti M, et al. Diagnosis and management of hemoptysis[J]. Diagnostic and Interventional Radiology, 2014, 20(4): 299-309.

4. Fujita T, Tanabe M, Moritani K, et al. Immediate and Late Outcomes of Bronchial and Systemic Artery Embolization for Palliative Treatment of Patients With Nonsmall-Cell Lung Cancer Having Hemoptysis[J]. American Journal of Hospice and Palliative Medicine, 2014, 31(6): 602-607.

5. Gibson P G, Vertigan, Anne E. Management of chronic refractory cough[J]. Bmj, 2015, 351: h5590.

6. Bandieri E, Romero M, Ripamonti CI, et al. Randomized Trial of Low-Dose Morphine Versus Weak Opioids in Moderate Cancer Pain[J]. Journal of Clinical Oncology, 2015, 34(5): 436-442.

7. Sarah H, Slote M Z, Kelly M P, et al. Do Patients Want to Die at Home? A Systematic Review of the UK Literature, Focused on Missing Preferences for Place of Death[J]. PLOS ONE, 2015, 10(11): e0142723.

8. Fearon K. Definition and classification of cancer cachexia: an international consensus[J]. Lancet Oncol, 2011, 12(5): 489-495.

9. 石汉平, 李薇, 齐玉梅, 等. 营养筛查与评估[M]. 北京: 人民卫生出版社, 2014.

10. 卫生部. 综合医院康复医学科基本标准(试行)(卫医政发〔2011〕47号), 2011.

11. 卫生部. 综合医院康复医学科建设与管理指南(卫医政发〔2011〕31号), 2011.

12. 卫生部. 康复医院基本标准(2012年版)(卫医政发〔2012〕17号), 2012.

13. 卫生部. 护理院基本标准(2011版)(卫医政发〔2011〕21号), 2011.

14. 赵莉. 德国老年病房健康照料体系[J]. 护理研究, 2014, 28(8): 3071-3073.

15. 张希, 戴付敏, 瑞安·韦尔奇. 美日澳老年人长期护理服务特色与启示[J]. 中国实用护理杂志, 2013, 29(10): 29-31.

16. 齐学宏, 王继雄, 王文颖. 挪威老年痴呆康复护理[J]. 中国社区医师, 2012, 14(4): 372-373.

17. 肖凤, 周建荣. 护理院质量评价指标体系的构建[J]. 护理学杂志, 2016, 31(3): 77-79.

18. 黎颖强, 张翔, 毛振中, 等. 深圳市残疾人融合康复研究[J]. 中国康复理论与实践, 2014(9): 808-811.

19. 国家卫生计生委. 康复医疗中心、护理中心基本标准和管理规范(试行)(国卫医发〔2017〕51号), 2017.

20. 王雯. 推行"医养结合"养老服务模式的必要性、难点和对策[J]. 中国老年学杂志, 2016, 36(10): 2538-2540.

21. 李长远, 张举国. 我国医养结合养老服务的典型模式及优化策略[J]. 求实, 2017(7): 68-79.

22. 谢和均, 徐兴楠. 医养结合让医养无忧[J]. 中国社会保障, 2018(11): 76-77.

23. 李彤, 张国鹏. 医养结合的现状与展望[J]. 中国民族医药杂志, 2018, 24(12): 59-61.

24. 周慧萍, 刘颖奥. 社区居家医养结合模式探讨[J]. 广西质量监督导报, 2018(12): 38-39.

25. 吴沙沙. 医养结合养老模式创新发展的对策研究[J]. 辽宁经济管理干部学院辽宁经济职业技术学院学报, 2018(5): 31-33.

26. 黄佳豪, 孟昉. "医养结合"养老模式的必要性、困境与对策[J]. 中国卫生政策研究, 2014(6): 64-65.

27. 四川省卫健委. 医养结合(川卫发〔2017〕158号), 2017.

28. 沈婉婉, 鲍勇. 上海市养老机构"医养结合"优化模式及对策研究[J]. 中华全科医学, 2015(13): 864-865.

第八章

基于 ICF 环境因素的老年康复措施

概述

人口老龄化是目前全球瞩目的共性问题。老年人随着年龄增长，各种能力，如听力、语言、视力、智力、记忆力、反应力，以及四肢关节等逐渐减退，甚至出现功能障碍，导致活动和参与困难。但一方面，功能减退是由于器官的退行性改变而不是疾病引起，不能算患者；另一方面，我国的残疾人分为 7 类 4 级有严格定义，虽然许多老年人有功能障碍但尚未达到残疾人标准，所以通常称为失能老人。然而失能老年人和残疾人又有密切的联系，除年轻残疾人会自然老化为老年残疾人外，老年人本身也会随年龄增长，退行性改变加重功能障碍，成为老年残疾人，所以老年残疾人的群体会越来越大。尽管每位老人的失能程度不同，但失能是多数老年人的共同特点。这些失能老人除了对健康与医疗服务有需求外，对长期护理服务的需求也不断上升，导致老年康复问题会越来越紧迫，为此有必要普及老年康复措施。

2001 年 WHO 发布了《国际功能、残疾和健康分类》（ICF），认为人类健康与否取决于四大要素：身体功能（b）和身体结构（s）是否损伤，活动和参与（d）是否困难，环境因素（e）是否有障碍。ICF 首次提出环境影响健康，是导致功能障碍者活动和参与困难的重要因素，包括老年功能障碍者。2011 年 WHO 发布的《世界残疾报告》（WRD）中指出："残疾是人类状况的一部分，几乎每个人在生命的某一阶段都会有暂时或永久性的损伤，而那些活到老龄的人将经受不断增加的功能障碍"，以及 "康复措施大体上分为三类：康复医学、治疗学、辅助技术"。所以对应老年人康复的三大措施是：老年人康复医学、老年人治疗学和老年人辅助技术。但对永久损伤的老年人来说，主要措施是通过辅助技术创建无障碍环境来克服损伤（功能和结构）及环境障碍以实现活动和参与。正如 WRD 指出："康复也包含对个体环境的改造——例如，安装厕所扶手"，以及 "康复目标在于改善个体的功能，例如改善个体独立完成吃喝的能力来实现"。这些都是新的提法，即环境干预的康复措施。特别对老年人康复发挥越来越重要的作用，在发达国家如日本、瑞典等早已形成共识。资料指出，瑞典 70 岁以上老人使用辅助器具占 21%，而 76 岁时就提高到 43%，86 岁时达 69%，到 90 岁时高达 92%。因此，迅速发展老年人辅助技术，使老年人尽可能地独立活动并减轻护理者负担，是现代康复的重要目标。

克服老年人功能障碍除本书所述功能康复外，还包括创建无障碍环境，消除公共设施、交通、信息及通信障碍，使残疾人参与到教育、就业和社会生活中，减少他们的孤立感和依赖性。为此本章将先介绍环境和无障碍环境的基础知识，然后基于 ICF 环境因素，通过辅助产品和辅助技术创建无障碍环境来实现老年康复目标。本章中涉及的辅助器具名称是根据国际标准 ISO 9999 Assistive products for persons with disability-Classification and terminology（残疾人辅助产品分类和术语），图文资料参考《残疾人辅助器具基础与应用》这本书。

第一节　环境因素概述

一、定义与术语

1. 环境（environment）　环境因素是 ICF 的一个成分，它是指形成个体生活背景的外部或外在世界的所有方面，并对个人功能发生影响。即人身体以外并对个人功能发生影响的一切事物可统称为"环境"。ICF 还指出，环境由物质环境、社会环境和态度环境构成。

2. 物质环境（physical environment）　是指客观存在的事物即客观世界，其中有我们看得见、听得到、摸得着、闻得出的宏观物质，也有我们感觉不到但借助仪器能感知和测量的微观物质，如超声波、红外线、分子和原子等，还有超微观物质，如量子，包括光子，只能用实验验证。这个世界是超微观世界决定微观世界，微观世界决定宏观世界。至今人们对物质环境的认知是非常有限的，物质环境可以分为自然环境和非自然环境两大类。

3. 自然环境（natural environment）　就是自然界，对我们星球而言就是地球形成时就存在的物质，如阳光、空气、高山、河流等，并随着地壳的变迁如地震、火山、海啸等而改变，但毕竟是自然形成的环境。

4. 非自然环境（non-natural environment）　不是自然形成的环境，而是某些动物为了生存而特意制造的物质。如鼠造环境（鼠洞）、蜂造环境（蜂窝）、鸟造环境（鸟巢）、蚁造环境（蚁穴）、蜘蛛造环境（蜘蛛网）等，都属于动物制造的环境。而最大的非自然环境是人造物质环境，并简称为人造环境。

5. 人造环境（human-made environment）　是 ICF 提出的术语，即人类制造的产品和技术，如高楼大厦、电灯电话、道路桥梁等，以及辅助产品和辅助技术。

6. 社会环境（social environment）　是指人类的社会，不同国家有不同的社会制度、法律法规、语言文字、风俗习惯等构成的外在非物质环境。

7. 态度环境（attitudinal environment）　是指人们的相互关系、对事物的看法，如对待亲戚朋友、上下级和陌生人的态度等构成的内在非物质环境。

8. 障碍（barriers）　ICF 指出："是个人环境中限制功能发挥并形成残疾的各种因素。如有障碍的物质环境、缺乏相关的辅助技术、人们对残疾的消极态度，以及既存在又妨碍所有健康人全部生活领域里的服务、体制和政策"。

9. 无障碍（barrier-free 或 no barrier）　是相对障碍而言，即没有障碍。

10. 无障碍环境（accessibility）　最早见于 1993 年 12 月联合国大会的《残疾人机会均等标准规则》中附录第 5 条。完全无障碍环境意指残疾人在任何环境里进行任何活动都没有障碍，显然是理想环境，许多社会环境的障碍对任何人都是不可避免的。如出国到了国外，健全人也有听觉和言语的交流障碍。可见，通常所讲的"无障碍环境"仅指物质环境无障碍，并未考虑社会环境和态度环境的障碍。

二、环境的特性

（一）物质环境是一切生命的基础

物质环境的最大特征是客观存在。据考证地球的年龄约为 46 亿年，而生命起源于

40亿年前，可见先有自然环境后有生命。一切生物都不能生活在真空里，只能生活在阳光、空气、水和有一定温度范围的地球物质环境，包括太空里生存也要创建相同的地球物质环境。没有物质环境就没有社会环境和态度环境。

（二）社会环境和态度环境是群体动物繁衍和发展的需要

无论是初等动物的蚂蚁、蜜蜂等，还是高等动物的狮群、象群，猴群等，都有它们各自的社会环境和态度环境。例如蜜蜂群体里，有蜂王、雄蜂、工蜂还有幼蜂，社会分工很明确，相处很和谐，是完善和复杂的社会环境。其态度环境也很清楚，如工蜂很勤劳，对蜂王的奉献，对幼蜂的爱护，以及对入侵者的浴血奋战，甚至不惜牺牲自我等。白蚁也类似，我们常为白蚁穴的复杂建筑而惊叹，是白蚁社会环境和态度环境的杰作。特别是猴群，已经很接近人类的原始社会。有首领猴王及后妃，还有公猴、母猴和幼猴构成的群体社会。

（三）人造环境的特性

1. 人造环境是人类特有的环境　人与动物的根本区别，除有思维意识而外，与环境的关系也不同。动物的物质环境基本上就是自然环境，动物只能适应自然，"适者生存"是动物的唯一出路，如恐龙的消失。而人类出现后，除了要适应自然，还能利用自然甚至改造自然。例如御寒要穿衣、打猎要弓箭等，即在人与自然界之间加上一些人为的界面或称接口（Interface），正是ICF定义的"人类制造的产品和技术"，并构成了一个互相联系又互相依存的人——环境大系统。

2. 人类的历史就是人造环境的发展史　据考证240万年前，当人类从古猿进入能人阶段，开始使用石块制造工具。制造工具是人和猿的重要分水岭，标志着人类历史的开始，即旧石器时代。从此以后在地球上就出现了人造环境。进化到如70万年前的北京猿人不仅会用石器，而且还会钻木取火，吃熟食，穿兽皮等，进一步扩大了人造环境的范围。但原始社会的人造环境在物质环境中所占比例甚小，人类活动和参与的物质环境基本上是自然环境，所以在人类早期生活中起主要作用的是自然环境，如图8-1-1A所示意，且人类对人造环境的依赖也不大。但到了现代社会，人类的生活、学习、工作、娱乐等活动和参与的物质环境基本上都是人造环境，人造环境在物质环境中所占比例甚大，如图8-1-1B所示意，当今人类的衣食住行等生活和工作主要依赖的都是人造环境。例如水和电本来是自然环境，但我们用的自来水、电灯、电话、电视和电脑等都是人造环境，一旦停电和停水带来的困境

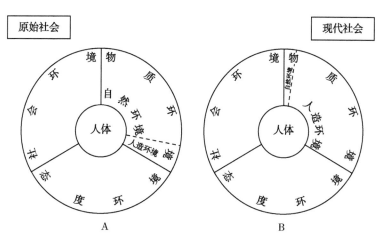

图 8-1-1　人与环境关系示意图

是人所共知的。回顾人类的历史，从某种意义上来讲，正是环境的改变，特别是人造环境的不断创新和发展，才使人类这个群体脱离了原始的野蛮生活，逐步建立了物质文明和精神文明，以至达到今天这种科学、技术、文化都高度发达的现代社会。

3. 人造环境的分类　在 ICF 一级分类"环境因素"下的二级分类"产品和技术"属于人造环境，并列出生活、行动、交流、教育、就业、文体和宗教七个活动环境及居家建筑和公共建筑共九类人造环境，所有这些环境都应对残疾人无障碍。

应该指出，这九类人造环境并不是同一个层次，从属性来看可以分为三个层次。第一层次是人类基本活动环境，即生活环境、行动环境和交流环境，是人类生存需要的产品和技术；第二层次是人类技能活动环境，即教育环境和就业环境，是人类发展需要的产品和技术；第三层次是人类社会活动环境，即文体环境、宗教环境、居家环境、公共环境，是人类提高生活质量需要的产品和技术。

4. 人造环境的作用

（1）正面作用：正是人造环境的发展，才使人类从简单人造环境的钻木取火、兽皮御寒发展到今天复杂人造环境的火箭卫星上天。而推动人造环境发展的原动力，正是邓小平指出的"科学技术是第一生产力"，才使人类从远古简单劳动产品的石器时代，发展到今天高科技产品的电脑时代。简言之，没有人造环境的发展，就没有现代化的一切。

（2）负面作用：随着人造环境的不断出现和发展，负面作用也越来越大，改变自然环境后的污染和温室效应已经威胁到人类的生存与发展。人造环境侵占了大量的自然环境，导致耕地减少、绿洲沙漠化、热带雨林消失、冰川融化、淡水消耗、海洋酸化、许多物种消亡等。特别是现代战争，如 1945 年广岛原子弹使近 8 万人瞬间消失，死伤达 20 多万人。还有现代化交通和工伤事故造成的残疾人越来越多，都是人造环境的负面作用。

（3）双刃剑：人造环境是双刃剑。例如火是自然环境原有的，但自从中国人发明了人造环境的火药后，既有正面作用的简单鞭炮和复杂的宇宙飞船，又有负面作用的枪炮子弹。又如原子能发现后出现的许多新人造环境，既有毁灭人类起负面作用的原子弹、核泄漏；又有造福人类起正面作用的放疗、核发电等。

三、残疾与环境

残疾的出现与环境有非常密切的关系，残疾是人类与环境不协调的产物。环境对残疾既有负面作用，又有正面作用，也是双刃剑。

（一）负面作用

人类生命自从在母体诞生后直至死亡，一生中都可能因为环境改变而导致残疾。

1. 胎儿阶段　胎儿在母体内的发育就深受环境的影响，最典型的例子是 20 世纪 50 年代后，由于许多孕妇服用了沙利度胺（反应停）作为镇静剂来对孕妇的妊娠早期止吐，1961 年 10 月在西德妇产科学术会议上首次报道了服用沙利度胺后导致数千名婴儿头脑正常但缺胳膊少腿，手脚直接长在躯干上，样子像海豹，故称为"海豹肢畸形"。此后不断有报道，西德 5 500 例、英国 8 000 例、日本也有 300 多例。众所周知，孕妇服用的很多药物都与畸形儿的出现有密切关系，这就是改变胎儿的人造环境而导致的先天残疾。

2. 出生阶段　许多脑瘫儿正是在出生时或出生后不久，由于环境异常使大脑受到损害或损伤，导致运动障碍和姿势障碍，显然环境是罪魁祸首。

3. 生长发育阶段　即儿童和青少年时期，先天残疾者从出生后就是残疾，因此许多在我们看来是正常的环境对他们来说已构成障碍，以致生长发育出现异常，甚至畸形。此外，由于个体的差异性，使每人的生长发育对环境要求也会有所不同。导致在通常环境下，某些儿童会出现脊柱侧弯、佝偻病的 X 形腿和 O 形腿、儿麻后遗症等，均与每个人的环境密切相关。

4. 成人阶段　环境和残疾的关系就更为密切，如战争、天灾（地震、海啸）、事故（交通和工伤）、疾病、污染等导致残疾的例子更是举不胜举。

5. 老人阶段　老年人由于器官老化，在听力、视力、言语、肢体、智力等各方面都存在一些问题，导致他们在正常人的环境里也遇到了障碍。例如一次意外摔倒就可能出现骨折，甚至偏瘫成为残疾人。

综上所述，在人的一生中，从胎儿到老人，随时都可能因为环境的负面作用而导致残疾。

（二）正面作用

正由于近代科学技术的发展，使一些偏瘫、截瘫、截肢和先天聋儿等残疾人，通过现代康复治疗和辅助技术后能恢复或重建功能，甚至回归健全人。

（三）双刃剑

随着科学技术的发展，残疾人的数量并没有减少，正是环境的影响。例如一些产后窒息的婴儿，在现代医疗条件下也能救活，救活一条生命显然是环境的正面作用。可是不久后发现，由于大脑长时间缺氧受损导致脑瘫，成为残疾人，将伴随他的一生，给个人、家庭和社会均带来了痛苦。这又是环境的负面作用。

（四）残疾是人与环境不协调的状态

在讨论残疾与环境关系时还应指出，有些残疾是人类不可避免的，只要人与环境不协调，所有人都会表现出某种"残疾"状态，即使健全人也不例外，也会成为功能障碍者。正如《世界残疾报告》指出，"人的残疾是由环境因素和他们的身体所造成的"。例如，健全人因地面环境不适引起突然脚崴或腰扭，导致不能活动而卧床就是处于"肢体障碍"状态；又如在黑暗环境里的健全人伸手不见五指，导致活动受限，与盲人一样都处于"视觉障碍"状态，但猫和老鼠可见，狮子和羚羊也在黑暗中博弈；还有，出国到外国的社会环境，健全人的听不懂和说不出外语以致不能沟通，导致参与受限，与聋哑人一样都处于"听觉言语障碍"状态。这都说明不能脱离环境来界定残疾，残疾是个体功能与环境互动的结果。

四、无障碍环境的由来和发展

随着人类物质文明和精神文明的提高，人们对残疾的认识逐渐从歧视转向同情。特别是第一次世界大战后出现大量伤残军人加之小儿麻痹症流行，在发达国家的瑞典和丹麦从人道主义角度看到残疾人出行很困难，应该得到社会的同情和照顾，于是建筑学界产生了一种新的建筑设计方法——无障碍设计。它运用现代技术为广大残疾人提供行动方便和安全空间，创造一个"平等、参与"的环境，从而开始建有专供残疾人使用的设施。随后许多发达国家相继效仿，特别是美国 20 世纪 60 年代的民权运动促使美国政府立法禁止歧视残疾人，并于 1961 年制定了世界上第一个无障碍设计标准。1968 年和 1973 年美国国会分别通过了建筑无障碍条例和康复法，提出了使残疾人平等参与社会生活，在公共建筑、交通设施及住宅中实施无障碍设计的要求，并规定所有联邦政府投资的项目，必须实施无障碍设计。继美国之后，英国、加拿大、日本等几十个国家和中国香港、台湾地区相继制定了有关法规。我国于 1988 年发布了《方便残疾人使用的城市道路和建筑物设计规范》,2012 年强制性国家标准 GB 50763—2012《无障碍设计规范》发布后,国务院又颁布了《无障碍环境建设条例》,必将进一步推动我国无障碍建设。正因为无障碍环境是从建筑无障碍开始的,所以很多人对"无障碍"的认识也停留在建筑无障碍上,认为就是修斜坡和安扶手等。实际上,随着物质文明和精神文明的提高,人们对无障碍的认识早已超越了建筑环境。特别是 2006 年第 61 届联大通过的《残疾人权利公约》中的第九条"无障碍"是无障碍环境的国际法规,要求缔约国应当采取适当措施,确保残疾人在与其他人平等的基础上,无障碍地进出物质环境,使用交通工具,利用信息和通信,包括信息、通信技术和系统,以及享用在城市和农村地区向公众开放或提供的其他设施和服务。所以世界各国都越来越重视无障碍环境建设。

五、无障碍环境与辅助器具

根据 ICF 观点,功能障碍者(含残疾人)活动和参与的困难是由于自身损伤(功能、结构)和环境障碍两方面交互作用的结果。而我国持有残疾证的残疾人都是永久损伤,无法改变自己,只能通过改变环境,即创建无障碍环境,帮助他们克服活动和参与的困难。

正如《世界残疾报告》指出"康复一词涵盖了这两类干预"。即个体干预和环境干预都是康复。创建无障碍环境就是这两类干预:其一是针对自身损伤导致的功能障碍,可采用个人用辅助器具来克服损伤并发挥潜能实现个人无障碍环境,即个体干预。如对听觉障碍者,可以通过增加人造环境的助听器或用光学及振动信号的辅助器具来克服听觉障碍;对视觉障碍者需要增加人造环境的助视器或用声音及触觉信号的辅助器具来克服视觉障碍;对言语障碍者可以用语音沟通板来发声交流;对肢体障碍者也类似,由于截肢、截瘫、偏瘫、脑瘫、儿麻、骨折等原因造成运动器官缺如或失调,可以通过增加拐杖、轮椅、假肢、矫形器等辅助器具来克服肢体障碍,才能融入社会并参加社会活动。其二是针对环境的障碍,通常可采用公共用辅助器具来实现公共环境无障碍,即环境干预。如建筑物无障碍是针对肢体障碍者,电视字幕是针对听觉障碍者,盲道是针对视觉障碍者等。发展到今天,人们逐渐认识到残疾人要想改变"残疾"状态只能采用个体干预和环境干预这两类辅助器具来帮助他们克服在九类人造环境里遇到的障碍。可见,创建无障碍环境的实质就是用辅助器具来改造环境的障碍,这就是辅助器具与无障碍环境之间的关系。

(朱图陵)

第二节 老年生活环境无障碍

一、概述

生活环境是老年人生存的第一需要,实现生活自理是失能老人的首要需求,也是护理者的首要任务。所谓生活,通俗来讲就是吃、喝、拉、撒、睡,以及穿衣、洗澡等活动,通常称为 ADL。参照 ICF 自理类目(d510-d570),适合老年人的自理活动主要有 7 类共 17 项:①盥洗自身(部分身体、全身、擦干);②护理身体各部(皮肤、牙齿、毛发、手指甲、脚趾甲);③如厕(控制小便、控制大便);④穿脱(衣裤、鞋袜);⑤进食;⑥喝水;⑦照顾个人健康(确保身体舒适、控制饮食、维持个人健康）。

老年人生活自理的困难主要是由于器官老化等原因导致的运动功能障碍（如平衡、协调、精细动作）、感官障碍（如视障）、智力障碍等引起。例如对进食及喝水需辅助者有偏瘫及脑外伤的老年人，由于中枢神经损伤存在手眼协调及头部控制差或手部肌无力也无法握勺及握杯，导致进食及喝水困难；对于洗澡及如厕需辅助的老年者有：截瘫、偏瘫等上肢手功能、下肢功能障碍者，在洗澡及如厕时会产生手抓、握、放，以及下肢移位，坐姿平衡，擦洗背部，洗脚等困难。至于穿脱衣、裤、袜，鞋对肢体及智力障碍的老年人均有困难而需要辅助。

针对老年人自理活动的困难，主要采用补偿上肢和下肢功能障碍的辅助器具。下面按 ICF 的 7 类自理活动，分别介绍自理活动无障碍需要的辅助器具。

二、盥洗自身

ICF 代码 d510，意指用水和适当的清洁及干燥材料或方法，盥洗和擦干自己的全身或身体各部。针对老年人盥洗自身困难的辅具包括淋浴凳、淋浴椅、带轮淋浴椅、浴凳、淋浴垫、洗头充气盆、带门的浴缸、擦洗身体的刷子、带把擦干毛巾、洗脚器、淋浴车、手持淋浴器。如图 8-2-1~8-2-3所示。

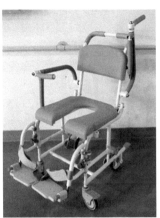

图 8-2-1　带轮淋浴椅

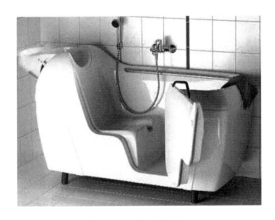

图 8-2-2　带门的浴缸

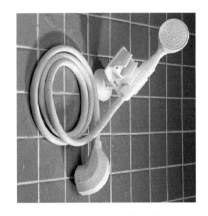

图 8-2-3　手持淋浴器

三、护理身体各部

（一）护理皮肤

ICF 代码 d5200，意指护理自己皮肤的肌理和水分，相应辅具包括易夹镊、双面照明放大镜、洁肤剂。

（二）护理牙齿

ICF 代码 d5201，意指护理牙齿卫生，包括刷牙和剔牙，相应辅具包括易握粗柄牙刷、电动牙刷、牙签和压线。

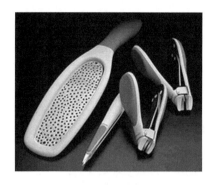

图 8-2-4 易夹镊

（三）护理毛发

ICF 代码 d5202,意指护理头部和面部的毛发和修剪须发,相应辅具包括自立型电动剃须刀、长柄梳和自立型电吹风。

（四）护理手指甲和脚趾甲

ICF 代码 d5203 和 d5204,意指清洁、修剪或磨光手指甲及脚趾甲,相应辅具包括指甲锉、带底座的指甲剪和带放大镜的指甲剪。

针对老年人护理身体各部的辅具如图 8-2-4~8-2-6 所示。

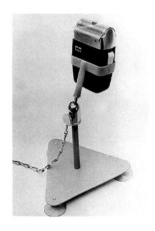

图 8-2-5 自立型电动剃须刀

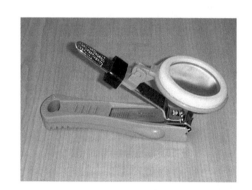

图 8-2-6 带放大镜的指甲剪

四、如厕

ICF 代码 d530,意指安排和完成人体废弃物的排泄,然后清洁身体。包括如下内容。

（一）控制小便

ICF 代码 d5300,意指调节和控制小便排泄,相应辅具包括阴茎尿套、附腿尿袋、女用导尿器、尿收集袋、男用和女用尿壶、一次性尿布、阴茎夹、阴道塞和一次性床垫。其中阴道塞用于压力性尿失禁和盆底肌肉训练的女性,将阴道塞插入阴道后,撑起前隔膜,使膀胱颈回到初始位置以便括约肌能照常运作,阴道塞不吸收任何尿液。材料为聚乙烯醇泡沫塑料。

（二）控制大便

ICF 代码 d5301,意指调节和控制大便排泄,相应辅具包括肛门塞、粪便收集袋、便盆。

（三）其他如厕辅具

ICF 代码 d5308,针对老年人如厕困难的相应辅具包括坐便椅、带轮坐便椅、坐便凳、电动起身马桶座、坐便器垫、加高坐便器座、坐便器扶手、温水冲洗烘干坐便器、手纸夹。

针对老年人如厕的辅具如图 8-2-7~8-2-9 所示。

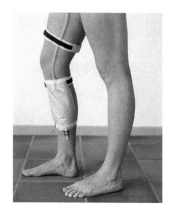

图 8-2-7 附腿尿袋

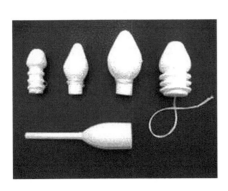

图 8-2-8 肛门塞

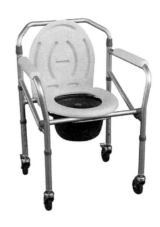

图 8-2-9 带轮坐便椅

五、穿脱

ICF 代码 d540,意指在与当时的气候和社会情况相一致的前提下,依照先后顺序通过协调性动作完成穿衣、脱衣和鞋子的任务。包括如下内容。

(一)穿衣裤和脱衣裤

ICF 代码 d5400 和 d5401,意指完成为身体各部穿上和脱下衣着的协调性动作,针对老年人穿脱衣裤困难,可以采用套头或侧开口或尼龙搭扣的衣裤,以及相应辅具包括易穿脱上衣、易穿脱长裤、连衣裙、披肩、围裙、围嘴、易穿脱睡衣、穿衣夹、穿衣杆、穿衣带、拉链器、系扣钩。

易穿脱上衣是为精细运动或智力障碍或脊髓损伤男士使用而设计的不用抬手就可穿上的衬衫。魔术贴开襟,可设或不设摆缝开口,前面有胸袋和假纽扣。

易穿脱长裤是为严重肢体障碍者而设计的旁开口休闲牛仔裤,可调松紧的弹性腰带,且裤腰带有腕环便于提裤和穿裤。下裆缝开口处其内用摁扣或魔术贴,外裆缝用拉链开口。

易穿脱睡衣的上衣在双侧及肩部三面开口,圆领以及宽松的袖口。下装为侧开门襟。采用摁扣或魔术贴闭合以代替纽扣或拉链。

穿衣夹为肩部活动受限人士(如脑卒中患者、多发性硬化症及关节炎者)穿衣服而设计的固定在墙上的两个夹子组成,其高度低于人的肩部。穿衣时先用一只手将外衣(如夹克)的两肩内朝外地置于两个夹子内,然后将手臂伸进袖子里,向前走即可将衣服从夹子上取下,并穿上衣服。

(二)穿鞋袜和脱鞋袜

ICF 代码 d5402 和 d5403,意指完成穿上和脱下短袜、长袜及鞋的协调动作。针对老年人穿脱鞋袜困难的相应辅具包括跨外翻长袜、特大型护理短袜、病患鞋、易脱靴、防滑鞋套、卷曲弹性鞋带、穿袜器、脱袜器、加长鞋拔、脱靴器。

针对老年人穿脱衣裤和鞋袜的相应辅具如图 8-2-10~8-2-12 所示。

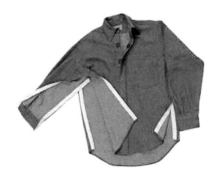

图 8-2-10 带尼龙搭扣上衣

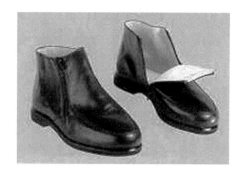

图 8-2-11 易脱靴

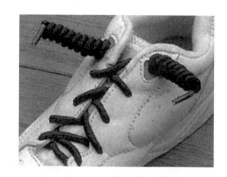

图 8-2-12 卷曲弹性鞋带

六、进食

ICF代码d550，意指通过协调性动作去吃所提供的食物，将食物送进嘴中，并按有教养的方式吃喝，把食物切开或切成片，开瓶和罐头，使用各种餐具，进餐，出席宴会及用餐。针对老年人进食困难的相应辅具包括保温盘、粗柄餐具、弹簧筷子、防洒碗、易握碗、带挡边和吸盘的盘子、易进食盘、鸡蛋杯、电动喂食机。如图8-2-13~8-2-15所示。

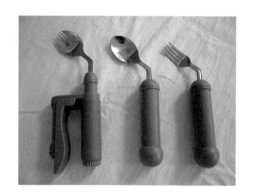

图 8-2-13 粗柄餐具

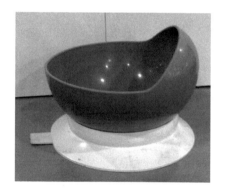

图 8-2-14 防洒碗

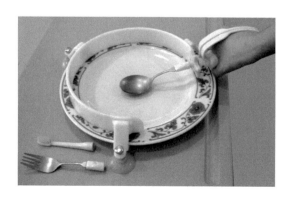

图 8-2-15 带挡边和吸盘的盘子

七、喝水

ICF 代码 d560,意指手持饮料,喝入口中并按有教养的方式饮用,混合、搅拌和灌注液体以备饮用、开瓶和罐头,使用吸管或饮用像水龙头或泉眼的流水,哺乳。针对老年人喝水或饮料困难的相应辅具包括饮料倾倒架、保温瓶、吸管、双柄杯、缺口杯和玻璃杯。如图 8-2-16~8-2-18 所示。

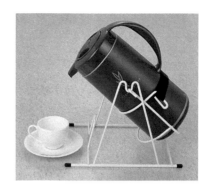

图 8-2-16 饮料倾倒架

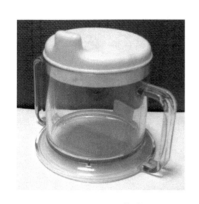

图 8-2-17 双柄杯

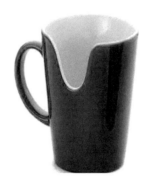

图 8-2-18 缺口杯

八、照顾个人健康

ICF 代码 d570,意指使个人保持舒适、健康的身体和良好的身心状态,包括如下内容。

(一)确保个人身体舒适

ICF 代码 d5700,意指根据个人的认识和需求来照顾自己,使自己处于舒适的体位,不感觉太热或太冷,并且有适宜的照明。针对老年人身体舒适的相应辅具包括有轮安乐椅、按摩沙发、充气靠背垫、坐垫、可旋转三脚凳、搁腿凳、搁脚凳、可调靠背、脚支撑架、颈托、头托、枕头、手动护理床、床垫和床罩、家具支脚增高器、自然光阅读灯、室内温度调节器、空气净化器。

(二)控制饮食和身体素质

ICF 代码 d5701,意指根据个人的认识和需求来选择和食用营养食品,以保持身体调节能力。针对老年人控制饮食的相应辅具包括半流质喂食杯、体重秤和皮褶测量器。

(三)维持个人健康

ICF 代码 d5702,意指根据个人的认识和需求做出照顾健康所需要做的事情以照顾自己,既要对危害健康做出反应又需要预防疾病。针对老年人维持个人健康的相应辅具包括睡眠呼吸机、供氧器、配药盒、血压计、血糖计和体温计。

在老年人维持健康方面有必要介绍几种国外常用的报警器。首先是呼叫器,带有开关和提示灯,可用黑色夹子配戴在腰带上。在紧急状态下将右侧的黑按钮向下一按,则可发出报警声,用于提示老年人正在发生紧急情况需要他人帮助和注意。其次是便携式报警器,有挂在颈部的坠子报警器和戴在手上的腕部报警器。个人紧急状态下,只要拽坠子拉线或按一下按钮,则无线电信号就传递到社区报警中心或预设的号码,如同住院患者与护士站一样,尚可双向对话。但这只对有意识和肢体有能力压按钮的人。

在老年人生活自理困难方面还要提到常见的帕金森病,在本书第三章第二节专门介绍了老年帕金森病康复,本节中只介绍针对帕金森病的辅助技术。对于帕金森病患者想要独立地完成进食是一件极具难度的事情,最近国外研发出了智能汤匙——Liftware,内部的传感器可检测到患者的移动信号,然后传输到内置的小型电脑中,电脑再根据病患的震颤,指示汤匙朝另外一个方向移动,从而消除震颤,保证勺子内食物不会被抖落。Lift 实验室称,经过试验他们发现这款设备可将震颤率降低 70%,使患者能独立进食。尽管用餐时患者手在不断颤抖,但勺子基本不动,可以顺利进食。

针对老年人照顾个人健康的相应辅具如图 8-2-19~8-2-21 所示。

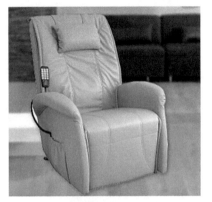

图 8-2-19 手动护理床

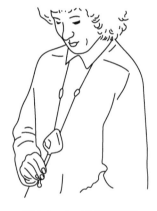

图 8-2-20 坠子报警器

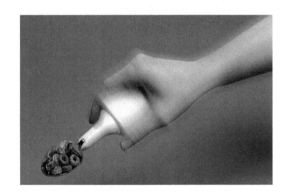

图 8-2-21 帕金森病专用勺

（朱图陵）

第三节 老年行动环境无障碍

一、概述

行动是人类生存的重要活动和参与功能,更是失能老人的重要需求。参照 ICF 行动类目(d410-d475),考虑到多数老年人有行动不便,所以老年人主要有以下 9 类共 22 项的行动活动:①改变身体的基本姿势(躺下、坐下、站起);②保持身体的一种姿势(保持躺姿、保持坐姿、保持站姿);③移动自身(坐姿移动自身、躺姿移动自身);④精巧手的使用(拾起、抓握、操纵、释放);⑤手和手臂的使用(拉、推、伸、转动或扭动手或手臂);⑥步行;⑦利用器具到处移动(助行器具、各种轮椅等);⑧乘坐交通工具移动;⑨驾驶(驾驶人力交通工具、驾驶机动交通工具）。

老年人行动困难主要是由于器官老化等原因引起的运动功能障碍（如平衡、协调、行走、精细动作）、感官障碍（如视障）、智力障碍等，导致平衡感差，动作迟缓，自主性差，行走不稳，甚至易摔倒。此外，老年人常见的偏瘫是由脑血管病、脑外伤及脑部肿瘤等原因引起一侧上下肢的运动功能损伤。如：肩关节半脱位、肘关节腕关节屈曲，髋关节外展、足内翻、足下垂等，也都导致行动困难。

针对老年人行动活动的困难，主要采用补偿和代偿上肢和下肢功能障碍的辅助技术。下面按ICF的9类行动活动，分别介绍行动活动无障碍需要的辅助器具。

二、改变身体的基本姿势

（一）躺下

ICF代码d4100，意指摆出或撤出躺下的姿势或从躺下的姿势转换成另外的姿势。针对老年人躺下困难的相应辅具包括抓梯躺下、移位带躺下、扶床栏杆躺下。

（二）坐下

ICF代码d4103，意指摆出或撤出坐姿或改变身体姿势从坐姿到其他姿势。针对老年人坐下困难的相应辅具包括自立式扶手、床边坐下扶手、浴缸坐下扶手。

（三）站起

ICF代码d4104，意指摆出或撤出站姿或改变身体姿势从站姿到其他姿势。针对老年人站起困难的相应辅具包括电动起身椅、椅座起身器、如厕扶手。

针对老年人改变身体姿势的相应辅具如图8-3-1~8-3-3所示。

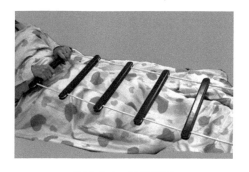

图8-3-1 抓梯躺下

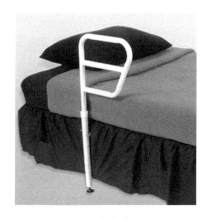

图8-3-2 床边坐下扶手

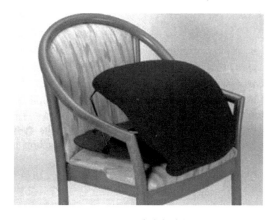

图8-3-3 椅座起身器

三、保持身体的一种姿势

（一）保持躺姿

ICF代码d4150，意指需要时保持一段时间躺姿。针对老年人保持躺姿困难的相应辅具包括卷式安全带、体位垫和固定床栏杆。

（二）保持坐姿

ICF 代码 d4153，意指需要时在椅子或地板上保持一段时间坐姿。针对老年人保持坐姿困难的相应辅具包括轮椅限位装置、骨盆固定带和胸部固定带。

（三）保持站姿

ICF 代码 d4154，意指需要时保持一段时间站姿。针对老年人保持站姿困难的相应辅具包括扶手、站立架和电动起立床。

针对老年人保持身体姿势的相应辅具如图 8-3-4~8-3-6 所示。

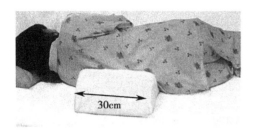

图 8-3-4　体位垫

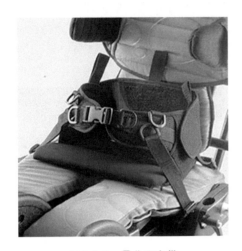

图 8-3-5　骨盆固定带

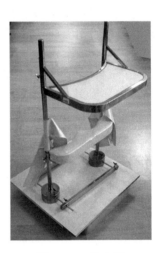

图 8-3-6　站立架

四、移动自身

（一）坐姿移动自身

ICF 代码 d4200，意指从一个座位上移动到另一个相同高度或不同高度的座位上。针对老年人坐姿移动自身困难的相应辅具包括转移板、转台和坐厕扶手移动自身。

（二）躺姿移动自身

ICF 代码 d4201，意指从一个卧位上移动到另一个相同高度或不同高度的卧位上。针对老年人躺姿移动自身困难的相应辅具包括滑动垫、翻身床单和卧式移位机。

针对老年人移动自身的相应辅具如图 8-3-7~8-3-9 所示。

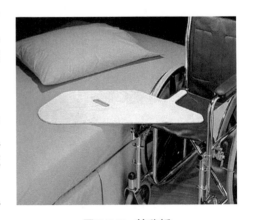

图 8-3-7　转移板

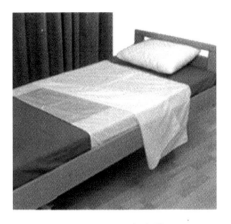

图 8-3-8　翻身床单

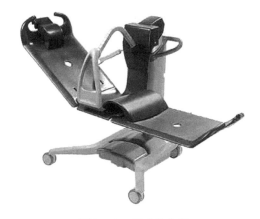

图 8-3-9　卧式移位机

五、精巧手的使用

（一）拾起

ICF 代码 d4400，意指用手和手指拾起或拿起小物体。拾起近处物体困难时，可采用拾物器，如拾起高尔夫球。拾起远处物体困难时，可采用遥控的电动抓取钳。

（二）抓住

ICF 代码 d4401，意指用单手或双手抓住或握住物体。针对老年人抓握困难的相应辅具包括开瓶器、万能袖带和带握持器的听筒。万能袖带可绑在物体上便于抓握。

（三）操纵

ICF 代码 d4402，意指用手指和手尽力控制住、引导或指导物体。针对老年人操纵困难的相应辅具包括固定器、操纵杆等，如洋葱固定器、手操纵杆和翻书器。

（四）释放

ICF 代码 d4403，意指用手指和手放开或释放物体，让其下落或改变位置。针对老年人释放困难的相应辅具包括如手持喷雾器、易握剪刀和按压水龙头等。

针对老年人精巧手使用的相应辅具如图 8-3-10~8-3-12 所示。

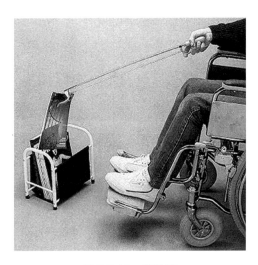

图 8-3-10　拾物器

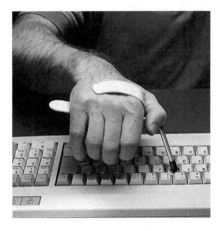

图 8-3-11　手操纵杆

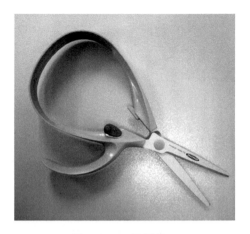

图 8-3-12　易握剪刀

六、手和手臂的使用

（一）拉

ICF 代码 d4450，意指用手指、手或手臂将物体朝自身方向拉近，或从一地向另一地移动。针对老年人拉物体困难的相应辅具如拉门和拉窗用弓形把手，拉抽屉和拉立柜用球形手柄，拉行李用行李箱。

（二）推

ICF 代码 d4451，意指用手指、手或手臂将物体从自身方向推开，或从一地向另一地移动。针对老年人推物体困难的相应辅具如采用有轮子的茶具台推动茶具，用椅子叠在手推车上推动椅子，或者推着车子走坡道。

（三）伸

ICF 代码 d4452，意指用手和手臂向外延伸触摸和抓握物体。针对老年人伸困难的相应辅具如够近处物体用延伸器，够菜用旋转餐桌，够衣服用手摇晾衣架。

（四）转动或旋转手或手臂

ICF 代码 d4453，意指用手指、手和手臂旋转、转动或弯曲一件物体。针对老年人转动或旋转困难的相应辅具包括开门用的旋转把手、旋钮和手轮。

针对老年人手和手臂使用的相应辅具如图 8-3-13~8-3-15 所示。

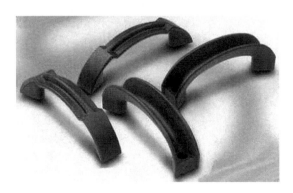

图 8-3-13　弓形把手

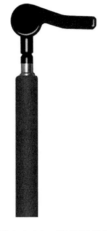

图 8-3-14　够物延伸器

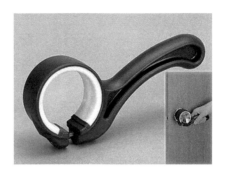

图 8-3-15　旋转把手

七、步行

考虑到老年人步行的困难,只建议短距离步行(少于 1km),ICF 代码 d4500。针对老年人步行轻度困难而需要补偿下肢步行功能的辅具包括照明手杖、三脚和四脚手杖以及带座手杖。如图 8-3-16~8-3-18 所示:

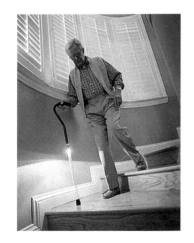

图 8-3-16　照明手杖

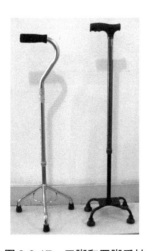

图 8-3-17　三脚和四脚手杖

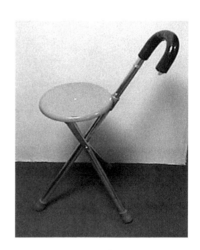

图 8-3-18　带座手杖

八、利用器具到处移动

ICF 代码 d465,意指利用特别设计以便于移动或建立其他移动方式的器具,将全身从一处到另一处,在任何地表面或空间移动。针对老年人的移动辅具如下:

(一)助行器具

针对老年人步行中度困难而需要补偿下肢步行功能(仍然是步行)的助行辅具包括肘拐、腋拐、前臂支撑拐以及不同形式的助行器如框式助行器、框式阶梯助行器、框式两轮助行器、三轮助行器、带座轮式助行器、两轮带座助行器、助行椅、助行台和购物推车。

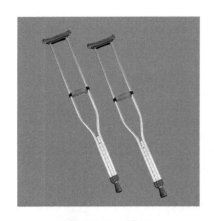

图 8-3-19　腋拐

（二）轮椅和移位机

针对老年人步行重度困难而需要代偿下肢步行功能（代替腿走路）的辅具包括各式轮椅包括普通手动轮椅、高靠背轮椅、坐厕轮椅、单手驱动轮椅、单脚驱动轮椅、护理者轮椅、手控电动轮椅、护理者控电动轮椅以及各式移位机如带吊索座移位机、立式移位机、坐式移位机、天花板移位机、自立式移位机、浴缸移位机、电动爬楼梯机、手动爬楼梯机、轮椅爬楼梯机、坐椅上下楼梯、有轮子的担架、搬运椅和电梯。

针对老年人利用器具到处移动的相应辅具如图 8-3-19~8-3-21 所示。

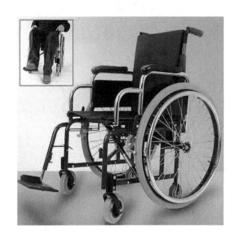

图 8-3-20　单脚驱动轮椅

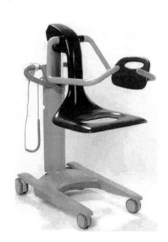

图 8-3-21　坐式移位机

九、乘坐交通工具移动

ICF 代码 d470,意指作为一名乘客利用交通工具到处移动。针对老年人可以乘坐交通工具作为移动的辅具包括轮椅升降架、高顶棚汽车、低底座汽车、汽车内固定轮椅、汽车回转座位、无障碍巴士。此外轮椅乘地铁、地铁与站台等高、机舱轮椅也可为老年人移动提供便利。如图 8-3-22~8-3-24 所示。

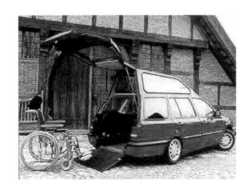

图 8-3-22　高顶棚汽车

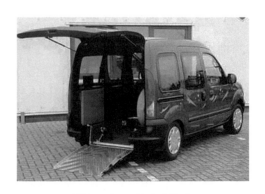

图 8-3-23　低底座汽车

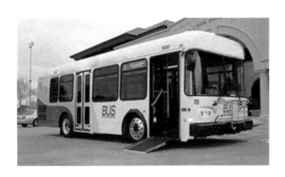

图 8-3-24　无障碍巴士

十、驾驶

（一）驾驶人力交通工具

ICF 代码 d4750,意指驾驶以人力为动力的交通工具。老年人可以驾驶的人力交通工具包括带辅轮的自行车、脚踏三轮车、手摇三轮车、手摇轮椅推进器、三轮运输车。轮椅乘坐者可进行划船等动作。

（二）驾驶机动交通工具

ICF 代码 d4751,意指驾驶有发动机的交通工具。老年人可以驾驶的机动交通工具包括四轮代步车、三轮摩托车、两轮摩托车、两座电动车、二人低速汽车和老年人代步车。

针对老年人驾驶的相应辅具如图 8-3-25~8-3-27所示。

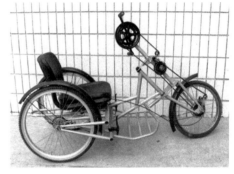

图 8-3-25　手摇三轮车

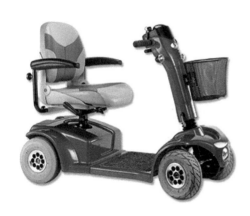

图 8-3-26　四轮代步车

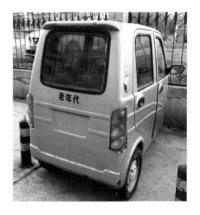

图 8-3-27　老年人代步车

考虑到老年人手脚不利索,平衡功能差,加之视力差,尽管行动迟缓,但仍然容易意外跌倒。在本书第六章第五节中介绍了预防老年人跌倒康复干预指南,本节中将介绍预防跌倒的环境因素,包括创建无障碍建筑环境(充足的光线、防滑地板、平坦的地面等)以及采用以下辅助技术。

首先推荐的是手杖。对 70 岁以上的老年人,一旦出现步履蹒跚的轻微平衡障碍时,要及时配备手杖,这是移动障碍中最重要的也是最简单的辅助技术。对轻度脑卒中患者,更要及时配备四脚手杖或助行器,特别是有跌倒史的老年人。但实际上,许多中国老年人由于爱面子和逞能的恶习,主观认为不需要,而导致骨折甚至偏瘫的惨痛教训数不胜数。手杖由手柄、支撑杆和支脚组成。手柄有直柄或弯柄,木质或塑料。在图8-3-28中的A为可折叠手杖,靠弹簧销可调节长度为68~78cm;折叠便于携带;但4根短铝管之间靠松紧带连接易损坏。图中B为一般手杖,高度可调为76~100cm。图中C为爬山手杖,手柄考虑上山和下山有不同握法,高度为66~136cm,铝管间有一个减震弹簧且支脚为金属头均为便于爬山。图中D为龙头木质手杖,轻且美观。此外,考虑到辅助技术是双刃剑,一方面对功能障碍者(含残疾人)有赋能作用,能帮助他们发挥潜能克服障碍;而另一方面又有失能作用,使另一部分功能萎缩。所以采用辅助技术前一定要慎重评估,权衡利弊,不能盲目使用。特别是老年人,一旦功能萎缩是不可能恢复的。为此,对虽有跌倒风险但仍有行走能力的老年人,建议采用带座位的四轮助行器(图8-3-29),由于认知功能良好,走累了,可以先刹车再坐下没有问题。但如果改为乘坐轮椅的话,不用多久,双下肢肌力将退化,导致永远难以站立和行走。这是老年康复应该注意的问题,即能走动时尽量走动,能站立不坐下,能坐不躺下,这都可借助辅助技术来实现,以避免二次伤害。

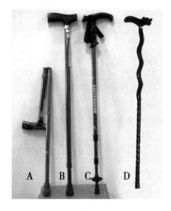 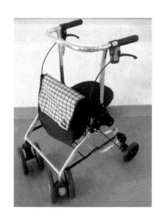

图8-3-28 普通手杖　　　　　　　　　　图8-3-29 带座四轮助行器

其次推荐保护性内裤。考虑到老年人跌倒后极易发生股骨颈骨折,为保护髋关节,建议穿带保护垫的内裤(图8-3-30),在大腿的两侧带有类似于足球垫的安全护垫。在跌倒时,保护垫可重新分配冲击力,以保护髋部。或穿髋保护内裤(图8-3-31),带髋部护垫,透气性好,能减少出汗和皮肤破损。

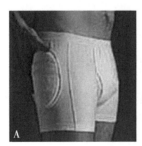 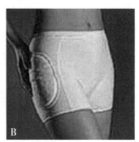 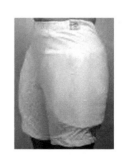

图8-3-30 带保护垫内裤　　　　　　　　图8-3-31 保护髋内裤
A. 男式带保护垫内裤;B. 女式带保护垫内裤

最后介绍防跌倒辅助器具。当前国外比较成熟的防跌倒辅具有防跌倒气囊（图 8-3-32），与汽车防撞气囊类似，一旦要跌倒时，颈部和两侧髋部气囊能迅速打开，保护头部和髋部。此外国外先进的辅助技术是跌倒探测器（图 8-3-33），由加速计和倾斜计组成，穿戴在腰部或胸部，一旦倾斜速度或角度超过阈值就报警。

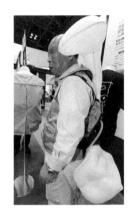

图 8-3-32　防跌倒气囊

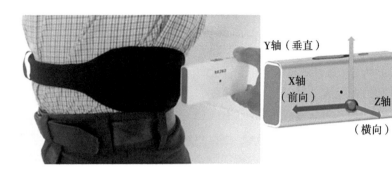

图 8-3-33　跌倒探测器

（朱图陵）

第四节　老年交流环境无障碍

一、概述

互相交流是人类活动和参与需要的重要功能，也是失能老人的重要需求。参照 ICF 交流类目（d310~d360），主要有 3 类共 7 项交流活动：①交流—接收（口头讯息、非言语讯息）；②交流—生成（说、生成非言语信息、生成书面信息）；③交谈和使用交流设备及技术。

老年人交流困难也是由于身体自身损伤（结构和功能）及环境障碍而造成的视觉、听觉和言语障碍。首先是听觉障碍，美国资料指出，听力损失对老年人很普遍，占老年人口的 20%~80%。老年人不仅是听敏度下降，而且伴有声音分辨能力和分析处理能力下降，可称为老年性聋，随着老龄社会的加剧，我国老年性聋的数量也在激增。其次是言语障碍，特别是脑卒中后遗症导致说话困难，资料指出，急性脑血管病患者中有约三分之一出现言语沟通障碍。第三是视觉障碍，随着年龄的增长，人眼的调节能力下降，出现了老视（老花），表现为视近物困难，是老年人生理功能下降的一种表现，尽管不属于疾病，但由此产生的视觉障碍却是实实在在存在的，属于"生理性视觉障碍"。

针对老年人的听觉、视觉、言语交流困难，主要采用补偿和代偿交流功能障碍的辅助器具。首先是听觉障碍，老年人用的最多的是盒式助听器，既便宜又实用。此外，在家庭和社区要配备相应的辅具如震动闹钟、火警报警器，特别是门铃要采用带闪光或震动信号，以提醒在家里的老年人。其次是言语障碍，最常用的辅助技术是增强和替代沟通系统（Augmentative and Alternative Communication system，AAC），有高技术产品和低技术产品。对偏瘫老年人来说,简单的图片沟通板就非常实用。而先进的 AAC 技术,在国外已经很普遍,特别是电子语音沟通板很实用。第三是视觉障碍,包括老年人常用的老花镜和放大镜,带照片的大字键盘电话,以及便携式电子助视器等。下面按 ICF 分类的 3 类 7 项交流活动,分别介绍交流活动无障碍需要的辅助器具。

二、交流—接收

(一)交流—接收—口头讯息

ICF 代码 d310,意指理解在口语中传达信息的表面和隐含意义。针对老年人接收口头讯息困难的相应辅具包括盒式助听器、眼镜式助听器、骨导式助听器、耳内式助听器、耳道式助听器、耳背式助听器、语音计算器、光盘随身听、听书机、微型磁带录音机、无线电收音机和语音手表。

(二)交流—接收—非言语信息

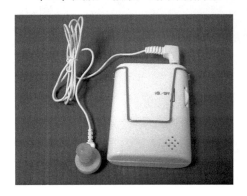

图 8-4-1　盒式助听器

ICF 代码 d315,意指理解由身体姿势,符号和图形传达信息的表面和隐含意义。针对老年人接收非语言讯息困难的相应辅具包括老花镜、放大镜、前挂式放大镜片、管状显微镜、单筒望远镜、助视器、台式电子扩视机、便携式电子扩视机、电视机以及具有辨视功能的闪光门铃、振动式纸币识别器、振动闹钟、点字怀表、点字手表、闪光烟雾报警器。

针对老年人交流—接收的相应辅具如图 8-4-1~8-4-3 所示。

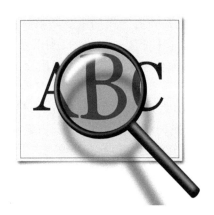

图 8-4-2　放大镜

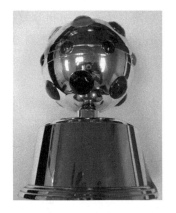

图 8-4-3　闪光门铃

三、交流—生成

(一)说

ICF 代码 d330,意指以讲话的形式产生词汇、短语和更长的段落以表达表面和隐含意义。针对喉切除者可用电子人工喉说话,而一般老年人说话困难可用语音放大器或麦克风。

（二）生成非言语讯息

ICF 代码 d335，意指用姿势、符号和图画传递信息。这里主要介绍 ICF 代码 d3352 生成图画与相片有困难的辅助技术包括照相机、便携式摄像机和绘画软件。

（三）生成书面讯息

ICF 代码 d345，意指通过书面语言来传递所产生的表面和隐含意义。针对老年人生成书面信息有困难的辅助器具包括签字导向槽、书写框和台式电脑。

针对老年人交流 - 生成的相应辅具如图 8-4-4~8-4-6 所示。

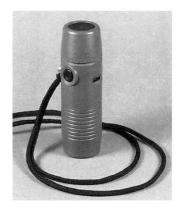

图 8-4-4　电子人工喉

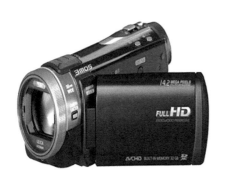

图 8-4-5　便携式摄像机

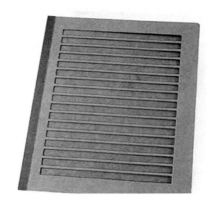

图 8-4-6　书写框

四、交谈和使用交流设备与技术

（一）交谈

ICF 代码 d350，意指在正式或偶然的场合，通过会话、书写、符号或其他语言形式与一名或多名熟人或陌生人启动、持续和终止一次交谈。针对老年人交谈困难，主要采用辅助替代沟通系统 AAC，包括了任何能帮助个体提高沟通能力和效率的设备、系统或方式，如各种面对面沟通的辅助器具，特别是文字图片沟通板对偏瘫失语者的日常生活非常实用，常用面对面沟通辅具包括图片沟通夹、文字语音沟通板、手写屏、图片语音沟通板和文本语音器。

（二）使用交流设备与技术

ICF 代码 d360，意指为达到交流目的而使用各种设备、技术和其他手段。针对老年人使用交流设备和交流技术困难的辅助器具包括大数字电话、带照片电话、可视电话、智能手机、随身译、远程交流软件如微信、skype。

针对老年人交流和使用的相应辅具如图 8-4-7~8-4-9 所示。

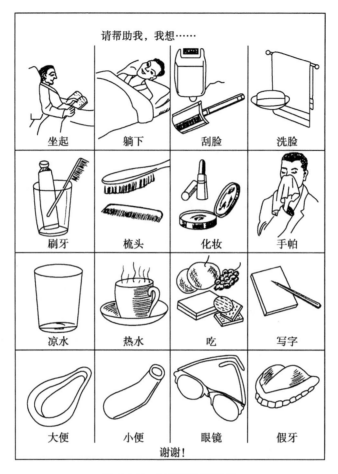

图 8-4-7　文字图片沟通板

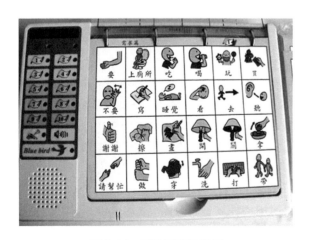

图 8-4-8　图片语音沟通板

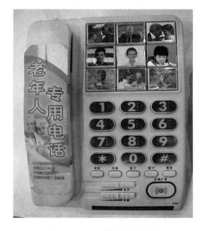

图 8-4-9　带照片电话

（朱图陵）

第五节　老年居家和社区环境无障碍

一、概述

居家环境是从事家务活动的环境,包括居家活动环境和居家建筑环境两方面。前者是动态环境,后者是静态环境。居家活动环境是指家庭生活的环境,可参照ICF家庭生活类目(d610~d650),针对老年人需要从事的居家活动有3类11项:①准备膳食;②做家务(清洗和晾干衣服、清洁餐厅和餐具、清洁生活区、使用家用电器、贮藏日用品、处理垃圾);③照管居室物品(缝补衣服、维修器具、照管室内外植物、照管宠物)。居家建筑环境可以参照ICF"环境因素"的e155私人建筑物的设计、施工及建造的产品和技术,以及国家标准GB 50763—2012《无障碍设计规范》,并归纳为9项:①住宅门口;②楼梯和电梯;③客厅和走廊;④浴室和厕所;⑤厨房和餐厅;⑥卧室;⑦书房;⑧窗户;⑨阳台。

在现代社会里,单纯与世隔绝的居家生活是不存在的。每位家庭成员或多或少都有超出私宅的外出活动,特别是老年人。如邻居互访(d9205),市场购物(d620),去活动中心训练(d9201)、下棋(d9200)和休闲活动(d9204),去电影院(d9202),去银行(d860),去教堂(d9300),送孙辈去幼儿园(d815),送孙辈去学校(d820)。此外还有去餐馆、医院、邮局、图书馆等,这些内容对老年人来说都是重要且不可或缺的社会活动。在这些"活动线"上的障碍,包括到达目的地的道路交通障碍和目的地的公共建筑障碍等,都需要无障碍改造。至于到达目的地的途径,如果是走去,则要有无障碍通道;如果是乘车去,则要有无障碍巴士。这些活动中涉及的无障碍辅具已经在前几节介绍了,剩下就是社区建筑环境无障碍,可以参照ICF"环境因素"的e150公共建筑物的设计、施工及建造的产品和技术,以及国家标准GB 50763—2012《无障碍设计规范》和住房城乡建设部的行业标准JGJ 450—2018《老年人照料设施建筑设计标准》来进行无障碍改造。

老年人居家和社区活动困难也是由于身体自身损伤(结构和功能)及环境障碍造成的,居家和社区活动对各类功能障碍者都存在不同程度的困难。对肢体障碍的老年人,由于下肢移动的困难或上肢活动的困难或手眼协调的困难,均导致家务和社区活动困难;对视力障碍的老年人,由于视觉障碍,会导致家务和社区活动困难;对智力障碍的老年人,由于认知障碍,也会导致家务和社区活动困难;而听力和言语障碍的老年人,由于沟通障碍会导致部分家务和社区活动有困难。

针对老年人居家和社区活动的困难,主要采用补偿和代偿上肢和下肢功能障碍的辅助技术。对年老体弱的独居者,居家辅助技术显得格外重要。下面按ICF分类的居家活动来介绍相应无障碍需要的辅助器具如下。

二、居家活动环境无障碍

(一)准备膳食

ICF代码d630,意指为自己或他人筹划、组织、烹饪与提供简单或复杂的膳食。针对老年人准备膳食困难的相应辅具包括语音厨房秤、语音烹饪温度计、声光水壶、鸡蛋切片器、单手砧板、蛋清分离器、削皮器、电动削皮器、擦菜板、土豆刷、弯柄炒菜铲、油煎夹、奶酪切片器、电动打蛋机、食物切碎机。

（二）做家务

1. 清洗和晾干衣服及外衣　ICF 代码 d6400，意指用于洗衣服和外衣，并把它们挂在外面晾干。针对老年人洗衣和晾干衣服困难的相应辅具包括洗衣机、脱水机、晾衣夹、晾衣绳、熨烫板和易握手柄熨斗。

2. 清洁烹饪区和餐具　ICF 代码 d6401，意指在烹饪后做清洁。针对老年人清洁烹饪区和餐具困难的相应辅具包括带吸盘洗瓶刷、洗盘刷、高度可调洗涤槽、盘子滤干器、洗碗机和消毒柜。

3. 清洁生活区　ICF 代码 d6402，意指清洁居室的生活区。针对老年人清洁生活区困难的相应辅具包括长柄扫帚和簸箕、地毯清扫器、长柄海绵刷、长柄掸子、双桶拖地器具、地板打蜡抛光机、长柄马桶刷、自动吸尘器和麂皮抹布。

4. 使用家用电器　ICF 代码 d6403，意指使用各种家用电器。针对老年人常用的家用电器除上面已有电器外，还有擦鞋机、语音输出微波炉、电水壶。

5. 储存日用品　ICF 代码 d6404，意指储存日常生活所必需的食品、饮料、衣物和其他居室物品。针对老年人储存日用品困难的相应辅具包括搁板、转动衣柜、床头柜、家庭保健药箱、储物箱、桌柜。

6. 处理垃圾　ICF 代码 d6405，意指处理居室垃圾。针对老年人处理垃圾困难的相应辅具包括电动簸箕、自动开启垃圾桶和垃圾分类回收箱。其中，电动簸箕是为上肢、下肢或移动障碍人士使用而设计的自动吸入垃圾的簸箕。底部带有红外装置，当前方有垃圾时，真空泵能自动打开并吸入垃圾；自动开启垃圾桶是为上肢障碍或使用一只手的人士使用而设计的自动开启盖子的垃圾桶。带有红外传感器，可以探测盖子上方 25cm 有运动物体，则自动打开盖子，并在 4 或 5 秒后盖子能自动关闭。

（三）照管居室物品

1. 缝补衣服　ICF 代码 d6500，意指缝制和修补衣服。针对老年人缝补衣服困难的相应辅具包括手控电动缝纫机、针垫、手工编织机、刺绣架、带放大镜刺绣箍、可固定的编织针、粗柄钩针、开口缝纫针、织补针、十字绣、穿针器、顶针、袜植和手工编织用具。

2. 维修室内用具和保养辅具　ICF 代码 d6502 和 d6504，意指修理和保养室内器具和辅具。针对老年人可能需要维修室内器具和辅具困难的相应辅具包括螺旋固定夹、台钳和清洁轮椅。

3. 照管室内外植物　ICF 代码 d6505，包括栽培、浇灌和施肥。针对老年人照管室内外植物困难的相应辅具包括长柄园艺工具、园艺花架、跪凳、桌面花筒、花瓶和花盆。

4. 照管动物　ICF 代码 d6506，意指照管家畜和宠物。针对老年人照管宠物困难的相应辅具包括宠物喂食槽、室内宠物厕所和室外宠物屋。

针对老年人居家活动环境的相应辅具如图 8-5-1~8-5-3 所示。

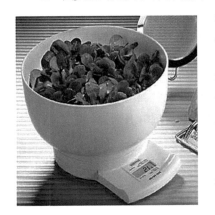

图 8-5-1　语音厨房秤

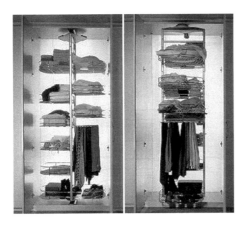

图 8-5-2　转动衣柜

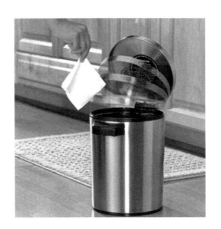

图 8-5-3　自动开启垃圾桶

三、居家建筑环境无障碍

随着我国老龄化的加剧,乘坐轮椅的老年人将越来越多。本节中所指居家建筑环境无障碍主要是针对行动困难的老年人,特别是轮椅乘坐者。首先介绍目前我国通常存在的居家建筑环境障碍,然后根据障碍提出改进措施。

(一)居家建筑环境障碍与活动困难

根据 ICF,居家活动困难是由于身体自身损伤及居家环境障碍两方面造成的。除提高老年人的身体结构和身体功能之外,还可改造居家建筑环境来适应老年人的损伤。本节主要讨论老年人由于下肢移动的困难或上肢活动的困难或手眼协调的困难所导致的居家活动障碍。针对常见的居家建筑环境障碍导致 ICF 活动和参与困难,如表 8-5-1 所示:

表 8-5-1　常见居家建筑环境障碍与 ICF 活动和参与困难

居家生活动作	建筑环境障碍	对照 ICF 活动和参与的困难
进门	有阶梯	轮椅者无法推行(d465)
	斜坡太陡	下肢无力者无法通过或行走(d450)
	有门槛	
开门	门把手是圆形	上肢障碍者无法抓握并旋转(d440)
	门把手一侧离墙边太近	轮椅者无法开门进出(d465)
	门宽度小于 700mm	
洗手、洗脸	洗脸盆底下无空间	无法接近水管盥洗(d510)
	水龙头离墙太近	轮椅者手够不着无法梳洗(d510)
如厕	蹲厕	下肢障碍者无法如厕(d530)
	坐厕无扶手	轮椅者或下肢障碍者无法转移(d420)
洗澡	沐浴器安装太高	轮椅者够不着(d510)
	淋浴房地面太滑	下肢障碍者易摔倒(d570)
	浴盆无扶手	下肢障碍者转移困难(d420)

续表

居家生活动作	建筑环境障碍	对照 ICF 活动和参与的困难
做饭	炉灶太高	轮椅者炒菜困难（d630）
	厨台太高	轮椅者切菜困难（d630）
	厨台下面无空间	轮椅者无法接近台面（d630）
房间内行走	走廊太窄	轮椅者无法行走（d460）
	走廊无扶手	下肢障碍或平衡障碍者易摔跤（d570）
柜中取物	厨柜太高	轮椅者够不着（d445）
	挂衣柜太高	视障者取物不便（d445）

（二）居家建筑环境的无障碍改造

实施老年居家建筑无障碍改造时，可以参照 ICF "环境因素" 的 e155 私人建筑物的设计、施工及建造的产品和技术，以及国家标准 GB 50763—2012《无障碍设计规范》和住房城乡建设部的行业标准 JGJ 450—2018《老年人照料设施建筑设计标准》，并归纳为以下9项：

1. 住宅门口无障碍　ICF 代码 e1550，意指为私人建筑物出入口而设计、施工及建造的产品和技术。包括：

（1）门前

1）《老年人照料设施建筑设计标准》指出，老年人使用的出入口宜采用平坡出入口，平坡出入口的坡度不应大于 1∶20，有条件时不宜大于 1∶30。

2）平坡出入口和同时设置台阶的出入口，如图 8-5-4 所示。

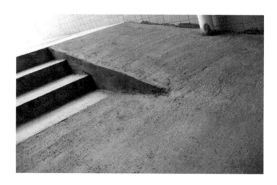

图 8-5-4　门前平坡出入口

3）出入口的地面、台阶、踏步、坡道均应采用防滑材料铺装，应有防止积水的措施，严寒、寒冷地区宜采取防结冰措施。

4）门前要有不小于 1.50m×1.50m 的轮椅活动面积。

5）门前有台阶时，要建可移动或固定坡道，坡道的规范见表 8-5-2。

6）标准坡度是 1∶12，最多9米长，然后接着是 1.5 米长的休息平台，再后才能再接坡道。

表 8-5-2　轮椅坡道的最大高度和水平长度

坡度（高/长）	1:20	1:16	1:12	1:10	1:8
最大高度/m	1.20	0.90	0.75	0.60	0.30
水平长度/m	24.00	14.40	9.00	6.00	2.40

（2）门

1）最好是适于轮椅乘坐者和老年人的电动门，无门槛，通过遥控器开门，易操作。也可采用推拉门、折叠门或平开门，则需要水平门把手。

2）自动门宽度为1.00m，其他门宽度不小于0.80m（表8-5-3），要能方便轮椅通过。

表 8-5-3　门的净宽

类别	净宽/m
自动门	≥1.00
推拉门、折叠门	≥0.80
平开门	≥0.80
弹簧门	≥0.80

（3）门槛

1）对于四肢瘫用手动轮椅者，不能有门槛。

2）对其他的轮椅用户，可有一点门槛，但高度不应大于1.5cm，否则要有门槛桥或修坡道。

（4）楼房住宅：通常都是平开门，我国《城市道路和建筑物无障碍设计规范》规定在门把手一侧的墙面应留有不小于0.5m的墙面宽度，以便开门（图8-5-5）。且门扇应设距地900mm的水平把手，在门扇的下方宜安装高350mm的护门板（图8-5-6）。

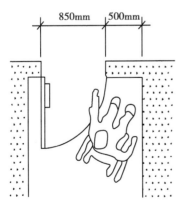

图 8-5-5　门把手一侧墙面宽度

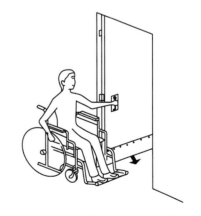

图 8-5-6　关门把手和护门板

2. 无障碍楼梯和无障碍电梯　ICF代码e1551，意指为私人建筑物内为便于使用设备而设计、施工及建造的产品和技术。包括楼梯、电梯、客厅、走廊、卫生间、厨房、卧室、书房等。目前多数人住公寓，老年人，特别是轮椅乘坐者进大门后就遇到公用楼梯和电梯的障碍问题。具体措施如下：

（1）无障碍楼梯应符合下列规定

1）宜采用直线形楼梯，《老年人照料设施建筑设计标准》指出，老年人使用的楼梯严禁采用弧形楼梯和螺旋楼梯。

2）梯段通行净宽不应小于1 200mm，踏步高度不应大于160mm。

3）不应采用无踢面和直角形突缘的踏步（图8-5-7）。

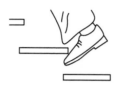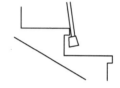

图8-5-7　错误的楼梯

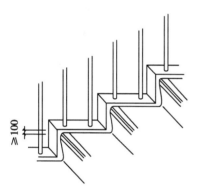

图8-5-8　踏面安全挡台（mm）

4）宜在两侧均做扶手。

5）如采用栏杆式楼梯，在栏杆下方宜设置安全阻挡措施（图8-5-8）。

6）踏面应平整防滑或在踏面前缘设防滑条。

7）踏面和踢面的颜色宜有区分和对比。

（2）台阶的无障碍设计应符合下列规定

1）公共建筑的室内外台阶踏面宽度不宜小于300mm，踏步高度不宜大于150mm，并不应小于100mm。

2）踏面应防滑。

3）三级及三级以上的台阶应在两侧设置扶手。

4）台阶上行及下行的第一阶宜在颜色或材质上与其他阶有明显区别。

（3）无障碍电梯：《老年人照料设施建筑设计标准》指出，电梯应为无障碍电梯，且至少1台能容纳担架，此外：

1）呼叫按钮高度为0.90~1.10m（图8-5-9）。

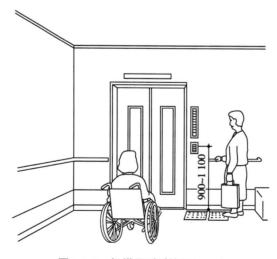

图8-5-9　候梯厅呼叫按钮（mm）

2）电梯门洞的净宽度不宜小于 900mm。

3）电梯出入口处宜设提示盲道。

4）候梯厅应设电梯运行显示装置和抵达音响。

5）轿厢门开启的净宽度不应小于 800mm。

6）在轿厢的侧壁上应设高 0.90~1.10m 带盲文的选层按钮（图 8-5-10），盲文宜设置在按钮旁。

7）轿厢内应设电梯运行显示装置和报层音响。

3. 客厅和走廊

（1）走廊

1）考虑到单拐步行时通道所需的宽度为 0.70~0.90m，双拐步行时需 0.90~1.20m。则室内走廊宽度不小于 1.20m；室外走廊宽度不应小于 1.50m（图 8-5-11）。

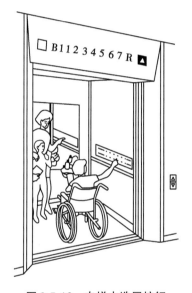

图 8-5-10　电梯内选层按钮

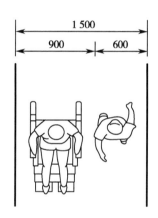

图 8-5-11　室外走廊的宽度（mm）

2）走廊两侧应设扶手，无障碍单层扶手的高度应为 0.85~0.90m。

3）走廊两侧墙面应设高 0.35m 护墙板，防轮椅脚托板撞墙。

4）走廊及室内地面应平整，并应选用遇水不滑的地面材料。

5）走廊转弯处的阳角应为弧墙面或切角墙面。

6）走廊内不得设置障碍物，光照度不应小于 120Lx。

7）走廊到宅内各室的门槛要求同于宅门口。

（2）设施：家具的摆放要考虑乘轮椅者能通过并接近和操作，如轮椅到椅子和沙发的转移，以及电灯、电话、电视、音响、空调、插座等电器的操作方便。轮椅乘坐者手能达到的水平范围和垂直范围如图 8-5-12A 和图 8-5-12B 所示。轮椅乘坐者易接近的范围如图 8-5-13A 和图 8-5-13B 所示，伸手能够拿到的前方高度为 122cm、低度为 38cm；侧方的高度为 137cm、低度为 23cm。在安装墙壁插座要考虑。

此外，客厅光线的要求一般都是明亮但不刺眼，物品表面反光不宜太强，视物要清晰。

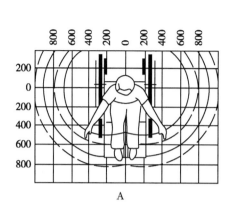
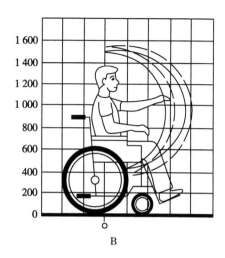

图 8-5-12　轮椅乘坐者手能达到的水平范围与垂直范围（mm）

说明：实线表示女性，虚线表示男性；内侧线为端坐时，外侧线为身体外倾或前倾时

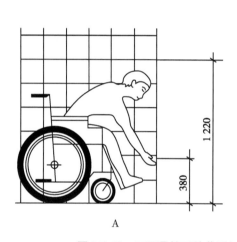
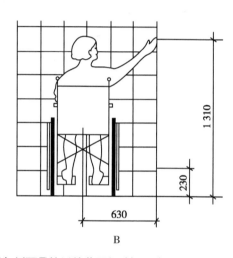

图 8-5-13　正面易接近的范围（A）与侧面易接近的范围（B）（mm）

4. 浴室和厕所　浴室内设有坐便器、洗浴器（浴盆或淋浴）、洗面盆三件卫生洁具的面积不应小于 4.00m²；仅设坐便器和洗浴器二件卫生洁具的卫生间面积不应小于 3.00m²；仅设坐便器和洗面盆二件卫生洁具的卫生间面积不应小于 2.50m²；单设坐便器的卫生间面积不应小于 2.00m²，且要有轮椅移动的足够空间。

（1）门：当采用平开门时，门扇宜向外开启，如向内开启，需在开启后留有直径不小于 1.50m 的轮椅回转空间，门的通行净宽度不应小于 800mm，平开门应设高 900mm 的横扶把手，在门扇里侧要设置关门拉手，且应采用门外可紧急开启的门锁。

（2）地面：应平整并选用遇水不滑的地面材料，且不积水。

（3）坐便器

1）坐便器高度宜为 0.45m，即一般成年人端坐时腘窝至足底的距离；坐便器高度也可与轮椅座面高度一致。坐便器外侧距地面 700mm 处应设置长度不小于 0.70m 的水平安全抓杆，在坐便器的里侧应设高 1.40m 的垂直安全抓杆（图 8-5-14）。安全抓杆距坐便器中心孔距宜为 0.35m（图 8-5-15）。

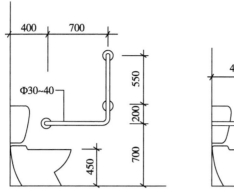
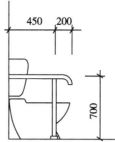

图 8-5-14 坐便器两侧固定抓杆（mm）

2）取纸器应设在坐便器的侧前方，高度为 400~500mm。

（4）洗浴器

1）浴盆高度宜为 0.45m，便于轮椅转移；浴盆上安放活动坐板或在浴盆一端设置洗浴坐台，便于轮椅转移，洗浴坐台高度宜为 450mm，深度不宜小于 450mm（图 8-5-16）。

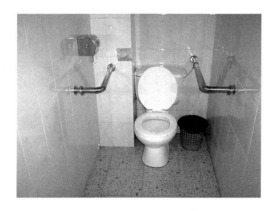

图 8-5-15 坐便器及抓杆

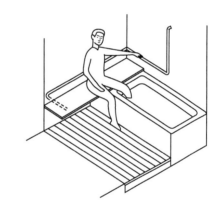

图 8-5-16 肢残人盆浴间

2）浴盆内侧应设高 600mm 和 900mm 的两层水平抓杆，水平长度不小于 800mm；洗浴坐台一侧的墙上设高 900mm、水平长度不小于 600mm 的安全抓杆（图 8-5-17）。浴盆底部应有防滑垫。

3）淋浴时，淋浴椅高度应与轮椅一致；淋浴喷头和控制开关的位置应便于操作，一般控制开关的高度距地面不应大于 1.20m（图 8-5-18），墙面要安装扶手（图 8-5-19），地面要有防滑垫。

（5）洗手盆

1）最大高度为 0.85m，出水龙头宜采用杠杆式水龙头或感应式水龙头。

2）洗手盆下部应留出宽 750mm、高 650mm、深 450mm 供乘轮椅者膝部和足尖部的移动空间。

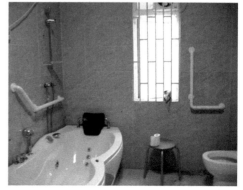

图 8-5-17 盆浴扶手

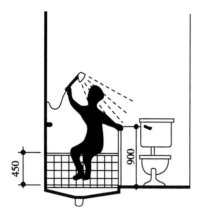

图 8-5-18　淋浴池侧坐台及扶手（mm）

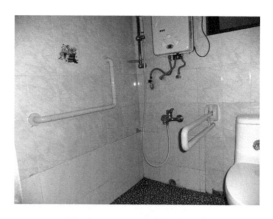

图 8-5-19　淋浴扶手（mm）

3）电源插座要设在使用方便的地方。

4）洗面器上方的镜子底边距地面为 1.10m，镜子的顶部距地面可在 1.70~1.80m 之间，并向前倾斜 0.15m，便于站立者和坐轮椅者均可使用（图 8-5-20）。

（6）应急：浴室和厕所的门扇向外开，其上需设置观察窗口，能开关电灯，并在坐便器旁的墙面上应设高 400~500mm 的救助呼叫按钮。

5. 厨房和餐厅

（1）门：厨房和饭厅合一且为开敞式方便老年人；若有门则推拉门比较方便实用。

（2）案台：台面距地面 0.75~0.80m 的高度，对乘轮椅者和可立姿的老年人都可使用；案台下方为便于乘轮椅者深入，最小空间宽度是 0.70m，最小空间高度是 0.60m，最小空间深度 0.25m，最好 0.45m（图 8-5-21）；案台最好是高度可调的，案台两侧可设抽屉式落地柜。

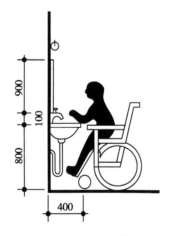

图 8-5-20　手盆及镜子高度（mm）

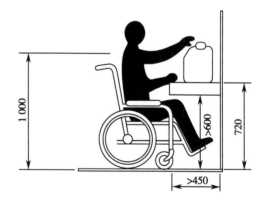

图 8-5-21　案台高度（mm）

另外，轮椅最好采用扶手可后翻式的活动扶手或阶梯式短扶手。因为一般配餐台的高度不适合轮椅的扶手进到台下方，但若把餐台做高操作起来会很吃力。因此需要把扶手造成的障碍去除。

（3）吊柜：案台上的吊柜底面距案台 0.3m，吊柜自身高度 0.6~0.8m，深度 0.25~0.3m，方便取餐具、调料、食物和开关柜门（图 8-5-22）。最好是高度可调的吊柜。

（4）炉灶：应采用案台上安放的炉灶，控制开关在案台前面操作。

（5）洗涤池：洗涤池应采用单杠杆水龙头或感应水龙头；洗涤池的上口与地面距离不应大于 0.80m，洗涤池深度为 0.10~0.15m；洗涤池下方轮椅的空间同于案台。

（6）设备：冰箱和冰柜的取物要方便；微波炉、电水壶、电开关等使用方便。

（7）饭桌：桌面高度和桌下空间要求同于案台。

此外，厨房面积要考虑到乘轮椅者进入和操作的位置及回转方便等。

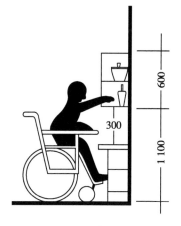

图 8-5-22　吊柜高度位置（mm）

6. 卧室

（1）光线的要求：一般都是明亮但不刺眼，物品表面反光不宜太强，视物要清晰。光线太亮或太暗都会让人产生不舒适感，甚至造成障碍和伤害。光线太亮会觉得刺眼，如果地面和家具表面正好又比较光滑，造成反光太强会产生眩晕，对室内物品也会辨识不清。当人处于仰卧位时，若灯光正好从天花直射下来，则对眼睛的刺激更大。因此若家中有长期卧床患者尽量不采用天花板直射灯，宜采用带灯罩的黄光灯，或用床头壁灯代替天花灯。而光线太暗会造成视物不清，易于摔倒和碰到家具。《老年人照料设施建筑设计标准》指出，居室至居室卫生间的走道墙面距地 0.40m 处应设嵌装脚灯，用于夜间照明。对于下肢功能障碍者、老年人、儿童显得尤为重要，避免半夜起床如厕时跌倒发生意外。

（2）空间的要求：单人卧室面积不应小于 7.00m²，双人卧室面积不应小于 10.50m²。要有轮椅活动的足够空间。对于乘坐轮椅者，地面不易铺设地毯，通道宽度不小于 1.20m。床位的一侧要留有直径不小于 1.50m 的轮椅回转空间。卧室内通道均应保持通畅，不能有阻碍物，如椅子、凳子。电灯、电话和电视的操作方便。

（3）家具的要求：家具如床和椅子的高度与标准轮椅坐高一致（0.45m），便于转移。床的高度以坐在床边，踝关节、膝关节和髋关节屈曲 90°、双脚正好平放在地面为宜。床面太高则造成坐姿不稳定，床面太低则不易站起。一般的参考高度为 45cm。家具尽量采用圆角，避免意外撞伤。摆放的物品放置平稳，不要太靠家具边缘，以免碰倒滑落。

（4）轮椅乘坐者：乘轮椅者要能自行开关窗户和窗帘、电灯、电话，以及床头柜和衣柜取物。如为一位截瘫患者把电话、开关、对讲机都安装在床头，这样操作非常方便。对乘轮椅者来说开关高度一般在 90~110cm 之间。此外，乘坐轮椅者不易获取高处的衣物，挂衣杆高度不易超过 1.40m，不过可以采用升降衣杆的方式来利用室内空间。

（5）创造在卧室学习和工作的无障碍环境：很多老年人仍然喜欢学习和工作，即使是重度肢体残疾的老年人也可以在卧室学习和工作，为此要创造无障碍环境。如利用可调整角度的笔记本电脑桌来实现半卧姿势的阅读学习。以及使用卧式眼镜，利用折射原理把图像折射 90°来阅读学习。

7. 书房　书桌的桌面高度和桌下空间要求同于案台。老年人由于身体功能障碍造成在阅读学习时有很多困难，如无法坐稳、无法翻书、无法写字、无法敲击键盘等。改造时可根据不同情况来调整个案学习时的方式。当老年人无法坐在普通椅子上时，可选择坐在轮

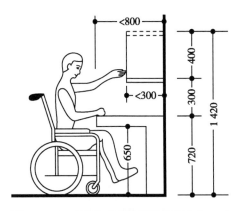

图 8-5-23　书桌和书架的高度及深度（mm）

椅上或在轮椅上加支撑垫，把身体姿势稳定在一个较舒适合理的体位。然后再使用轮椅桌板、轮椅阅读架或者合适高度的书桌来学习。此外，还可以采用手动升降书桌或电动升降书桌，均可根据使用者需求调到合适的高度。书桌和书架的高度及深度如图 8-5-23 所示。

8. 窗户　窗扇的开启和窗把手的高度要适合乘轮椅者的使用要求，以便乘轮椅者能自行开关各房间的窗户和窗帘。

9. 阳台　阳台深度要大于 1.5m，便于乘轮椅者休闲，且易于从客厅出入。乘轮椅者的视线水平高度一般为 1.10m，所以阳台围栏或外窗窗台的高度不大于 0.80m，以适合乘轮椅者的视野效果。《老年人照料设施建筑设计标准》指出，开敞式阳台、上人平台的栏杆、栏板应采取防坠落措施，且距地面 0.35m 高度范围内不宜留空。

针对上述 9 项居家环境的无障碍改造时的原则，主要考虑老年人本身的功能、经济状况和环境空间等，并把握可及性、安全性、舒适度、提升独立生活功能、与避免二次伤害等原则来综合考虑。具体实施居家环境改造时，以调整个案生活方式为优先考虑；其次是沿着老年人的生活动线，进行家具位置的调整，通过移动家具，扩大个案行动的空间，方便行走；再次是辅助器具的协助，在保证安全有效的情况下，选择合适辅助器具来解决问题；最后才是建筑物的改造，由于建筑改造涉及建筑设计、施工等复杂事项，如防水层、承重墙等，故要慎重。

四、社区建筑环境无障碍

如前指出，社区建筑环境无障碍可以参照 ICF "环境因素" 的 e150 公共建筑物的设计、施工及建造的产品和技术，内容有 3 项：①公共建筑物的出入口设施；②公共建筑物内的设施；③公共建筑物为指示道路、行进路线和目的地而设计、施工及建造的产品和技术。具体内容同样可参照国家标准 GB 50763—2012《无障碍设计规范》和住房城乡建设部的行业标准 JGJ 450—2018《老年人照料设施建筑设计标准》，分述如下。

（一）公共建筑物的出入口设施

ICF 代码 e1500，意指为公共建筑物出入口而设计、施工及和建造的产品和技术。包括：

1. 门前

（1）公共建筑物的门前除有私宅的门前要求外，还需同时设置台阶和轮椅坡道的出入口。

（2）室外地面滤水箅子的孔洞宽度不应大于 15mm。

（3）建筑无障碍出入口的门厅、过厅如设置两道门，门扇同时开启时两道门的间距应不小于 1.50m。

（4）建筑无障碍出入口的上方应设置雨棚。

（5）轮椅坡道的最大高度和水平长度见前面的表 8-5-2。轮椅坡道有直线形、直角形或折返形。

（6）轮椅坡道的净宽度不应小于 1.00m，无障碍出入口的轮椅坡道净宽度不应小于

372

1.20m。

（7）轮椅坡道的高度超过300mm且坡度大于1∶20时，应在两侧设置扶手，坡道与休息平台的扶手应保持连贯。

（8）轮椅坡道的坡面应平整、防滑、无反光。坡道侧面凌空时，在扶手栏杆下端宜设不小于50mm的安全挡台，如图8-5-24所示。

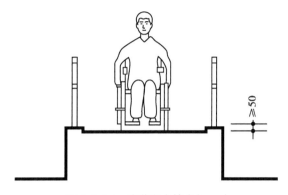

图8-5-24　坡道安全挡台（mm）

（9）轮椅坡道起点、终点和中间体息平台的水平长度不应小于1.50m，如图8-5-25所示。

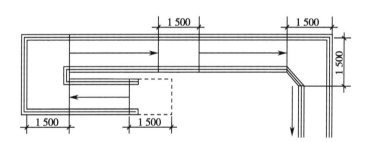

图8-5-25　坡道起点、终点和休息平台水平长度（mm）

2. 门

（1）最好是自动门，也可采用水平把手的推拉门、折叠门或平开门，不应采用力度大的弹簧门；《老年人照料设施建筑设计标准》指出，出入口严禁采用旋转门。

（2）门的净宽见前面的表8-5-3。

（3）在门扇内外应留有直径不小于1.50m的轮椅回转空间，如图8-5-26所示。

（二）公共建筑物内设施

ICF代码e1501，意指为公共建筑物内公用设施用的设计、施工及建造的产品和技术。包括：

1. 无障碍楼梯和无障碍电梯同于居家建筑无障碍的内容。

2. 公共建筑物内各房间的要求同于私宅门要求。

3. 走廊。

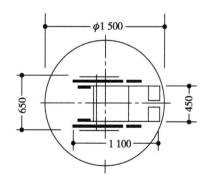

图8-5-26　轮椅旋转直径（mm）

（1）《老年人照料设施建筑设计标准》指出，老年人使用的走廊，通行净宽不应小于1.80m，确有困难时不应小于1.40m；当走廊的通行净宽大于1.40m且小于1.80m时，走廊中应设通行净宽不小于1.80m的轮椅错位空间。

（2）室内走道不应小于1.20m，人流较多或较集中的大型公共建筑物的室内走道宽度不宜小于1.80m。

（3）迎面或同时通过两个轮椅的客厅和走廊至少宽1.80m。

（4）轮椅旋转90°处所需要的空间应为1.50m×1.50m，以车轮为中心旋转180°时一定要有1.70m×1.70m的空间，旋转360°时需有2.10m×2.10m的空间。

4.扶手

（1）设两层扶手时，下层扶手高度应为0.65~0.70m（图8-5-27）。

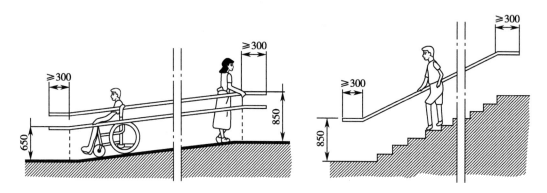

图8-5-27　扶手高度（mm）

（2）扶手应保持连贯，靠墙面的扶手的起点和终点处应水平延伸不小于0.30m的长度。

（3）扶手末端应向内拐到墙面，或向下延伸0.10m。栏杆式扶手应向下成弧或延伸到地面上固定（图8-5-28）。

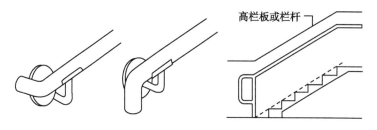

图8-5-28　扶手拐到墙面或向下

（4）扶手内侧与墙面的距离不应小于40mm。

（5）扶手应安装坚固，形状易于抓握。扶手截面尺寸应符合表8-5-4的规定（图8-5-29）。

表8-5-4　扶手截面尺寸

类别	截面尺寸/mm
圆形扶手	35~50（直径）
矩形扶手	35~50（宽度）

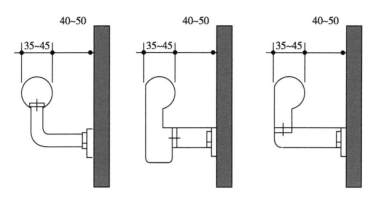

图 8-5-29　扶手截面及托件(mm)

（6）安装在墙面的扶手托件应为 L 形,扶手和托件的总高度宜为 70~80mm。

（7）扶手的材质宜选用防滑、热惰性指标好的材料。

（8）扶手要安装牢固,应能承受 100kg 以上的重量,否则会成为新的不安全因素。

目前市场上常见的扶手主要有不锈钢、尼龙、PVC(聚氯乙烯)和木材四种材质。不锈钢扶手耐腐蚀性好,易于弯曲加工,现场安装灵活;但表面光滑,抓握时容易打滑,而且热惰性较差,现广泛应用于室外栏杆和扶手。尼龙扶手有抗菌效果,表面为防滑设计,抓握效果好;但长度、弯曲度需事先测量加工好,不能现场加工;在户外易褪色;因此常用于卫生间、走廊等室内场所。PVC 扶手材质采用高聚物 PVC 或 ABS 为外饰物,内芯为铝合金型材复合加工而成;截面形状多,便于挑选;色彩多样依个性搭配;一般只用于直线形扶手;常用于医院、福利院、学校、康复机构等建筑物内的走廊扶手。木制扶手有较高的弹性和韧性,能承受冲击和震动;易加工;装饰性好,色彩种类齐全,易与环境搭配协调;分为室内、室外型;主要用于室内。

5. 厕所

《老年人照料设施建筑设计标准》指出,老年人使用的公用卫生间宜采用光电感应式、触摸式等便于操作的水龙头和水冲式坐便器冲洗装置。室内排水应通畅便捷,并保证有效的水封要求。卫生间地漏宜设在靠近角部最低处不易被踩踏的部位。此外:

（1）厕所的入口和通道应方便乘轮椅者进入和进行回转,回转直径不小于 1.50m,且内有坐便器、洗手盆、放物台、挂衣钩、呼叫按钮和安全抓杆等。

（2）门应方便开启,通行净宽度不应小于 800mm。

（3）地面应防滑、不积水。

（4）无障碍厕位应方便乘轮椅者到达和进出,尺寸宜做到 2.00m × 1.50m,不应小于 1.80m × 1.00m。

（5）国家无障碍建设指南里的对无障碍厕所与小便池的要求,见图 8-5-30、图 8-5-31,小便池两侧及上方水平处应设有小便池扶手。

（6）厕位内应设坐便器,厕位两侧距地面 700mm 处应设长度不小于 700mm 的水平安全抓杆,另一侧应设高 1.40m 的垂直安全抓杆。

（7）无障碍洗手盆的水嘴中心距侧墙应大于 550mm,其底部应留出宽 750mm、高 650mm、深 450mm 供乘轮椅者膝部和足尖部的移动空间。

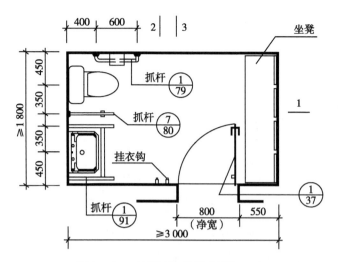

图 8-5-30 无障碍厕位示意图（mm）

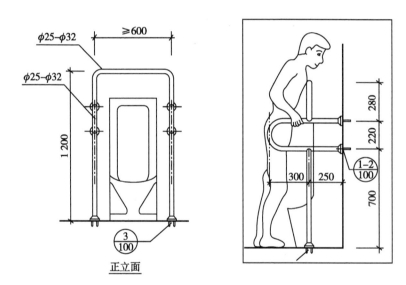

图 8-5-31 小便池正侧位扶手示意图（mm）

（三）公共建筑物为指示道路、行进路线和目的地而设计、施工及建造的产品和技术

ICF 代码 e1502，意指为了帮助人们发现室内道路并立即能离开建筑物去他们前往的地方而设计、施工和建造的室内外产品和技术。包括国际通用无障碍标志、无障碍坡道标志、无障碍厕所方向标志、无障碍机动车停车位、洗手间标志、安全出口标志和出租车标志。

五、老年痴呆症居家辅助技术

老年痴呆症，又称阿尔茨海默病，是发生在老年期的一种原发性退行性脑病，在没有意识障碍的状态下，记忆、思维、分析判断、视空间辨认、情绪等方面出现了障碍。我国的老年痴呆症发病率在逐年增高。老年痴呆患者的日常生活能力下降，他们不认识配偶、子女，穿衣、吃饭、大小便均不能自理；有的还有幻听等幻觉，给自己和周围的人带来无尽的痛苦和

烦恼。为此,老年痴呆症的居家辅助技术不可忽视,简介如下:

（一）照明

患者居住环境要有充足的照明,以便识别障碍物和认清路径,减少跌倒的危险。灯光的强度要适中,因老化的眼睛,对强光的敏感度增加,对蓝、绿色视觉感知会呈现缺损。有白内障人士的视力会模糊不清,近距离的视力受到影响,在光线较暗的地方较难适应。但太强的光线会扰乱患者的思绪,防碍患者的日常活动。室内光线,切忌眩目,为避免强光,可用灯罩减少光线强度及安装可调校光线强度的灯制。墙壁及地板材料适宜用不反光材料,或反光度低的材料。地板亦不宜打蜡或抛光。

（二）色彩

随着年龄增长,眼球逐渐退化。有效地使用墙壁与地板的颜色对比,可使环境更清楚易见。其他颜色对比可用于板和盆、餐具和餐桌面、墙壁与灯制。如果有些地方不希望患者留意的,可用与背景相同的颜色掩藏。房间不宜全用鲜色、全用浅色或全用深色。多用黄、红色系列,因为老化的眼睛分辨黄、红色比蓝、绿色准确。老年痴呆症患者可能把图案看成事物而产生幻觉,所以环境布置不宜用复杂的图案。

（三）卧室

患者的卧室布置要独特,门上可贴上标记或相片,使患者易于识别。可将抽屉内的物品拍照,并将相片贴在抽屉外,这样可减少找物品时的难度。电灯开关应贴近房门,以免患者摸黑进房。卧室应设有夜灯或装上动作感应的电灯,以保证患者晚上起床时有足够照明。还可在房中安装对讲机或监察器,家属可尽早知悉患者在房内情况,以免发生意外。如果要断绝患者产生幻觉,可将房内的镜子收好。

（四）客厅

避免移动家具及改变居家环境,以免患者难以适应。只要将有危险的家具,例如有尖角的或容易打碎的移去,或在尖锐地方加上保护垫。地板要选用防滑材料,并将容易使人滑倒的小地毡移去。座椅或沙发要结实,不要使用旋转椅,座椅高度适中,最好备有扶手及靠背。家具的颜色要与地板和墙壁构成对比,或加上坐垫,使患者容易分辨。

（五）卫生间

洗脸盆、浴缸可贴上饰物胶贴,令它们从背景中突显出来。卫生间的门锁可从外面开启,若患者有困难或意外时容易施救。在电加热器的开关旁边贴上标籤,提醒患者在使用电加热器时开动抽气扇。电加热器的恒温器要调到最低,避免烫伤患者。浴缸要加上防滑垫,防止滑倒。在厕所安装扶手及使用高身坐厕或坐便加高器,可增加如厕后站起或转移时的安全。如患者行动不便,可坐在浴椅上淋浴。厕所灯具可用自动开关感应器,以确保患者使用浴室时有足够照明。为避免患者忘记关水龙头,可采用自动感应式开关水龙头。在摆放污秽及清洁衣服的地方加上明确指示,避免患者重复穿上不洁的衣物。

（六）厨房

厨房的摆设要简单和规范,碗筷及厨房用具应放在抽屉或贮藏柜内。可贴标签指明柜内用品,减少患者寻找时的困难。如不想患者使用厨房,可将厨房门锁上,或将厨房门刷上与墙壁一样颜色,减少患者误入厨房的风险。煤气炉和微波炉可装上安全锁,令认知功能受损的患者难以开启。如有需要,可将煤气炉的开关器拔除,并收藏在安全的地方。或最好选用电磁炉代替明火炉具。汤锅柄、水壶咀要向内,以免患者碰倒和打翻。清洁剂或利器不可随处乱放,必须锁于柜内及加上明确标签。

(七)通道、楼梯

所有通道要畅通无阻,不要有绊脚物体。走廊要有标记,指示屋内位置及方向。如用木地板,要检查木板是否松脱或毁烂。如用地毡,要留意是否有不贴服之处,以免绊倒。楼梯和台阶可贴上显眼和有色的防滑带,楼梯两旁都要装上扶手,使偏瘫所致两侧身体力量不同的患者在上下楼梯时较安全。

(八)门、窗、阳台

窗户可装上窗花并上锁,亦可用制动器限制窗户打开的角度,以保护患者不会跌出窗外,而不需要把窗关闭。为避免患者擅自出外,可增加二至三把不同的门锁,使认知有缺损的患者不容易自己外出。预备多一套锁匙放在固定地方,以便紧急逃生之用。如有阳台,要加建坚固的围栏,以防患者爬出阳台。

(九)外出

许多老年痴呆症有游走行为的习惯,可在室内设置一个循环性的游走通道,利用家具与墙壁形成一个通道回路,让患者来回走动。当患者外出时需要随时携带与亲人联络的资料或佩戴刻有个人数据及家人联络电话的手镯或项链,以便迷路时可提供联络数据。为防止老年痴呆症者自己进出门,国外专门设计了监测和定位系统。在一所住宅内可监控8扇门,如果使用者穿戴发射器试图走出一个监测门,大门被打开时,门报警声和状态监测板上将显示哪扇门被打开了。由一个可以佩戴在手腕或脚踝的抗干扰发射器和24h的门报警系统组成。发射器每秒钟发射脉冲无线电信号。更为先进的产品是带GPS定位器的鞋,出自于医用鞋制造商 Aetrex Worldwide 之手。它可以有效解决老年人的一些常见问题。患有老年痴呆症、喜欢到处闲逛、可能走失或受伤,因为这种鞋子中的 GPS 设备可以在穿戴者走出特定区域时向监护人发出警告。

(十)其他

为避免患者忘记关电器,可使用电源时间插头。并使用有保护网及容易操作的风扇,且电线应妥为放置,以免绊倒患者。使用大而清楚的月历或日历,或安装记事板记下琐碎事情。服药方面,可将每次分量利用小胶盒分隔开,如有需要可使用闹钟或传呼台提醒患者。

(朱图陵)

参 考 文 献

1. 世界卫生组织.国际功能、残疾和健康分类[M].日内瓦:世界卫生组织,2001.

2. 朱图陵.辅助技术在老年人康复中的应用[J].中国康复理论与实践,2017,23(8):971-975.

3. 朱图陵.残疾人辅助器具基础与应用[M].北京:求真出版社,2010:1-7,16-22.

4. 朱图陵.康复工程与辅助技术的基本概念与展望[J].中国康复理论与实践,2017,23(11):1330-1335.

5. 李高峰,朱图陵.老年人辅助器具应用[M].北京:北京大学出版社,2013.

6. 范佳进.社会福利之残疾人辅助器具服务的技术与管理[M].深圳:海天出版社,2014.

7. GB 50763—2012 无障碍设计规范[S].北京:中国建筑工业出版社,2012.

8. GB 50437—2007 城镇老年人设施规划设计规范[S].北京:中国建筑工业出版社,2007.

9. JGJ 450—2018 老年人照料设施建筑设计标准[S].北京:中国建筑工业出版社,2018.